エッセンシャル
スポーツ栄養学

日本スポーツ栄養学会 監修
髙田和子・海老久美子・木村典代 編集

CHI
市村出版

[編者]
髙田　和子　　東京農業大学応用生物科学部栄養学科　教授
海老久美子　　立命館大学スポーツ健康科学部　教授
木村　典代　　高崎健康福祉大学健康福祉学部　教授

[執筆者]
石田　浩之　　慶應義塾大学スポーツ医学研究センター　教授
石橋　　彩　　国立スポーツ科学センタースポーツメディカルセンター　研究員
石原　健吾　　龍谷大学農学部　准教授
岩本紗由美　　東洋大学ライフデザイン学部　教授
上野　俊明　　東京医科歯科大学大学院医歯学総合研究科　准教授
薄井澄誉子　　早稲田大学スポーツ科学学術院　講師
大関　信武　　東京医科歯科大学再生医療研究センター　助教
大城ちか子　　琉球大学医学部附属病院栄養管理部　管理栄養士
岡田　拓朗　　亀田総合病院薬剤部
緒方　　徹　　国立障害者リハビリテーションセンター障害者健康増進・運動医科学支援センター　センター長
岡村　浩嗣　　大阪体育大学体育学部　教授
香川　雅春　　女子栄養大学栄養科学研究所　准教授
笠原　政志　　国際武道大学体育学部　教授
蒲原　一之　　国立スポーツ科学センタースポーツメディカルセンター　副主任研究員
亀井　明子　　国立スポーツ科学センタースポーツメディカルセンター　先任研究員
久木留　毅　　国立スポーツ科学センター　センター長，専修大学文学部　教授
小清水孝子　　大妻女子大学家政学部　教授
小西　可奈　　東洋大学食環境科学部　助教
近藤　衣美　　国立スポーツ科学センタースポーツメディカルセンター　研究員
鈴木志保子　　神奈川県立保健福祉大学保健福祉学部　教授
田口　素子　　早稲田大学スポーツ科学学術院　教授
田畑　尚吾　　慶應義塾大学スポーツ医学総合センター　助教
寺田　　新　　東京大学大学院総合文化研究科　准教授
鳥居　　俊　　早稲田大学スポーツ科学学術院　教授
東田　一彦　　滋賀県立大学人間文化学部　准教授
松島　佳子　　愛知淑徳大学健康医療科学部　准教授
松本　　恵　　日本大学文理学部　准教授
真鍋　知宏　　慶應義塾大学スポーツ医学研究センター　専任講師
元永　恵子　　国立スポーツ科学センタースポーツ研究部　研究員
柳沢　香絵　　相模女子大学大学院栄養科学部　教授
柳下　和慶　　東京医科歯科大学スポーツ医学診療センター
山澤　文裕　　丸紅（株）丸紅健康開発センター　センター長
吉岡　美子　　京都産業大学現代社会学部　教授
由田　克士　　大阪市立大学大学院 生活科学研究科　教授
吉野　昌恵　　山梨学院大学健康栄養学部　准教授

はじめに

日本のアスリートが国際大会等において活躍することが多くなった．その背景に栄養士がかかわっていて，食事のサポートを行っていることが報道される機会も増えている．スポーツ栄養は，栄養士や管理栄養士あるいは一般の方々も含め，栄養のさまざまな分野の中でも注目度の高い分野といえるだろう．本書はとくに「実践するためのスポーツ栄養」を意図して編集した．実践のためには，基礎的知識を正しく理解したうえで，対象者の食生活・食環境を把握し，必要なサポートを行い，アスリート自身が望ましい食生活ができるように支援する必要がある．競技種目やトレーニング期に対応した応用も必要であり，そのためには各種エビデンスを正しく理解し，それらを応用し，さらにはエビデンスの蓄積も必要である．スポーツ栄養において，本書は現状では途中経過を伝えているにすぎないが，本書を通じてさらにスポーツ栄養の発展に貢献できれば幸いである．また，本書自体も適宜，改訂を行い，最新の正しい情報提供に努めたい．

公益財団法人日本スポーツ協会と公益社団法人日本栄養士会が共同認定している公認スポーツ栄養士という制度がある．公認スポーツ栄養士の養成のカリキュラムは，2019年度より改定され，本書はこの公認スポーツ栄養士養成における専門講習の新カリキュラムをもとに構成している．そのため，公認スポーツ栄養士養成において，公益財団法人日本スポーツ協会が他の競技の指導者養成と合同で行っている共通科目や公認スポーツ栄養士養成において受講されている特定非営利活動法人日本スポーツ栄養学会のベーシック講習会で受講されるようなとくにスポーツに関する基本的な部分についてはふれていない．また，公認スポーツ栄養士受講資格に管理栄養士が含まれることから，管理栄養士が当然知っているべき事項についても，詳細にはふれていない．そのため，本書からスポーツ栄養の勉強を始める読者にとっては，栄養学の基本やトレーニング・競技特性の基本などについての記載が不十分なものとなっている．必要に応じて，他の書籍等で研鑽を深めてほしい．

なお，各種の用語や英語表記の日本語訳などについては，本来は複数の学会等で十分な議論のうえ，使用すべきである．本書においては，特別な場合を除き，関連項目をおもに記載した著者の用語に本書全体を統一することで，各著者のご了解をいただいた．今後は，各種用語や日本語訳を整理する議論が，各関連学会を含めて必要であろう．

公認スポーツ栄養士養成の専門講習は，現在は特定非営利活動法人日本スポーツ栄養学会が担当している．本書の各項目の著者は，公認スポーツ栄養士養成の専門講習において，講師を担当いただいている先生方を中心に執筆をお願いした．公認スポーツ栄養士養成の新カリキュラム確定から，本書の発行までの間が短期間であったため，各アスリートのサポートや本務で多忙を極める先生方に，無理を承知で短期間での執筆をお願いし，多くの先生方のご協力をいただいた．執筆いただいた先生方には，心からの感謝を申し上げたい．また，学会内の内輪ではあるが，カリキュラム改定から著者選考時に公認スポーツ栄養士養成の担当理事であった小清水孝子理事，こばたてるみ理事，柳沢香絵理事，そして教科書作成時に担当理事である鈴木志保子理事，松本恵理事には，各作業において多大な協力をいただいた．この場を借りて，心からのお礼を申し上げる．

2019年12月

編者一同

エッセンシャル　スポーツ栄養学

目　次

◆Ⅰ部◆ スポーツ栄養士の役割

1 スポーツ現場での公認スポーツ栄養士の役割

1. スポーツ栄養士とは

スポーツ栄養へのニーズの高まりや興味を持つ人が増えてきたことに伴い，さまざまな団体が主催するスポーツ栄養に関するセミナー等が行われるようになった．しかし，自分の家族などの身内以外を対象にスポーツ栄養に関連する指導や教育，情報提供，食事の提供を行うことは，管理栄養士等の有資格者が行うべきと考える．本稿では，公益財団法人日本スポーツ協会と公益社団法人日本栄養士会が共同認定している公認スポーツ栄養士をおもに紹介する．海外においても，管理栄養士等，それぞれの国の栄養関係の有資格者がさらに研鑽を積んだうえで取得できるスポーツ栄養関連の資格制度を作っている国がいくつか見られる．他の国のスポーツ栄養に関する制度は，おもに栄養士関係の団体のみで養成をしている．しかし，日本における公認スポーツ栄養士の養成は，日本スポーツ協会が主催する他の各種スポーツ競技等の指導者養成と同じ基本的な科目で構成された講習会を受講したうえで，特定非営利活動法人日本スポーツ栄養学会が行っている専門講習を受講するという点で，他の国の制度とは大きく異なっている．

ところで，そもそも管理栄養士にもとめられている役割や資質は何だろうか．今一度，基本である「栄養士法」[1]に戻ってみると，第一条において，「管理栄養士とは，厚生労働大臣の免許を受けて，管理栄養士の名称を用いて，傷病者に対する療養のため必要な栄養の指導，個人の身体の状況，栄養状態等に応じた高度の専門的知識及び技術を要する健康の保持増進のための栄養指導，特定多数人に対して継続的に食事を供給する施設における利用者の身体の状況，栄養状態，利用の状況等に応じた特別の配慮を必要とする給食管理およびこれらの施設に対する栄養改善上必要な指導等を行うことを業とする者をいう．」という記述がある．また，「21世紀の栄養学，管理栄養士等のあり方検討委員会」[2]では，「管理栄養士は，人間栄養学に基づいた個々の人間の栄養状態を改善するためのマネジメントシステムを導入した対人業務を行うべきである」とされている．最近では，特定非営利活動法人日本栄養改善学会が検討した栄養学教育モデル・コア・カリキュラムの考え方[3]において管理栄養士に期待される像として，「栄養・食を通して，人々の健康と幸福に貢献する」ことが挙げられている．少なくとも，①高度な専門的な知識や能力を有すること，②個々に応じた食事の提供や指導ができること，③栄養や食を通じて健康，幸福に寄与すること，が求められているといえる．さらに医療，介護など分野に関わらず，管理栄養士が単独で業務することはなく，他職種の協働・連携によるチーム医療・介護が必要である．

では，「スポーツ栄養」はどのような範囲を示すだろうか．国内外の資料を見ていくと，「運動等により身体活動量の多いスポーツ愛好家や健康の保持・増進のために身体活動量を多くしている人から専門的に競技スポーツを行っているアスリートまでを含めた対象の身体活動・運動とのかかわりにおける栄養の役割」を示すことが多いようである．しかしながら，健康の保持・増進のために身体活動量を多くしている人などは，もともとの管理栄養士に期待される健康増進，疾病予防

表1-1-1　日本スポーツ協会によるスポーツ指導者養成

区分	名称	役割
スポーツ指導者基礎資格	スポーツリーダー	地域におけるスポーツグループやサークル等のリーダー
競技別指導者資格	スタートコーチ	総合型スポーツクラブ・スポーツ少年団・学校運動部活動等でのコーチングアシスタント
	コーチ1	地域スポーツクラブ，スポーツ少年団，学校運動部活動等でのコーチングスタッフ
	コーチ2	地域スポーツクラブ，スポーツ少年団，学校運動部活動等の監督やヘッドコーチ等責任者
	コーチ3	トップリーグ，実業団等でのコーチングアシスタント
	コーチ4	トップリーグ，実業団，ナショナルチーム等のコーチングスタッフ
	教師	商業，民間スポーツ施設等で会員や利用者に応じたコーチング
	上級教師	商業，民間スポーツ施設等における実技指導の責任者・チーフ
フィットネス資格	ジュニアスポーツ指導員	地域スポーツクラブ等で，幼少年期の子どもたちの遊びを通じた身体づくり，動きづくり
	スポーツプログラマー	地域スポーツクラブ等におけるフィットネスの維持や向上のための指導および助言
	フィットネストレーナー	商業，民間スポーツ施設等における相談，指導助言とともにトレーニングの基本的指導
メディカル・コンディショニング資格	スポーツドクター	医師の立場からプレーヤーの健康管理，スポーツ外傷・障害の診断，治療，予防，研究
	アスレティックトレーナー	スポーツドクターをはじめコーチ等との緊密な協力のもとに，プレーヤーの安全・健康管理，スポーツ外傷・障害の予防，救急対応，アスレティックリハビリテーションおよび体力トレーニング，コンディショニング等
	スポーツ栄養士	スポーツ栄養の知識をもつ専門家として，プレーヤーの栄養・食事に関する専門的視点からの支援等，栄養サポート
	スポーツデンティスト	歯科医師の立場からプレーヤーの健康管理，歯科口腔領域におけるスポーツ外傷・障害の診断，治療，予防，研究等
マネジメント資格	クラブマネージャー	総合型スポーツクラブ等において，クラブの経営資源を有効に活用し，クラブ会員が継続的に快適なクラブライフを送るためのマネジメント
	アシスタントマネージャー	クラブマネージャーを補佐し，クラブマネジメントの諸活動をサポート

（日本スポーツ協会ホームページより作成）

や改善において求められているものである．そこで，本書は専門的に競技スポーツを行っている者を対象としたスポーツ栄養にとくに重点をおいた内容で構成した．

2．スポーツ栄養士に求められる能力

前項に示したように公認スポーツ栄養士は，日本スポーツ協会が養成している各種の競技別の指導者やコンディショニングのスタッフのひとつである（表1-1-1）．募集要項[4]における養成の目的としては，「スポーツ活動における栄養・食事に関する専門的なサポートを担うための高い実践能力を有する人材を育成する」とされている．公認スポーツ栄養士はその受講資格として管理栄養士があるため，基本的な人体の機能，生理や栄養素の働き，食品の特徴，栄養管理や給食経営管理能力などは有している．そのうえで，養成のコースにおいては，身体活動時の生理・生化学的な変化とそれに応じた栄養学的ニーズ，そのニーズにあわせた食品の選択・提供能力，食環境整備に関する知識・能力の取得がもとめられる．とくにスポーツ競技はその種目やポジション，レベルにより練習内容，求められる体格や試合の状況が多様

であり，それらの競技特性に関する知識も必要である．また，専門的な競技をしている対象を支えるさまざまなスタッフとの協働においては，共通した言語を持つことが重要であり，そのためにはトレーニングに関する用語や各競技のルール，ドーピングなどの知識も重要である．公認スポーツ栄養士の取得に際しては，日本スポーツ協会が実施する各指導者が共通に受講する必要のある共通科目の受講，スポーツ栄養の基本的な内容を学ぶ日本スポーツ栄養学会のベーシック講習会，公認スポーツ栄養士養成のための専門講習会の受講が必要である．共通科目以外のおもなカリキュラムと教育目標については，表1-1-2に示した．

そのほか，スポーツ栄養士に求められる能力として参考になる資料として，日本栄養改善学会が検討した専門分野別人材養成における大学院教育でのスポーツ栄養分野に関する報告[3]がある．ここでは，実践的な栄養管理に加え，食品やサプリメントに関する高度な知識，専門職としてのリーダーシップやコンサルテーション能力についても求められている．また，スポーツ栄養が含む競技種目の多様さを考えると，ある講習会で一度勉強するだけでなく，「国内外の最新情報を得て，対象者に合わせた視点から現場で応用する能力」も重要である．一方で，スポーツ栄養分野としてエビデンスを積み重ねるために，課題や問題点を解決し，それらをまとめ，公表していく能力も重要といえる．

海外におけるスポーツ栄養士に求められる能力にはどのようなものがあるだろうか．「アメリカスポーツ医学会とアメリカ栄養士会，カナダ栄養士会の栄養とパフォーマンスに関するポジションスタンド」[5]には，スポーツ栄養士の役割と責務という項目があるが，そこには以下のように示されている．「スポーツ栄養の実践には，さまざまな分野の融合した知識が必要となる．例えば，臨床栄養，栄養科学，運動生理学，エビデンスベースの研究の応用などである．アスリートや活動的な人が運動能力の維持や増加のための適切な食品や水分補給について指導を受けるために，専門家を探す場面が多くなっている．経験豊富なスポーツ栄養士は，知識，技術，アスリートをサポートするために必要な経験，そしてパフォーマンスに関連した目標に向かうために協働して働くチームを有している．」そのうえで,「生涯を通じた健康，フィットネス，適切なパフォーマンスを得るための食事療法による治療と計画，方法，安全の管理と効果的な栄養戦略により医学的な食事療法を提供する」ために必要な能力として表1-1-3の内容を示しているが，公認スポーツ栄養士のカリキュラム内容と類似している．

国際オリンピック委員会が栄養学系の学士以上を対象に開講しているスポーツ栄養のディプロマ[6]は，計画的なスポーツ活動における栄養の役割や健康増進における身体活動，栄養，他の生活習慣のそれぞれの役割に着眼している．このコースは2年間のコースで1年目はスポーツ栄養の基礎として，基本的な原理とともに，トレーニングや試合に参加するアスリートにおける栄養的な目標について学ぶようにされている．具体的には，エネルギーバランスと身体組成，運動時のたんぱく質摂取，運動後の回復，試合前の栄養，水分補給，減量と摂食障害，ビタミン・ミネラル・抗酸化物質，サプリメント，研究のデザインと実施が含まれている．また，2年目は，実践スポーツ栄養学として，各種競技に関する知識や習慣を理解するとともに，実際のスポーツ現場において，スポーツ栄養の目標に到達するための戦略についての理解を進めることが目的とされている．具体的には，持久性，単発性，筋パワー系，冬季，階級制の各競技別の栄養および障がい者スポーツ，寒冷・暑熱・高所などの特殊環境，ケーススタディの方法を含んでいる．

国際的なスポーツ栄養士の団体であるPINES (Proffesionals in Nutrition for Exercise and Sports)[7]では,その使命として,所属するメンバーがエビデンスに基づいた知識，実地，経験を共有し，成長し続けることを推進することを挙げている．これらを総合して検討していくとスポーツ栄養士のコンピテンシー（職務で一貫して高い業績

表1-1-2　公認スポーツ栄養士のカリキュラムの概要

分野名	項目名	目　標
スポーツ栄養のための基礎知識	運動生理学の基礎	スポーツ活動時の筋の動き，筋の発達，呼吸・循環の変化，エネルギー産生の変化について説明できる．
	トレーニング論の基礎	主要なトレーニング方法の名称とその内容について，概説できる．
	スポーツ医学基礎	アスリートで多発する内科的疾患，整形外科的外傷・障害について，概説できる．
	バイオメカニクス基礎	スポーツ時の動きの巧みさ，美しさ，効率的な動きについて科学的に解明する方法を概説できる．
	競技特性の基礎	各競技において栄養サポートのために必要な情報を収集し，サポート計画を立てることを実践できる．
スポーツ栄養士の役割	公認スポーツ栄養士の役割	スポーツ栄養士の社会的責任，職業倫理，求められる能力について，説明できる．
	他分野から見た公認スポーツ栄養士の役割	サポートスタッフの一員としての役割と心構えを説明できる．
スポーツ栄養マネジメント	スポーツ栄養マネジメントの理論	アスリートに対する栄養ケア・マネジメントを実践できる．
	栄養教育・行動科学	栄養教育，行動科学をスポーツ現場での指導で実践できる．
	身体計測	身体組成や身体計測の方法とその原理とデータの活用について説明できる．キャリパーを用いた身体組成の評価が実践できる
	生理・生化学検査，臨床診査	生理・生化学検査結果，とくにスポーツと関連して変化する生理・生化学検査項目の意味を説明できる．栄養サポートにおいてデータの活用が実践できる．
	食事調査	アスリートを対象とする食事調査の方法と特徴，精度について説明できる．スポーツ現場での調査が実践できる．
	消費エネルギー量の算定	コンディショニングにおけるエネルギーバランスの意義を説明できる．アスリートの消費エネルギー量の推定が実践できる．
	エネルギー補給	運動時のエネルギー代謝について説明できる．トレーニングや個人の状況に合わせて具体的なエネルギー補給が実践できる．
栄養補給の考え方	からだづくりとたんぱく質摂取	アスリートのからだづくりに必要なたんぱく質の代謝や必要量，摂取方法について説明できる．
	ビタミンとミネラル	各種ビタミン，ミネラルの働きと，スポーツにおけるコンディション維持との関連およびパフォーマンスとの関連について説明できる．
	サプリメントとエルゴジェニックエイド	アスリートがサプリメントを使用する際の，状況・目的に応じた注意点について説明できる．
	水分補給	正しい水分補給法について説明できる．スポーツ現場での脱水に対する具体的対処方法を実践できる．
スポーツ現場における食環境整備	スポーツ現場における給食管理	アスリートを対象とした寮・合宿所等における栄養管理について説明できる．種目・目的に応じた栄養・献立計画の立案，評価が実践できる．
目的・対象者別栄養管理	エネルギー不足	相対的なエネルギー不足，エネルギーアベィラビリティ不足がリスクとなるアスリートの健康障害について説明できる．エネルギー不足の予防，改善のための栄養管理方法が実践できる．
	ウエイトコントロール	アスリートにおける増量・減量・体重維持について説明できる．ウエイトコントロールの栄養管理が実践できる．
	貧血の栄養管理	アスリートの貧血予防，改善について説明できる．貧血予防・改善のための栄養管理が実践できる．
	試合前・中・後の栄養管理	競技特性と試合スケジュールに応じた栄養補給法について説明できる．適切な栄養補給が実践できる．
	遠征・合宿帯同時の栄養管理	遠征や合宿に帯同する際の基礎知識を説明できる．遠征·合宿時の栄養管理が実践できる．
	ジュニアアスリートの栄養管理	スポーツをする子どもの成長に応じた発育発達の状況に応じた栄養的な配慮について説明できる．成長に応じた栄養管理が実践できる．
スポーツ医学	アンチドーピング	サプリメント・エルゴジェニックエイドおよびドーピングについて概説できる．
	内科的疾患	アスリートに起こりやすい内科的疾患について原因と治療法について概説できる．予防・治療のための栄養管理が実践できる．
	外科的疾患	アスリートがケガから復帰する際の治療や身体の変化について概説できる．リハビリテーション時の栄養管理が実践できる．
	障がい者スポーツ	障がい者アスリートの身体的特徴について概説できる．障がい者アスリートの栄養管理が実践できる．
	ジェンダーを考慮したスポーツ障害	男性・女性アスリート特有のスポーツ障害について概説できる．それぞれのスポーツ障害の予防や改善のための栄養管理ができる．
エビデンス·ベースド·ニュートリション	エビデンスの活用と構築	エビデンスの種類について説明できる．文献の具体的な検索とデータの解釈，栄養管理への活用が実践できる．エビデンス作成の計画，構築が実践できる．
	プレゼンテーションスキル	スポーツ現場で必要なプレゼンテーションが実践できる．

用語は，管理栄養士のモデル·コア·カリキュラムに準じて，「説明できる」（学修し，理解した知識を他者に伝えることができる），「概説できる」（学修し理解したが，他者に伝えるまでには至らない．概要の理解にとどまる場合），「実践できる」（学修し，取得したスキルを実際に使うことができる）で示した．

表1-1-3　アメリカスポーツ医学会，アメリカ栄養士会，カナダ栄養士会によるスポーツ栄養士の役割と必要な能力

役　割	必要な履行能力
栄養の要求量と現在の摂取量のアセスメント	・トレーニングや試合の前，最中，後のエネルギー，栄養素，水分の摂取量 ・栄養関連の健康問題（摂食障害，食物アレルギーあるいは不耐症，消化管障害，障害管理，筋肉けいれん，低血糖等）と身体組成の目標 ・休養，調整期，移動中の食物や水分の摂取量と推定したエネルギー消費量 ・困難な状況における栄養の要求量（高所トレーニング，環境の問題等） ・体重の適切さ，低体重に関連した代謝のリスクファクター ・サプリメントの使用実態 ・身長，体重などの基本的な測定と可能な身体組成の評価方法
測定結果の解釈（生化学的検査，身体計測等）食事の処方と教育	・血液，尿分析，身体組成，生理学的検査の結果および水分の状態 ・健康，パフォーマンス，身体組成の目標，摂食障害などの改善をするような食習慣の改善をサポートする食事面からの戦略 ・トレーニング，身体組成，試合期の栄養，調整期，周期的な体脂肪や体重減少などに関連するアスリートの個人的な目標と指導者の課題に対応した食事の推奨量 ・トレーニングの量や持久力，パフォーマンスを高めるためのトレーニングや試合の前・最中・後に応じた食物と水分の摂取量，質，タイミング ・特別な栄養の問題（摂食障害，食物アレルギー，糖尿病，胃腸障害等）がある場合の医学的な栄養療法のアドバイス ・献立作成，時間管理，食糧調達，食事の準備，食品の保管，食費の管理，安全管理，トレーニングや試合のための献立調整 ・遠征，外食，合宿や試合の場所における食品選択 ・規則，安全性，有効性に基づいたサプリメントや強化食品 ・スポーツ栄養の教育，教材開発，サポートはアスリート個人，チーム全体，コーチ，アスレティックトレーナー，生理学者，給食会社等との共同による
協力と調整	・スポーツにおける多職種協働チームの一員としてチームやアスリートの年間のトレーニングや試合の計画に栄養の調整を行う ・健康管理やパフォーマンスの専門家（医師，アスレティックトレーナー，生理学者，心理学者等）と協力し，選手のパフォーマンスの管理を行う
評価と専門家の意識	・専門誌の評価とエビデンスに基づいたアセスメントの提供，アスリートのパフォーマンスへの応用 ・栄養の方針と手順の管理の開発 ・栄養サービスの測定可能な結果の記録 ・現場における顧客や選手の募集と維持管理 ・有料のサービスの提供（糖尿病の医学的栄養療法等） ・活動的な個人，大学やプロのアスリートのための専門職が継続するための宣伝 ・スポーツ栄養の専門家が成長するための指導的な役割 ・専門家の継続教育への参加による資格の維持

(Thomas DT, et al.: American College of Sports Medicine Joint Position Statement. Nutrition and Athletic Performance. Med Sci Sports Exerc, 48: 543-568, 2016)

を出す人の行動特性・行動様式）としては，スポーツ栄養の多様さ，さまざまな情報の進歩を考えると「最新の情報を得て，対象者に合わせて応用する」，「問題解決のためにエビデンスの構築に努める」ことが挙げられるだろう．

アスリートにおいても健全な心身の状態が最高のパフォーマンスの発揮に重要であることはいうまでもない．しかしながら，トップクラスのアス

リートになればなるほど，一般的に健康とされる状態（例えばBMIが18.5kg/m^{2}以上を適正体重とする）などが，必ずしもその競技において，最高のパフォーマンスを発揮できるものではない場合がある．種目によっては，体が大きい方が有利であり，増量を必要とする場合もある．体重が軽い方が競技として有利であっても，現状の体脂肪量以上の減量が不可能な場合もある．コンピテンシーのもうひとつとしては，パフォーマンスの発揮とコンディショニングの両面から，専門家としてアスリートや他の指導者と正確なアセスメント結果やエビデンスをもとに検討できることが必要である．さらに当然なことではあるが，人を対象としている以上，数値をみるだけでなく対象者の身体や心の状態をみぬくことも重要である．

3．職業倫理

国際栄養士連盟（ICDA）[8]は，食と栄養の倫理要綱の国際標準化を検討し，食と栄養の倫理要綱の原則を2008年9月に策定し，さらに2010年11月に修正版を定めている．それらは，①栄養士の活動に対して十分な知識を持ち，目標に即し，誠実であること，②すべての人の要求を尊重すること，③他の人と共同すること，④人々の栄養的な改善のために努力すること，⑤危害を与えないこと，⑥栄養・食事療法の適切な実践を厳守すること，の6項目である．また，日本栄養士会[9]は2002年に職能団体の倫理要綱として，人々の「自己実現をめざし，健やかにより良く生きる」とのニーズにこたえるために守るべき，内容を定めた．この要綱では，使命として，科学的根拠に裏付けられかつ高度な技術を持って行う栄養指導を実践し，公衆衛生の向上に尽くすとされている．次に責務としては，人々の人権・人格を尊重し，良心と愛情をもって接すること，信頼を得るように努めること，互いに尊敬し，同僚および他の関係者とともに協働してすべての人々のニーズにこたえることが示されている．最後に職能の発揮として，法規範の遵守および法秩序の形成に努め，常に自らを律し職能の発揮に務めること，生涯にわたり高い知識と技術の水準を維持・向上するよう積極的に研鑽し人格を高めることが示されている．これらはいずれもスポーツ栄養士にとっても重要なことには変わりない．

さらに，相手の人格を尊重するうえで，守秘義務とプライバシーの保護は重要である．食事をとること，健康状態を維持することに関連する情報は，プライベートな内容が多く，業務上知りえた情報の管理は，相手との信頼関係を築くうえでも重要である．とくに，競技スポーツに関わる場合，そこで知りえたトレーニング内容，栄養を含む戦略はそのアスリート，チームが勝つための戦略である．そのため，それらの守秘義務を守ること，同じ種目の他チームや他のアスリートとのかかわりには留意が必要である．トップクラスのアスリートになると，ケーススタディなどで報告する場合に，匿名化をしていても戦歴や体格等により，簡単に特定できる場合も多く注意が必要である．また，講演や講習時にアスリートの写真を使用する際には，本人やその選手の所属機関に確認し，肖像権を侵害しないよう配慮することが重要である．

4．スポーツ栄養士の活動の場

日本スポーツ栄養学会[10]では，2017年10月に会員である公認スポーツ栄養士253名（有効回答147名）を対象に調査を実施した．その結果では，現在の所属先は，研究教育機関（大学・短大・専門学校）が36名（24.5％），フリーランス24名（16.3％），委託給食会社14名（9.5％），病院・診療所13名（8.8％），行政（都道府県・市町村，保健所・市町村保健センター）10名（6.6％）であった．そのほかの所属では，スポーツチームに直接契約，県スポーツ協会，食品メーカー，教育施設（保育園～高校），介護施設，レストランなど多岐にわたっていた．そのうち，約半数が資格をおもに生かした仕事をしていた（77名，52.4％）．

業務内容として，アスリートやチームなどへの

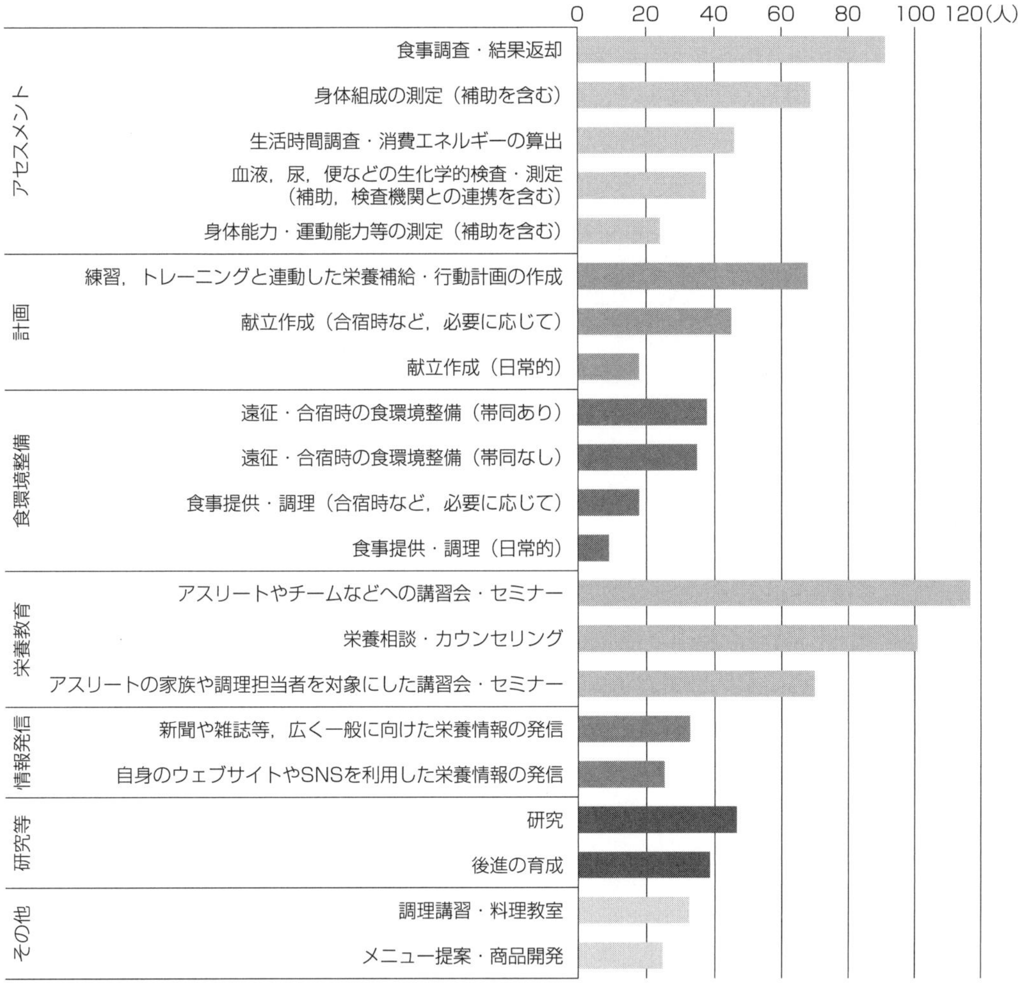

図1-1-1　公認スポーツ栄養士の活動内容
（日本スポーツ栄養学会ホームページ）

講習会・セミナー（117名，79.6％），アスリートの家族や調理担当者を対象とした講習会・セミナー（70名，47.6％），栄養相談・カウンセリング（101名，68.7％），食事調査・結果返却（92名，62.6％），身体組成の評価（69名，46.9％），練習，トレーニングと連動した栄養補給・行動計画の作成（68名，46.3％）が多くみられた．アセスメント，計画，食環境整備，栄養教育，情報発信，研究等の内容別に区分すると図1-1-1のような内容があげられていた．また，直接，アスリートに接しないまでも後進の育成，市やスポーツ協会，競技団体の委員として他のスポーツ関係者とともにスポーツの発展に尽力している者も増えてきていると思われる．

5. SDGsにおけるスポーツ栄養

2015年9月，国連開発計画は，持続可能な開発サミットで「持続可能な開発目標」(Sustainable Development Goals：SDGs）が国連加盟国により合意された[11]．この通称，「グローバル・ゴールズ」は，貧困に終止符を打ち，地球を保護し，すべての人が平和と豊かさを享受できるようにすることを目指す普遍的な行動を呼びかけるものである．

ここでは17の目標が挙げられており，どれも栄養や食，健康にかかわるといえるが，とくに下記の2つの目標は栄養と食を中心としたものといえる．

①目標2「飢餓　飢餓を終わらせ，食料安全保障及び栄養改善を実現し，持続可能な農業を促進する」ここではあらゆる形態の飢餓と栄養不良に終止符を打ち，子どもや社会的弱者をはじめとするすべての人が1年を通じて，栄養のある食糧を十分に得られることを狙いとしている．

②目標3「保健　あらゆる年齢のすべての人々の健康的な生活を確保し，福祉を促進する．」とくに感染症の蔓延を食い止めること，リプロダクティブ・ヘルス関連のケアやサービスに重点を置いている．

それ以外でも，スポーツ栄養士として身体活動量の多い対象や専門的にスポーツを行う人とかかわる中では，目標4にある「すべての人に高い教育を提供し，生涯学習の機会を促進する」，目標5「ジェンダーの平等性」，目標6「水と衛生へのアクセス」，目標12「持続可能な消費と生産パターンの確保」，目標13「地球温暖化への対策」，目標17「グローバルパートナーシップの活性化」にも心を止めておきたい．スポーツ栄養士として関わる対象の方の生活の質（QOL）の向上とともに，持続可能な環境の質の維持・向上を目指した栄養・食への取り組みを大切にしたい．

［髙田　和子・海老久美子・木村　典代］

［文　献］

1）栄養士法　https://www.mhlw.go.jp/web/t_doc?dataId=78317000&dataType=0&pageNo=1

2）21世紀の栄養学，管理栄養士等のあり方検討委員会　https://www.mhlw.go.jp/www1/houdou/1006/h0608-1.html

3）特定非営利活動法人日本栄養改善学会：平成30年度管理栄養士専門分野別人材育成事業「教育養成領域での人材育成」報告書．2019.

4）日本スポーツ協会公認スポーツ栄養士養成講習会開催要項　https://www.japan-sports.or.jp/coach/tabid58.html#medical_cul

5）Thomas DT, et al.: American College of Sports Medicine Joint Position Statement. Nutrition and Athletic Performance. Med Sci Sports Exerc, 48: 543-568, 2016.

6）IOC diploma in sports nutrition　https://www.sportsoracle.com/nutrition/home/

7）Professionals in Nutrition for Exercise and Sports　https://pinesnutrition.org/our-mission/

8）国際栄養士連盟　https://www.internationaldietetics.org/Downloads/ICDA-Code-of-Ethics-and-Code-of-Good-Practice.aspx

9）日本栄養士会　https://www.dietitian.or.jp/career/guidelines/

10）日本スポーツ栄養学会　https://www.jsna.org/about/

11）国連持続可能な開発サミットで「持続可能な開発目標」(Sustainable Development Goals: SDGs)　https://www.mofa.go.jp/mofaj/gaiko/oda/sdgs/pdf/000270587.pdf

12）特定非営利活動法人日本栄養改善学会監修，伊達ちぐさ，木戸康博編：導入教育　第2版　信頼される専門職となるために．医歯薬出版，2018.

2 他分野から見た公認スポーツ栄養士の役割

1. アスリートをとりまくスタッフ

現在は，スポーツ栄養に関わらず医療や介護など，さまざまな分野において，多職種が連携して対象となる相手へのサポートが行われている．アスリートの活動においても，さまざまなスタッフがその活動を支えている（図1-2-1）．競技そのものの戦略，技術，トレーニングを支える監督やコーチ以外にも，チーム自体の運営を支えるマネージャー，メディカルやコンディショニングを支えるスタッフ，近年は心理的なコントロールや他チームの戦力を解析するアナリストなど，さまざまなスタッフのかかわりにより，アスリートの活動が支えられている．スポーツ栄養士は，メディカル・コンディショニングの専門家の一人として，各種のスタッフと連携する必要がある．本稿では，とくにメディカル・コンディショニングの他のスタッフとの連携について，解説する．

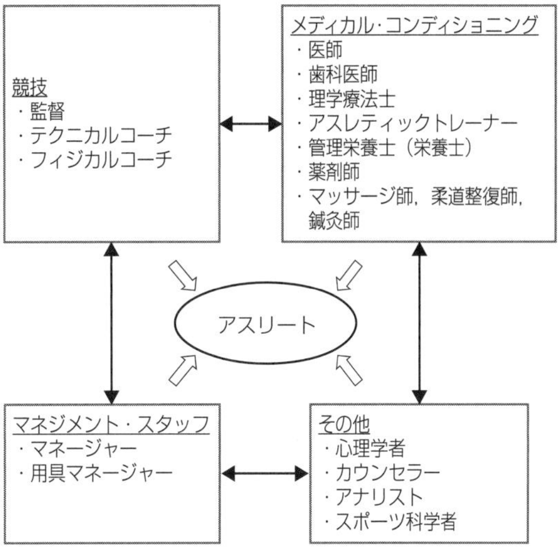

図1-2-1　選手をとりまくさまざまなスタッフ

2. 他職種が連携したサポートにおける栄養士

[久木留　毅]
（国立スポーツ科学センター）

(1) 国立スポーツ科学センターとは

日本スポーツ振興センター（JSC）は，文部科学省の「トップアスリートのための強化・研究活動拠点の在り方についての調査研究」に関する有識者会議の検討を受けて，2016年4月より国立スポーツ科学センター（JISS）および味の素ナショナルトレーニングセンター（NTC）を一体的に捉えたハイパフォーマンススポーツセンター（HPSC）を設置した[1]．さらに，オリンピック・パラリンピック一体のコンセプトで2019年9月に開所したNTC・イーストもHPSCのひとつである．これらの背景の中で，JISSの役割と機能の見直しも進められている．

JISSは2001年の設立以来，支援と研究の両輪を掲げてアスリートやチームのサポートを実施してきた．しかし，本当の意味での両輪とは何だったのか．現在そのことが問われている．さらに，世界の動向を抑えつつJISSの役割と機能を見直す時期に来ている．

本稿ではこれらの背景に基づき世界の動向について情報提供するとともに，JISSの栄養士に求める役割と機能について紹介したい．

(2) パフォーマンス・ニュートリション

イギリスの科学・医学支援および研究開発を推進するEnglish Institute of Sport（EIS）では7つの科学と3つの医学，その他2つの専門分野（パフォーマンスパスウェイ，パフォーマンスイノベーション）で構成されている[2]．なかでもネーミングにおいて特徴的なのは，科学分野において「パフォーマンス・ライフスタイル」，「パフォーマンス・アナリシス」，「パフォーマンス・ナレッジ」，「パフォーマンス・サイコロジー」，そして「パフォーマンス・ニュートリション」と呼称していることである．日本で分野名にパフォーマンス○○○○と付けられていることはほとんどなく，スポーツ心理，スポーツ栄養等が一般的である．

EISのナショナルディレクター（所長）Nigel Walkerは，「われわれはスポーツ科学，医学，テクノロジー等におけるサービスプロバイダーである」と2019年1月ロンドンでのミーティング時に語った．このことからもEISは研究を主体においた機関ではなく，サポートサービスを提供する機関であると言えるであろう．

EISのウェブサイトでは，敬意を込めてスタッフをプラクティショナー（実践者，専門家）と記載している．その中でEISの栄養スタッフが関わるのは，パフォーマンス向上のための栄養に関するサービスであり，国民の健康増進を栄養面から支援する栄養士ではない．その真意を理解すると，栄養部門がEISではパフォーマンス・ニュートリションとネーミングされている理由が理解できる．

(3) 支援と研究の狭間で

JISSが2001年の設立時にモデルとしたのは，オーストラリアのAustralian Institute of Sport（AIS）である．AISは1981年にモントリオールオリンピック（1976年）の惨敗を受けオーストラリア政府が設立した．その中でスポーツ栄養の分野を牽引してきたのが，Louise Burke（Head of Nutrition）博士である．Burkeはスポーツ栄養の分野において，世界的なリーダーのひとりである．IOC医科学委員会スポーツ栄養部門のワーキングメンバーでもあり，数多くの現場に即した論文を発表している．Burkeがもっとも大切にしているのは，現場での課題解決に役立つための支援であり，それは根拠に基づく（evidence-based）支援である．よって，Burkeの研究は現場の課題解決のために行われていることは言うまでもない．さらに，彼女が274本（2018年10月時）の研究論文に関わっている一流の研究者という側面を持っていることを忘れてはならない．

JISSはHPSCにおいてスポーツ科学，医学，情報面でアスリートやチームのサポートをする唯一の国の機関である．その基本概念は，設立当時から掲げられてきた支援と研究の両輪に基づきアスリートやチームのサポートをすることである．このことを探求していくと，それはJISS独自の活動を示すとともに，根拠に基づく（evidence-based）支援の実施である．そのためには，支援で得た課題を解決するための研究を遂行することが求められる．さらに，その研究が支援に役立つことが必須であり，これら一連のサイクルを確立するとともに，検証の仕組みを構築する必要がある（図1-2-2）．この部分が，これまでのJISSには整理がなされていなかったように思われる．

これらのことを踏まえて，今後，JISSの栄養グループが目指すべき人材像は，間違いなくLouise Burkeである．

(4) スポーツ栄養士への期待

スポーツ科学，医学，情報面からアスリートを支えてきたJISSは，今その役割を改めて明確にしようとしている．その中で，各部門のスタッフが支援と研究を両輪と考えているのであれば，それぞれの役割と機能を見直す時期である．

同様に公認スポーツ栄養士の資格取得者が，この機会にそれぞれの役割と機能を見直してみてはどうだろうか．

・関わるアスリート，コーチ，監督，学生，保護者等から何を求められているのか？
・栄養の専門家として何を目指すのか？
・アスリートのパフォーマンス向上に何ができる

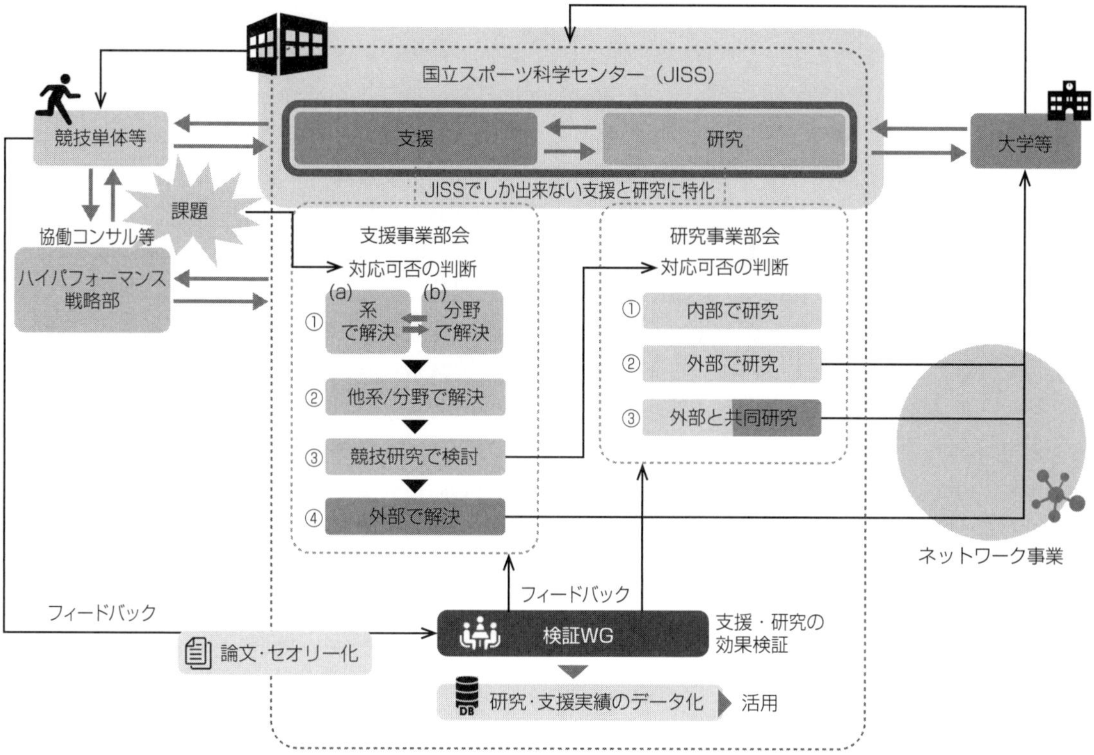

図1-2-2　JISSにおける競技団体等の課題解決サイクル
（久木留毅：体育の科学，Vol.69, No.8, 2019）

のか？

・日々の活動の中で支援と研究をどのように位置付けるのか？　等々.

答えはそれぞれのスポーツ栄養士の中にある.

3. 他職種の役割とスポーツ栄養士との連携

日本スポーツ協会の公認指導者の資格において，メディカル・コンディショニングの資格として，公認スポーツ栄養士のほかに，スポーツドクター，スポーツデンティスト，アスレティックトレーナーがある．また，日本スポーツ協会の資格ではないが，強い連携が必要である資格として，公益財団法人日本アンチ・ドーピング機構が認定する公認スポーツファーマシストがある．それぞれの資格について，その役割とスポーツ栄養士との連携の現状や課題，今後の連携への期待について，各専門家に記述いただいた.

(1) スポーツドクター ………………………………………………………… [石田　浩之]

（慶應義塾大学スポーツ医学研究センター）

1) スポーツドクターの役割

筆者はアイスホッケー，スピードスケート等，冬季競技を中心にスポーツ現場のサポートを行う中で，多くの国際大会にかかわってきた．本稿ではこれまでの活動経験を中心に，スポーツドクターの立場から現場が求める食事管理のあり方やスポーツ栄養士に対する期待について述べてみたい.

スポーツドクターの役割を総括すれば，アスリートに最高のパフォーマンスを発揮してもらうための健康管理である．健康管理には外傷・疾病の予防や治療のみならず，栄養管理，アンチドーピング活動なども含まれるが，これらの実践にあたってはドクター単独では限界があり，アスレティックトレーナー，栄養士等，複数の専門職と協力しながら，それぞれの特性を生かしたサポートが必要とされる．

2）スポーツ栄養士との連携

保護者を含めジュニア世代には，食事や栄養学の知識をしっかり教育することが身体づくりの観点からも極めて重要だと考えている．残念ながらドクターは総論的栄養学の知識はあるものの，これを献立レベルまで落とし込むことは苦手なので，実際の教育活動にはスポーツ栄養士の協力が必要となる．一方，トップアスリートへの栄養サポートもいろいろな工夫がなされてきた．近年のオリンピックでは選手村外にハイパフォーマンス・サポートセンター（旧マルチサポートハウス）が設置され，日本食を中心とした食事提供が行われている．アスリートへの食事指導は，どうしても競技特性に応じた栄養素摂取の議論に偏る傾向があるが，オリンピックのように期間が長く，コンディションを維持して連戦を勝ち抜かなくてはいけない状況下では，摂取エネルギーをきちんと確保することが最重要課題である．現地で提供される食事や食文化に馴染めず，エネルギー摂取不足から体重減少に至るようなケースは絶対に避けなければならない．一定期間継続する大会では，摂取栄養素のバラツキについてはある程度許容する一方で，摂取エネルギー確保を第一に考え，何はともあれ口に合うものをしっかり摂取すべきであると筆者は考えている．ハイパフォーマンス・サポートセンターで“食べ慣れた食事”がかなりの自由度をもって提供される環境整備は大いに歓迎すべきものだが，この場面において，マンネリ化を避けたメニューや機能別メニュー（補食やリカバリー食など）の立案にあたってはスポーツ栄養士の活躍が期待される．

アンチ・ドーピング活動の分野でもドクターと栄養士の連携は年々重要になっている．2011年，飼料に含まれていたクレンブテロールに汚染されたメキシコ産食肉が原因と推測される陽性事例が報告された．最近ではサプリメント製造過程における違反物質のcontaminationが話題となっている．まさに想定外の事態が発生する一方で，食やサプリメントに対する安全認証の仕組みは未だ流動的である．食事指導に際しては，アンチ・ドーピングに関する質問が今後ますます多くなるだろう．現状，われわれができることは幅広い情報収集と迅速な現場へ伝達であり，そのためにはドクターとスポーツ栄養士が密な連携を取りながら活動することが求められている．

3）スポーツ栄養士への期待

筆者のこれまでの経験では，強豪国が大会や合宿に栄養管理のスペシャリストを帯同するケースは少なくない．現地で提供される食事は必ずしも理想的ではないが，その中で“いつ，何を食べれば良いのか”という実践的な指導を現場は求めている．残念ながらわが国の現状では，栄養管理に特化したスタッフが大会に帯同するケースは極めてまれであるが，見方を変えれば，スポーツ栄養士が活躍するフィールドは手つかずで残っているとも解釈できる．座学的栄養指導の枠を超えた“実践的”栄養指導を得意とするスポーツ栄養士とスポーツ現場のコラボレーションは，トップアスリート養成において今後，避けて通れない課題であろう．

（2）スポーツデンティスト ……………………………………………………［上野　俊明］

（東京医科歯科大学スポーツ医歯学分野）

1）スポーツデンティストの役割

スポーツデンティストは「歯科医師の立場から競技者やスポーツ愛好家の健康管理，歯科口腔領域のスポーツ障害，外傷の診断治療と予防，研究等にあたる者」であり，学生・社会人スポーツからプロ競技まで幅広く，アスリート一人一人のコンディションやパフォーマンスの維持向上に貢献し，また広く地域住民のスポーツを通じた健康づくりを支援し，国民の健康寿命の延伸やQOL向上にも寄与する[3]．

2）スポーツ栄養士との連携と期待

生きていく上で，スポーツ・運動を行う上で，栄養摂取・食事は欠くことができない．その門戸である歯・口腔の専門家が歯科医師であり，栄養士との関わりは深い．アスリートのサポートという共通目標に沿って，今後連携・協働を進めていくなかで，改めて歯科の立場から理解と協力を求めたい事柄について，以下に述べる．

①噛ミング30

厚生労働省が提唱する「噛ミング30（カミングサンマル）」は食べ方を通じた歯科からの食育標語であり，ひと口30回以上噛むことを目標としている．よく噛んで食べることで，消化吸収が良くなることが報告されている（図1-2-3）[4]．味わいも増し，唾液の分泌も促し，満腹感を得ることもできる．ほかにも色々と効用が示されているので，栄養教育・指導のなかでも協働していく必要がある．また軟食が進む現代にあって，噛み応えのあるレシピや献立，調理法の工夫も大切なポイントである．

②歯科疾患リスク

アスリートの場合，う蝕や酸蝕症，歯肉炎，智歯周囲炎といった歯科疾患のリスクが一般人より高い[3]．それは運動実施に伴う口喝（唾液分泌低下・口呼吸）に加え，食事の量や捕食（間食）習慣，スポーツドリンクの頻回摂取等の影響が重なるためである．いずれの疾患も重症化すれば，食事を含めた日常生活のみならず，競技活動にも支障が出ることは必定である．したがって食後のセルフケアを励行し，定期検診も受けて予防に努めることが大切である[5]．サポートの現場でも選手の口元を観察し，異常を感じたら，スポーツデンティストに相談するよう指導，助言するべきである．

③不正咬合および顎機能障害

歯・口腔のおもな役割は，［1］咀嚼，［2］構音・会話，［3］審美性であるが，近年歯の咬合（噛み合わせ）が脳や運動機能にも関与することが示されている．運動機能との関わりについては，咬合が頭頚部に強固な支持性を与える固定効果や，口腔感覚情報の修飾性入力による遠隔筋促通効果などが明らかにされている[3]．最近では静的（重心動揺）や動的，反応バランスなどとの関係も研究されている[6]．こうした点からも不正咬合や顎関節症（雑音・運動障害・疼痛）といった機能障害を有する選手には，スポーツデンティストと栄養士が連携対応することが望まれる．

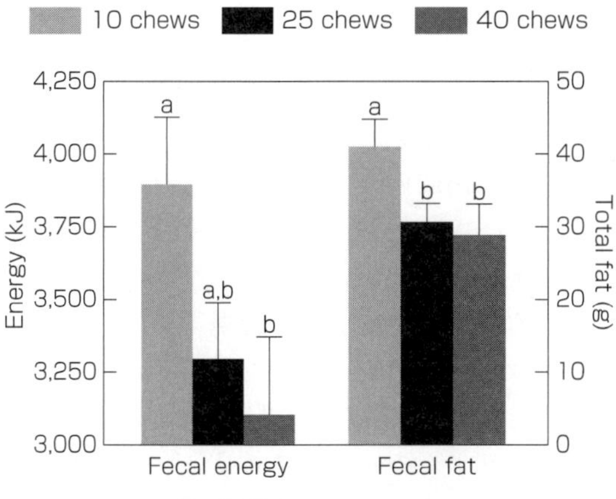

図1-2-3　咀嚼回数の違いによる排泄物エネルギーおよび脂肪ロス

(Cassady BA, et al.: Mastication of almonds: effects of lipid bioaccessibility, appetite, and hormone response. Am J Clin Nutr, 89: 794-800, 2009)

(3) アスレティックトレーナー ……………………………………………… [笠原　政志]

（国際武道大学）

1）アスレティックトレーナーの役割

日本スポーツ協会が養成するアスレティックトレーナー（以下AT）は，医学的診断・治療を担うスポーツドクターと技術面・戦術面の指導を担うコーチとの間を取り持つパイプ役となり，それぞれと緊密な協力のもとにアスリートの傷害予防，救急処置，コンディショニング，リハビリテーションなどの幅広い健康管理を選手に近い立場で行う医科学スタッフとしての役割を担う[7]．また，ATは選手に対して安全で効果的なトレーニングおよびコンディショニングを可能にし，最高のパフォーマンスを発揮するのに必要な心身のサポートをするため，医科学スタッフの中でももっともスポーツ現場に密接している人材であり，医学的情報を現場へ伝えると同時に現場の情報を医科学スタッフへ伝達する役割を担う.

2）スポーツ栄養士との連携

スポーツ界において，ATおよびスポーツ栄養士はアスリートのサポートをするためには必要不可欠な存在であるため，多くのスポーツ現場から求められている．ただし，ATとスポーツ栄養士が密接な協力体制を作って選手をサポートしている事例は一部を除いて決して多くはない．その理由のひとつが日本スポーツ協会AT専門テキスト「スポーツと栄養」において，スポーツ栄養士との連携に関する記載は僅かであり，具体的にどのような場面でどのような内容に関する連携協力が可能であるのか，すべてのATが十分把握しているとは言い難いからである．また，スポーツ栄養士の専門性について具体的に共有する機会が少なかったことから，どのように連携協力してアスリートサポートができるかは不鮮明であったこともひとつである．しかしながら，公認スポーツ栄養士の資格が立ち上がり，スポーツ栄養士の専門性について知る機会が増えてきた今日においてはATとスポーツ栄養士が同じ課題に対して一緒に取り組む機会を増やすことによって，連携はより深まってくると考える.

3）スポーツ栄養士への期待

スポーツ選手は競技会において最高のパフォーマンスを発揮するために，心身共により良い状態にするための多角的なコンディショニングがより求められるようになってきた．さらに，そのコンディショニング内容もより専門的になっているため，それぞれの専門性を活かしたサポートに関するニーズが高い．そこで，もっともスポーツ現場に密着しているATとしては，その専門性を持つスタッフとより連携協力が必要になってきた．とくにウエイトコントロール（増量・減量）とリカバリー（疲労回復）については，食事に関わる要素が非常に大きいため，その専門性を持つスポーツ栄養士との協力なくしてより良いコンディショニングの実現ができないと言っても過言ではない．ただし，ATが選手サポートをする際に競技特性や環境特性を踏まえたサポートをするのと同様に，スポーツ栄養士も関わる競技の特徴やチームおよび組織のスタイル，そして環境に応じた対応策を提供できるかが求められる．つまり，スポーツ栄養士が「できること」を現場が「求めていること」に繋げられるかどうかである．スポーツ栄養士としての専門性を高めることは元より，何を現場は求めているかについて共通認識を持つためのコミュニケーションを図り，第三者的なサポートスタッフではなく，共により良い方法を考えるスタッフとしての自覚を持ったスポーツ栄養士が期待される.

(4) スポーツファーマシスト ………………

……………………………［岡田　拓朗］
（亀田総合病院薬剤部）

1）スポーツファーマシストの役割

公益財団法人日本アンチ・ドーピング機構が認定する公認スポーツファーマシストは，最新のアンチ・ドーピング規則に関する知識を有する薬剤師である．公認スポーツファーマシストの役割は，スポーツにおけるアンチ・ドーピング情報を通じて，広く世の中に対し，アンチ・ドーピングの必要性やスポーツファーマシストの周知，医薬品の適正使用などの情報を普及，啓発し，健康教育に貢献することである[8]．筆者の所属する公益財団法人日本卓球協会において，公認スポーツファーマシストの認定資格を有する薬剤師はアンチ・ドーピング委員会に所属し，ナショナルチーム選手からの薬剤問い合わせへの対応や教育啓発活動，ドーピング検査への協力などのアンチ・ドーピングサポートを行っている.

2）スポーツ栄養士との連携

日本卓球協会では，スポーツ栄養士が中心となり，国内合宿への参加，海外遠征への帯同を通して，ナショナルチームのアスリートへの栄養サポートを行っている[9]．栄養サポートを通じて，スポーツ栄養士がいち早くアスリートの体調の変化に気付くことや，われわれが把握していない服用中の薬剤やサプリメントの情報を入手する事例が多い．このように，日本卓球協会ではスポーツ栄養士と薬剤師の協力がドーピングの未然防止や医療サポートに大きく貢献している．

3）スポーツ栄養士への期待

スポーツ領域において薬剤師が担っている重要な活動のひとつに，アスリートや指導者，医師からの薬剤問い合わせへの対応がある．近年，禁止物質が混入したサプリメントの摂取が原因と考えられるアンチ・ドーピング規則違反が報告されていることから，サプリメントの服用可否に関する問い合わせが増えている．サプリメントは成分表示が不十分であり，ドーピングの危険性が常に付きまとう．禁止物質の混入したサプリメントのリスクを低減させるため，世界中にさまざまなサプリメントの第三者認証が存在するが，完全なる安全を保障するわけではない[10]．そのため，サプリメントの服用に関しては単なる服用可否の回答では不十分になってきており，その必要性も含めて吟味しつつ，状況に応じてサプリメントに頼らない食育が必要である．このように，問い合わせ対応ひとつとってもスポーツ栄養の専門知識は必要不可欠であり，スポーツ栄養士と薬剤師の連携は今後いっそう重要になってくると考える．

4．まとめ

各職種がスポーツ栄養士との連携の重要性を認識しながらも，それぞれの専門家間の連携は，まだ十分にできていない部分が多い．また，トップレベルのアスリートにおいては，多くの職種がかかわる機会が増えてきていると考えられるが，どのレベルのアスリートであっても限られた職種ですべての対応をすることは難しい．スポーツ栄養士においては，今後，専門職種として，他職種との連携を進めるよう努力すべきである．その際に重要な点としては，以下のような点が挙げられる．

・スポーツ特有の専門用語について理解すること
・各専門職種の役割を理解すること
・栄養士が責任を持つべき範囲と他職種が対応する範囲を区分すること
・栄養の専門用語やエビデンスについて，他の職種が理解できるように説明できること
・アスリートから得た情報や栄養サポート内容についての情報を共有できるようにすること
・多職種との情報交換，ディスカッションを通じて，統一した見解でアスリートに接すること

［文　献］

1）文部科学省：トップアスリートにおける強化・研究拠点の在り方について，2015.

2）English Institute of Sport　https://www.eis2win.co.uk/structure/（2019年6月15日）

3）上野俊明ほか：スポーツデンティストの役割と今後の展望．日歯医会誌，69（2）：96-104, 2016.

4）Cassady BA, et al.：Mastication of almonds：effects of lipid bioaccessibility, appetite, and hormone response. Am J Clin Nutr, 89：794-800, 2009.

5）上野俊明：スポーツデンティストによる歯科的コンディショニング．臨床スポーツ医学，35：854-859, 2018.

6）上野俊明：着地動作と咀嚼筋活動との関係．臨床スポーツ医学，36：552-556, 2019.

7）日本スポーツ協会編：公認アスレティックトレーナー専門科目テキスト①アスレティックトレーナーの役割．2007.

8）スポーツファーマシスト認定審査委員会編：公認スポーツファーマシスト認定プログラム．日本アンチ・ドーピング機構，2018.

9）木村典代：競技団体における栄養サポート：日本卓球協会におけるジュニアトップ選手に対する取り組み．臨床スポーツ医学，33：1192-1199, 2016.

10）World Anti-Doping Agency“Prohibited List Q & A”https://www.wada-ama.org/en/questions-answers/prohibited-list-qa#item-1358（2019年6月15日）

1 スポーツ栄養マネジメントの理論

1．スポーツ栄養マネジメントとは

栄養管理業務をシステム化した概念として，栄養ケア・マネジメント[1]がある．栄養ケア・マネジメントは，個に対する栄養ケアの結果を対象者全員の分をまとめて集団として成果を明確にし，評価して，より成果が上がる効率の良い業務ができるように継続的にシステムを改善させるサイクルであるといえる．この栄養ケア・マネジメントは，医療や福祉の現場で活用されている．スポーツの現場においても，システム化した栄養管理業務を行うべく「スポーツ栄養マネジメント」を考案した[2-4]．その経緯は，目的，対象者，評価の点から，とくに介護施設や病院における栄養ケア・マネジメントと違いがあり（表2-1-1），そのまま活用することができなかったからである．

スポーツ栄養マネジメントとは，運動やスポーツによって身体活動量が多い人に対し，スポーツ栄養学を活用し，栄養補給，食生活など食に関わるすべてについてマネジメントすることと定義することができる[2]．スポーツの現場では，アスリートに対してスポーツ栄養マネジメントを実施することを「栄養サポート」といっている．スポーツ栄養マネジメントや栄養サポートは，目的と期間を設定し，栄養管理によって成果を明確にし，それを評価して，次のマネジメントにつなげることである．そのため，セミナーでのレクチャーなどを定期的に実施している場合には集団を対象とした栄養教育を実施しているのであって栄養サポートを実施していることにならない．

一般的に健康上の問題がなければ，専門職による栄養管理の必要がないと考えられがちだが，スポーツ栄養マネジメントは，目的の上位概念として「より自分の思いどおりに動く」，「よりよく生きる」などの「競技力の向上」や「健康の保持・増進」にあることが特徴であるといえる．

スポーツ栄養マネジメントの従事者は，通常，国家資格を有する専門職である管理栄養士が担うことになる．アスリートの栄養管理など，スポーツ栄養学の高い専門性を必要とする場合には，公認スポーツ栄養士の資格取得者が適任である．従事者は，スポーツ栄養学をはじめとするさまざまなエビデンスを理解するとともに，エビデンスを対象者に合わせてアレンジしてマネジメントを実施し，確実に成果を上げることが求められている．

2．スポーツ栄養マネジメントの対象者

スポーツ栄養とは，運動やスポーツを行うために必要な物質をその身体活動状況に応じてタイミングや量を考えて摂取し，これを体内で利用すること，スポーツ栄養学とは，運動やスポーツによって身体活動量が多い人に対して必要な栄養学的理論・知識・スキルを体系化したものと定義している[2]．この定義より，運動やスポーツをしている人が対象者となる．厚生労働省では，「健康づくりのための運動基準2006」[5]において，運動の定義を「身体活動の一種であり，特に体力（競技に関連する体力と健康に関連する体力を含む）を維持・増進させるために行う計画的・組織的で継続性のあるものである」と示した．これにより，スポーツ栄養を活用するスポーツ栄養マネジメント

表2-1-1　スポーツ栄養マネジメントと介護施設や病院における栄養ケア・マネジメントの違い

マネジメント	スポーツ栄養	施設高齢者や入院患者の栄養ケア
目　的	リスクの改善や解消（貧血の改善など） 競技力の向上（増量や減量など） 健康の保持・増進（体重コントロールなど）	褥瘡・低栄養の改善 術後の回復 入院中の栄養管理　など
対象者	アスリート 運動習慣のある人　など →　対象者自らが，行動を決定し実行することができる	患者 介護認定者　など →　対象者自身が，行動を決定して動くことができない
評　価	自己管理能力，故障や病気の頻度や内容， 競技成績　など	在院日数などの病院管理データ 費用対効果　など

の対象者は，アスリートやスポーツ愛好家などのスポーツをしている人だけではなく，健康づくりやメタボリックシンドロームの改善のために運動している一般の人や体育の授業が必須である小・中・高の児童・生徒も含まれる．また，栄養管理業務システムとしてのスポーツ栄養マネジメントは，上記にあげる人だけではなく，仕事上，身体活動量が多い人についても対象者として活用することができる．

スポーツ栄養マネジメントの対象者の特徴は，自分自身で行動を決定して動くことができる人である．そのため，マネジメントの成果は，対象者の行動計画の実施状況によって決まるといっても過言ではないことから，マネジメント従事者（公認スポーツ栄養士・管理栄養士）には高い実力が必要とされる．

3. スポーツ栄養マネジメントの流れ

スポーツ栄養マネジメントの流れ（図2-1-1）に沿って，各項目について解説する．

(1) マネジメントの目的

スポーツ栄養マネジメントの目的は，大きく2つに分けることができる．貧血やエネルギー不足の改善などの「リスクの改善や解消の目的」と，増量や減量などの「競技力の向上や健康の保持・増進の目的」である．また，対象者についてもアスリートと運動をしている一般の人の2つに分けることができる．目的の例を表2-1-2に示した．

スポーツ栄養マネジメントの目的は，栄養管理の目的であることから，「全国大会出場」などのチームの目標を目的とすることができない．また，「良好なコンディションの維持」，「パフォーマンスの向上」は，成果（アウトカム）がスポーツ栄養面から直接評価できないため，スポーツ栄養マネジメントの目的として適さない．「良好なコンディションの維持」，「パフォーマンスの向上」を成し遂げるために必要なスポーツ栄養面からサポートできる目的がスポーツ栄養マネジメントの目的となる．さらに，「食生活の改善」のような「栄養」「食」を目的とすることは，食生活を改善することにより対象者が得られる客観的な成果を目的とすべきであり，マネジメントの目的として適切でないといえる．同様に「自己管理能力の向上」は，評価の1項目であり，マネジメントの目的として，適切ではない．

スポーツ栄養マネジメントの目的の決め方について例を挙げて説明する．

・ある陸上長距離のチームでは，何名かのアスリートが体脂肪を減少することで記録が伸びると考え，栄養サポートを導入することにした．この場合，スポーツ栄養マネジメントの目的は，「減量」となる．
・ある体操競技のチームが，現在のパフォーマンスを維持するために栄養サポートを導入することにした．この場合，パフォーマンスの維持に必要な事項である体重（体組成）維持がマネジメントの目的となる（この場合，体重が大きく

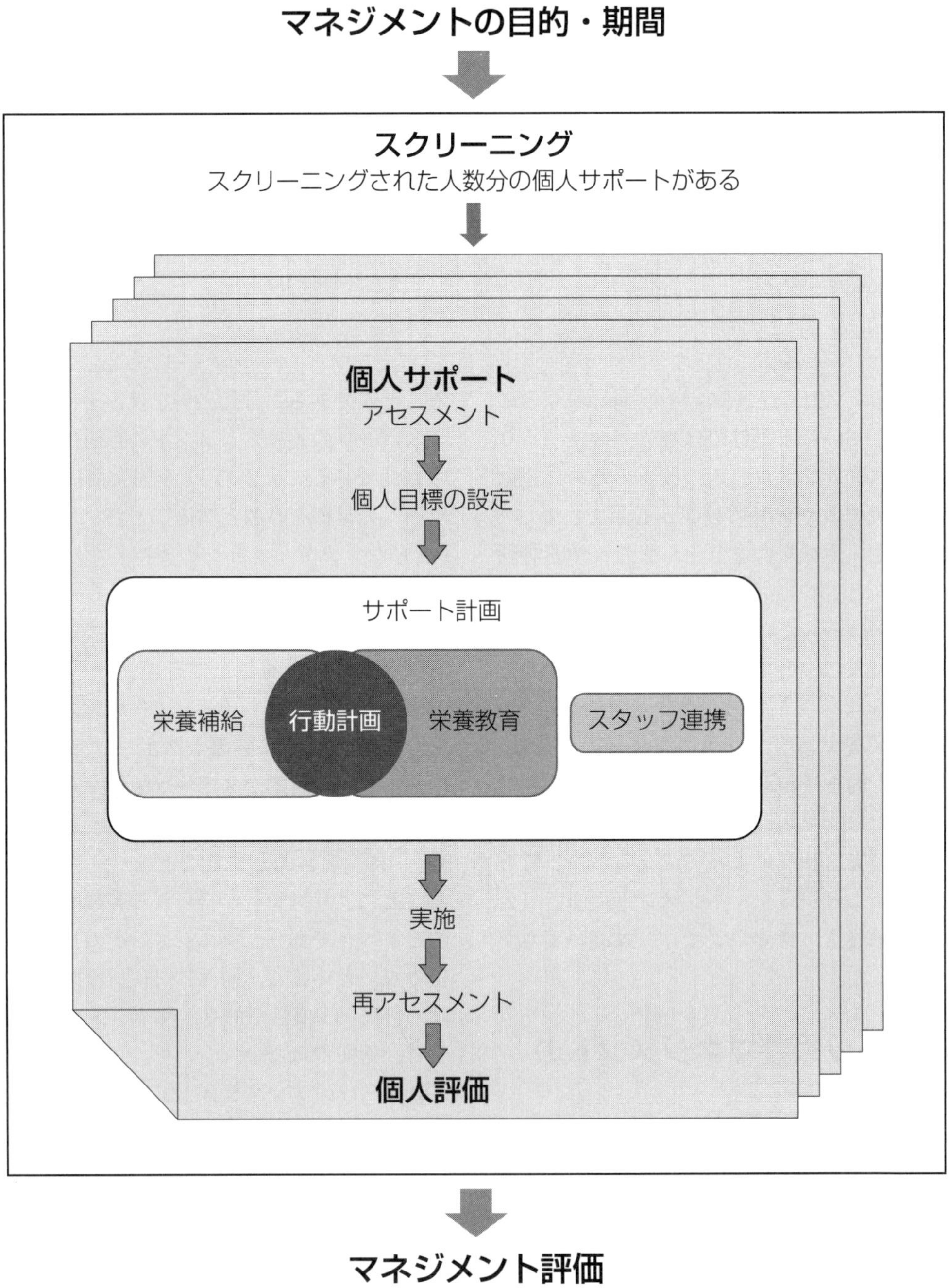

図2-1-1　スポーツ栄養マネジメントの流れ

変動することにより，パフォーマンスが乱れる可能性が高いと判断）．

・あるサッカーチームでは，「全国大会出場」が目標で競技力向上のために栄養サポートを導入することにした．競技力向上のために，増量が必要なアスリートや減量が必要なアスリートが混在している．この場合，増量と減量の2つの目的のマネジメントを実施することになる．

表2-1-2 スポーツ栄養マネジメントの目的例

目的のカテゴリー	アスリート	運動をしている一般の人
リスクの改善や解消の目的	貧血，エネルギー不足，術後，食物アレルギー，熱中症の予防	メタボリックシンドローム，肥満，脂質異常，高血糖，高血圧，熱中症の予防
競技力の向上や健康の保持・増進の目的	増量，減量，体重（体組成）維持，水分補給	体重コントロール，生活習慣病の予防のため指標となる体重などの項目

・ある中高年者を対象とするウォーキング教室で健康の保持・増進のために栄養管理を導入することにした．この場合，高血圧・高血糖などの健康課題の改善や体重の維持などの複数の目的を設定する．「食事の改善」など，全員に必要だと考えられる食生活の目標は，成果の明確化と客観的な評価ができないことから，目的にすべきでない．

ここで例に挙げている目的以外にチーム・個人の現状や要望に応じて自由に設定することができる．設定にあたり，成果を明確に評価できる目的とすることが重要である．

(2) マネジメントの期間

マネジメントの期間は，目的や対象者，その団体・組織の要望に応じて設定する．期間とは，目的を達成するための期間であり，時期を同じくすることを意味しているわけではない．例えば，ある目的で3カ月間のマネジメントを10名の対象者に実施することとした場合，全員が開始日と終了日を同じ日程でも，10名が異なった日程でも，問題ない．マネジメントの評価の際には，10名分の個人サポートの個人評価の結果を踏まえて作成することになるため，全員のマネジメントが終了したのちに評価をすることになる．

同じ目的で長期間にわたりマネジメントを実施する場合には，マネジメントの成果を明確にするとともに評価によって常にマネジメントの質の向上をさせるために，3カ月程度の「期」に分けて実施することが望ましい．例えば，1年間にわたり体重維持の目的でマネジメントを実施する場合，1年間を3カ月ごとに4期に分け，それぞれの期間に対してマネジメントを実施し評価を行う．

介護施設や病院での栄養ケア・マネジメントのように，対象者個人が，個人目標を達成した時点で，その目標のマネジメントの期間が終了するような設定もある．この場合，個人目標が達成できなければ，実施期間が延長していくことを意味する．スポーツ栄養マネジメントは，最初に設定した期間でマネジメントを行い，期間終了時に評価を行い，評価からマネジメントの質を向上させて次のマネジメントを実施することを推奨している．

(3) スクリーニング

スクリーニングは，マネジメントの目的を実施する必要のある対象者を抽出するために行う．スクリーニングには，抽出する項目と条件を設定する．例えば，減量の目的であった場合には，「○月○日測定の体脂肪率20％以上のアスリート」のように設定する．

スポーツの現場では，疾病のようにスクリーニング項目が明確にできない場合がある．例えば，増量の目的の場合，「監督から増量によりパフォーマンスの向上が期待されるアスリート」というような項目で抽出されることもある．

(4) 個人サポート

個人サポートは，対象者の人数分実施し，アセスメント，個人目標の設定，サポート計画，実施，再アセスメント，個人評価の順に進める．個人サポートの実施にあたり，倫理上の配慮や個人情報の管理について十分な説明と同意を得る．

1) アセスメント

アセスメントは，現状把握と課題・問題点の抽出をいい，目的に沿った現状把握をするために必要な項目・方法・条件を選択する．その選択にあたり，現状把握に適した項目と方法で，適切なタイミングや期間などの条件を設定して実施することが望まれるが，対象者の力量やさまざまな状況を考慮して選択する必要がある．対象者に負担をかけることにより，現状が反映されていない結果であったり，その後のサポートや従事者への不信感を抱かせたりすることがあるため，アセスメントの項目・方法・条件は慎重に選択するとともに，対象者への説明を十分に行い，不安や不満を取り除いた状態で実施することが重要である．

アセスメントの項目は，一般的に，臨床診査，臨床検査，身体計測，食事調査，栄養・食知識，食態度，食行動，食スキル，食環境，食嗜好，栄養教育歴，生活習慣，社会・経済・文化的環境，自然環境，QOL，健康・栄養問題，栄養・食を中心とした意識などがあげられる．スポーツ栄養マネジメントでは，とくに身体測定やトレーニング内容を含めた身体活動量の調査について，より詳細に，より専門的に実施する場合が多い．また，競技歴や故障歴などの項目も必要である．

アセスメントは，対象者全員に同一の項目・方法・条件で実施することが原則となる．その理由は，項目・方法・条件が同一でないとマネジメントの評価を的確にできないからである．同一にならない場合には，項目・方法・条件の違いによる影響をあらかじめ明確にしたうえで，その影響を加味して評価を行う．

現状把握のためのデータから目的を達成するために必要な課題や問題点を抽出する．アセスメントの結果とは，現状のデータとそのデータから抽出した課題・問題点を指す．抽出した課題や問題点を根拠に個人目標を設定し，計画を立てることから，アセスメントの質が成果を上げるための重要な要素のひとつとなる．

アセスメントの結果は，対象者に説明することで，現状の理解を促すとともに，個人目標や計画の認知にも役立つ．この説明は，栄養教育に含めて実施することもできる．

2）個人目標の設定

個人目標は，目的を達成した成果となる項目とその数値目標である．

成人女性の貧血改善の目的の場合，貧血の診断基準として成人女性ヘモグロビン値12 g/dL未満が示されていることから個人目標として12 g/dLとすることができる．このように目的が「改善」であれば，改善の判断を行うことができる診断基準などの指標となる項目と数値を個人目標として設定するとよい．ただし，期間が短い場合には，その期間内に達成することができる目標とする．例えば，貧血の改善の目的で期間が3カ月間のマネジメントの際，アセスメントの結果，現状のヘモグロビン値が9.0 g/dLであったとする．3カ月間で12 g/dLまで改善できるのであれば，個人目標として12 g/dLとすることができるが，アセスメントの結果から3カ月間では，12 g/dLにすることができないと判断した場合には，達成することができる数値を個人目標とする．また，現状のヘモグロビン値が11.7 g/dLのときに，3カ月間で12 g/dL以上となる可能性がある場合には，例えば，12.3 g/dLのように診断基準を超えた数値を設定する．

競技力の向上や健康の保持・増進に関連する目的では，個人目標は，その目的を達成した成果となる項目を設定し，アセスメントの結果から期間内に達成できる数値とする．例えば，減量では体重2 kgや体脂肪量2 kg，増量では体重1 kgや除脂肪体重量500 gとなる．

改善の目的であっても指標が明確でない場合もある．例えば，エネルギー不足の改善の場合には，エネルギー不足を改善したことによって明確となる指標を個人目標の項目として設定する．マネジメント期間3カ月で発育期の中学生女子を対象としたマネジメントでは，エネルギー不足が改善することによって可能となる良好な発育を示すために身長と体重を成果の指標として，個人目標の項目は，身長と体重，数値目標は，それぞれの増加量を設定することができる．

個人目標の設定には，従事者の適切なエビデンスの活用と経験が必要となる．

3）サポート計画

サポート計画は，個人目標の達成のためにアセスメントの結果を活用して立てる．

①栄養補給計画

栄養補給計画は，個人目標の達成のために，マネジメント期間中の栄養補給をアセスメントの結果を根拠に計画を立てる．

栄養補給計画を立てる際のおもな手順の例を示す．

1. 個人目標を達成するために直接関係するエネルギーや栄養素の補給の計画を立てる．
2. アセスメントから抽出された課題や問題点の改善・解消のための計画を立てる．
3. 1と2，トレーニング量，関係するエビデンスを踏まえたうえで，アセスメントから得られた栄養素等摂取量をもとに栄養素等摂取量の補給計画を立てる．

この手順に従って，具体的に減量を目的に3カ月間のマネジメントで個人目標が体脂肪量○kg減少の場合の計画例を示す．

1. 体脂肪量○kg減少に必要なエネルギーの減少量として○kcal/日．
2. アセスメントから抽出された課題である「夕食時間が9時と遅い」は，間食○kcal摂取し，そのエネルギーを夕食でマイナスとする．もうひとつの課題である「おやつ○kcal摂取」は，1で計画したエネルギー減少量を差し引いた○kcalとする．
3. 2の計画，期間中のトレーニング量の増加なし，減量に関するエビデンスである○○○を踏まえ，アセスメントから得られた栄養素等摂取量をもとに立てた栄養素等摂取量の補給計画は，エネルギー○kcal，たんぱく質○g，脂質○g，……ビタミンC○gとする．朝食と昼食での栄養補給の量とタイミングは，アセスメント時と同様とする．

栄養補給計画は，何をどのくらい補給するかを数値として表現し，行動計画の根拠となる．栄養補給計画の立案にあたり，従事者は，アセスメントで得た対象者のライフスタイルや食嗜好を加味することにより，行動計画立案時の対象者との検討が効率よく実施できる．

②行動計画

行動計画は，栄養補給計画を根拠に，栄養補給計画を対象者が実行するための計画を立案する．また，行動計画は，対象者が，「いつ（タイミング），どこで，何を（種類）どのように（質），どうする（行動）」というように具体的に表現する．

①栄養補給計画の例で挙げた課題の「おやつ○kcal摂取からエネルギー減少量を差し引いた○kcalとする」について行動計画を立てる手順を示す．

1. 事前に，差し引いた○kcalをおやつとして，いつ（タイミング），どこで，何をどのように，食べるかの提案をいくつか提示できるように考える．選択肢を増やすため，おやつ以外の提案も考える．
2. 提案の中から，対象者と相談し，実行可能なものを選択する．例えば，「帰宅後すぐに，家で，クッキー○枚を食べる．」
3. 選択した計画をさらに対象者が実行しやすいようにアレンジし，計画を決定する．例えば，「帰宅後すぐに，家で，○○クッキー○枚，あるいは，○○チョコ○個を食べる．」（注意：その時の飲み物は，お茶などの甘くないものにする）

行動計画の実行状況が，個人目標の達成に直結することから，明確に「できた」，「できない」の判断ができる計画を立てることが重要である．「控える」「多めに」など，量が明確にならない計画は，行動計画として適さない．また，曜日によってスケジュールが変わる場合や天候によって行動の手段が変わる場合には，曜日や手段別に行動計画を立てることもある．

行動計画には，行動計画の実施状況や行動計画の実施に伴う個人目標の指標となるデータの変化を確認するための計画も立てる．実施中の状況確認は，チェックシートなどを作成して行うことが多い．

③栄養教育計画

スポーツ栄養マネジメントの対象者は，行動計画への意思決定と実行を対象者自身が行うため，行動計画の実行状況が個人評価に大きく影響する．そこで，栄養教育は，行動計画を高い実行力をもって進めていくための最大の手段であることから，栄養教育計画の質と教育を実施する従事者のスキルが成果を上げるための重要な要素のひとつとなる．栄養教育の内容は，個人目標と行動計画の理解のための基本的知識，アセスメント結果の理解，行動計画の必要性と内容の理解，実行方法とそのスキル，実施中の留意点などがあげられる．また，インターネットやSNSの普及により，情報へのアクセスが容易になった半面，情報の取捨選択をする能力が必要となった．栄養教育の目的のひとつに，情報の取捨選択能力の向上を挙げて実施することも重要である．

栄養教育は，対象者だけではなく，例えば，アスリートが対象の場合には，監督，コーチ，マネージャーなどのスタッフや家族，寮の調理担当者などの関係者が含まれる．

栄養教育の方法は，マネジメントの対象者全員が共通する教育の場合には集団で，個人に関する教育は個別教育を行う．また，必要に応じて，現場での実地教育や演習，料理教室などの教育も加えるとよい．

栄養教育は，対象者の食知識やスキル，栄養教育歴をアセスメント結果から確認後に，必要な教育を選択し，優先順位を決めて計画を立てる．従事者は，ラポールの構築，カウンセリングの基礎的技法，行動分析，コーチング，エンパワメントアプローチ等の知識とスキルを活用し，効果的な栄養教育を進めるための計画を立案するとともに，教育効果の評価方法についても明確にしておくとよい．

④スタッフ連携

スタッフ連携は，計画の実施前，実施中，評価時における連携について計画を立てる．スタッフとは，対象者の周りの人々であるといえる．スポーツ現場では，監督，コーチ，アスレティックトレーナー，マネージャー，チームドクター，フロントスタッフなどのスタッフや家族，寮の調理担当者などが，健康の保持・増進の現場では，教室やスポーツクラブにおけるスタッフや家族などがあげられる．

例えば，スポーツの現場では，チームや対象者個人への連絡，日程調整のようなマネジメントの運営面，サポート実施中の行動計画実施状況や対象者の様子の伝達など，さまざまな連携がある．

従事者は，対象者だけではなく，スタッフとコミュニケーションをとり，マネジメントを進める．

4）サポートの実施

サポートの実施は，計画に基づいて行う．実施中は，行動計画時に計画した方法を用いて，下記の点を確認する．

- 計画の進行状況：計画の進行状況を確認し，実施ができなかったり，遅れたりした場合には，原因を明らかにするとともに，原因を解消し，進める．
- 対象者の個人目標の指標となる項目のデータ：実施中は，個人目標の達成に向けて指標となる項目のデータを，チェックシートなどを用いて，定期的に確認する．このデータにより，個人目標の達成に向けての状況を確認する．実施中に個人目標を達成した場合には，その原因を踏まえて，サポートの継続について検討したり，個人目標を変更したりする．また，予定していたよりも早く個人目標を達成する可能性が出た場合や予定したよりもデータに変化が見られず，個人目標の達成が難しくなった場合には，その原因を解消することを踏まえて，個人目標を変更するか，栄養補給計画を変更することにより行動計画を変更して対応する．
- 対象者の行動計画の実施状況：個人目標の達成は，行動計画の実施状況によって左右されることから，実施状況はチェックシートなどを用いて定期的に確認する．実施状況と個人目標の指標となるデータを突合させて個人目標の達成状況を判断する．行動計画を計画どおり実施しているにもかかわらず，個人目標の指標となる項目のデータが予定通り進行していない場合には，栄養補給計画を精査し，必要に応じて変更する．行動計画の実施状況が悪い場合は，その原因を明らかにしたうえで，行動計画の変更・追加・削除を行う．この変更・追加・削除により，個人目標や栄養補給計画の変更が必要となることもある．

・対象者のさまざまな変化：サポート実施により，対象者にストレスがかかったり，パフォーマンスに支障をきたしていたり，チェックシートでは確認できないさまざまな状況について，定期的な個人面談やスタッフと連携し，確認する．

・スタッフ連携：スタッフと定期的に情報交換の場を設定し，対象者の状況を確認する．

サポートの実施中は，さまざまな計画の実施状況を定期的に総合的に判断して，必要に応じて，変更・修正を行いながら進める．実施中の課題や問題点を改善・解消し進めることは，個人目標の達成に重要である．また，個人評価の際も貴重なデータとなる．

5）再アセスメント

サポートの期間終了時に再アセスメントを実施し，終了時の現状把握と課題・問題点の抽出を行う．この結果は，個人評価の基礎となるデータである．再アセスメントは，アセスメント項目のうち，サポートの実施により変更・変動する可能性がある項目について，アセスメント時と同じ調査・測定条件で行う．また，サポート終了時のみ調査することができる項目，例えば，サポートへの意識や達成感，パフォーマンスの状態や身体の感覚などを加えて実施することもある．

介護施設や病院での栄養ケア・マネジメントのモニタリングは，実施期間中にアセスメント項目のうち目的を達成する指標のデータを定期的に確認することを意味し，モニタリング結果が，目的を達成した時点で，個人への栄養ケアを終了し，評価する．スポーツ栄養マネジメントは，実施中，定期的にチェックシートなどを用いて状況を確認し，サポート実施終了時に再アセスメントを行い，現状把握と課題・問題点の抽出をし，個人評価・マネジメントの評価を行い，マネジメントを終了する．

6）個人評価

個人評価は，再アセスメントの結果を用いて個人目標の達成状況の成果を示すとともに，成果を踏まえて個人サポートの評価を行う．評価は，再アセスメント結果だけではなく，行動計画の実施状況，実施中のさまざまな計画が効果的に実施できたかの状況やデータの変動，対象者のパフォーマンスやメンタル面などの状況や競技成績・体力保持・増進を示すデータ，スタッフの連携状況，スタッフからのコメントなどを用いて行う．評価には，この対象者に今後，マネジメントを実施する際に，成果を上げるために必要な事項，課題・問題点とその対処法等についても明確にする．

個人評価より，対象者のその後の栄養管理の方針を決定することができる．例えば，貧血改善の目的において，個人目標が貧血の診断基準を上回る場合には，個人目標の達成により，マネジメントは終了する．また，同様な目的で，個人目標が，貧血の診断基準よりも低い個人目標であったならば，個人目標は達成されても貧血の改善はされていないため，マネジメントは継続することになる．個人目標が達成されなかった場合も，マネジメントは，継続される．マネジメントが継続される際には，再アセスメントの結果を含む個人評価は，新たに始まるマネジメントのアセスメント結果として用いることができる．

(5) マネジメントの評価

スポーツ栄養マネジメントの評価は，個人評価から得られた目的達成状況を集団（対象者の人数分）でまとめた成果評価，システムをストラクチャー（構造）とプロセス（過程）から評価するシステム評価がある．評価にあたり，評価指標，評価手段，評価基準を明確にしておく．また，評価には，次回のマネジメントの質の向上のための課題や問題の抽出とその対策を含める．

1）成果評価

成果評価は，個人評価から得られた個人の成果を集団（対象者の人数分）でまとめることにより，マネジメントの目的達成を成果として明確にするとともに，個人サポートの各計画の効果についても評価する．

目的達成の成果は，目的の成果となる個人目標の項目のデータ（数値目標）と対象者の目的達成率を中心に示す．例えば，貧血の改善の目的の場合は，ヘモグロビン値の改善状況と個人目標を達成した対象者が何名中何名いるかの達成率を示す．また，ヘモグロビン以外の貧血に関連するデータや達成の有無で対象者を分けてのデータの考察などを行うことにより成果を明確にする場合もある．

個人サポートの各計画が，個人目標達成のために効果的に実施されたかを総合的に評価する．成果評価には，ポジティブなデータだけではなく，ネガティブなデータについても考察を行う．例えば，貧血改善の場合，栄養補給計画と行動計画がヘモグロビンをはじめ貧血と関連するデータの改善に効果的であったかを評価する．

質の高い成果評価のために，アセスメント（再アセスメント）項目とその条件は，対象者全員統一にする必要がある．また，成果評価は，客観的な事実を評価することになるため，あらかじめ評価指標・基準・手段を決定し，進めなくてはならない．評価指標・基準・手段を決定する際に知っておきたい集団の成果評価に支障をきたす要因について表2-1-3に示した．

表2-1-3　集団評価に支障をきたす要因

集団の成果評価に支障をきたす個人の成果評価
・データが客観的でない
・データの測定方法が一定でない
・データの入力方法・記録方法が一致しない
・データに但し書や条件が付してある
・記述による質的情報
・指導者により異なる視点のアセスメント

（金川克子ほか：食生活の基礎と事例から学ぶ食事支援・指導．中央法規出版，p.114，2009）

2）システム評価

システム評価は，マネジメントの“構造”を評価するストラクチャー評価と結果に至る“過程”を評価するプロセス評価がある．

ストラクチャー評価は，マネジメントを実施するための仕組みや体制を評価するものである．具体的な評価指標としては，従事者の体制（人数や時間），実施に係る予算・経費，施設・設備の状況，スタッフとの連携体制，社会資源の活用状況などがある．経費に関する評価の例として，「3カ月間のスポーツ栄養マネジメントのために費やした業務時間が多かったことから，予算を大幅に超える経費が必要だった．次回，同様のマネジメントを実施する際には，今回の経費金額を予算として計上しなくてはいけない」のようにする．

プロセス評価は，マネジメントの目的やその達成に向けた過程（手順）や活動状況を評価するものである．具体的な評価指標としては，スクリーニングから個人サポートの各項目の実施過程，従事者の態度や記録状況，対象者の満足度などがある．例えば，栄養教育計画では，「パワーポイントを使った教材で実施したが，理解を促すことができたもののスキルとして体得する教育にはならなかったことから，次回は演習を加えることとする」がプロセス評価にあたる．

4．スポーツ栄養マネジメントの活用

スポーツ栄養マネジメントは，アスリートや健康の保持・増進を目指して身体活動量が多い人を対象者とした栄養管理のシステムとして開発された．このシステムは，糖尿病や脂質異常症などの在宅で栄養管理が必要な対象者や保健指導の対象者についても有効であるといえる．また，学校現場では，児童・生徒を対象とした個別指導についてもこのシステムの活用が例として示されている[6]．

スポーツ栄養マネジメントは，活用の幅が広いものの，目的や対象者が多岐にわたるため，マネジメント（個人サポート）の各項目の内容を統一することができず，帳票類も一元化することができない．そこで，従事者は，目的や対象者に合わせて，成果を上げるための効果的なマネジメント

を実施するために，新しいエビデンスを収集し理解するとともに，エビデンスを対象者に合わせてアレンジして個人サポートに反映する能力を高めなければならない．また，マネジメント実施後の評価をエビデンスとして公表することと従事者の質の向上に努め，専門職の必要性を高めるための行動を進める必要がある．

[鈴木志保子]

[文　献]

1）平成8年度厚生省老人保健事業推進等補助金研究「高齢者の栄養管理サービスに関する研究報告書」1997.
2）鈴木志保子：スポーツ栄養マネジメントの確立と実際，日本栄養士会雑誌　52, 4-8, 2009
3）鈴木志保子：健康づくりと競技力向上のためのスポーツ栄養マネジメント，日本医療企画，12-59，2011
4）鈴木志保子：スポーツ栄養マネジメントの構築，栄養学雑誌，70, 275-282, 2012
5）厚生労働省：健康づくりのための運動基準2006～身体活動・運動・体力～報告書，2006
6）文部科学省：食に関する指導の手引き―第二次改訂版―，第6章「個別的な相談指導の進め方」，2019

2 栄養教育・行動科学

1. スポーツ現場で有効と考えられる食行動科学：各論

(1) アスリートの行動特性

アスリートには，競技力向上，コンディションの維持および快適なスポーツライフのために，よりよい栄養状態を保てるような食行動を身につけることが望まれる．アスリートの食行動を分析すると，「美味しいから食べる」，「好きだから食べる」という嗜好や「作ってもらったから食べる」，「そこにあったから食べる」という環境が影響しているものもあれば，「勝ちたいから食べる」，「早く回復したいから食べる」，「身体を大きくしたいから食べる」などの，競技に対する動機と結びついたものまで幅広く存在する．アスリートとしての食行動を生起させるためには，勝利への動機や嗜好のような内的要因だけではなく，食環境のような外的要因の両方が伴っている必要があろう．したがって，スポーツ現場における指導者やスタッフが，アスリートの食行動はどのような条件によって規定されているのかを見定めて，個々のアスリートにあった行動変容技法を提案できるようになることが重要である（表2-2-1）．

ここでは，さまざまなスポーツシーンを想定し，現存する行動科学理論やモデルや技法の中から，アスリートの食行動を効果的に変容させる方法を選択し，実践で活かす力を身につけることを目標とする．

(2) 食行動を規定する要因

1) アスリートの食行動に関わる個人要因

アスリートの食行動には，表2-2-2に示すような個人要因[1]が関係すると考えられる．個人要因は，個人を対象とした栄養サポートを行う際のアセスメント項目でもあり，その後の行動計画，栄養教育内容，モニタリング項目，評価項目にも関連する重要な事項である．したがって，スポーツ栄養マネジメントの目標が決まったら，関連する個人要因を丁寧に見定めておくことが重要となる．

2) アスリートの食行動に関わる環境要因

集団および個人に対するスポーツ栄養サポートを行う前に，見極めておきたいのが表2-2-3に示したアスリートの食行動に関わる環境要因である[1]．アスリート個人やチームの食行動は，アスリート・チームを取り巻いている家族やスタッフの考え方・食知識・規範に大きな影響を受ける．

表2-2-1 行動変容技法の一覧

①人間の食行動の基礎となる学習に関する理論	刺激ー反応理論 オペラント条件付け
②個人要因に焦点を当てた行動変容の理論 個人の態度（意識）に働きかけることで効果が得られるもの	トレンスセオレティカルモデル 自己効力理論（セルフエフィカシー）
③対人関係の影響に関係する行動変容の理論 個人だけの問題ではなく他者が関係しており，周囲の助けを必要とするもの	社会的認知理論（モデリング学習，相互決定主義） ソーシャルサポート ストレスコーピング

表2-2-2　アスリートの食行動に関わる個人要因

項　目		アセスメント項目の例	方　法
競技に対する考え・意識		競技に対する向上心　競技成績 勝利へのこだわり（価値観）	質問紙調査
栄養状態	身体計測項目	身長　体重　除脂肪量　体脂肪率　筋力 骨量（骨密度）　等	身体計測
	臨床検査項目 臨床診査項目	総たんぱく質濃度　血清脂質　血糖値　貧血指標 主訴　体温　便通　等	生理・生化学検査 臨床診査（問診）
栄養・食生活	食事内容 食知識・スキル・食態度・行動	栄養素・食品摂取状況 栄養に関する知識 食行動　外食の頻度　欠食状況　偏食　補食 食事時間　共食状況　等	食事調査 食生活調査
ライフスタイル	練習状況 そのほか生活習慣	練習量（練習時間・頻度）　競技年数 飲酒習慣　睡眠状況　余暇の過ごし方　等	練習状況調査 質問紙調査
属　性		性別　年齢　遺伝子型　家族構成　教育歴　収入	質問紙調査

（日本栄養改善学会監修，武見ゆかり，赤松理恵編：栄養教育論理論と実践．医歯薬出版，p.54, 2018より引用改変）

表2-2-3　アスリートの食行動に関わる環境要因

項　目		アセスメント項目の例	方　法
家族 チームスタッフ 顧問，先生，同僚　等	食知識・スキル・食態度・食行動	運動量に見合った食事量の提供 スポーツ栄養に関する知識 調理行動	質問紙または観察による調査等
学校・所属チーム・クラブ 地域レベル		学習環境・労働環境 カフェテリアや食堂の有無および充実 敷地内の購買店，自販機の設置状況 食に関するチームの規範	
都道府県レベル 社会レベル 国レベル 国際レベル		メディア等からの情報 食事摂取基準 学習指導要領 スポーツ栄養ガイドライン	

（日本栄養改善学会監修，武見ゆかり，赤松理恵編：栄養教育論理論と実践．医歯薬出版，p.54, 2018より引用改変）

また，現在の生活環境において食物へのアクセスが容易であるか等の条件も関わってくる．それゆえに，スポーツ栄養サポートに入る前には，アスリートの個人要因だけではなく，環境要因についても，アセスメントしておく必要がある．

(3) 行動が誘発される原理を知る（刺激─反応理論，刺激統制とオペラント強化）

人は，おいしそうなものが見えたり，いい匂いがしたりすると，次の反応として，食べたり，もっと嗅いだりしようとする．仮にその食べたものが美味しかったり，心地のよい記憶に結びついたりすれば，さらにその食べる・嗅ぐといった行動は強化される．一方，まずかったり，気分が悪くなったりすれば，その行動は消失する．このように，行動（反応）の前にある刺激のこと（美味しそうなものが見えることや，いい匂いがすること）を先行刺激（先行子）と呼び，行動（反応）の後にある刺激（おいしい，まずい）のことを随伴刺激（後続刺激）などと呼ぶ．人の行動はこのような先行刺激や随伴刺激の影響を受けることが多い．例えば，アスリートにバランスのよい食行動を促そうとした時の先行刺激としては，表2-2-4に示すような例が考えられる[2]．先行刺激は外からわかるような音，におい，視覚，場所，物だけではなく，内的刺激のような空腹感，不安感，憂鬱感，

表2-2-4　あらゆるスポーツシーンにおける刺激統制の例

	先行刺激（先行子）	望ましい行動
望ましい行動のきっかけとなる先行刺激例を示す	夕飯の前に練習をして空腹の状態にする	バランスのよい食事を残さず食べる
望ましい行動をとることで対象者がメリットと感じられるような先行刺激を示す	自分の目標とする選手の写真を貼り付けておく （メリット＝理想の体に近づける）	継続的にバランスのよい食事を食べようとする
望ましい行動が簡単にできる先行刺激を示す	野菜サラダや乳製品など不足しがちな食材を常に冷蔵庫に入れておく	いつでもバランスのよい食事を実行できる

（ミルテンバーガーRG著，園山繁樹ほか訳：行動変容法入門　16章先行子操作，二瓶社，pp.279-288，2006より引用改変）

表2-2-5　あらゆるスポーツシーンにおけるオペラント強化（随伴刺激）の例

競技上の強化子の種類	スポーツ選手に有効な随伴刺激例
物理的	メダルを獲得する　賞金をもらう　単位をもらえる　新しいユニホーム・シューズ・ラケットを買ってもらう
社会的	監督・コーチ・専門家に認められる　家族・身内から褒められる　レギュラーになる　後輩から尊敬される　人気の選手になる　ファンから親しまれる・好かれる
心理的	自分の行動のあとに達成感を感じる 満足する　納得する　心地よさを感じる　正しいと思える
自己強化	自分の行動をコントロールすることで，目標が達成できたら，自分に報酬 報酬の種類：自分で自分を褒める　贅沢をする（旅行・食事・洋服…）等
スポーツ特有の強化	身体が丈夫になる　競技力が向上する　筋量が増える 体脂肪率が減る　コンディションが良好　怪我が減る　貧血が治る

（福井　至編著：図解による学習理論と認知行動療法．培風館，p.53，2008より引用改変）

ストレス，疲れなども含まれる．

一方，アスリートがバランスのよい食事を食べようとする行動をさらに強化するための随伴刺激例としては，表2-2-5にあげた5つの方法が考えられる[3]．随伴刺激をコントロールすることで，行動を強化することをオペラント強化と呼ぶ．オペラント強化にはメダルや賞金をもらうため，もしくは新しいスポーツグッズを買ってもらうためなどの物を報酬として，行動を生起させるもの（物理的強化）もあるし，がんばっている自分を認めてもらいたいという社会的な名誉や賞賛を報酬として行動を生起させるもの（社会的強化）もある．アスリート自身が，自分を取り巻く人々の期待に応えようとして，食生活を改善したり，一生懸命練習したりするのも社会的強化のひとつと言えよう．そのほか，長期（継続）的なスポーツ特有のオペラント強化例としては，競技力が向上するや筋力がアップするなど，体の変化などを報酬とするものも考えられる．自分自身の行動を統制し，その状況をモニタリングすること（セルフモニタリング）は，自己強化のひとつである．セルフモニタリングは，自分の行動状況や体の変化を記録することで，目標達成に近づいていることや達成度を客観的に把握することができる．そのため，自分の行動を修正もしくは強化することにつながる．減量目的に食事制限をはじめた人が，自分の体重の変化が見えると，うれしくなってもっとがんばってしまうのは一種の自己強化である．自分自身で自分を制御できるようになれば，行動変容後の維持の確率も高くなると言えるだろう．

人が自発的な行動を起こす時には，行動のあとのメリット，デメリットが大きく影響していることを知っておくことが重要である．また，掲げたメリットがアスリート自身にとって，価値のある

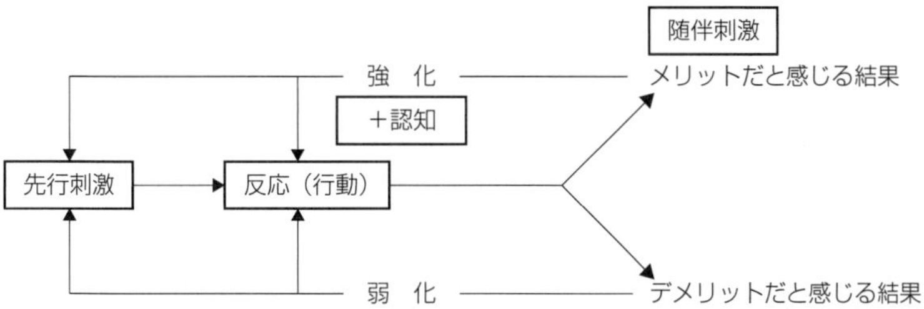

図2-2-1　刺激-反応（行動）理論のしくみ

表2-2-6　行動変容ステージの区分

前熟考期	熟考期	準備期	実行期	維持期
今後6カ月以内に行動を実行する意思がないステージ	今後6カ月以内に行動を実行する意思があるステージ	今後1カ月以内に行動を実行する意思があるステージ	行動を変えて6カ月未満(2カ月未満)のステージ	行動を変えて6カ月以上のステージ(2カ月以上)

カッコ内は子どもの定義
(Prochaska JO, et al.: In search of how people change: applications to addictive behaviors. Am Psychol, 47: 1102-1114, 1992; Walton J, et al.: Physical activity and stages of change in fifth and sixth graders. J Sch Health, 69: 285-289, 1999より作成)

メリットであるかどうかも行動生起の大きな鍵となることも認識しておく必要がある.

刺激統制は，行動の前の環境を変化させることでよい行動に誘導することであり，オペラント強化はよい行動をすることのメリットを感じさせることである．いずれも対象が子どもだった場合には，先行刺激や随伴刺激に相当するものを，周りの大人（スタッフや保護者）が設定してあげることが必要となるだろう．図2-2-1に示したように，これらの先行刺激や随伴刺激によって，その行動は強化・弱化される．しかし，それはあくまでも行動（反応）のきっかけに過ぎず，実際に行動（反応）するかしないかは，自発的・能動的に決定づけられる．つまり，刺激だけではなく，バランスのよい食事が自分にとって重要なことだという認識（競技に対する向上心・競技成績や勝利へのこだわり・価値観）が伴って，行動そのものが定着すると考えられる．したがって，指導者は，競技において強くなることがどれだけ価値のあるものなのかをアスリートに伝達することや，競技への興味あるいは競技力向上への意識付けを行うことが求められる.

(4) 行動に対する認知を把握した指導を展開する（トランスセオレティカルモデル，変容プロセス）

学習者（ここではアスリート）の行動変容に対する心身の準備状態（＝準備性）を前熟考期，熟考期，準備期，実行期，維持期の5つ（注：ターミナル期を含めて6つのこともある）のステージに区分したものがトランスセオレティカルモデル（行動変容ステージモデル）である[4]．表2-2-6には5つの行動変容ステージ区分を示したが，ジュニアの場合は大人との認知的能力の違いがあることから，実行期と維持期の定義が6カ月ではなく2カ月と短い[5].

トランスセオレティカルモデルが，多くの行動変容の場面で応用されているのは，行動変容ステージ区分別に，有効な支援方法（＝変容プロセス）が示されているからである．表2-2-7に示した10個の変容プロセスは[6]，比較的行動変容ステージが低い人に対して有効な考え方や認知に働きかける要素を含むものと，行動変容ステージが高い人に対して有効とされる具体的な行動に関わる要素を含むものに大別される．対象となるアスリー

表2-2-7　変容プロセスとその支援方法の例

変容プロセス	定　義	支援方法の例	有効なタイミング
意識の高揚	さまざまな情報の学習 行動変容への意識を高める	強いアスリートたちは，食事に対しても高い意識をもって取り組んでいることや，食事を改善することで，体が変化するということに気がつかせる指導を実施する．	前熟考期 ↓ 熟考期
感情的経験	問題行動を続けた場合のマイナス感情を体験させる	コンディション不良（ケガや体力不足）等で試合に負けた時やレギュラーになれなかった時の感情を体験させ，“このままだとまずい”，“食事を改善しなくては”という意識を高める．	
環境の再評価	問題行動を続けることによる周囲への影響を認識させる	食意識の低さや食事内容が悪いことが原因で競技成績に影響してしまった時に，食生活を支えてくれる人たちがどのような気持ちになるかを考えさせる．	
自己の再評価	行動を変容させた自分を想像し，行動変容のメリットを認識する	食事を改善することで，筋力トレーニングの効果が現れたり，疲労感が軽減できたりした時，どれくらいアスリートとしての価値が高まるかを考えさせる．	準備期 ↓ 実行期
自己の解放	行動変容することを表明すること	自分の食生活をどのように変えるかを，自分自身で決意する，周りの関係者に周知する，日記やブログで活字や言葉として表明させる．	
刺激統制	先行刺激を設定することで問題行動が起こりにくくする もしくはよい行動が起こりやすくする	表2-2-4で紹介した先行刺激を利用することで，よい行動を思い出す（導く）きっかけにする．	実行期 ↓ 維持期
行動置換	問題となる行動を別の行動に置き換えること	アルコールの飲み過ぎや間食，過食など，競技に悪い影響を及ぼしそうな食行動を，それとは同時にできない別の行動，例えばランニングや歯磨き，筋力トレーニング，おしゃべりに置き換える．	
強化マネジメント	オペラント強化の活用 褒美や罰を設定する	表2-2-5で紹介した強化子を利用することで，行動継続のためのモチベーションを高める．	
援助関係の利用	家族やスタッフ，専門家などからのソーシャルサポートを活用すること	よい行動を周りの人に褒めてもらう（評価的サポート），共感や心理的サポートを得る（情緒的サポート），周りの人間から継続させるための情報を得る（情報的サポート），一緒に行動するや物やお金を借りるなどの支援を受ける（手段的・道具的サポート）．	
社会的解放	社会は，よい行動を支援していることに気づく	フェアプレーの精神・スポーツマンシップに則り，アンチドーピング活動を世界レベルで推進していることなどを認識させる．	

(Prochaska JO, Prochaska JM: Changing to thrive: using the stages of change to overcome the top threats to your health and happiness. Hazelden Publishing, pp.131-146, 2016より引用改変)

トが複数いた場合に，準備性が異なる者に同じ指導をするよりも，それぞれの準備性に合った情報提供や栄養指導を行った方が，行動変容への成功率はあがる(表2-2-7)．その際，ターゲットとなる食行動は，多岐にわたっており，例えば「必ず朝食を食べること」，「毎食副菜を2サービング以上食べること」，「食事バランスを整えること」，「摂取量を増やすこと」など，さまざまなものが考えられることに注意しなくてはならない．そのアスリートに必要な食行動変容が何であるのか，その選手の行動変容ステージが何か，変容プロセスとして有効なものは何かを見定めて，行動計画に生かせるようにすることが求められるだろう．

(5) 行動に対する自己効力感を高めるための指導につなげる（セルフエフィカシー）

自己効力感とは，自分がこれからやろうとすることをどの程度実行できると思っているかという自信のことであり，ある特定の状況下において特定の行動を行うことができるという自己に対する有能感・信頼感を指す[7]．例えば，スポーツシーンにおいてだと，体重コントロールが必要となっ

表2-2-8　スポーツシーンで考えられる自己効力感を高める方法

種　類	具体的な方法
自己の成功体験 （スモールステップ法）	とりあえずやってみることを促す すごく簡単なこと（ほんの少しだけ）をやってみる
代理的経験 （実物モデリング，象徴的モデリング）	よく似ている境遇の人の例を紹介する
言語的説得 （暗示，勧告，自己教示，説明的な介入）	あなたなら絶対大丈夫と信頼できる人から説得する
生理的・情動的状態の変化	身体の変化　機能の変化に気がつくこと 気持ちに変化が生じていることに気がつくこと

(Bandura A: Self-efficacy: toward a unifying theory of behavioral change. Psychol Rev, 84: 191-215, 1977より引用改変)

たアスリートが，どれだけエネルギー制限しながら食事をとることができるか，新チームへの加入時や合宿や遠征などで今までと異なる食環境において，どれくらい自分の食を守ることができるかなどがあげられる．自己効力感を高めるためには，4つの方法があるといわれており（表2-2-8），その中で，もっとも効果があると言われているのは，自己の成功体験である．つまり，自分自身の経験が大きな自信に繋がるというものである．

(6) 行動を規定するさまざまな因子を把握する（モデリング学習・相互決定主義）

1）モデリング学習

アスリートが行動を生起させるひとつの動機にモデリングがある．このモデリングは，前述の自己効力感を高める方法の代理的経験とほぼ同義語である．すなわち，何か（人や物）を観察することによって，自分自身が経験したことがないことでも，行動を生起させることができるというものである[8]．スポーツを題材とした漫画が流行ると，そのスポーツの競技人口が増加するのは一種のモデリング効果である．また，人気のあるアスリートの日常の食事がメディア（テレビや活字媒体）などで取り上げられると，その食事をまねしようとする人が増えるのもモデリングである．モデリングの対象は必ずしも実在の人間とは限らないのだが，同じ競技とか，同じケガからの復活のような共通点が多いモデル題材の方が，モデリングによる行動生起の確率は高くなると言われている．スポーツ栄養サポートをする際には，同じ競技の中で，成功を収めているアスリートの模範的な食事例をモデル題材として持っておくことが強みになるだろう．

2）相互決定主義

アスリートやチームの食行動は，環境からの影響を多分に受けている．一方で，環境も個人の食行動や食に関する認知の影響を多分に受ける．例えば，寮生活をしているアスリートが，寮食を美味しいと感じ，その感想を調理担当の寮母に伝えるとしよう．寮母はその感想がうれしくて，心のこもった食事をまた提供するようになる．すると，アスリートは美味しい食事の提供をまた受けることになる．このように相互に行動に影響を与え合う関係を相互決定主義と呼んでいる[9]．アスリート・チームの食行動を変容させるためには，単に該当するアスリート・チームに食・栄養指導を行うだけではなく，アスリート・チームを取り巻いている環境にも働きかけることが重要であることがわかる．

(7) コミュニケーションスキル・カウンセリングスキル

1）コミュニケーションスキル

スポーツ現場において求められる能力のひとつとして，コミュニケーションスキルがあげられる．ここでのコミュニケーションの捉え方としては，栄養士・アスリート間だけではなく，栄養士・スタッフ間連携も考えられる．コミュニケーション

表2-2-9 食欲低下に起因する具体的な内容

因子	食欲低下に起因する具体的な内容
競技上の問題	競技成績の停滞，バーンアウト，試合前の極度の緊張，減量期，増量期，過度な練習量
人間関係の問題	仲間・先輩・指導者とのトラブル，家族とのトラブル
性格	マイナス思考，ネガティブ性格，自信喪失
生活	進学・就職・リストラ・転勤・結婚・出産等に伴う悩み，金銭的，生活環境の変化
身体的	体型の悩み，病気，障がい
環境など	気温（季節），時間

スキルとは，情報の伝達・共有・理解がどれくらいうまくできるかいう技術のことであり，そのための伝達経路（チャネル）は，スポーツ現場によってさまざまである．

①栄養士・アスリート間のコミュニケーション

従来，用いられてきたコミュニケーションの伝達経路としては，テレビ，活字教材，講演会，グループワーク，ポスター，個別指導などであったが，この20年くらいでは，メールやSNS，Webサイトなどを通じてコミュニケーションを図る機会が増えてきている．講演会やグループワークなどの場合は，会場や機材等の準備が必要になることが多いが，メールやSNSであれば場所を必要とせず，個人間での対応もできるため，アスリートたちのスケジュールに合わせて対応することも可能であろう．それぞれの伝達経路の特性を生かした対応が求められる．

②栄養士・スタッフ間連携

スタッフ間連携は，円滑なアスリートへのサポートを行っていく上で，必要不可欠な要素である．スポーツ現場におけるスタッフとは，監督，各種コーチ，アスレティックトレーナー，テクニカルスタッフ，チームマネジャー，通訳，スポーツドクター，栄養士等であるが，それぞれが専門職種として活動する場であるため，互いの職務とその目的を明確にした上で，長期的な活動計画を持つことが大切である．また，栄養サポートにおいて問題・課題が生じた時には，必要に応じて関連職種に相談し，チーム内での共有を図ることや，改善を図るためのアイデアや工夫を出すことに積極的であることも求められるだろう．他職種から信頼され，自分の専門業務に専念できるようにするためには，日頃からの他職種に対する理解とコミュニケーションを取ろうとする姿勢が重要である．

2）スポーツ現場における栄養カウンセリングのスキルとストレスマネジメント

スポーツ現場においては，いわゆる通常の環境下とは異なる特有のストレッサーや心理状態が存在する．アスリートの食行動を分析する時には，それらを踏まえた上で，対応する能力が求められる．表2-2-9は，食欲の変化（食欲低下）に影響を与える可能性のある事象をまとめた．

どんなに勝利に対する強いモチベーションを持っているアスリートであっても，時に競技成績が上がらなかったり，自分よりもランク下のアスリートに惨敗した時などは，自分の置かれている状況をポジティブに捉えることができず，食欲が減退したり，もしくは過食に陥ったりといった食行動の変化が見られる可能性がある．ここで求められるのは共感力であろう．例えば，頑張って戦ったのに負けて落ち込んでいるアスリートに対して，「よく頑張ったね」とか，「この大会に出場できただけでもすごいよ」と声をかけても，それはアスリートに対する評価であり共感とは言えない．共感とは，相手の気持ちを受け止めることであり，「ここまで頑張ってきたからこそ，悔しいし残念な気持ちになるよね」という言葉の方が，アスリートはわかってもらえたという気持ちになるだろう．共感がうまい栄養士ほど，対象となるアスリートは心を開きやすく，信頼関係も築きやすいため，その後の栄養カウンセリングもスムー

表2-2-10　ストレスマネジメントを視野に入れた行動変容技法

技　法	具体的な対応の方法
ストレスコーピング	ストレスコーピングとは，ストレス対処行動のことであり，いくつかのコーピング方法が紹介されている． 【問題焦点コーピング】 ストレスの原因となっている事象に働きかけて，問題解決しようと試みる 例）けがが原因でストレスを溜めている→一刻も早くけがを直す努力する 【情動焦点コーピング】 ストレスがかかることで生じた感情を，コントロールしようとすること． 例）試合に勝てなくてストレスを感じている→誰かに話をして気持ちを静める 例）契約解除されそうで不安を感じている→買い物に行く，音楽を聴く，旅行に行く
ソーシャルスキルトレーニング	ソーシャルスキルとは，対人場面において適切かつ効果的に反応するために用いられる言語的・非言語的な対人行動と，そのような対人行動の発現を可能にする認知過程の両方を含む概念（相川，1996）． スポーツ場面では，監督・コーチ，OB・OG，保護者・ファンなどの対人から，食べ物や飲料の差し入れや会食などの誘いもしくはサプリメントなどの勧め等，断るのが難しい場面に出くわすことがある．そのような時に，相手に不快な気持ちを抱かせず，自分自身も傷つくことなく，円満な解決ができることが望ましい．ソーシャルスキルトレーニングとはそのような場面を想定し，予め対応方法を練習しておくことをいう． 例）差し入れがあった→栄養士の管理の下で食事コントロールをしているので… 例）サプリメントを推奨→専属のスポーツファーマシスト・スポーツドクターと相談してから… 例）会食の誘い→明日の朝，移動時間が早いので…
認知再構成法	望ましくない認知的行動（思考）が競技力の低下や不健康行動に結びついてしまう場合，この望ましくない認知的行動を引き起こす原因を見いだし，その思考を取り除いたり，より望ましい思考に置き換えたりすること． 認知再構成は，考え方や知識など目に見えない心の変化（内潜行動）を取り扱う行動変容技法のひとつ． 例）少しでも太ったら勝てないからダイエット→食べた分練習すればいい 例）筋力がないから勝てない→パワー以外のところで勝負すればいい 例）緊張して食べられない→飲料が飲めるなら無理に食べなくていい

(Lazarus RS, Folkman S: Stress, Appraisal, and Coping. 1st ed, Springer Publishing Company, pp.141-180, 1984; 相川　充，津村俊充編：社会的スキルと対人関係．誠信書房，pp.3-21，1996; ミルテンバーガーRG著，園山繁樹ほか訳：行動変容法入門　25章認知行動変容法，二瓶社，pp.435-449, 2006より引用改変)

ズである．

また，ライフステージにおいても，人生におけるイベント（進学，就職，転勤，転職，結婚，離婚，リストラ，出産，ケガ，病気，死別）に直面した時など，一時的に競技に専念できないストレスが食行動に影響を与える可能性もある．栄養士は，いわゆる基本的なカウンセリング技法を習得するだけではなく，ストレスマネジメントのスキルを習得しておくことも重要である．アスリートの食行動がうまく遂行できていない時に，ストレスコーピング[10]，ソーシャルスキルトレーニング[11]，認知再構成法[12]などの行動変容技法は有効である（表2-2-10）．

2．栄養教育について

(1) 栄養教育の内容

栄養教育の実施において重要なことは，個人および集団の目標を達成するために必要な教育内容を抽出することである．そのためには，スクリーニング・アセスメントの段階において各個人の課題を十分に見極めてくことが求められる．表2-2-11に示したように，課題―目標―教育内容は常に関係していることを念頭においたサポートができるように心がけるとよいだろう．

そのほか，対象となるアスリートやチームの状況に応じた栄養教育内容を表2-2-12にまとめた．

表2-2-11　教育内容の抽出

個人・集団の主となる課題	目　標	学習目標	教育内容
貧血があり疲れやすい	ヘモグロビン値を正常値にする フェリチン値を正常値にする	貧血に対する理解を深める 貧血改善のための食事の知識を深める	貧血とその原因 貧血と競技力との関係 貧血予防・改善のための具体的な食事の取り方や工夫
体脂肪率が高く，競技力が低い	除脂肪体重を減らさずに，体脂肪率を○%にする	体組成と競技力との関係について理解を深める 具体的な食事の方法を理解する	体のしくみ 体組成と競技力の関係 食事の組成・タイミング・量などの具体的な提案
食が細く，パワーが発揮できない	食事摂取量を増加させる 筋量（除脂肪体重）を○kg増加させる		

表2-2-12　教育内容の例

目　的	具体的な食事指導・栄養教育内容	
コンディショニングとからだづくり	基本の食事の取り方 食事量を把握する 間食と補食について サプリメントとドーピングについて 偏食・欠食について 食品表示について	水分摂取について 体重管理（減量・増量）について 除脂肪体重（筋量）の増加 持久力・回復力について 最近のトピックス
試合期の食事	試合前に気をつけること 試合中の食事戦略	試合後の疲労回復
スポーツ障がい予防・改善	骨密度を高める食事 女性アスリートの三主徴予防のための食事 スポーツによる相対的エネルギー不足による障がい	貧血予防のための食事
海　外	時差と体調管理 海外遠征時に持って行くと便利な食品	海外で気をつける事項（食・衛生）

適宜，個人やチームの目標にあった教育内容を選択し，計画的に実施することが重要である．また，アスリートと言ってもその対象のライフステージは幅広く，理解度はジュニアアスリートとシニアアスリートでは異なる．さらに，対象となるアスリート（達）は，それぞれに行動変容段階や競技に対するモチベーションも異なる．対象となるアスリートの理解度に加え，1.で紹介した行動変容理論も組み合わせた上で指導を展開していくと効果的である．

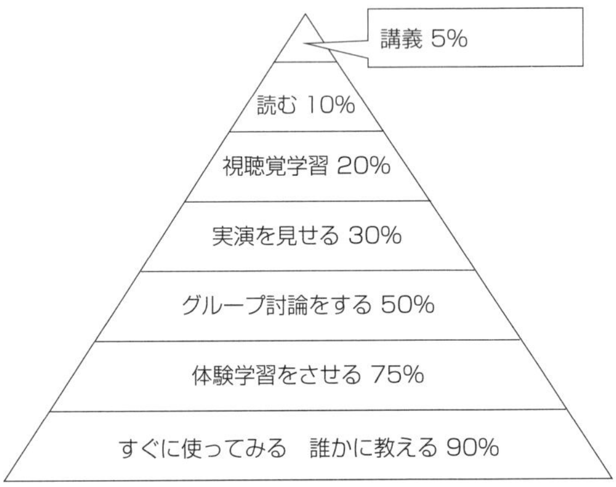

図2-2-2　学習方法の違いによる学習内容の保持率

（Cohen M：A comprehensive approach to effective staff development：essential components. Presented at Education Development Center, meeting for Comprehensive School Health Education Training Centers, 1991より引用改変）

(2) 栄養教育の方法

日々の練習で疲れているアスリート達に対する栄養指導は，理論的な講義だけではなく，具体的でわかりやすいイラストや図などを多く取り入れ，集中して聴講できるような工夫をしたり，体験学習などの実践的な学習も組み入れるとよいだ

表2-2-13　栄養教育の方法

栄養教育の場	教室 会議室 体育館，屋外運動場 合宿所の部屋，食堂 ホテルの会議室，レストラン（ビュッフェ，テーブル）	調理実習室 身体計測室 メディカルルーム カウンセリング室
栄養教育の伝達経路および形態	講義形式 グループディスカッション 体験学習 食事調査	身体計測・メディカルチェック 個別面談・個別指導 WEB学習 メールやSNS
栄養教育の教材	PPT（スライド） 写真（食材やモデルとなる選手等） 動画	パンフレット 食品模型・カード 食品　料理

ろう．図2-2-2は，学習した内容がどれくらい保持されるかを示したピラミッドである．Cohenによれば[13]，一般的な講義による学習内容の保持率はわずか5%に過ぎないという．読むは10%，視聴覚学習は20%，実演を見せるは30%と低率である．グループ学習になると一気に50%に増加し，体験学習で75%になる．さらに教わったことをすぐに使ったり，自分が他人に教えたりすることで90%の保持率となる．学習内容を少しでも保持するためには，アスリート達が主体的に学習に参加できるような配慮をすることが重要であることがわかる．

また，アスリートに対して栄養教育を行う際，あらかじめ確認をしておくべきことは，教育の実施場所である．表2-2-13にも示したように，教育の場はさまざまであり，体育館や屋外，合宿所などで実施することもある．電源がなかったり，プロジェクターがうまく作動しない等のトラブルも想定し，事前に配慮しておくことが肝要である．

3. スポーツ栄養マネジメントに沿った行動計画のたて方

行動計画とは言わば，個々のアスリートの競技上の目標を達成させるために掲げられる行動目標とも言えるものであり，栄養補給計画と栄養教育内容から，アスリート自身によって計画されることが望ましい．栄養士は，以下に示すような留意点に配慮し，適切な行動計画を選手自ら立てられるように支援する立場で関わるとよいだろう．

①簡単にできそうな行動計画と，努力が必要だが確実に効果に結びつきそうな行動計画を組み合わせて設定する．
②いくつかの行動計画が掲げられた場合にはその優先順位を決定する．
③いつ・どのような時に行うのか，具体的な計画なるように配慮する．
④モニタリングを行い，評価のタイミングを決めておく．
⑤努力が必要な行動計画は，定期的なチェックを行い，アスリートのやる気につながるような強化子を設定する（表2-2-5参照）．
⑥行動計画をアスリートが意識できるように目立つところに掲示し，いつでも見られるようにする．

4. まとめ

本章ではスポーツ栄養マネジメントの中の栄養教育の内容や方法と，その中で活用できそうな行動科学技法について述べた．行動科学技法はあくまでもターゲットとなる行動の生起率が確率統計学的に有意と判断された手法に過ぎず，すべての選手の行動変容を保証するものではない．ここで紹介したさまざまな行動科学理論やモデルおよび技法をうまく組み合わせたり，取捨選択したりすることでアスリート達の食行動をよりよい方向へ導く技術が求められる．また，栄養士として，アスリート・スタッフ間においても，信頼され，求められる存在であることも重要である．

［木村　典代］

［文　献］

1）日本栄養改善学会監修，武見ゆかり，赤松理恵編：栄養教育論理論と実践．医歯薬出版，p.54, 2018.

2）ミルテンバーガーRG著，園山繁樹，野呂文行ほか訳：行動変容法入門　16章先行子操作，二瓶社，pp.279–288, 2006.

3）福井　至編著：図解による学習理論と認知行動療法．培風館，p.53, 2008.

4）Prochaska JO, et al.: In search of how people change: applications to addictive behaviors. Am Psychol, 47: 1102–1114, 1992.

5）Walton J, et al.: Physical activity and stages of change in fifth and sixth graders. J Sch Health, 69: 285–289, 1999.

6）Prochaska JO, Prochaska JM: Changing to thrive: using the stages of change to overcome the top threats to your health and happiness. Hazelden Publishing, pp.131–146, 2016.

7）Bandura A: Self-efficacy: toward a unifying theory of behavioral change. Psychol Rev, 84: 191–215, 1977.

8）Bandura A: Influence of model's reinforcement contingencies on the acquisition of imitative responses. J Pers Soc Psychol, 1: 589–595, 1965.

9）Bandura A: The self system in reciprocal determinism. Am Psychol, 33: 344–358, 1978.

10）Lazarus RS, Folkman S: Stress, Appraisal, and Coping. 1st ed, Springer Publishing Company, pp.141–180, 1984.

11）相川　充，津村俊充編：社会的スキルと対人関係．誠信書房，pp.3–21, 1996.

12）ミルテンバーガーRG著，園山繁樹ほか訳：行動変容法入門　25章認知行動変容法，二瓶社，pp.435–449, 2006.

13）Cohen M: A comprehensive approach to effective staff development: essential components. Presented at Education Development Center, meeting for Comprehensive School Health Education Training Centers, 1991.

3 身体計測

1. 身体計測とその利点

身体計測はヒトの身体サイズ，形態，プロポーション，そして脂肪分布を評価する手法であり，身長や体重，座高のほか，さまざまな部位における皮下脂肪厚（皮脂厚），周径，長径，幅径などが含まれる．ヒトに対する計測は幅広い学術領域や現場で実施されており[1]，専門性や目的によって「人体計測」や「生体計測」，「形態計測」としても知られている[2]．

身体計測は身長計や体重計のほか，アンソロポメーター（またはアントロポメーター），桿状計（または管状計），キャリパー（皮脂厚計）やテープメジャー（巻尺），触覚計，滑動計などの計測機器を用いる．これらの多くは比較的安価なため，安易に入手することができる．また携行できる機器も多く，場所を選ばずに計測を行うことができる．さらに極めて侵襲性が低く国家資格などを必要としないため，計測技術を適切に習得した者であれば誰でも計測を実施することができる．そして身体計測は高い汎用性を有しており，実測値による評価に加えてさまざまな指数からプロポーションを評価でき，さらに適切な推定式を用いることで体脂肪率や除脂肪量など対象者の身体組成を推定することもできる（表2-3-1）[3,4]．これらの利点から，身体計測は利便性が高い身体状況の評価手法となっている．さらに身体計測は幅広い専門領域でよく知られた手法であるため，異なる職種間で情報や認識を共有しやすい利点もある．これは管理栄養士やアスレティックトレーナー，医師，理学療法士など多くの専門職が関わっているスポーツの現場でも同様であり，アスリートに対するより円滑なサポートの一助にもなりうるため，身体計測はスポーツ医科学の領域においても国際的に広く活用されている．

2. スポーツ医科学領域における身体計測の活用

身体計測はおもに以下の目的のためにスポーツの現場で活用されている[2,5]．

・身体的競技特性の評価
・トレーニングとパフォーマンスの評価
・発育の評価とモニタリング
・体重別カテゴリーのある競技における試合に適した体重（Race weight）の特定
・食事と運動バランスのモニタリング

(1) 身体的競技特性の評価

各競技スポーツは，規定されているルールによってアスリートの身体サイズや形態がパフォーマンスに影響する重要な要因となる．例えばバスケットボールやバレーボール，ボート競技では身長が高く手足が長いことが有利となる．また相撲やラグビーでは力のぶつかり合いに対抗するために骨格筋量によって体重を増加させるだけではなく，物理的な衝撃を和らげるために多少の皮下脂肪組織の蓄積が必要となる．そのため，多くの競技種目ではアスリートが共通の身体的な特徴を持つようになることがある．アスリートが類似した身体サイズやプロポーションを持つことは「形態学的最適化」(Morphological Optimization) として知られ[6]，競技種目によってはトップアスリート

表2-3-1　身体計測結果の活用方法

項　目	概　要
実測値	実際に計測した値から対象者の身体サイズや形態を把握
推定値	・計測した他の項目から目的とする項目の値を推測（投影法） 　上腕長と前腕長を用いた総腕長の推定など ・推定式に代入して目的とする項目の値を推定 　両親の身長からの最大身長の推定など
比・比例値	・身長や体重，あるいは特定の部位の長径と比較して長さや高さを評価 　下肢長・身長比や前腕指数など ・身長や体重，あるいは特定の部位の周径と比較して脂肪組織や健康リスクを評価 　BMIなどの体格指数 　頭囲・腹囲比やウエスト・身長比など ・身体組成値と関連付けた指数を算出 　脂肪量指数や除脂肪量指数など ・特定の身長を基準として全ての実測値を比例値に変換することで，個人や集団が持つプロポーションや皮下脂肪の分布を比較 　ファントム Z-スコア*1
体格・体型	対象者が持つ体格・体型を評価 　ソマトタイプ*2
身体組成	・推定式に代入して身体組成値を推定 　身体密度，体脂肪率，脂肪量，除脂肪量，内臓脂肪量など 　体表面積，筋面積など ・組織別の重量を推定 　ファントムモデルを基に発表された分画法

＊1　男女共通で用いることができるファントムという仮想人体モデルの身体計測値を用い，相対的な比較を行う手法（Ross WD, Wilson NC: A stratagem for proportional growth assessment. Acta Pediatr Belgica, 28: 169-182, 1974）

＊2　身体計測あるいは写真による評価から体格・体型を数値化して示す手法（Carter JEL, Heath BH: Somatotyping-Development and application. Cambridge: Cambridge University Press, 1990）

ほど極端かつ顕著な身体つきになる傾向がある．そのため，トップアスリートに対する身体計測から，その競技種目で求められる身体的な特徴を把握することが可能となる．アスリートの身体サイズや形態，皮下脂肪厚の合計値（皮脂厚和）の範囲などに関しては，これまでに幅広い競技種目や異なる競技レベルにおいて報告がされており[7,8]，それらを参考に用いることでアスリートの身体状況を評価することが可能となる．また参考値は若いアスリートを対象にした選抜や有望な選手の発掘などのタレント発掘プログラムにも活用することができる．

一方で，競技種目によって目標とすべき身体サイズが変化している場合もある．マラソンや体操ではこの数十年間にわたり身長と体重の変動はほとんど見られなかったのに対し，バスケットボールやバレーボールや投擲などは身長や体重が増加していると報告されている[9]．これは特定の競技種目において有利となる身体的な特徴がより顕著になっていることを示しており，過去の身体サイズが必ずしも現在の目標値とならないことを意味している．そのため，アスリートの競技適性を評価するうえでは，各競技種目で現在求められている身体サイズやプロポーションについて十分な理解を持つことが求められる．

(2) トレーニングとパフォーマンスの評価

競技スポーツでアスリートが求められる身体能力は，その競技種目によって異なる．筋力やスピード，持久力など各競技種目で求められるさまざまな運動機能はフィットネステストによって評価されるが，テスト項目によっては機器や設備が必要であり，常に実施できるとは限らない．しかし，これまでの研究から特定の身体計測項目の値がアスリートのパフォーマンスと関連していることが報告されており，それらの項目に対する計測値から簡易的にアスリートのパフォーマンスの状態を評価し，コンディショニングに活用することが可能となっている．

身体能力を示すことが報告されている代表的な身体計測項目には，体重や皮脂厚が挙げられている．身長に対する体重の指標であるBody Mass Index（BMI：kg/m^2）は陸上競技におけるスピードと関連していることが報告されている[10]．また皮脂厚あるいは皮脂厚から推定された体脂肪率は，垂直飛びなどの特定の身体能力や総合的なパフォーマンスやランキングとの関連も報告されている[11,12]．

(3) 発育の評価とモニタリング

発育途中にあるジュニアアスリートでは，競技スポーツのための身体づくりと共に健康な発育・発達が促されなくてはいけない．そのため，アスリートを指導する際は過度なトレーニングによる外傷・障害や減量行動などによる発育，さらにはパフォーマンスへの影響を最小限にするための定期的なモニタリングが求められる．このような目的に身長や体重のほか，皮脂厚や長径，幅径など多岐にわたる計測項目を活用することができる．

(4) 体重別カテゴリーのある競技における試合に適した体重（Race weight）の特定

全身を動かすアスリートにとって，体重は競技パフォーマンスと関連する重要な要因である．同じ陸上競技であっても，砲丸投げが体重を増加させることでパフォーマンスの向上につながるのに対し，長距離離走やジャンプ競技では体重は軽い方がパフォーマンスの向上につながる傾向がある．しかし，体重が重すぎたり軽すぎたりしてもパフォーマンスに影響するため，アスリートは試合にもっとも適した体重（Race weight）を特定することが求められる．また，パフォーマンスに重要な影響をおよぼすのは骨格筋などの除脂肪組織のため，アスリートはその競技種目で有利なパフォーマンスを行うために，体重における適切な割合の骨格筋量（Power-to-Mass Ratio：PMR）を持つことが重要となる．このRace weightとPMRの概念はボクシングや柔道，レスリング，テコンドー，またボート競技など体重別の階級制度がある競技種目ではとくに重要となる．これらの競技種目では各階級で認められている体重を達成したうえで，その体重における適切なPMRを獲得することが求められる．Race weightやPMRの評価や達成までのモニタリングには体重や皮脂厚，周径などを用いることができる．

(5) 食事と運動バランスのモニタリング

アスリートの体重はトレーニングによるエネルギー消費と食事からのエネルギー摂取のバランスによる．重量制限を満たすため，あるいは外傷・障害などで十分なトレーニングができない場合には食事からのエネルギー摂取量を抑える必要があり，逆に体重や骨格筋量の増加を希望している際にはより多くのエネルギーを摂取しなくてはならない．この食事と運動によるエネルギーバランスのモニタリングには体重が用いられる．しかし，通常減量の際には骨格筋も減少し，増量の際には骨格筋ではなく脂肪組織が増加した結果も考えられる．そのため食事と運動のバランスをモニタリングする際には，皮脂厚や周径と併せた計測を実施することが望ましい．

3．体組成測定法としての身体計測

(1) 身体組成とは

身体組成とは，身体を構成している成分を指す．人体を構成している成分は大きく元素レベル，分子レベル，細胞レベル，そして機能レベルに分類することができる．原子レベルでは酸素，水素，炭素とその他の元素に分類し，分子レベルでは水分，脂質，たんぱく質と無機質に分類している．また細胞レベルでは細胞量，細胞外液，細胞外固体，脂肪の4成分に分類しているのに対し，機能レベルでは骨格筋組織，脂肪組織，骨組織，血液

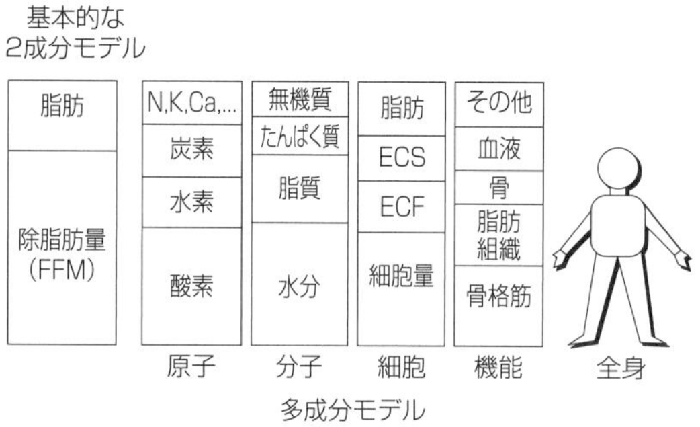

図2-3-1　基本的な2成分（2C）モデルと多成分モデルの内訳

ECS：Extracellular solid（細胞外固体），ECF：Extracellular Fluid（細胞外液）
（Ellis KJ: Human body composition: In vivo methods. Physiol Rev, 80: 649-680, 2000を基に著者和訳）

とその他の5つの成分に分類をしている（図2-3-1）[13]．各レベルで分類されているこれらの成分（コンパートメント）が生物としての身体を構成している．このような身体を構成している成分を複数に分類する手法は「多成分モデル」として知られている．

現在は身体を構成している成分を「脂肪量と除脂肪量」に分類する2成分（2C）モデルが広く用いられている．2Cモデルには，化学的に体内に存在するすべての脂質（Lipids）を脂肪量（Fat mass：FM）としてそれ以外と分類する化学的分類と，脂肪組織（Adipose tissue）の重量をFMとしてそれ以外の組織（骨格筋組織や骨組織，臓器など）の重量である除脂肪体重（Lean Body Mass：LBM）と区別する解剖学的分類が存在する．LBMは組織内でリン脂質やコレステロールなどさまざまな形で存在している脂質を含むのに対し，脂肪組織は組織内に存在しているたんぱく質や血管など脂質以外の成分や組織を含むため，解剖学的分類では厳密に2成分が区別されているわけではないことに留意すべきである．

〈化学的分類〉
Body Mass（体重）= Fat-Free Mass（FFM：除脂肪量）+ Fat Mass（FM：脂肪量）

〈解剖学的分類〉
Body Mass（体重）= Lean Body Mass（LBM：除脂肪体重）+ Fat Mass（FM：脂肪量）

身体組成の推定に化学的分類（FFM + FM）を用いるか解剖学的分類（LBM + FM）を用いるかは測定法によって異なる．2成分モデルの分類は厳密には違いがあるが，ほぼ同義的に使用されているのが現状のようである．

身体を構成しているこれらの組織はヒトが生存するための役割をそれぞれ担っている．一般的に骨格筋，骨，臓器，神経組織などの除脂肪組織は成長と共に増し，加齢に伴い減少することが知られている[14]．骨格筋量の体重に占める割合は男性で約38％，女性で約30％と報告されているが，積極的な身体活動やトレーニングで意図的に増加させることも可能であり[15]，逆に加齢による身体変化[16]や活動レベルの減少[17]，減量行動[18]は骨格筋量の委縮に繋がる．多くの競技種目において骨格筋量はパフォーマンスに関与しているため，アスリートは骨格筋量を増加・維持させることが求められる．一方で体内の脂肪成分は生理機能を維持するうえで重要な役割を果たす「必須脂肪」と，予備のエネルギーとして貯蔵している「貯蔵脂肪」に大きく分けられる．必須脂肪は男性で体重の3％前後，女性で体重の12％前後と報告されており，必須脂肪が不足していると月経異常などホルモンに関わる健康問題が生じる可能性が高くなる[19]．一方で，貯蔵脂肪は余剰に摂取したエネルギーを蓄えている状態の脂肪組織である．貯蔵脂肪は蓄積される場所によって皮下脂肪，内臓脂肪，異所性脂肪に分類され，その結果，体型や疾病リスクに影響する．皮下脂肪組織は衝撃を吸収する物理的な役割のほか，体温を逃さない断熱材としての化学的な役割があるためスポーツの競技特性によっては有益な場合もあるが，通常過剰な貯蔵脂肪の蓄積はアスリートのパフォーマンスに悪影響をおよぼす．

表2-3-2　身体組成の測定法と分類されるカテゴリー

カテゴリー	測定法	身体組成値の求め方
直接法	・屍体解析 ・中性子放射化分析	値を直接測定
間接法	・密度法：水中体重秤量法 水置換法 空気置換法 ・水分法 ・DXA法 ・カリウム法（^{40}K）	仮定に基づいて測定した成分から身体密度や除脂肪量を推定
二重間接法	・生体電気インピーダンス法 ・身体計測法 ・超音波法 ・近赤外分光法	計測した値を既存の推定式に代入することで身体組成を推定

(2) 身体組成の測定法とその問題点

身体組成の測定法は大きく直接法（Direct），間接法(Indirect)，そして二重間接法（Doubly indirect）に分類することができる（表2-3-2）.

1）直接法

生体内の組織や成分を直接測定する手法を指し，屍体解析（Cadaver analysis）や中性子放射化分析（Neutron Activation Analysis：NAA）が含まれる．屍体解析には皮脂厚や周径など詳細な身体計測を行った後に解剖し，脂肪や骨格筋などの各組織の重量を量る解剖学的な手法と，エーテルなど化学薬品を使い窒素や脂質，水などの成分を測定する化学的な手法が存在する．中性子放射化分析は，中性子線を照射して窒素や塩素，カルシウムなどの元素量を直接測定することで，身体組成の成分を分析することができる.

〈考慮点〉

屍体解析は組織の量を直接計測することができるため，体組成測定の中でもっとも正確な手法である反面，この手法を実施すること自体が難しい．またこの手法で解析を行えた検体も老衰で死亡した高齢者に偏るため，必ずしもすべての人に適用できる情報が得られているとは限らない．NAAは生きている被験者に対して実施が可能だが，装置が高価であり簡単に用いることができない．また放射線の被曝があるため，専門の知識や資格を有する者でないと扱えないなどの問題がある.

2）間接法

水中体重秤量法(Underwater Weighing：UWW)や水置換法（Water Displacement Method），空気置換法（Air Displacement Plethysmography：ADP）に代表される密度法や，重水希釈法（Deuterium Dilution Technique：D_2O）などの水分法，二重エネルギーX線吸収法（Dual energy X-ray Absorptiometry：DXA），カリウム法などが含まれる．密度法は身体密度＝体重/体積の関係に基づき身体密度を推定する．推定された身体密度をBrozekら[20]やSiri[21]が屍体解析から発表した推定式に代入して体脂肪率を推定する．水分法は重水などをトレーサーとして用い，摂取前と摂取後平衡に達してから採取した唾液や尿，血液サンプル内のトレーサーの濃度を測定することで，体内中の水分量を算出し，そこから除脂肪量を算出する．DXA法は，強さの異なる二種類の放射線を使用して体内の異なる組織（除脂肪組織・骨組織・脂肪組織）を測定する.

〈考慮点〉

密度法などの間接法はすべて直接法から報告された結果を踏まえた仮定に基づいている．仮定には以下のような内容が含まれる.

・除脂肪量および脂肪量の密度はそれぞれ 1.1 g/cm^{3}と0.9007 g/cm^{3}である.
・除脂肪組織における水分の割合は73.2%である.
・除脂肪組織内におけるカリウム濃度は 68.1 mmol/kgである.

しかし，これらの仮定はすべての対象者にあてはまるわけではない．そのため，間接法による身体密度や水分量の測定値が正確とは限らず，それらの値からの体脂肪率の推定には誤差が生じる．さらに間接法で使用する装置の多くは携行性が低く，利便性が低い．また設置する際の初期投資にかかる費用が高く，専門の知識が必要であるなど間接法全体で共通する短所が存在するほか，使用する手法によって異なる考慮点も存在する．例えば，UWWでは水の中で息をすべて吐き出すことが求められるため，高齢者や新生児，水が苦手な対象者には用いることができない，一方，DXAでは放射線による被曝の危険や画像解析プログラムの違い，また対象者が測定の際に横になるベッドのサイズ制限があげられる．

3）二重間接法

身体計測や生体電気インピーダンス法（Bioelectrical Impedance Analysis：BIA），超音波法（Ultrasound）や近赤外分光法（Infrared spectroscopy）などが含まれる．身体計測は身長，体重，皮脂厚，周径，長径，幅径の実測値を推定式に代入することで身体密度や体脂肪率を推定する．BIA法は体内の水分はおもに除脂肪組織中に存在しているとする仮定の下，微弱な電流を身体に流した場合に算出される伝導率と抵抗率からインピーダンス値を算出し，身長を指標に身体サイズを考慮して体内の水分量を推定することで除脂肪量を推定する．超音波法は画像診断から皮下脂肪組織の厚さを測定する手法であり，近赤外分光法は有機化合物が近赤外域に特有の吸収帯を持つことから，近赤外線を照射した際の吸収スペクトルを分析して体脂肪率を推定する．これら二重間接法に分類される手法は比較的安価であり，アスリートがトレーニングをしている現場に携行して簡便に実施できる長所がある．わが国ではとくにBIA法が広く用いられており，現在は比較的高価だが間接法との相関が高いものから，コンパクトで安価なものまで使用できる機種が幅広く存在している．

〈考慮点〉

本来，二重間接法に含まれる手法は身体組成を測定することを目的としていない．そのため身体密度や体水分，あるいは体脂肪率など身体組成の推定には，実際に測定した身体計測値やインピーダンス値を既存の推定式に代入する必要がある．これらの推定式は，原則として発表された際の集団と同等の特性を持つ個人や集団にのみ用いることが可能である（Population-specific）．そのため推定の際に生じる誤差を最小限に抑えるためには，以下に示した項目を含めた対象者の特性と計測手法が，推定式が作成された際の集団の特性および計測手法と同等であることを事前に確認しておくことが求められる．

・集団の基本属性（人種，性別，年齢層）
・身体活動レベル
・アスリートを対象にした集団の場合はその競技種目（複数の競技種目のアスリートからの場合は，各競技種目の人数や割合）および競技レベル
・計測に用いられた基準（計測された側，計測部位の定義）
・計測に用いられた機器

わが国で使用されている多くのBIA機種では組み込まれている推定式とその対象者の詳細が公開されていないため，推定式の妥当性が不明である場合が多い．結果として機種間で測定値を比較することができないという問題がある．身体計測や超音波法では適切な推定式を任意で選ぶことができるが，アスリートを対象に発表された推定式はまだ少ない．

推定式を用いる際の考慮点に加え，間接法と同じように二重間接法の各手法でもそれぞれ考慮すべき点が存在する．BIA法では体内の水分状態や姿勢が大きく影響し，超音波法では測定する部位や角度，プローブ（接触子）を皮膚に押し当てる際の強さが画像の鮮明度や組織の厚さに影響するため，一定の技術が求められる．身体計測では，身体組成ととくに強い関連が認められる皮脂厚の計測について，次の内容を仮定している[22]．

・すべての部位で同じ圧を加えて計測が行われている.
・すべての部位の皮膚の厚さは同じである.
・皮下脂肪はすべての対象者で全身に同じように分布をしている.
・皮下脂肪が全体の脂肪組織に対して占める割合は一定である.
・皮下脂肪と内臓脂肪の関係は一定である.

上記の仮定は実際には部位によって加えている圧や皮膚の厚さが異なっていたり，個人差があることが報告されている．このような違いがある状況で既存の推定式に計測値を代入すると，最終的に算出される身体組成値に無視できない規模の誤差が生じる．さらに選択した推定式がその対象者あるいは集団に適切でない場合，身体組成値の誤差がさらに大きくなる可能性が生じる.そのため,身体計測値を推定式に代入して身体組成を算出することはできる限り避け，皮脂厚の実測値を皮下脂肪組織量の指標として活用するほうが望ましいとされている.

(3) アスリートの身体組成

アスリートは各々の競技特性に適した身体組成を持つことが求められている．DXA法で身体組成を測定した報告では，プロフェッショナルレベルのラグビーチームのフォワード選手が17.2%の体脂肪率を持っていたのに対し，バックス選手では15.2%と報告されている[23]．さらに，養成過程のフォワード選手の体脂肪率は19.8%，バックス選手で15.8%と報告されている[23].このようにチームスポーツにおいてはポジションによって，また同じ競技種目であっても競技レベルで身体組成が異なる場合がある．本邦のトップアスリートが持つ身体組成については，国立スポーツ科学センターで空気置換法による測定が行われており，競技ごとに結果が報告されている（表2-3-3）[24].

アスリートの身体組成を理解することは，異なる競技や競技レベルにおける違いを把握するためだけでなく，個別のアスリートに対する日常の栄養摂取とトレーニングのバランスを考慮したコンディショニングや継続的なトレーニング効果を評価するためにも重要である．そのため，可能な限り正確な身体組成値を測定してアスリートやサポートスタッフ間で適切なフィードバックや情報共有を行うためには，それぞれの身体組成の測定法の原理や考慮すべき点を十分理解することが求められる.

4. 身体計測を実施する際の考慮点

身体計測は安価で簡便，また汎用性が高い利便性の良い手法として広く用いられているが，複数の考慮点が存在する．まず身体計測は幅広い学術領域で用いられてきたことから，数多くの基準が存在する[1]．その結果，同じ名称でも計測時の定義が異なる場合や，逆に同じ定義でも名称が異なる計測項目が混在する状況となっている．また計測機器を定めている基準もあるが，皮脂厚計では0.1 mm単位で計測できる機器から, 1 mm単位でしか計測できない機器もある．異なる計測機器による計測結果は比較が難しく，また計測値の正確度（Accuracy）や精度（Precision）などにも影響するため注意が必要である[1]．そのため，身体計測を実施する際には事前にこれらの点について理解し，判断できるだけの知識が求められる．これは先行研究で報告されている結果と比較を希望する際にも重要となる.

そしてもっとも重要な考慮点として，身体計測は計測者の技術が大きく影響する．身体計測値にはアスリート自身によるさまざまな要因（例：トレーニングや食事のほか，水分状態，月経周期）に加え，計測者による技術力（例：計測部位の正確さ，正しい計測機器の扱い）を反映した誤差が含まれる．この計測技術に依る誤差はTechnical Error of Measurement（TEM）として知られ，正確度の指標となる計測者間誤差（Inter-tester TEM）と，精度の指標となる計測者内誤差（Intra-tester TEM）がある．計測者が正しい計測技術を習得していない場合は計測値の正確度や精度が低下するため, 対象者が本当に持つ身体計測値（真

表2-3-3　日本人アスリートの形態

男子

競技	分類単位	身長（cm）			体重（kg）			体脂肪率（%）		
		人数	平均値	標準偏差	人数	平均値	標準偏差	人数	平均値	標準偏差
陸上競技	短距離	59	174.8	4.3	60	67.4	5.0	58	6.8	2.5
	中距離	29	176.8	3.5	29	64.1	3.4	21	6.7	3.0
	長距離・マラソン	88	170.5	5.6	88	56.8	4.7	84	8.2	2.6
	競歩	13	172.7	6.1	13	61.7	3.5	12	9.6	3.8
	ハードル	25	181.2	4.0	25	72.4	4.5	25	7.9	2.1
	投てき	15	181.1	5.9	15	103.5	13.3	13	16.5	5.6
	跳躍	52	179.1	5.2	52	70.0	4.5	40	5.7	2.5
	混成	14	181.9	5.4	14	77.4	5.3	12	7.5	3.0
山岳	山岳	8	170.3	3.6	8	59.3	4.5	8	8.6	3.5
トライアスロン	トライアスロン	25	173.5	4.5	25	65.2	4.4	25	12.1	3.0
自転車	短距離	40	176.1	5.5	40	79.8	7.1	40	13.8	4.1
	中・長距離	36	173.7	5.9	36	67.6	8.2	36	12.6	4.0
	マウンテンバイク	7	172.0	4.6	7	64.9	6.5	7	12.6	3.4
水泳	競泳	79	177.6	5.0	79	74.1	6.2	79	13.3	3.2
	飛び込み	10	170.3	7.0	10	67.5	6.0	10	11.6	3.5
	水球	43	180.6	5.9	43	81.7	9.2	43	14.0	4.4
ソフトボール	ソフトボール	10	180.0	3.7	10	78.5	8.5	10	14.3	5.5
野球	野球	226	178.9	4.8	226	82.0	7.8	219	14.7	4.6
サッカー	サッカー	437	177.8	5.7	437	72.7	6.3	430	9.4	3.1
ラグビーフットボール	フォワード	63	183.0	6.3	63	99.9	8.8	58	15.8	4.6
	バックス	176	180.0	7.7	176	92.0	15.4	175	14.0	5.1
ホッケー	ホッケー	47	175.5	4.5	47	71.9	6.3	47	10.0	3.1
ハンドボール	ハンドボール	60	184.2	6.3	60	85.6	8.6	60	12.2	4.9
バスケットボール	バスケットボール	82	190.7	9.1	82	87.5	13.0	81	10.3	4.1
バレーボール	バレーボール	136	189.1	7.7	136	82.4	8.3	135	9.9	3.3
	ビーチバレー	9	186.5	6.9	9	79.9	7.0	9	11.9	3.1
テニス	テニス	33	174.8	4.2	33	70.5	5.3	26	10.2	2.9
バドミントン	バドミントン	40	174.9	4.9	40	69.6	7.0	34	9.4	2.9
スカッシュ	スカッシュ	5	172.2	5.5	5	64.7	3.6	5	11.9	1.4
卓球	卓球	28	171.6	5.1	28	68.1	6.1	28	14.5	3.9
ゴルフ	ゴルフ	18	172.4	5.2	18	71.9	9.4	18	17.4	4.5
ボウリング	ボウリング	14	172.3	5.5	14	77.4	13.5	14	20.9	7.7
ボート	軽量級	32	180.3	4.1	32	71.4	3.4	32	10.2	2.5
カヌー	スプリント	17	175.5	4.4	17	76.0	5.9	17	11.2	2.1
	スラローム	9	170.6	5.1	9	66.5	5.2	9	10.4	3.0
セーリング	セーリング	68	174.6	6.4	68	71.1	9.2	68	14.6	4.9
体操	体操競技	36	165.5	4.7	36	60.6	4.9	36	5.1	2.5
	トランポリン	6	166.3	3.7	6	61.7	4.4	6	11.2	1.5
ウエイトリフティング	男子軽量級（～62kg級）	18	160.1	4.3	18	62.3	3.5	18	7.1	2.4
	男子中量級（～77kg級）	9	166.9	2.5	9	74.0	2.9	9	8.7	4.2
	男子重量級（～105kg超級）	20	174.0	6.6	20	100.7	14.9	20	17.3	5.6
ボクシング	軽量級（～ライト60kg級）	38	169.1	5.3	38	59.9	4.2	38	11.1	3.2
	中量級（～ミドル75kg級）	10	178.9	2.7	10	73.5	4.6	10	9.0	3.3
レスリング	男子軽量級（～60kg級）	50	165.1	4.3	54	65.0	4.2	32	8.1	2.5
	男子中量級（～74kg級）	41	172.2	4.6	43	76.0	4.5	18	9.0	3.7
	男子重量級（～120kg級）	46	179.1	3.9	46	100.1	14.1	28	17.0	8.1
柔道	男子軽量級（～73kg級）	18	166.1	3.2	18	70.6	5.4	18	7.0	2.4
	男子中量級（～90kg級）	11	175.7	3.3	11	89.7	5.5	11	11.1	2.8
	男子重量級（～100kg超級）	11	180.8	5.4	11	121.5	16.5	11	21.0	7.2
空手	空手	12	172.3	6.7	12	72.0	5.1	12	14.1	6.1
テコンドー	テコンドー	23	176.4	5.9	23	72.3	9.8	23	10.5	4.8
剣道	剣道	10	174.8	5.9	10	75.3	6.5	10	14.2	4.2
フェンシング	フルーレ	22	174.9	4.4	22	68.6	4.7	22	9.7	3.2
	エペ	20	177.2	3.5	20	70.8	4.9	20	12.1	4.2
	サーブル	16	176.0	4.8	16	71.5	5.5	16	12.5	3.8
アーチェリー	アーチェリー	19	173.3	5.3	19	69.3	7.8	17	16.8	7.1
ライフル射撃	ライフル射撃	20	171.2	3.4	20	68.2	8.3	20	17.5	5.7
クレー射撃	クレー射撃	6	169.1	3.3	6	77.4	11.4	6	24.5	3.9
近代五種	近代五種	24	174.6	5.2	24	67.2	4.7	24	10.3	2.4
バイアスロン	バイアスロン	24	170.6	5.1	24	64.8	5.9	24	9.9	2.5
馬術	馬術	30	171.3	5.4	30	65.5	5.5	30	16.8	4.9
スキー	スキーアルペン	50	174.2	4.4	50	77.1	7.5	49	12.9	4.1
	クロスカントリースキー	44	172.4	5.7	44	67.9	6.3	44	9.1	2.7
	スキージャンプ	41	172.1	4.4	41	60.0	3.3	41	9.6	2.8
	コンバインド	39	171.2	4.4	39	62.5	4.5	39	9.7	2.6
	モーグル	25	168.0	4.2	25	66.3	4.5	24	8.9	3.8
	エアリアル	13	167.8	4.8	13	66.4	6.5	13	11.3	3.9
	スキークロス	11	176.8	3.7	11	79.7	5.2	11	13.5	4.5
スノーボード	アルペン・クロス	35	173.4	5.9	35	71.0	9.1	33	12.3	3.5
	ハーフパイプ	15	168.3	5.6	14	60.9	5.3	14	10.5	2.6
スケート	スピードスケート	50	171.0	4.2	50	70.5	5.5	45	10.8	3.1
	ショートトラック	36	170.4	5.3	36	65.1	5.5	36	9.5	2.9
	フィギュアスケート	35	169.0	5.9	35	61.7	6.5	35	8.8	4.3
ボブスレー・リュージュ	ボブスレー	19	178.7	4.8	19	89.8	10.3	19	15.0	4.2
	リュージュ	9	175.3	5.9	9	77.0	9.1	9	15.4	4.8
	スケルトン	14	173.8	5.8	14	77.4	6.6	14	12.9	3.7
アイスホッケー	アイスホッケー	184	175.1	5.2	184	76.7	7.7	181	13.6	3.9
カーリング	カーリング	23	172.0	6.2	23	66.0	8.0	23	14.7	6.6

女子

競技	分類単位	身長（cm）			体重（kg）			体脂肪率（%）		
		人数	平均値	標準偏差	人数	平均値	標準偏差	人数	平均値	標準偏差
陸上競技	短距離	24	161.9	4.6	24	52.7	3.9	24	11.3	3.0
	中距離	16	161.6	4.9	16	49.2	4.3	13	10.8	3.1
	長距離・マラソン	43	158.7	4.8	43	45.0	3.7	43	11.4	3.6
	競歩	10	160.0	3.9	10	47.7	3.0	10	14.3	3.3
	ハードル	12	166.9	3.2	12	54.7	4.4	12	11.1	2.7
	投てき	10	165.3	2.8	10	72.9	12.9	10	17.7	5.1
	跳躍	36	168.5	5.1	36	55.8	4.6	31	11.9	3.6
	混成	10	169.3	3.7	10	62.2	7.2	10	14.5	4.5
山岳	山岳	7	160.7	3.5	7	49.9	3.0	7	16.1	4.0
トライアスロン	トライアスロン	28	160.1	4.3	28	52.2	3.9	28	15.2	3.6
自転車	短距離	9	163.2	4.9	9	60.7	6.1	9	19.2	4.2
	中・長距離	12	163.8	5.9	12	54.4	5.4	12	17.8	2.6
	マウンテンバイク	6	159.4	3.8	6	49.8	2.9	6	13.1	1.1
水泳	競泳	64	166.1	5.2	64	59.2	4.8	64	19.2	3.2
	アーティスティックスイミング	43	164.0	4.5	43	55.0	3.6	41	19.3	2.8
	飛び込み	10	156.6	4.0	10	50.9	4.2	10	14.1	3.6
	水球	12	165.5	3.5	12	60.7	6.0	12	23.0	3.7
ソフトボール	ソフトボール	104	163.8	5.6	104	64.4	8.3	104	17.9	4.8
サッカー	サッカー	126	163.5	5.2	126	56.4	5.6	126	15.4	4.0
ラグビーフットボール	フォワード	4	167.1	1.5	4	63.1	2.3	4	19.6	6.1
	バックス	15	162.7	4.6	15	57.1	5.0	15	16.9	3.0
ホッケー	ホッケー	39	162.2	5.0	39	57.6	7.7	39	15.4	4.1
ハンドボール	ハンドボール	46	167.9	6.2	46	64.5	7.4	45	16.8	4.5
バスケットボール	バスケットボール	106	174.5	6.6	106	67.1	8.3	103	16.8	3.9
バレーボール	バレーボール	140	175.1	6.0	140	66.4	5.7	140	16.9	3.5
	ビーチバレー	10	173.9	4.5	10	64.2	5.9	10	16.3	4.0
テニス	テニス	37	163.1	4.6	37	57.2	4.2	29	17.1	2.8
バドミントン	バドミントン	41	163.7	5.0	41	60.1	5.9	34	16.9	3.6
スカッシュ	スカッシュ	5	159.1	4.9	5	53.0	4.0	5	15.3	1.9
卓球	卓球	28	159.0	5.4	28	53.2	4.6	28	18.9	3.2
ゴルフ	ゴルフ	11	161.8	4.4	11	60.2	6.8	11	25.8	3.5
ボウリング	ボウリング	15	159.2	4.5	15	59.2	9.5	15	25.5	6.8
ボート	軽量級	19	166.1	3.6	19	59.5	2.3	19	16.2	3.1
カヌー	スプリント	13	163.9	3.5	13	61.2	2.3	13	17.2	3.7
セーリング	セーリング	38	163.3	6.1	38	60.4	6.9	38	20.4	5.0
体操	体操競技	22	152.8	5.1	22	45.0	5.0	21	13.1	3.2
	新体操	24	163.3	3.6	24	48.9	4.6	24	13.4	3.2
ウエイトリフティング	女子軽量級（～53kg級）	8	149.6	3.5	8	52.9	3.3	8	12.6	4.2
	女子中量級（～63kg級）	5	156.0	4.1	5	60.7	1.7	5	18.8	2.2
	女子重量級（～75kg超級）	7	162.1	5.0	7	81.2	15.5	7	23.7	6.3
レスリング	女子軽量級（～55kg級）	15	157.2	3.9	15	55.3	5.1	12	13.9	4.4
	女子重量級（～72kg級）	12	163.8	4.8	12	68.6	4.7	8	17.3	5.2
柔道	女子軽量級（～57kg級）	16	156.3	4.8	16	55.9	4.3	16	14.2	3.0
	女子中量級（～70kg級）	10	164.5	4.6	10	70.0	3.7	10	17.2	3.6
	女子重量級（～78kg超級）	14	167.7	5.2	14	92.8	16.5	14	28.5	4.8
空手	空手	15	159.6	5.2	15	55.1	7.3	15	16.4	4.5
テコンドー	テコンドー	11	161.6	5.9	11	55.0	6.9	11	17.1	5.5
剣道	剣道	11	164.4	5.4	11	59.9	4.4	11	19.6	4.2
フェンシング	フルーレ	22	161.9	4.9	22	57.0	4.7	22	18.1	2.7
	エペ	19	165.5	5.2	19	58.9	4.4	19	20.2	4.2
	サーブル	18	163.9	4.6	18	60.0	4.2	18	19.3	3.9
アーチェリー	アーチェリー	22	164.8	4.7	22	59.5	7.5	22	24.8	5.1
ライフル射撃	ライフル射撃	22	161.1	4.3	22	56.1	7.7	22	25.4	5.6
クレー射撃	クレー射撃	11	163.4	6.2	11	57.9	7.4	10	22.6	5.1
近代五種	近代五種	5	165.5	6.2	5	56.1	9.2	5	18.0	4.9
バイアスロン	バイアスロン	19	159.1	4.3	19	55.4	4.1	19	17.7	3.5
馬術	馬術	12	160.7	5.9	12	52.2	6.6	12	19.6	7.5
スキー	スキーアルペン	22	161.7	3.6	22	61.0	5.8	22	19.4	4.5
	クロスカントリースキー	37	161.2	4.2	38	55.6	4.2	38	17.6	4.1
	スキージャンプ	7	158.1	2.6	7	50.7	2.7	7	18.3	3.0
	モーグル	13	156.7	5.7	13	54.4	4.1	12	16.2	4.1
	スキークロス	5	160.5	3.3	5	58.3	3.5	5	21.6	3.6
スノーボード	アルペン・クロス	23	159.7	5.1	23	55.3	6.0	23	17.6	4.4
	ハーフパイプ	11	159.0	3.0	11	53.5	4.8	11	19.7	3.2
スケート	スピードスケート	52	162.2	4.8	52	58.6	5.2	50	17.2	3.5
	ショートトラック	32	158.1	4.7	32	53.6	3.7	32	17.0	3.1
	フィギュアスケート	24	159.8	4.1	24	52.6	5.8	24	14.7	4.2
ボブスレー・リュージュ	ボブスレー	14	162.7	6.4	14	64.8	8.5	14	21.8	5.4
	リュージュ	5	159.8	3.9	5	59.6	5.5	5	22.9	2.9
	スケルトン	9	157.6	5.6	9	59.0	7.0	9	22.0	5.1
アイスホッケー	アイスホッケー	57	159.9	5.0	57	57.0	5.2	57	19.9	3.8
カーリング	カーリング	30	160.2	3.6	30	53.8	5.9	30	22.1	4.0

2001～2011年に国立スポーツ科学センターにて行われた派遣前チェック，アスリートチェック，フィットネスチェックの19歳以上の選手のデータ.
空気置換法（BOD POD, LifeMeasurement Inc製）での測定.
シンクロナイズドスイミング（原文）をアーティスティックスイミングに変更.

（国立スポーツ科学センター：形態・体力測定データ集2010．日本スポーツ振興センター，2012より松島佳子作成）

値）や横断的に計測した際の身体の変化を判断することが難しくなる．そのため，身体計測を行う者は事前に計測手法の確認およびトレーニングが重要である．とくに複数の計測者が関わる際には，互いの計測技術が同等であることを確認しておくことが望まれる．

各計測項目のTEMは以下の式を用いることで算出することができる．精度を調べる際には計測者が計測した2回の値を用いるのに対し，正確度の評価にはより経験がある計測者とお互いの平均値あるいは中央値を使い算出する．

精度のTEM = $(\Sigma (X_1 - X_2)^2/2N)^{0.5}$
Σ：合計，X_1：1回目の計測値，X_2：2回目の計測値，N：計測した被験者数

また算出したTEM値を以下の式に代入して%TEMを算出することで，すべての部位に対して一定の水準を満たしているかの評価を行うことができる．国際的には少なくとも皮脂厚の精度は10%以内，周径等の精度は2%以内であることが求められている[25]．

% TEM = TEM／計測値の平均値 × 100
計測値の平均値：TEMを算出する際に用いたすべての計測値から算出した平均値

5. ISAKとISAK基準

(1) ISAKとは

身体計測から得られた計測値を発育・発達や栄養状態，スポーツパフォーマンスなど多岐にわたる領域の諸問題の研究に用いる科学的なアプローチあるいは学術領域をキンアンソロポメトリー（Kinanthropometry）という[2]．The International Society for the Advancement of Kinanthropometry（ISAK）[26]はこのKinanthropometryという科学的アプローチを普及させることで，身体計測を行っている多様な学術領域の専門家による人的ネットワークを構築し，より科学の進歩と人類の健康，そして平和に貢献すること目標としている国際組織である[2]．

ISAKが目標としている身体計測を通じた世界中の専門家によるネットワークとデータの共有を行うためには，研究者が同じ基準に基づいて同等の正確度や精度でデータを収集することが求められる．そのため，ISAKでは身体計測基準の標準化を行い世界的に普及させるとともに，正しい手順と技術で計測でき，またその結果を適切に処理・解釈できる人材を育成するため，講義と座学と実技による国際的な身体計測技師（Anthropometrist）の認定を行っている．認定は求められる技術と知識によって4つのレベルに分類されており，認定された身体計測技師は国際的に認められる正確度と精度で計測できる技術力があることを示している[2]．

(2) ISAK基準

ISAKが健康やアスリートのパフォーマンス評価に活用するため制定し，世界で普及しているISAK基準は，現在，健康・スポーツ医科学領域における国際的な身体計測基準として広く採用されている[2]．ISAK基準はこれまでに数回の改定がされており，2019年に発表された最新のISAK基準[27]は43の計測項目で構成されている（表2-3-4）．このうち21項目に対する計測方法を初級であるレベル1で習得し，残りは中級であるレベル2以上で習得する．本章では参考として和訳をつけたが，ISAK基準では国際的な意思疎通を可能とするために計測項目の名称を英語で理解することが求められている．また基準の中ではこれらの項目を正しく計測するために，解剖学的計測点の定義や計測時の対象者の姿勢，計測者の立ち位置，また推奨する計測機器などが定められている．

スポーツ現場では，標準化された計測基準を活用することで国内外で同じ基準に基づいた計測値の報告との比較を容易にし，アスリートに対してより適切なフィードバックやサポートを行える可能性が高まる．また，ISAK基準は国際オリンピック委員会（International Olympic Committee：IOC）の医事委員会によって2014年に提示され

表2-3-4　ISAK基準に含まれる計測項目

種類	計測番号	計測項目
基本的項目	1[R]	Body mass（体重）
	2[R]	Stretch stature（身長）
	3[R]	Sitting height（座高）
	4[R]	Arm span（指極）
皮脂厚	5[R]	Triceps（上腕三頭筋）
	6[R]	Subscapular（肩甲下）
	7[R]	Biceps（上腕二頭筋）
	8[R]	Iliac crest（腸骨稜）
	9[R]	Supraspinale（腸骨棘上）
	10[R]	Abdominal（腹）
	11[R]	Thigh（大腿）
	12[R]	Calf（下腿）
周径	13	Head（頭囲）
	14	Neck（頚囲）
	15[R]	ArmRelaxed（上腕囲）
周径	16[R]	Arm flexed and tensed（屈曲上腕囲）
	17	Forearm（前腕囲）
	18	Wrist（手根関節囲）
	19	Chest（胸囲）
	20[R]	Waist（胴囲）
	21[R]	Hips（腰囲）
	22	Thigh 1 cm gluteal（上大腿囲）
	23[R]	Thigh middle（中大腿囲）
	24[R]	Calf（下腿囲）
	25	Ankle（下腿最小囲）
長径・高径	26	Acromiale-radiale（上腕長）
	27	Radiale-stylion（前腕長）
	28	Midstylion-dactylion（手長）
	29	Iliospinale height（腸骨棘高）
	30	Trochanterion height（トロカンテリオン高）
長径・高径	31	Tronchanterion-tibiale laterale（大腿長）
	32	Tibiale laterale height（外側膝関節高）
	33	Foot（足長）
	34	Tibiale mediale-sphyrion tibiale（下腿長）
幅径・厚径	35	Biacromial（肩峰幅）
	36	Antero-posterior abdominal depth（腹矢状径）
	37	Biiliocristal（腸骨稜幅）
	38	Transverse chest（胸幅）
	39	Antero-posterior chest depth（胸矢状径）
	40[R]	Humerus（上腕骨顆間幅）
	41[R]	Bi-styloid（手根関節幅）
	42[R]	Femur（大腿骨顆間幅）
	43	Bimalleolar（足関節）顆間幅

R　ISAKレベル1で計測技術を習得する項目.
本表における和訳は，ISAK基準の名称と定義，使用する機器を踏まえ，保志　宏：生体の線計測法．てらぺいあ，1989を参考に作成．

たRelative Energy Deficiency in Sport（相対的エネルギー不足）の評価手法のひとつとしても推奨されており[28]，このような基準を用いることでアスリートの健康状態を国際的な水準で評価することも可能となる．

(3) 計測項目の例

ISAK基準の計測項目の例として，多くの計測項目が集中する上肢からTriceps skinfold（上腕三頭筋皮脂厚）とArm relaxed girth（上腕囲）を，そして使用する基準によって定義が異なるWaist girth（胴囲）を紹介する．

1) 必要とする解剖学的計測点（ランドマーク）

身体計測を適切かつ正確に行うためには，計測場所を正しく探し出すことがもっとも重要である．そのためには骨格上に定められている解剖学的計測点（ランドマーク）を特定することが必要であり，この作業をランドマーキングという．計測に必要なランドマークはまとめて印をつけるほうが効率的である．上記3項目の計測を行う上で必要となるランドマークは次のとおりである．

・Acromiale（アクロミアーレ，肩峰点）：定義：肩峰の外側縁における最外側かつもっとも高い位置にある点．
・Radiale（ラディアーレ，橈骨点）：橈骨頭上縁の最高位かつ最外側に位置する点.

・Mid-acromiale-radiale（ミッド・アクロミアーレ・ラディアーレ，肩峰点・橈骨点・中点）：肩峰点と橈骨点を直線で結んだ距離の中点.

・Triceps skinfold site（トライセプス　スキンフォールドサイト，上腕三頭筋皮脂厚部位）：印をつけたミッド･アクロミアーレ･ラディアーレの高さで腕の後面につけた中央線.

2）計測部位の定義および計測手順

・Triceps skinfold（トライセプス　スキンフォールド，上腕三頭筋皮脂厚）

定義：トライセプス　スキンフォールドサイトで腕の長軸と並行になるように行う皮脂厚計測.

対象者の姿勢：対象者が前方を向き，親指が前方になるように両腕を横に下ろすと共に，両足を自然に開いた状態での立位.

計測の仕方：左手で皮下脂肪を縦につまみ，右手で持った皮脂厚計をトライセプス　スキンフォールドサイトから1cm下に離して面に対して直角に皮下脂肪をつまんでいる指と同じ深さに当ててはさむ．皮脂厚計でしっかりと圧を加えてから2秒後に皮脂厚計の針が指している値を読む.

・Arm relaxed（アーム　リラックスド，上腕囲）

定義：ミッド・アクロミアーレ・ラディアーレの高さで腕の長軸に対して直角に巻く腕の周径.

対象者の姿勢：対象者が前方を向き，親指が前方になるように両腕を横に下ろすと共に，両足を自然に開いた状態での立位.

計測の仕方：テープメジャーを右手で持ち，腕の長軸に対して直角になるように対象者のミッド・アクロミアーレ・ラディアーレの印が巻いたテープメジャーの両端の中央になるよう配置する．凹みができないように締めすぎに気を付ける.

・Waist（ウエスト，胴囲）

定義：体幹部の長軸に対して直角になる，胸郭下肋骨（第10肋骨）境界と腸骨上部の間においてもっともくびれている腹部の周径.

姿勢：対象者が前方を向き，親指が前方になるように両腕を横に下ろすと共に，両足を自然に開いた状態の立位で台の上に立ち，前腕を胸の前で組む.

計測の仕方：テープメジャーを右手で持ち，体幹部の長軸に対して直角になるように対象者のウエスト部にテープを回す．凹みができないように締めすぎに気を付ける．対象者が通常の呼吸をしている状態で，通常呼気の終わりに値を読む.

まとめ

身体計測は安価かつ簡便，非侵襲的な手法でありながら汎用性が高い身体サイズや形態，プロポーションの評価手法であり，スポーツ医科学領域においても広く活用されている．しかし身体計測を適切に用いるためには，計測者は規定に忠実な手法を身につけるためのトレーニングが必要である．また，アスリートやコーチに対して日々のコンディショニングや指導に繋げられるよう，有用なフィードバックを工夫する必要がある．そのためには，計測値の活用方法，そしてISAK基準のような国際的に標準となっている身体計測基準の手法について十分な知識を持つことが求められる.

［香川　雅春・岩本紗由美］

［文　献］

1）香川雅春：カラダをハカル：身体計測の活用法と将来の展望．日本食生活学会誌，28：235-245，2018.

2）香川雅春：スポーツ医科学領域におけるAnthropometryの活用とKinanthropometry推進に向けた国際的な標準化の意義．バイオメカニクス研究，23：15-26，2019.

3）Ross WD, Wilson NC：A stratagem for proportional growth assessment. Acta Pediatr Belgica, 28: 169-182, 1974.

4）Carter JEL, Heath BH：Somatotyping-Development and application. Cambridge: Cambridge University Press, 1990.

5）Kerr DA, et al.: The elite athlete - assessing body shape, size, proportion and composition. Asia Pac J Clin Nutr, 4: 25-29, 1995.

6）Norton K, et al.: Anthropometry and sports

performance. In: Norton K, Olds T, Eds.: Anthropometrica. University of New South Wales Press, pp.287−364, 1996.

7) Garrido-Chamorro R, et al.: Skinfold sum: reference values for top athletes. Int J Morphol, 30: 803−809, 2012.

8) Shaw G, et al.: Physique assessment of the athlete. In: Burke L, Deakin V, Eds.: Clinical sports nutrition. 5th ed, McGraw-Hill Education, pp.54−93, 2015.

9) Norton K, Olds T: Morphological evolution of athletes over the 20th Century. Sports Med, 31: 763−783, 2001.

10) Sedeaud A, et al.: BMI, a performance parameter for speed improvement. PLoS One, 9: e90183, 2014.

11) Abidin NZ, Adam MB: Prediction of vertical jump height from anthropometric factors in male and female martial arts athletes. Malays J Med Sci, 20: 39−45, 2013.

12) Fernandez-Gamboa I, et al.: Comparison of Anthropometry and Lower Limb Power Qualities According to Different Levels and Ranking Position of Competitive Surfers. J Strength Cond Res, 31: 2231−2237, 2017.

13) Ellis KJ: Human body composition: In vivo methods. Physiol Rev, 80: 649−680, 2000.

14) Jackson AS, et al.: Longitudinal changes in body composition associated with healthy ageing: men, aged 20−96 years. Br J Nutr, 107: 1085−1091, 2012.

15) Seynnes OR, et al.: Early skeletal muscle hypertrophy and architectural changes in response to high-intensity resistance training. J Appl Physiol, 102: 368−373, 2007.

16) Poehlman ET, et al.: Sarcopenia in aging humans: the impact of menopause and disease. J Gerontol A Biol Sci Med Sci, 50 Spec No: 73−77, 1995.

17) Lexell J, et al.: What is the cause of the ageing atrophy? Total number, size and proportion of different fiber types studied in whole vastus lateralis muscle from 15- to 83-year-old men. J Neurol Sci, 84: 275−294, 1988.

18) Hunter GR, et al.: Racial differences in relative skeletal muscle mass loss during diet-induced weight loss in women. Obesity, 26: 1255−1260, 2018.

19) Frisch RE, McArthur JW: Menstrual cycles: fatness as a determinant of minimum weight for height necessary for their maintenance or onset. Science, 185: 949−951, 1974.

20) Brozek J, et al.: Densitometric analysis of body composition: Revision of some quantitative assumptions. Ann NY Acad Sci, 26: 113−140, 1963.

21) Siri WE: Body composition from fluid spaces and density: Analysis of methods. In: Brozek J, Henschel A, Eds. Techniques for measuring body composition. Washington, National Academy of Sciences. pp.223−244. 1961.

22) Ross WD, Marfell-Jones MJ: Kinanthropometry. In: MacDougall JD, Werger HA, Green HJ, Eds.: Physiological testing of the high-performance athlete. 2 ed, Human Kinetics Books, pp.223−268, 1991.

23) Till K, et al.: Three-Compartment Body Composition in Academy and Senior Rugby League Players. Int J Sport Physiol Perform, 11: 191−196, 2016.

24) 国立スポーツ科学センター：形態・体力測定データ集2010．日本スポーツ振興センター，2012.

25) Gore C, et al.: Accreditation in anthropometry: an Australian model. In: Norton K, Olds T, Eds.: Anthropometrica. University of New South Wales Press, pp.395−411, 1996.

26) The International Society for the Advancement of Kinanthropometry. ISAK Global https://isak.global/Home/Index

27) Esparza-Ros F, et al.: International standards for anthropometric assessment (2019). The International Society for the Advancement of Kinanthropometry, 2019.

28) Mountjoy M, et al.: The IOC consensus statement: beyond the Female Athlete Triad-Relative Energy Deficiency in Sport (RED-S). Br J Sports Med, 48: 491−497, 2014.

29) 保志　宏：生体の線計測法．てらぺいあ，1989.

4　生理・生化学検査，臨床診査

スポーツドクターは，アスリートを取り巻く人々（コーチ，アスレティックトレーナー，栄養スタッフ，心理スタッフなど）と連携を取りながら，アスリートを最良のコンディションで試合や練習に臨ませるための手伝いをしている．そのためにアスリートの定期健診（メディカルチェック）や日々の診療を行っているが，その際には臨床診査を丁寧に行い，各種の生理・生化学検査のデータについて，各アスリートのトレーニング状況などを考慮したうえで正しく評価することが大切である．

スポーツドクターの立場からスポーツ栄養士に依頼したい内容としては，正しい栄養の取り方や体重コントロールに関する指導・教育，サプリメントに関する指導・教育，各種疾患に対する対応などが考えられる．その際にはまずアスリートの状態を正しく把握することが重要であり，そのために臨床診査や生理・生化学データを正しく評価できることが重要である．さらにそのうえで競技種目による違いや試合日程を考慮した対応が必要となる．また，国内と海外での食環境の違いを考慮することが必要となる場合もあろう．

本項においては，アスリートに特有の臨床診査の具体的な項目と方法，および生理・生化学検査データの活用方法について学び，スポーツドクターと連携できるようになることをねらいとしている．

1．臨床診査，生理・生化学検査について

臨床診査とは健康状態，栄養状態を評価するための手段のひとつであり，①本人の感じる感覚的なもの（元気が出ない，立ちくらみがする，動悸がするなど），②見た目がどうか（腹の出っ張り具合，髪のつや，肌のハリなどはどうか）を評価する．医学的に言えば①は自覚症状に相当し，②は診察所見に相当する．自覚症状としては上記のほかに疲れやすい，やる気が出ないなどといった症状が例として挙げられるが，アスリートにおいては日常のトレーニングによって常にそのような症状を自覚していることが多く，自分からはとくに訴えない場合も考えられる．例えば，貧血の際に一般の人が症状として感じる動悸や息切れは日常的にトレーニングにおいて感じているので，「それは当然の症状」として訴えないことがある．また，「何となく調子が悪いけれど症状がはっきりしない」ために逆にさまざまな症状を訴える不定愁訴の場合もある．したがって，自覚症状を聞き出すための「問診」が重要となる．

一般的な診療においては，患者は何らかの症状を訴えて医療機関を受診する．医師はまず問診を詳細に行ってどのような問題が考えられるか見当をつけて患者を診察する．例えば「動悸，息切れ」を訴えて受診した患者であれば不整脈などの心疾患の可能性もあるし，貧血の可能性も考えられる．診察では眼瞼結膜の色をみて，胸部の聴診をし，脈をとり，下肢などで浮腫（むくみ）の有無をみる．そのうえで必要に応じて胸部レントゲン検査などの画像検査，心電図検査などの生理検査，血液検査などの生化学検査を行い，それらの所見を総合的に判断して疾患を絞り込むことになる．アスリートの診療でも基本的には同じ流れになる．

一方，人間ドックなどの健康診断においては，

問診表に記載した後はまず生理検査や生化学検査が行われ，内科の診察を受けるという流れが普通であり，その場で結果が出ないものについては後日結果が出揃ってから医師が判定し，コメントが送られてくるという流れが多い．アスリートのメディカルチェックにおいてもこの流れは同様である．

以下に内科的なメディカルチェック，とくに問診について詳しく紹介し，臨床診査，生理・生化学検査の進め方および結果の解釈について考えてみる．さらにアスリートにしばしば見られる代表的な疾患の特徴と対応について例を挙げて紹介し，合宿や競技会への帯同時に注意すべきことについても簡単に述べる．

2. 内科的メディカルチェック

(1) 内科的メディカルチェックの目的と意義

アスリートに対する内科的メディカルチェックには,大きく3つの目的がある[1]．①突然死の予防，②スポーツの参加に制限がある病態の検出，③より良い競技パフォーマンス発揮のために改善できるところを見つけることである．

1) 突然死の予防

突然死の原因になるような異常（とくに心血管系）を発見し，不慮の事故を予防するために心電図検査などが重要となる．イタリアにおけるトップアスリートに対するメディカルチェックの効果を調べた報告[2]によれば，心血管系突然死の年間発生率はメディカルチェックの実施により大幅に減少したことが示されている．

運動中の突然死の原因は心疾患が多く，脳出血や大動脈瘤破裂もみられる．心疾患の内訳は，中高年では冠動脈硬化が多いが，若年者では心筋症や先天性冠動脈奇形などが多い．脳出血，大動脈瘤破裂に関しても，中高年者では動脈硬化によるものが多いが，若年者では先天性の血管異常によるものが多い．長身のアスリートにしばしばみられるマルファン症候群では，心血管系の異常が突然死の原因となることがあるため，疑ったら心エコー検査を行うべきである．その他，心疾患ではブルガダ症候群，完全房室ブロックなどの不整脈疾患にも注意が必要である．

2) スポーツの参加に制限がある病態の検出

突然死をきたすほどの重篤な問題ではないものの，運動により悪化する可能性のある異常を発見し，どの程度の運動なら実施してよいのかを判断する．例えば肝機能障害や腎機能障害は，その原因と程度によっては運動制限の対象となる．この際にどの程度の運動まで許可するかの判断は医師の判断によって行われるが，日本臨床スポーツ医学会学術委員会内科部会勧告[3]に記載のある「スポーツ参加・禁止基準」が参考になる．

3) より良い競技パフォーマンス発揮のために改善できるところを見つける

運動制限の必要はないものの，健康や運動パフォーマンスに悪影響を及ぼすような内科的な問題を発見して，必要ならば治療する．代表的な疾患としては貧血や気管支喘息，甲状腺機能異常などが挙げられる．

(2) 内科的メディカルチェックの実際

日本臨床スポーツ医学会学術委員会内科部会勧告[3]に，メディカルチェックにおける基本検査項目が示されていたが，2017年に改訂[4]された．改訂後の基本検査項目を表2-4-1に示す．これらの項目を調べる前に，問診が重要であることは前述した通りである．国立スポーツ科学センターにおいて実施している内科的メディカルチェックにおいては，まず問診票にアスリートが自覚症状や既往歴などを詳細に記載し，それを基に医師や看護師，薬剤師らが問診して問題点を洗い出す．尿検査，血液検査，心電図，胸部X線検査などの生理・生化学的な臨床検査を行い，内科医師の診察という流れになる．

1) 問診

問診に関して，既往歴，家族歴，服薬歴，生活歴，自覚症状などを聞き出すのは一般の患者に対する問診と基本的には同様であるが，アスリートの場合は体調の聞き取り，とくに睡眠や食欲，便

表2-4-1　メディカルチェックにおける基本検査項目

1.	血液学検査
	赤血球数，ヘモグロビン，ヘマトクリット，白血球数，血小板数 （網状赤血球数）#1
2.	生化学検査
	ALT，AST，γ-GTP，アルブミン，LDLコレステロール，HDLコレステロール，尿酸，クレアチニン，CPK，空腹時血糖またはHbA1c，Fe （中性脂肪）#2，（フェリチン）#1，（LDH）#3，（ALP）#3，（総ビリルビン）#3
3.	尿検査
	尿タンパク，尿潜血，尿糖
4.	胸部エックス線写真
	胸部単純（正面一方向）
5.	心電図
	安静心電図 （運動負荷心電図）#4

#条件による追加検査項目
#1：女性あるいは競技スポーツ選手または競技種目により貧血が予測された場合.
#2：メタボリック症候群が疑われた場合または該当対象年齢.
#3：肝臓疾患が疑われた場合に基本検査項目として考慮する.
#4：運動負荷心電図はスポーツのためのメディカルチェックとしてはすべてを対象とすることが望ましいが，現状では施設面・マンパワーにおいて実施は困難である．安静心電図において異常を認めた例，40歳以上の男性・50歳以上の女性では実施する.
（日本臨床スポーツ医学会学術委員会内科部会勧告．メディカルチェックにおける基本検査項目（2017改訂）．日本臨床スポーツ医学会誌，26：190, 2018）

アスリート記入ページ

以下の質問を読み，下線部には文章を記入して下さい．不明な個所は記入せずに，係りの者に聞いてから記入して下さい.

スポーツ歴

過去のスポーツ歴について，記入して下さい.

小学校以前：

小学校：

中学校：

高校：

大学：

現在の競技種目の開始年齢　　歳　　　専門的トレーニングの開始年齢　　歳
専門的トレーニングの開始時期とは，実際の大会・競技会での具体的な成績・成果を目指し意識して取り組み始めた時期のことです.

図2-4-1　問診の例（スポーツ歴）

通，食事内容などに関して多少詳しく聞いたり，体重コントロールについて（減量歴），スポーツ歴（競技歴）について，サプリメント服用歴などについても聞いたりすることは特徴的である．女性アスリートの場合は，月経異常に関しての問診も重要である.

＜内科医チェックページ＞

既往歴

1）出生地：______県・都・道・府

2）これまでの主な病気

該当する項目に○をつけ，例にならって時期，病名，治療内容を記入して下さい．
該当しないものには×と記入して下さい．なにも該当しなければ「特になし」に○を付けて下さい．

（例）c.（貧血）：（15歳から，鉄欠乏性貧血，鉄剤を現在も内服中）

a. 特になし　b. オーバートレーニング症候群：(　　　　)
c. 貧血：(　　　　)　d. 失神発作：(　　　　)
e. 心臓病：(　　　　)　f. ぜんそく：(　　　　)
g. 胃／十二指腸潰瘍：(　　　　)　h. 川崎病：(　　　　)
i. 肝臓病：(　　　　)　j. 腎臓病：(　　　　)
k. バセドウ病：(　　　　)　l. 結核：(　　　　)
m. てんかん：(　　　　)　n. 頭部外傷：(　　　　)
o. 手術：(　　　　)　p. 輸血歴：(　　　　)
q. その他：(　　　　)

図2-4-2　問診の例（既往歴）

＜内科医チェックページ＞

以下の質問を読み，現在の状態について該当する項目の□に✔をつけ，下線部には文章を記入して下さい．

プロフィール

1）飲酒　□いいえ　□はい（____本/日，週____回）
2）たばこ　□いいえ　□はい（____本/日）
3）薬剤アレルギー　□いいえ　□はい（薬剤名________）
4）食物アレルギー　□いいえ　□はい（食品名________）
5）アトピー性皮膚炎　□いいえ　□はい
6）気管支喘息　□いいえ　□はい
7）アレルギー性鼻炎　□いいえ　□はい
8）花粉症　□いいえ　□はい
9）食欲　□良い　□普通　□不良
10）栄養バランスの良い食事を心がけている　□はい　□いいえ
11）便通　□普通　□便秘（1回/____日）　□下痢（____回/____日）
12）睡眠　□良い　□普通　□不良
平均的就寝時間；PM/AM____時　平均的起床時間；PM/AM____時
13）今シーズンの成績　□非常に良い　□良い　□普通　□悪い　□非常に悪い　□まだ試合なし

図2-4-3　問診の例（生活歴）

参考のために国立スポーツ科学センターにおいてメディカルチェックの際に使用している問診票の質問項目の例を図に示す（図2-4-1：スポーツ歴，図2-4-2：既往歴，図2-4-3：生活歴，図2-4-4：栄養関係，図2-4-5：薬・ドーピング関連，図2-4-6および図2-4-7：内科系・体調）．

このような詳細な問診を基に内科医が診察を行い，カルテに所見を記載する．メディカルチェックの結果は，血液検査などの臨床検査結果も含めて医師がコメントを記載し，アスリート本人にフィードバックしている．精密検査や治療等，何らかの対応が必要な場合はその旨を記載し，必要があれば紹介状を同封するなどしている．

栄 養

1）通常トレーニング時と試合/遠征時の食事について（1年以内の中で、典型的な1日を振り返って答えて下さい）

①～⑪で，ほぼ毎日実施している場合は○，できていない場合は×をつけて下さい.

質問項目	通常トレーニング時	試合時
① 1日3食（朝・昼・夕）をとっている		
② 主食（ご飯，パン，麺類など）をしっかり食べる		
③ 卵（または卵料理）を食べる		
④ 肉，魚のおかずを食べる		
⑤ 豆腐，納豆など大豆製品を食べる		
⑥ 緑黄色野菜（にんじん，ほうれん草，小松菜など）を食べる		
⑦ 淡色野菜（きゅうり，キャベツ，レタスなど）を食べる		
⑧ 牛乳・ヨーグルトをとる		
⑨ 果物をとる（100%ジュースを含む）		
⑩ お菓子や清涼飲料水（ジュースなど）を控えている		
⑪ 補食（おにぎり，パン，エネルギーゼリーなど）をとっている		

図2-4-4　問診の例（栄養）

1年以内に病院でもらった薬を使用しましたか．以下のものについて使用の有無を答え，使用した薬品名をわかる範囲で［　　］内に記載して下さい．（13.は該当のものに○して下さい）

1．解熱・鎮痛薬	有・無	［薬品名；　］
2．風邪の薬	有・無	［薬品名；　］
3．咳止めの飲み薬，はり薬	有・無	［薬品名；　］
4．アレルギー（湿疹，花粉症，鼻水）の薬	有・無	［薬品名；　］
5．胃腸薬	有・無	［薬品名；　］
6．漢方薬	有・無	［薬品名；　］
7．喘息の飲み薬	有・無	［薬品名；　］
8．喘息の吸入薬	有・無	［薬品名；　］
9．ぬり薬，はり薬	有・無	［薬品名；　］
10．目薬，点鼻薬	有・無	［薬品名；　］
11．1～10以外の薬	有・無	［薬品名；　］
12．注射，点滴	有・無	［薬品名；　］
13．予防接種	有・無	［インフルエンザ・はしか・風しん・破傷風・A型肝炎・B型肝炎・子宮けいがん・おたふくかぜ・日本脳炎・（　　）］

※上記1～8，12はドーピング検査上とくに注意が必要です．医師または薬剤師に確認して下さい．

図2-4-5　問診の例（薬・ドーピング関連）

2）尿一般検査

尿糖，尿蛋白，尿潜血などをチェックする．尿比重の測定は脱水の程度の推定に役立つ．

アスリートのメディカルチェックにおいては，しばしば尿蛋白や尿潜血が陽性となることがあるが，これらが異常であったからといってただちに精密検査とはならない．激しい運動後には尿蛋白や尿潜血は陽性になることがあるので，後日，運動の影響があまりない状況下で（できれば早朝尿で）まずは再検査することを勧める．再検査で異常なければ「問題なし」の可能性が高い．

3）血液検査

日本臨床スポーツ医学会学術委員会内科部会勧告で挙げられている項目[4]（表2-4-1）を最低限

最近の貴方の体調についてお尋ねします．以下の項目で当てはまる項目に✔してください．

①一般：□練習がこなせない　□体がだるい
□体重が著しく減少した　□疲労がたまっている
□熱を出しやすい　□熟睡できない
②皮膚：□しっしん　□じん麻疹　□みずむし　□かゆみ
□その他（＿＿＿＿＿＿）
③頭部：□頭痛　□脳しんとう　□意識障害
□その他（＿＿＿＿＿＿）
④眼：□視力異常（1. 近視　2. 乱視　3. その他：＿＿＿＿＿）
□眼鏡　□コンタクトレンズ　□痛み　□異物感
□流涙　□乾燥感　□充血　□かすみ　□まぶしい
□めやに　□かゆみ　□その他（＿＿＿＿＿＿）
⑤耳：□痛み　□耳だれ　□聴力障害　□耳なり　□めまい
□その他（＿＿＿＿＿＿）
⑥鼻：□鼻みず　□鼻詰まり　□鼻血　□蓄膿症（ちくのう）
□その他（＿＿＿＿＿）
⑦のど：□へんとう腺炎　□のどの痛み　□しわがれ声
□その他（＿＿＿＿＿＿）

【医師記入欄】

図2-4-6　問診の例（内科系・体調①）

⑧頸部（くび）：□リンパ腺がはれている
□その他（＿＿＿＿＿＿）
⑨呼吸器：□せき　□たん　□ぜんそく　□呼吸困難
□たんに血が混じる　□過換気症候群
□胸部レントゲン異常　□その他（＿＿＿＿＿＿）
⑩循環器：□動悸　□息切れ　□胸痛　□心雑音　□心電図異常
□その他（＿＿＿＿＿＿）
⑪血管：□静脈炎　□血行障害　□その他（＿＿＿＿＿＿）
⑫消化器：□吐き気　□嘔吐　□胸やけ　□吐血（血を吐く）
□下血（便に血が混じる）　□黄疸　□腹痛　□痔
□その他（＿＿＿＿＿＿）
⑬腎・泌尿器：□蛋白尿　□尿糖　□血尿　□排尿時痛　□結石
□膀胱炎　□その他（＿＿＿＿＿＿）
⑭血液：□貧血　□出血傾向（血が止まりにくい）
□血液検査で異常を指摘された
□その他（＿＿＿＿＿＿）
⑮神経：□けいれん　□てんかん　□めまい　□失神
□その他（＿＿＿＿＿＿）

【医師記入欄】

図2-4-7　問診の例（内科系・体調②）

検査するとよい．血液検査項目に関して，アスリートにおいては一般健常者の基準値が当てはまらない項目があるので，解釈には注意を要する．以下にその例を示す．

①クレアチンキナーゼ（CK）

CKの値を解釈する際には，トレーニングなどによる筋損傷の影響を考慮する必要がある．一般にCKは心筋梗塞などの場合に心筋がダメージを受けて高値となることが知られているが，運動後には横紋筋が損傷して高値となる．一般病院でアスリートの診療をしていると，血液検査室から「○○さんの血液検査の結果が出ましたが，CKの値が異常高値です！」という緊急の電話がかかってくることがしばしばある．検査項目として「CK

アイソザイム」も検査すれば心筋由来か横紋筋由来かを判断することは可能であるが，心筋梗塞などのCKが異常高値となるような疾患を疑うような症状がなく，普通にトレーニングできているアスリートであればわざわざアイソザイムを測定しなくても，CK高値の原因として「トレーニングなどにより筋肉がダメージを受けている」と解釈して構わないと考える．

②トランスアミナーゼ（AST, ALT），乳酸脱水素酵素（LDH）

トランスアミナーゼ（AST, ALT）や乳酸脱水素酵素（LDH）は一般には肝機能障害の指標であるが，CKと同様に横紋筋にも含まれており，運動後には横紋筋が損傷して高値となることがある．CKが正常にもかかわらずAST，ALT, LDHなどが高値であれば（とくにASTに比してALTが大きく基準値から逸脱している場合），肝機能障害を疑うが，CKが高値であってAST, ALT, LDHも高値であれば，それは「トレーニングなどにより筋肉がダメージを受けている」ことが原因である可能性が高いと考えられる．LDHは赤血球が破壊されても高値となるため，溶血でも高値となる．

③クレアチニン（CRE）

一般には腎機能の指標であるが，アスリートの場合は腎機能障害がなくても，筋肉量が多い場合やクレアチンのサプリメントを多く摂取していると高値となる[5]．逆に下肢切断のパラアスリートなどでは筋肉量が少ないため，血清クレアチニンは低値となる可能性がある．

④尿酸（UA）

最大酸素摂取量の60％以上の強度の運動で血清尿酸値の上昇が見られ，このような運動を数日間継続すると血清尿酸値が経日的に上昇することが報告[6]されている．おそらくこのような運動により尿酸の生成が亢進することと，腎臓からの尿酸排泄が低下することの両方が関係しているものと推測されている．したがって日常的にこのような運動を継続しているアスリートでは，血清尿酸値は一般健常人の基準値よりもやや高めである可能性がある．

⑤アルカリフォスファターゼ（ALP）

一般にALPは肝胆道系の疾患や骨折など骨に異常があると高値となることが知られているが，年齢によって値が大きく異なり，思春期頃では高値となることが知られている．また，食事の影響も受けるため，それらを考慮して判定する必要がある．

4）胸部レントゲン検査

肺の異常所見の有無，脊柱側弯の有無などを評価するほか，心胸郭比もチェックする．心陰影の拡大を認めた場合は，心疾患の存在を疑い，心エコー検査の追加実施を考慮する．

5）安静時心電図検査

本来であれば全例に運動負荷心電図検査を実施することが理想であるが，現実的には困難であるため，通常は標準12誘導心電図を実施する．異常があれば心エコー検査，ホルター心電図，運動負荷心電図などの追加実施を考慮する．よく鍛錬されたアスリートでは，徐脈，洞不整脈，Ⅰ度房室ブロック，右軸偏位，不完全右脚ブロックなどの所見はしばしばみられるが，これらの所見はそれぞれ単独であればあまり問題ない．

6）心エコー検査

胸部レントゲン検査にて心陰影の拡大を認めた場合や心電図異常を認めた場合，心雑音を聴取した場合などに実施を考慮する．

7）ホルター心電図検査

不整脈を認める場合に実施を考慮する．

8）運動負荷試験

心筋虚血性変化を疑う場合のほか，運動誘発性の不整脈や喘息の検出目的で実施を考慮する．

9）肺機能検査

気管支喘息などの呼吸器疾患を疑った場合に実施する．

10）内科的診察（血圧測定を含む）

血圧測定と胸部聴診，腹部触診を行い，眼瞼結膜の色調，頚部リンパ節腫脹や甲状腺腫大の有無，浮腫の有無，咽頭所見等をチェックする．

上記のうち，実際のメディカルチェックにおい

血液検査項目	測定値	基準値	単位	判定
白血球数	3,900	3,300-9,000	/μL	
赤血球数	495	430-570	×10⁴/μL	
ヘモグロビン	14.1	13.5-17.5	g/dL	
ヘマトクリット	41.8	39.7-52.4	%	
血小板数	18.2	14.0-34.0	×10⁴/μL	
MCV	85	85-102	fL	
MCH	28.3	28.0-34.0	pg	
MCHC	32.3	30.2-35.1	%	
網状赤血球数	11	4-19	‰	
総蛋白	6.8	6.7-8.3	g/dL	
血清鉄	35	50-200	μg/dL	低値
フェリチン	17	9.0-275	ng/mL	

図2-4-8　血液検査結果の例

てどの項目を実施するかは，実施する医療機関の設備やマンパワーにも左右されるため決まりはないが，突然死予防の観点から安静時心電図は必須であると考える．

3. アスリートにしばしば見られる代表的な疾患の特徴と対応

アスリートのメディカルチェックにおいてしばしば見られる問題としては，花粉症，アトピー性皮膚炎などのアレルギー，貧血，喘息などがある．メディカルチェックを実施することでアスリートに潜む疾患が発見されることもあるし，アスリートが何らかの症状を訴えて受診することもある．栄養士に関係が深いものとしては食物アレルギー，摂食障害，無月経，疲労骨折，体重コントロールの問題，糖尿病，脂質異常症，高尿酸血症，胃腸炎，貧血などの疾患が挙げられ，これらの問題を抱えるアスリートではとくにスポーツドクターとスポーツ栄養士の連携が望ましいと考えられる．

栄養指導の際には，競技種目による違いを考慮することはもちろん，個人個人の抱える問題はさまざまなので，個別の栄養指導，対応が要求されることもある．アスリートへの栄養指導は，とくにコンディショニングを考える上で非常に重要であり，スポーツ栄養士の果たす役割は大きい．アスリートを取り巻くスタッフ（コーチ，家族，ドクター，アスレティックトレーナー，カウンセラーなど）との連携が重要である．

ここで例をひとつ考えてみる．

【例】

あなたがサポートしている実業団の陸上競技男子長距離のアスリートが，1カ月後から3週間高地トレーニングに行くことになった場合を想定してみる．このアスリートは3カ月前に心電図，胸部レントゲン検査を含む一通りのメディカルチェックを受けており，その際はとくに問題なかったとしよう．既往歴にも特記事項はなく，最近の体調も問題ない．高地トレーニング前の状態把握のため，血液検査を希望して医療機関を受診したとする．内科の診察でもとくに問題を認めず，血液検査が実施され，その結果が図2-4-8に示すような結果であったとする．医師からは「貧血にはなっていないが，鉄欠乏の状態である」と本人が言われ，とくに薬は処方されなかったとする．

【期待されるサポート】

結果の解釈についてまず考えてみる．臨床診査としては自覚症状も医師の診察所見もとくに問題がない．生理・生化学所見は3カ月前の検査では問題なかったが，今回の血液検査の結果（図2-4-8）では，医師から本人が言われたように，貧血に

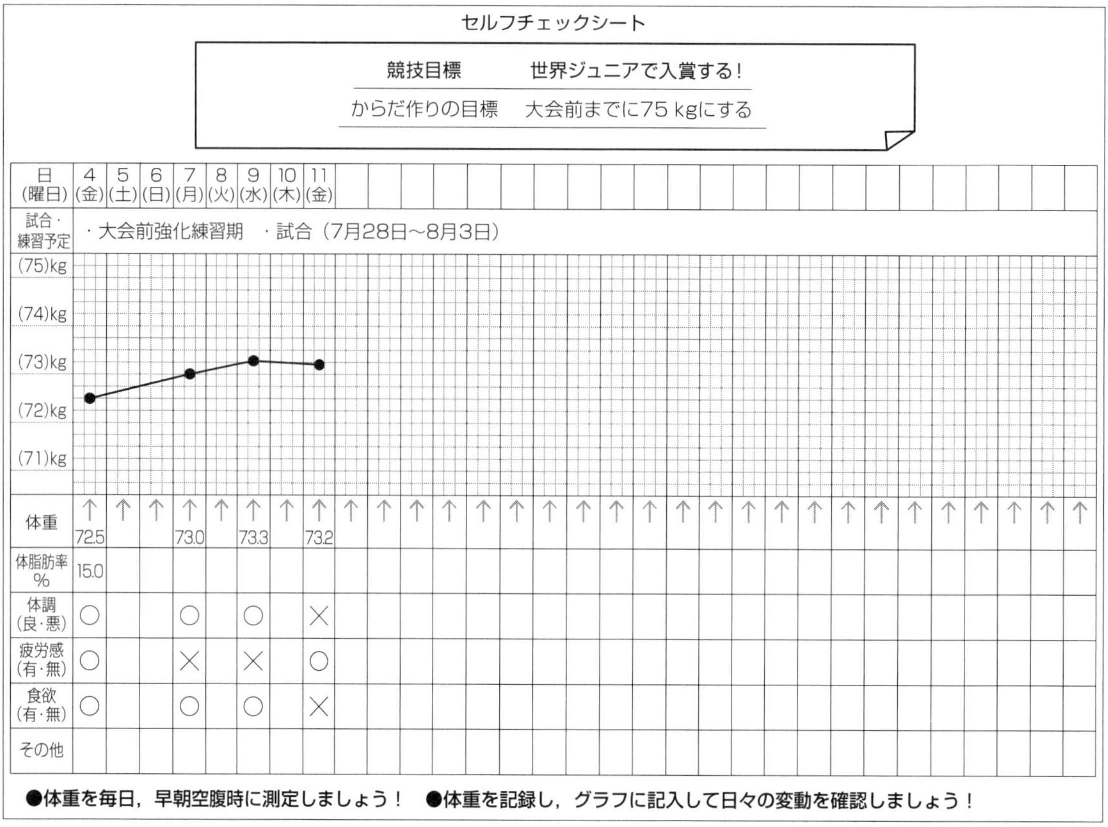

図2-4-9　コンディションチェックシートの例

（国立スポーツ科学センター　http://www.jpnsport.go.jp/jiss/nutrition/meal/body/tabid/1190/Default.aspx）

はなっていないものの，やや鉄欠乏の状態である．

高地では鉄代謝が高まるため，平地よりも消費される鉄の量が多い．そのため鉄を十分に補充しておかないと，このような例では現地で十分にトレーニングが積めないことが予想され，無理にトレーニングを行うと，ヘモグロビンが増えるどころか逆に貧血になってしまう可能性がある．したがって，このことがわかった段階から直ちに「鉄を多く摂取させる」ようにすることが求められる．高地トレーニング期間中も鉄を十分に摂取させるよう，食事に配慮することが求められる．

4. 合宿や競技会への帯同時に注意すべきこと

合宿や競技会への帯同時に注意すべきことについても簡単に述べたい．合宿や競技会でアスリートが日常とは異なる環境に行く場合，さまざまな注意が必要になることが考えられる．

アスリートがしっかりとパフォーマンスを発揮するためには，普段どおりの食事が取れるということが重要であるので，食物アレルギーはないか，好き嫌いはないか，などを把握しておくことは大切である．合宿や競技会で行く場所にもよるが，海外の場合はとくに現地で調達できる食材はどのようなものがあるのか，日本から持っていくべきもの（日本食やサプリメント）は何かを事前に考えておくことが要求されることもある．

また海外，とくに東南アジアでは感染性胃腸炎に罹患しやすいので，予防対策を考慮しておく必要があり，スタッフも含めた事前の教育も重要である．時差も含めた環境の違いによって体調を崩すアスリートも多く，それによって摂食量も変わってくるので，睡眠や便通の状態などにも気を配ることが望まれる．

これらを一覧的に把握するためのツールとして，コンディションチェックシートがある．図2-4-9にコンディションチェックシートの一例を示す．これを活用してコーチやスポーツドクターと情報を共有することは有用であろう．また，合宿や競技会に帯同する機会があれば，それは栄養教育の貴重な機会でもある．その機会を利用してアスリートやスタッフに対して栄養教育ができればよいであろう．

[蒲原　一之]

[文　献]

1) 福林　徹監修，東洋療法学校協会スポーツ東洋療法研究委員会編著：鍼灸マッサージ師のためのスポーツ東洋療法．医道の日本社，pp.43-45, 2018.
2) Corrado D, et al.: Pre-participation screening of young competitive athletes for prevention of sudden cardiac death. JACC. 52: 1981-1989, 2008.
3) 日本臨床スポーツ医学会学術委員会内科部会勧告. 日本臨床スポーツ医学会誌, 14: 93-118, 2006.
4) 日本臨床スポーツ医学会学術委員会内科部会勧告．メディカルチェックにおける基本検査項目(2017改訂)．日本臨床スポーツ医学会誌，26: 190, 2018.
5) 平田純生ほか：患者腎機能の正確な評価の理論と実践. 日本腎臓病薬物療法学会誌, 5: 3-18, 2016.
6) Rougier G, Babin JP: A blood and urine study of heavy muscular work on ureic and uric metabolism. J Sports Med, 15: 212-222, 1975.

5　食事調査

1．スポーツ栄養の分野に求められる栄養アセスメント・食事調査の意義

私たち人間は，その進化の過程で雑食性の動物として生き残り現在に至っている．このため，必要なエネルギーを単独の栄養素（例えば，炭水化物）から確保できたとしても，それだけでは生命を維持することはできない．実際，人間が摂取しなければならない必須の栄養素は，たんぱく質，脂質，炭水化物，ビタミン，ミネラルの5つに大別され，各々一定範囲の摂取量を確保することが求められる．各栄養素は，生命を維持するために必要な生理作用や役割を担っているだけではなく，日常におけるあらゆる身体活動のパフォーマンスにも強く影響をしている．

とくにスポーツ栄養の分野においては，競技種目に応じ，アスリートの身体状況，気候，時間軸などにも配慮したきめ細やかな栄養サポートが求められる．このような際，対象となるアスリートのエネルギーや栄養素摂取量を科学的かつ客観的に評価する栄養アセスメントの前提となる食事調査に関わるスキルを十分に身につけておくことは，表2-5-1に示すスポーツ栄養士のあらゆる対応に必要な根幹となるものである．

表2-5-1　アスリートの栄養アセスメントに必要な食事調査のスキルを身につけておく理由

日常の食習慣・生活習慣等の問題点を評価
競技力向上のための栄養・食生活上の改善点を提案
改善状況のモニタリング
更なる競技力向上のための栄養・食生活上の改善点を提案

2．食事調査に関連する用語の定義やその及ぶ範囲（例示）

食事調査に関連する用語は，表2-5-2に示すようにさまざまなものがある．また，各用語の定義やその及ぶ範囲は明確ではない．ただし，栄養学の分野（例えば，公衆栄養，臨床栄養）によって，取り扱う内容に関して，ある程度のコンセンサスが得られている場合もある．具体的な整理の例示を示す（図2-5-1）．

表2-5-2　食事調査に関連する用語

食事調査	食事評価
食事状況調査	栄養調査
栄養評価	栄養アセスメント
食習慣調査	食物摂取状況調査

注）各用語の定義やその及ぶ範囲は明確ではない

（1）食事調査

主として栄養状態，栄養素および食物摂取レベルについて把握と評価を行うことである．

個人や集団の食事内容から，エネルギーや栄養素の摂取量を把握し，何らかの指標（例えば，日本人の食事摂取基準）と比較して評価を行うことが，一般に食事調査と捉えられがちである．しかし，通常私たちは食品や料理の形で体内に栄養素を取り入れている．このことから，目に見える食物摂取の視点からの評価として，食品群別摂取量を把握することも頻繁に行われる．例えば，野菜

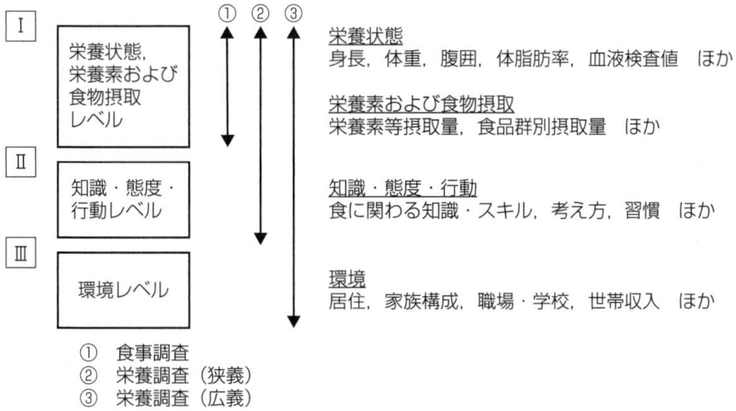

図2-5-1　食事調査と栄養調査の及ぶ範囲に関する整理
（公衆栄養分野における例示）

や果物の摂取量は，さまざまな方面で評価指標として用いられる．一方で，習慣的なエネルギー出納や一部の栄養素摂取状況は，1日もしくは，短期間の食事調査では，必ずしも十分に評価することは難しい．このため，体重・身長と体重から求められる体格指数（BMIなど）や血液検査値を客観的な指標として用いることも多い．また，これらの経時的変化についても，重要な指標として活用される．

(2) 栄養調査（狭義）

食事調査（前項）の内容に加え，その前提として位置づけられる，個人や集団の知識・態度・行動レベルの状況も合わせて把握し，評価を行うことである．

食事調査として得られた，食品群別摂取量，エネルギーや栄養素の摂取量，体格指数や血液検査値が，個人や集団の知識・態度・行動とどのように関連しているのかを客観的に把握することができる．これによって，食事改善のために管理栄養士等が介入すべき具体的な取り組み内容の絞り込みや優先順位づけが可能となる．

(3) 栄養調査（広義）

栄養調査（狭義）の内容に加え，さらにその前提として位置づけられる，個人や集団の環境レベルの状況も含め把握し，評価を行うことである．

栄養調査（狭義）で得られた成績が，個人や集団の居住環境，家族構成，職場・学校，世帯収入などの関連も含め，客観的に把握することができる．例えば，日常的な食事内容に偏りの根幹の理由として，単身世帯であること，勤務する職場に従業員食堂が設置されていないこと，十分な知識を持っているにもかかわらず，世帯収入が低額であるため，望ましい食事バランスを得るに足る食料の購入ができないなどの要因を明らかにすることが可能である．

3. 主要な食事調査法

(1) 食事記録法

1) 目安量記録法

実際の重量測定は行わず，通常，食品や料理を数える単位である目安量（portion size）で記録を行う方法である．具体的には，バナナ1本，おにぎり1個，カップ麺1個，などの記載を調査対象者（被験者）に依頼するものである．この方法の長所としては，重量計測を伴わないことから，被験者の負担は小さい．しかし，同種の食品であっても，可食部の重量が異なっていることも多いため，一定の誤差が生ずることを予め許容しておく必要がある．

料理名	食品名	摂取目安量	摂取量（g）	廃棄量（g）	備考
トースト	食パン	6枚切り2枚	120	0	
	マーガリン	薄く一塗り	20	0	
サラダ	トマト	2切れ	50	0	
	レタス	葉1枚	50	0	
	ドレッシング	大さじ1杯	15		
果物	バナナ	中1本	100	10	
牛乳	普通牛乳	コップ1杯	206	0	

対象者が記録（太枠内）　目安量のままでは，計算できないため，管理栄養士等が後で摂取量や廃棄量を確定（破線内）

図2-5-2　目安量記録法（例示）

料理名	食品名	摂取量（g）	廃棄量（g）	備考
トースト	食パン	120	0	
	マーガリン	20	0	
サラダ	トマト	50	0	
	レタス	50	0	
	ドレッシング	15		
果物	バナナ	100	10	
牛乳	普通牛乳	206	0	

対象者が記録（太枠内）　必要に応じ管理栄養士等が後で摂取量や廃棄量を確定（破線内）

図2-5-3　秤量記録法（例示）

実際の栄養価計算に際しては，目安量のままでは対応できないことから，事前に管理栄養士等が被験者と面談し，記録内容を確認・修正し，実際の摂取量，食べ残し量，記載漏れなどを可能な限り正確に把握することが求められる（図2-5-2）．例えば，米飯1杯の重量は，事前に測定を実施している場合を除き，常に一定であるとは限らない．また，茶碗のサイズに関わらず，見かけの盛り付けが一定レベル認められれば，いずれも1杯として受け取られる場合が多い．したがって，適切に確認を取ることが，正しい評価に繋がることになる．

さらに，調査の手順やツールを標準化することで，調査精度の向上が期待できる．

2）秤量記録法

秤，計量カップ，計量スプーンなどを使って，実際の食品の重量，容積を科学的単位（g，mLなど）で計量し記載する．生材料の測定，調理中廃棄量の測定，食後の残菜量の測定がされる．食事調査法の中では，真の値に近いものと位置づけられる．一方で，被験者にとっては，飲食ごとに測定と記録が求められるため手間がかかり，このことが逆に食事内容へのバイアスとなり，誤差の原因となることもある．また，外食を頻回に行う者，自身の食事内容を適切に計量し記録できない幼児や認知症を伴う高齢者など（第三者が同等に対応できる場合を除く）では，事実上，秤量記録法は成り立たない．

栄養価計算の前段階として，管理栄養士等が被験者と面談し，記録内容を確認・修正し，実際の摂取量，食べ残し量，記載漏れなどを可能な限り正確に把握することが求められる（図2-5-3）．

調査全般の手順やツールを標準化することによって，調査精度を向上させることが期待できる．

（2）食物摂取頻度調査法

被験者に対して，特定期間中における食品や食品群の摂取頻度を質問紙で回答してもらうものである（図2-5-4）．質問紙のリスト上に掲載されている食品や食品群に関する情報は集められるが，調理方法や食品の組み合わせなどの情報は得られ難い．

また，相対的ないしは半定量的なエネルギーや栄養素摂取量を推定するため，多くの調査票では，食品や食品群ごとでの1回あたりの基準量を示したうえで，摂取目安量を把握できるような仕様となっている．このような調査票は，半定量食物摂取頻度調査票と呼ばれている．

エネルギーや栄養素摂取量の概算は，一定期間内における被験者1人1日あたりで推定された食品や食品群ごとでの摂取量と食品成分表（食品データベース）の値を掛け合わせて求められる．

食物摂取頻度調査法は，わが国においてもっとも頻繁に用いられる食事調査法である．食事記録法に比べ，比較的短時間に多人数の調査を実施で

食品名		食べない	食週1回以下食べる	食週2~3回食べる	食週4~5回食べる	毎日1回食べる	毎日2回食べる	毎日3回以上食べる	基準量	基準量の半分以下	基準量程度	基準量の1・5倍	基準量の2倍以上
肉類	13. 牛・豚肉								しょうが焼き肉1人前				
	14. 鶏肉								鶏から揚げ3～4個分				
	15. 肉加工品								ウインナー1本				
大豆製品	16. 豆腐，厚揚げ								豆腐1丁				
	17. 油揚げ								うどんの油揚げ1枚				
	18. 納豆，大豆煮豆，枝豆								納豆ミニパック1個				
鶏卵	19. 鶏卵								Mサイズ1個				

図2-5-4　食物摂取頻度法（例示）

表2-5-3　食物摂取頻度調査法の留意点や限界

- 設問数が少なく短時間で回答できるものから，1回に50分程度の時間を要するものまでが存在
- 一般に設問数に比例して，得られる情報や信頼性は向上する場合が多い
- 妥当性の評価（検討）が実施された調査票である必要
- 得られた成績（栄養素等摂取量や食品群別摂取量）は，絶対的な値として取り扱えない
- エネルギーやエネルギー産生栄養素以外の推定精度については，一般に低い場合が多く，特に留意する必要がある
- 調査票が適応する対象集団でなければ，正しい評価はできない（性・年齢・地域・職業など）

きるメリットがある．その一方で，表2-5-3に示すような留意点や限界があることを十分に考慮しておく必要がある．

(3) 24時間思い出し法

24時間以内もしくは，前日に摂取したすべての飲食物を被験者に思い出してもらい，その内容を面接者（管理栄養士等）が記録する調査法である．被験者には食事記録の必要性が無いため，事前の負担は比較的軽い．一方で面接者（管理栄養士等）には高い能力が求められるとともに，事前によく訓練されている必要がある．

誤差を最小限にとどめるため，あらかじめ適切なプロトコールを作成し，調査方法の統一や精度管理（クオリティーコントロール）を十分に行う必要がある．実際の調査に際しては，内容が統一されたフードモデル，食器，図版ツールなどを使いながら，食事内容について聞き取りを行う．被験者に対しては，とくに中立な立場で調査を行わなくてはならない．

24時間思い出し法は，被験者における識字の状況に関わらず実施できる食事調査法である．米国や韓国の国民健康･栄養調査は，この方法によって実施されている．しかし，食事記録法など同様に被験者の状況によっては，適切な調査が成り立たない場合もある．

(4) その他の食事調査法

1) 写真法

被験者が摂取する料理や食品を撮影し，その画像データを基に食事内容を評価する調査方法であ

る．撮影機材としては，スマートフォン，携帯電話，デジタルカメラ，使い捨てカメラが用いられることが多い．調査期間において，少なくとも，すべての飲食の前後に撮影を行ってもらう必要がある．また，食事の途中で調味料などを追加した場合，おかわりをした場合なども，その内容が把握できるように，撮影を行ってもらう必要がある．撮影に際しては，写真だけで食品や料理，食器や包装容器の絶対的なサイズや量を把握しなければならないことから，対象となる品物と同時に撮影を行うことが望まれる．例えば，サイズが既知であるチェック柄のランチョンマットを配付しておき，撮影に際しては，その都度下に敷いたうえで料理や食器を乗せて撮影することで，料理や食器の絶対的なサイズを推定し易くなる．

近年，スマートフォンが普及していることから，比較的実施しやすい食事調査法のひとつとなっている．被験者にとっては，写真を撮影するだけで，調査に要する負荷は比較的軽いと考えられる．しかし，調査者側（管理栄養士等）は，画像の範囲でしか料理や食品を把握できず，味付けや画像に直接写らない食品などについて明確に把握することは事実上困難である．必要に応じて，被験者と面接を行う機会を設けられれば，一定レベルで調査精度の向上が期待できる．

2）陰膳法

被験者が摂取する料理や食品と同一な内容を資料として別途準備してもらい，この内容を科学的に分析することによって，含有されている栄養素量を定量的に把握し，これらの値をもって，摂取栄養素量ならびに摂取エネルギー量を求める調査方法である．食品データベース（食品成分表）を用いず，正確な摂取量を求めることができる．その反面で，資料の準備や分析に相当の手間と費用が必要であり，目的を限定した少人数で短期間の調査以外では，あまり実施されることはない．

3）生物学的指標（バイオマーカー）を用いた評価

生体での食事摂取状況を反映する生体内物質（血液，尿，皮下脂肪，毛髪，爪，など）を測定して，特定の栄養素もしくは，生体全般の栄養状態を判断する．定量的な判定ができる場合では，一定期間内における栄養素摂取の過不足の有無を判定できる．しかし，過不足を認めた栄養に関し，具体的にどのような食事内容が関連していたのかや，過不足を改善するための具体的な食事指導内容については，得られた結果のみで対応を示すことは難しい．

（5）食事調査法の長短所と目的に応じた適切な調査法の選択

おもな食事調査法の種類と誤差の関係ならびに調査法別に比較した適応性について，表2-5-4と表2-5-5に整理した．このように，いずれの食事調査法にも長所と短所（限界）が認められ，現時点では，この方法であれば絶対という食事調査法は存在しない．したがって，どのような目的でいつ誰に食事調査を実施する必要があるのかによって，最適な方法を単独あるいは複数選択することが必要である．

近年では，秤量記録法をベースとして，必要に応じて目安量を記録したり，補助的に写真を撮影するなど，言わば，いいとこ取りの調査が行われていることも多い．さらに，被験者が外食や中食を利用した場合は，全般的な摂取状況を確認するとともに，詳細な食品の構成やその分量については，当該の飲食店やメーカーに内容を問い合わせることで，被験者の負担を軽減しつつ，調査精度の向上を目指すことが可能である．

（6）習慣的な摂取量を求める意義

私たちの食事内容は日々変化している．また，通常，何らかの行事や体調不良のため1日間過食したり減食しても，体重が10kg増減したり，急に栄養素の過剰症や欠乏症が発生することは殆どあり得ない．このようなことから，食事記録法，24時間思い出し法など，1日単位で食事内容を定量的に調査する場合は，1日の調査結果のみで，エネルギーや栄養素摂取量を評価することはできない．このため，習慣的な摂取量を求める必要が

表2-5-4　おもな食事調査法の種類と誤差の関係

	目安量記録法	秤量記録法	24時間思い出し法	食物摂取頻度調査法
日差	＋	＋	＋	−
重量推定	−	＋	＋	＋
摂取頻度の推定	−	−	−	＋
思いだし	±	＋	＋	＋
食事内容の変更	±	±	−	−
食品成分表	＋	＋	＋	＋
食品コードづけ	＋	＋	＋	＋
標本誤差	＋	＋	＋	＋

＋：既知の誤差あり
−：基本的に誤差はない（入らない）と考えられる
±：何らかの誤差が存在する（入る）可能性がある

表2-5-5　主要な食事調査法別に比較した適応性

	目安量記録法	秤量記録法	24時間思い出し法	食物摂取頻度調査法
識字能力	必要	必要	不要	必要
書字能力	必要	必要	不要	必要〜不要
思い出し能力	不要	不要	必要	必要
調査担当者	管理栄養士等	管理栄養士等	管理栄養士等	限定なし
所要時間	○○	○○	○○○	○〜○○○
妥当性	○○	○○○	○○〜○○○	○〜○○
再現性	○	○	○	○〜○○
対象者の簡便性	○	○	○○	○○〜○○○
1件当たりの経費	中程度	高額	かなり高額	低額〜中程度

○：相対的評価（数が多いほど高値もしくは高レベル）

ある．栄養素の種類や求める精度にもよるが，少なくとも2日間の食事調査を実施し，得られたデータをもとに習慣的な摂取量を推定するためのソフトウエアを用いることが望まれる．また，エネルギーについては，体重の変化を用いることが簡便かつ客観的である．

4. 食事調査を適切に遂行し，妥当な結果を得るために求められること

食事調査の目的は，個人や対象集団における栄養素等摂取状況や食品群別摂取状況をひとつの時点で評価することだけではない．何らかの指導(介入）後の変化を経時的にモニタリングしたり，指導者側における介入方法の有効性や妥当性を検証する際にも実施され，重要な科学的根拠ともなる．このため，客観性のある妥当な調査成績を得るための取り組みとして，「標準化」と「精度管理」の2点について常に留意しておかなければならない．

標準化とは，いずれの調査担当者（管理栄養士等）が食事調査に関わっても，常に同程度のレベルでの対応ができるよう，仕組みを構築したり，配慮することである．具体的には，あらかじめプロトコールを作成して調査手順を定めることや，これを逸脱しないように調査を実施することである．調査に用いるフードモデル等のツールを統一

表2-5-6　調査ツールを活用するメリット

比較的短時間に精度の高い重量（容量）の把握が可能
調査対象者と調査者側間の確認に要する時間を短縮し，負担を軽減できる
調査全般の標準化が達成できやすい
調査結果の信頼性，比較性が高まる

することなども，標準化に含まれる．一方，精度管理は，データの収集，記録，集計などの一連の手順が終了した段階で，第三者による，記録ミスや外れ値などの確認（過誤チェック）と必要な場合，修正を行うこと．一連の調査実施中において，各調査員がプロトコールに基づいた適切な調査を現に実施しているのか否か評価し，必要な場合には，助言や警告を行うなどして，調査の精度を維持・向上を目的として取り組み全般のことを指す．

標準化と精度管理が徹底できると，結果の妥当性，比較性，信頼性，再現性が向上し，より適切な評価や判断が可能となる．逆にこれら2点が徹底できていない（妥当性が低い）成績であると，何らかの数値の変化が，指導（介入）によってもたらされたものなのか，単に調査誤差の影響であるのか判断が事実上できなくなる．

5．調査ツールを活用するメリット

食事調査の主たる目的や食事調査法の違いにもよるが，一般に調査ツールを上手く活用することで，表2-5-6に示すようなメリットが認められる．少なくとも，同一目的で同一の被験者に対する食事調査を実施する際には，調査ツールを統一して活用することが望まれる．

具体的な調査ツールとしては，フードモデル，食器類，加工食品等の包装容器，関連書籍，カード類（実物大の食品や料理カード），はかり，計量カップ・計量スプーン，調査対象地域における食品スーパー等の広告ちらし，カタログ類，関連の説明書等があげられる．各ツールを正しく適正に使用しているの否かによって，調査精度全般にも強い影響を及ぼす．

6．食品成分表（食品データベース）の活用に際しての問題点・留意点

わが国の栄養に関わる業務の大部分に利用されている食品データベースは，文部科学省科学技術・学術審議会資源調査分科会より報告されている日本食品標準成分表である（2019年6月時点では，日本食品標準成分表2015年版（七訂）追補2018年までが公表されている）．同省では，ホームページを介して，その都度新しい情報を提供している．以前に比べ，取り扱われている食品数や栄養素の種類は増加しており，食事調査に際しても，利用しやすくなっている．

しかし，現状においても，食品の調理・加工に伴う食品重量や栄養成分の変化については，対応しきれていない食品も多数認められる．また，新しい加工食品やいわゆる栄養補助食品等（サプリメント等）については，取り扱われておらず，別の対応が求められる（Ⅲ部④参照）．

一方，一連の食事調査の期間中に食品データベースが変更されると，食事調査結果やその評価に際して強い影響を与える可能性がある（陰膳法，生物学的指標を除く）．一般的には，新規に出現した食品についてのみ新たな食品データベースを作成し，追加登録したうえで調査結果に反映させるか，一連の食事調査期間中に食品データベースの更新を行わないか，いずれかの対応となる場合が多いようである．

また，日本食品標準成分表で示されている特定の食品の呼称が，地域によって異なっている場合，その反対に日本食品標準成分表で示されている特定の食品の呼称とある地域での呼称が同一でも，

実際の食品は異なっている場合などが実際に認められる．さらに，日本食品標準成分表に未収載の食品を他の食品によって読み替え登録する際のルールなどは，標準化と精度管理にも影響を及ぼすことから，調査担当者間での情報共有と対応の統一は極めて重要である．

7. 栄養補助食品等（サプリメント等を含む）への対応と評価

近年，栄養補助食品等（サプリメントを含む）を習慣的に利用している者が増加している．1回量で日本人の食事摂取基準に示されている推奨量（RDA）を充たしてしまう製品も多い．このため，食事調査に際しては，これらを無視できない状況にある．とくにアスリートにおいては，十分に留意すべきであろう．しかし，これらに関するデータベースの構築は，ほとんど対応できていない状況にある．この理由として，取り扱いが，医薬品，医薬部外品，特定保健用食品，清涼飲料水など複雑であり，かつ製品の入れ替わりも激しい．このようなことから，被験者の利用状況に応じ，調査担当者側から製品の製造元等へ情報提供を求める必要がある．多くのメーカーでは，カスタマーセンターに問い合わせることで，一定の情報が得られる場合が多い．得られた結果は，日本食品標準成分表から算出された通常の食品から摂取されたエネルギーや栄養素摂取量に加算し，全体として評価することが必要である．なお，アスリートにおいては，サプリメントやアスリート用の食品等を日常的に摂取していることも多いため，留意する必要がある．とくに補食やトレーニング中の水分補給として，サプリメントやスポーツドリンクを摂取することも多いため，朝昼夕の3食以外について，食事記録の記載漏れなどがないか，その都度確認しておくことが望まれる．

8. 食事に対する知識，態度，信条の把握

食事調査では，多くの場合，被験者のエネルギーや栄養素摂取量あるいは，食品群別摂取量を把握することができる．しかし，その摂取に至った背景や要因については，明確化できない．このため，食事調査とあわせて，食に対する知識，態度，信条などについて，アンケート調査や聞き取り調査等を実施するとよい．また，食事指導（介入）を行う予定がある場合には，行動変容の段階についても評価しておくと後々有効な情報となり得る．また，この際には被験者の特性に合わせた設問（質問）内容であることが求められる．

9. 過小評価に関する留意点

アスリートに対する食事調査においては，競技種目の違いによって精度が異なることが認められているため，結果の解釈や活用には注意が必要な場合もある．また，女性アスリートを対象とした調査においては，摂取量を平均で15.3%，審美系種目の選手では42%と大きく過小評価していたとの報告もなされている．

一方，アスリート以外のデータをもとに作成された食物摂取頻度調査で，摂取頻度のみを問うタイプのものでは，1回摂取量が多いアスリートの場合，過小評価となってしまう可能性が高くなる．また，競技種目によっては，肉類の摂取部位などにこだわって，食事をしているアスリートも見受けられるため，特定の食品や食品群の代表的な栄養量と実際に摂取した内容の栄養量が異なる場合もある．

10. 食事調査と評価，これに基づく指導を担うスポーツ栄養士に求められること

近年，さまざまなバイオマーカーを用いた評価

が行われているが，いずれにも限界が認められる．人は基本的に食品や料理の形で栄養素を摂取していることから，食事調査によるアセスメント抜きに，適切な栄養指導（介入）の実施はあり得ない．

状況に応じた妥当な食事調査法の選択とその精度管理は，正しい評価や栄養指導（介入）のため必ず身につけておかなければならないスポーツ栄養士のスキルである．

栄養士は身体に必要な栄養素と食物との翻訳者的役割を担うということを常に心にとめて対応することが求められる．

［由田　克士］

［文　献］

1）Yoshita K：Selection of a Dietary Assessment Method in Accordance with an Objective and Evaluation of the Results. J Nutr Sci Vitaminol, 61：S31–32, 2015.
2）日本栄養改善学会監修：食事調査マニュアル　はじめの一歩から実践・応用まで．改訂3版，南山堂，2016.
3）医薬基盤・健康・栄養研究所監修：公衆栄養学．改訂第6版，南江堂，2018.
4）吉田明日美ほか：女性スポーツ選手における食事記録法によるエネルギー摂取量の評価誤差に関連する要因．栄養学雑誌，70：305–315, 2012.

6 エネルギー消費量の算定

アスリートにとって，適切なエネルギー量を摂取することは，脂肪や筋肉といった体組成を調整しつつ適切な体格を確保するため，トレーニングや競技を行うのに十分なエネルギーを確保するため，トレーニングによる疲労を回復するために重要である．体重が不変で体組成に変化がない状態の場合，エネルギー摂取量はエネルギー消費量（energy expenditure：EE）に等しいため，推定エネルギー必要量（estimated energy requirement：EER）は，食事アセスメントから得られる総エネルギー摂取量を用いるのではなく，総エネルギー消費量（total energy expenditure：TEE）の推定値を用いる方法が一般的である．現場での栄養指導において，TEEの推定にはいくつかの方法が用いられているが，どんな方法を用いてもEEを推定する過程において，少なからず誤差が生まれ，その誤差がどこに起因しているのか，その誤差がどのくらいの範囲で生じるのかを知っておくことは，アスリートのコンディションを調整する栄養士において，大変重要なことである．

そこで本章では，EEの算定理論を理解し，栄養士が実際にTEEを推定できるようになることを目標として，いくつかの算定方法を紹介する．

1．1日の総エネルギー消費量の構成

1日のエネルギー消費量は大きくわけると基礎代謝量，食事誘発性熱産生，活動時代謝量の3つの要素にわけることができる．

基礎代謝量（basal metabolic rate：BMR）は，ヒトが覚醒状態にあるときに，生きていくうえで必要な最小限のエネルギー消費量のことである．1日のTEEのうち約60％ともっとも多くの部分を占めている．通常は，軽い夕食を摂取した後，12時間以上絶食した翌早朝空腹・覚醒時に，快適な室内（室温：18～25℃）において，筋肉の緊張を最小限にした安静仰臥位で測定することができる．正確には，前日から測定場所に宿泊しての測定が基本であるが，測定当日の朝，自宅からできるだけ動かずに測定場所に移動し，30分以上の十分な安静を取った後に測定されることも多い．そのようなBMRの測定条件がやや緩いもので，姿勢や絶食時間，室温などが基礎代謝の測定条件を満たしていないEEを安静時代謝量（resting metabolic rate：RMRまたはresting energy expenditure：REE）といい，理論的には，RMR（またはREE）はBMRよりも若干高い値を示す．国内外の学術論文や資料等では，BMRの測定条件もさまざまであり，BMRとRMR（またはREE）を区別せずに使用していることが多い．また，睡眠時代謝量（sleeping metabolic rate：SMR）は，睡眠中のEEを示し，BMRと比べると，覚醒していない分のEEが小さくなるのだが，夕食・夜食や就寝前までの活動の影響などを考慮すると，睡眠中のすべてのEEの平均は，BMRと近い値になると考えられている．一方で，最小値を観測する限定した時間帯のSMRはBMRより小さくなる．SMRも評価の方法によっては，BMRと同義語として使用されることがある．

食事誘発性熱産生（diet-induced thermogenesis：DIT）は，食物を摂取した後に，数時間にわたって増加するエネルギー消費量のことで，1日のTEEの約10％を占める．これは，食物の消化・吸収・同化作用に伴うEEの増加と咀嚼の刺激に

表2-6-1　各組織・器官別の基礎代謝量

組織・器官	重量 (kg)	基礎代謝率 (kcal/kg/日)	基礎代謝量に対する割合 (%)
骨格筋	28.0	13	21.6
脂肪組織	15.0	4.5	4.0
肝臓	1.8	200	21.3
脳	1.4	240	19.9
心臓	0.33	440	8.6
腎臓	0.31	440	8.1
その他	23.16	12	16.5

体重70kg，体脂肪率約20％の男性を想定（Gallagher D, et al.: Organ-tissue mass measurement allows modeling of REE and metabolically active tissue mass. Am J Physiol, 275: E249-258, 1998より作図）

よる交感神経系の活性化に伴うEEの亢進によるものである．食物の消化・吸収・同化作用に利用されるEEは，エネルギー源となる主要な栄養素である糖質，脂質，たんぱく質の摂取量の違いにより変動する．

活動時代謝量（physical activity energy expenditure：PAEE）は，運動や生活活動（労働，家事，通勤・通学など）などあらゆる身体活動に伴うエネルギー消費量のことである．一般的な人では，1日のTEEの約30％がPAEEであると言われるが，PAEEは活動内容の違いによって個人差が大きくなる部分であり，とくにアスリートでは，競技特性やトレーニングの内容によって消費するエネルギー量が大きく変動する．また，アスリートの場合，PAEEの一部として，運動後の代謝亢進（excess post-exercise oxygen consumption：EPOC）も忘れてはいけない．EPOCとは，運動を中止した後でも，しばらくの間は高いエネルギー消費が継続することである．EPOCは，無酸素性の代謝産物の除去，体温の上昇，中性脂肪利用の亢進，交感神経系の活性化などによって生じ，その大きさは，運動強度と運動継続時間によるので，強度が高くなるほど，また時間が長くなるほど大きくなる．

2．基礎代謝量

(1) 影響する要因

BMRは筋肉の緊張を最小限にした状態で測定を行う．そのため，筋肉1 kgあたりの基礎代謝率は13 kcal/kg/日と小さいが，除脂肪量（Fat free mass：FFM）の約半分を占めるので，BMRの約20％が筋肉によるエネルギー消費量である[1]．一方で，肝臓，脳，心臓，腎臓などの主要な内臓諸器官1 kgあたりの安静時代謝率は200 kcal/kg/日以上と高く，それらを合わせるとBMRの約60％を占めるが，脂肪組織の占める割合はとても小さい（表2-6-1）．そのため，BMRの個人差の大部分はFFMで説明がつくとされている．

性や年齢もBMRに影響する．男性のBMRは女性より大きい．成人では加齢に伴ってBMRは低下し，低下の程度は20歳代～70歳代にかけて10歳で約1～2％である．これらの性・年齢による違いの一部はFFMの重量で説明されるが，FFMの重量で調整しても性差や年齢差があるとされている．女性では，個人差はあるものの月経周期によりBMRが変動し，低温期である卵胞期にもっとも低くなり，高温期である黄体期に高くなるという二相性パターンをもつことがわかっている[2]．

表2-6-2　基礎代謝量の推定式

名称	推定式（kcal/日）：上段が男性，下段が女性
基礎代謝基準値	基礎代謝基準値×W
国立健康・栄養研究所の式（2007）	(0.0481×W＋0.0234×H－0.0138×A－0.4235)×1000/4.186 (0.0481×W＋0.0234×H－0.0138×A－0.9708)×1000/4.186
Harris-Benedict式（1919）	66.4730＋13.7516×W＋5.0033×H－6.7550×A 655.0955＋9.5634×W＋1.8496×H－4.6756×A
Cunningham式（1980）	22×FFM＋500
JISS式（2005）	28.5×FFM
田口らの旧式（2011）	26.9×FFM＋36
田口らの新式（2011）	27.5×FFM＋5

略号）W：体重（kg），H：身長（cm），A：年齢（歳），FFM：fat free mass（kg）

(2) 測定方法

測定は多くの場合，エネルギーを産生するときに酸素が消費され，二酸化炭素が産生されることに基づいた間接法が用いられる．間接法では，マスクを装着してダグラスバッグに呼気を集めるか，マスクやフードを用いて分析計に直接，呼気を導入するかのいずれかの方法によって，呼気ガス中の酸素と二酸化炭素の濃度と呼気量を測定する．それらの測定値から，酸素摂取量と二酸化炭素産生量を求める．通常は，摂取エネルギーに占めるたんぱく質の割合は比較的安定しているので，たんぱく質の占める割合を12.5%と仮定し，下記のWeirの式により，エネルギー量を計算する．

エネルギー量(kcal/分) = 3.9 × 酸素摂取量(L/分) + 1.1 × 二酸化炭素産生量 (L/分)

たんぱく質の占める割合が大きい極端に偏った食事をとっている時など，たんぱく質摂取量が通常と異なることが推測される場合には，尿中の窒素排泄量を測定し，下記の式を用いてエネルギー量を計算する．

エネルギー量(kcal/分) = 3.941 × 酸素摂取量(L/分) + 1.106 × 二酸化炭素産生量(L/分) − 2.17 × 尿中窒素排泄量(g/分)

酸素摂取量と二酸化炭素産生量，および尿中窒素排泄量が正確に得られれば，多くの場合1%程度かそれ以下の誤差で，EEが推定できる．

(3) 推定方法

BMRは，体格でほぼ決定されるので，さまざまな対象について身長や体重などからの推定式が数多く示されている．一般人およびアスリートを対象に作成された，おもなBMRの推定式を表2-6-2に示す．

日本では，一般人を対象とした先行研究の結果により，体重と強い相関がみられることから，性・年齢別の参照体重1 kgあたりの基礎代謝基準値が「日本人の食事摂取基準（2020年版）」[3]に示されている（表2-6-3）．この基礎代謝基準値に体重を乗じることで簡便にBMRを求めることができる．ただし，この基礎代謝基準値は，参照体重において推定値と実測値が一致するように決定されているため，参照体重から外れるほど，推定誤差が大きくなる．つまり，肥満者で基礎代謝基準値を用いると，BMRを過大評価し，逆にやせの場合は過小評価する．また，年齢，性別，身長，体重を用いた国立健康・栄養研究所の式（健栄研式）は，すべての年齢階級において比較的妥当性が高く，BMI（body mass index）が30 kg/m^{2}程度までならば体重による系統誤差を生じないことが示されており，一般人において精度よくBMRを推定できる方法として広く利用されている．海外では，Harris-Benedict式が有名であるが，この式を日本人に利用すると全体として過大評価の傾向になる．

一方で，トレーニングによって骨格筋量が増加

表2-6-3　参照体重における基礎代謝基準値

性別	男性			女性		
年齢（歳）	基礎代謝基準値（kcal/kg体重/日）	参照体重（kg）	基礎代謝量（kcal/日）	基礎代謝基準値（kcal/kg体重/日）	参照体重（kg）	基礎代謝量（kcal/日）
1～2	61.0	11.5	700	59.7	11.0	660
3～5	54.8	16.5	900	52.2	16.1	840
6～7	44.3	22.2	980	41.9	21.9	920
8～9	40.8	28.0	1,140	38.3	27.4	1,050
10～11	37.4	35.6	1,330	34.8	36.3	1,260
12～14	31.0	49.0	1,520	29.6	47.5	1,410
15～17	27.0	59.7	1,610	25.3	51.9	1,310
18～29	23.7	64.5	1,530	22.1	50.3	1,110
30～49	22.5	68.1	1,530	21.9	53.0	1,160
50～64	21.8	68.0	1,480	20.7	53.8	1,110
65～74	21.6	65.0	1,400	20.7	52.1	1,080
75以上	21.5	59.6	1,280	20.7	48.8	1,010

（厚生労働省：日本人の食事摂取基準（2020年版））

した体格の大きいアスリートの場合，BMRを体重あたりで示すと同年代の基礎代謝基準値よりも低値を示し，体脂肪率の低いスリムな体格のアスリートの場合，基礎代謝基準値よりも高値を示すことがある．また，アスリートのBMRは体重よりもFFMとの相関が強いことが明らかになっている[4,5]．その関係は，性別や競技特性による違いがなく，どのような体格のアスリートであってもFFMあたりのBMRにほとんど差がないことなどから，アスリートの基礎代謝量の推定には，FFMを用いることが妥当であると考えられている．海外では，CunninghamらがHarris-Benedict式を作成した時のデータベースを用いて各個人のFFMを推定し，それを基に作成したFFMからBMRを推定する式が広く利用されている．Jagimら[6]は，全米大学体育協会（National Collegiate Athletic Association）に所属の男女アスリートを対象として，既存のBMR推定式の妥当性を検討した．その結果，男性アスリートでは，Harris-Benedict式が，女性アスリートではCunningham式がBMRを推定するのにもっとも適していると報告している．このように，男女の違いによって採用する式を変えることも必要かもしれない．また，利用する推定式がどのような特性を持つ対象集団から作成された式なのかを把握し，その情報をもとに推定式を選択することによってBMRの推定精度を上げることができる．つまり，日本人アスリートのBMR推定には，日本人アスリートの実測値から作成された推定式を用いることが望ましい．

これまで，日本においては，一般人のBMRと身体組成のデータを用いてアスリートの体格に合うように換算されたFFM 1 kgあたり28.5 kcal/kg/日という基礎代謝基準値がJISSの研究から報告され，これを基にした28.5×FFMという式が広く利用されてきた．しかし，この基礎代謝基準値は実測値から求められた値ではないうえ，妥当性も検討されていないのが現状であり，実測値より過大評価するという報告もある[7]．アスリートの中でもとくに重量級などの体格の大きなアスリートにこの式を適用すると，大きな誤差が生じる可能性が高い．そこで，日本人アスリートを対象としたBMRに関する研究がすすめられ，田口らがFFMを基にした推定式を2つ提案している[4,7]．

旧式　$BMR = 26.9 \times FFM + 36$（$R^2 = 0.672$，SEE = 132kcal）

表2-6-4　基礎代謝量の推定例

例）20歳男性　身長：170cm，体重：65kg，体脂肪率：15%，除脂肪量：55.25kg

	基礎代謝量（kcal/日）	田口らの新式との差（kcal/日）
田口らの新式	1,524	—
基礎代謝基準値	1,560	36
国立健康・栄養研究所の式	1,530	6
Harris-Benedict式	1,676	151
Cunningham式	1,716	191
JISS式	1,575	50
田口らの旧式	1,522	−2

新式　BMR = 27.5 × FFM + 5（R^2 = 0.653，SEE = 113kcal）

田口らの旧式は，妥当性が報告されており[7]，推定誤差は17 ± 134 kcal/日，全誤差（Total error）は106 kcal/日で，FFM 36～52 kg程度の範囲内にある女性アスリートのBMRを8%以内の誤差で推定することができる．また，田口らの新式は，旧式作成時のデータを基に対象者数を増やして改良させた式であり，適用範囲が広くなっていると考えられる．田口らの式は，いずれも女性アスリートを対象として作成された式であるが，新式においては，男性アスリート（FFMの範囲：67.2 ± 7.1 kg）での妥当性が検討され，推定誤差は − 7 ± 136 kcal/日であり，全誤差は17 kcal/日で，系統誤差も認められなかったことがわかっている（未発表データ）．

例えば，あるアスリートに対し，ここで紹介した推定式でBMRを算出すると表2-6-4のようになる．田口らの新式で推定したBMRが実測値により近いと仮定したときに，最大で191 kcal/日の誤差が生じることになる．このBMR推定時の誤差に身体活動レベルを掛け合わせた数値が，EERの推定誤差となる．したがって，実際の栄養指導の現場では，アスリートの性別，体格や種目特性などに基づき，各BMR推定式の特性を把握して，できるだけ誤差が生じない推定式を見極めることが，その後のEERを評価する際に必要となる．

3. 食事誘発性熱産生

（1）影響する要因

DITは，食事の量と栄養素の組み合わせによって異なる．エネルギー源となる三大栄養素のひとつであるたんぱく質のみを摂取した場合は，摂取エネルギーの約30%をDITとして消費する．これは，他の栄養素と比べてもっとも高い．その他，糖質のみを摂取した場合は約6%，脂質のみを摂取した場合は約4%のエネルギーを消費するとされている．また，咀嚼回数を増やし，食事時間をかけることでDITが高まることが報告されている[8]．そのほか，カフェインやカプサイシンなどによってもDITが亢進する．

（2）測定方法

食後の亢進したEEをBMRで示したように呼気ガスを分析することによって評価する．しかし，DITは食後数時間にわたって続くので，BMRやPAEEと切り離して，評価しなければならない．実験室レベルでは，ヒューマンカロリメーターを利用した自由生活下でのDITの評価法が提案され[9]，国内外で研究が行われているが，現場において実際にDITを評価することはとても難しい．

（3）推定方法

平均的な食事におけるDITは，三大栄養素の混合となるので総エネルギー摂取量の約10%となる．そこで，エネルギー摂取量を調査することで推定することができる．しかし，アスリートにおいてたんぱく質からのエネルギー摂取量が大きくなっている場合には，DITは，総エネルギー摂取量の10％より高い可能性が強く，ここにDITの推定誤差が生じる可能性がある．

4．1日の総エネルギー消費量の評価

1日の総エネルギー消費量を正確に評価することはとても難しい．とくにアスリートでは，体組成や活動内容のバリエーションが大きいので，体格やトレーニング内容に合わせて，慎重にEEを推定する必要がある．1日あるいはそれ以上の長時間にわたるEEを推定するには，以下のような方法がある．

(1) ヒューマンカロリメーター

ビジネスホテルのシングルルーム程度の大きさの施設に滞在し，EEを連続的に測定する方法である．ガス濃度や流量等の測定機器を備え，室内の空気中の酸素と二酸化炭素の量の変化から測定する間接法に基づいている．比較的精度の高い測定方法で，数時間から数日間の自由生活下での測定が可能であるが，活動が測定室内に限られるため，アスリートの生活実態を反映したEEの測定においては，現実的ではない．

(2) 二重標識水（doubly labeled water：DLW）法

水素原子と酸素原子の安定同位体を使用して測定する方法で，自由な生活におけるEEを測定する方法としては，もっとも精度が高いとされている．対象者の負担が少なく，活動が制限されないことから，アスリートにおいても適用が可能であるが，ある程度の期間の平均した1日のEEを評価するのみであり，トレーニング時間だけ，あるいは，レーニングのある日とない日を分けた評価などができない．また，以前よりも安定同位体の販売価格が低下し，生体サンプルの受託分析が始まったものの，投与方法や分析値の解釈には高度な知識と経験が必要になることから，現時点では，研究的な手法であり，栄養指導の現場での使用にはむかない．

(3) 心拍数法

心拍数法はとくに中～高強度の活動において，酸素摂取量（エネルギー消費量）と心拍数の間に正の相関が認められることを利用した方法である．安静時や日常生活の大部分を占める低強度の活動の評価においては，酸素摂取量と心拍数の相関は弱いため，推定誤差が大きくなる可能性があるが，アスリートにおけるトレーニング中のEEの推定に利用できる．心拍数と酸素摂取量の関係式は，個人ごとに異なるので，あらかじめ個別の関係式を作成することが必要である．自転車エルゴメータやトレッドミルを用いた漸増負荷運動中の心拍数と酸素摂取量の測定を行い，酸素1Lに対するエネルギー量を5 kcalと仮定して関係式を導き出す．心拍計モニターを使って，1日以上にわたって心拍数を測定し，個人の関係式を用いて1日のTEEを推定する．比較的簡易に，実際の身体活動を反映したEEを高い精度で求めることができる．しかし，運動時に増加したエネルギー代謝は運動後に速やかに収束するのに対し，心拍数は高く維持されるため，高強度のインターバル運動などでは，EEが過大評価される可能性がある．一方，マラソンのような一定の運動強度が長時間続く運動では，EEが過小評価される場合がある．また，心拍数の測定・記録の機器は小型化しているものの，電極とモニターを装着する必要があるため，種目によっては使用が難しい．

(4) 加速度法

身体活動に伴う加速度（単位時間あたりの速度の変化率）の大きさがEEと正の相関があることを利用して，EEを推定する方法である．多くの場合，腰部に機器を装着して，1方向または，3方向の加速度を測定する．運動や身体活動の強度，継続時間，頻度などの客観的な情報が得られるこ

表2-6-5　生活活動と各種スポーツのMETs（例）

	活動内容	METs
3METs未満の生活活動	睡眠，横になってテレビを見る	1.0
	静かにする（座位または立位），読書（座位），勉強，デスクワーク	1.3
	入浴，食事，音楽・映画鑑賞（座位），会話や電話（座位）	1.5
	会話や電話（立位）	1.8
	床磨き，風呂掃除，洗濯物を干す・片づける，シャワーを浴びる（立位），身支度（洗顔，歯磨き，手洗いなど）	2.0
	買い物	2.3
3METs以上の生活活動	台所での活動（全般），掃除機をかける	3.3
	通勤・通学で歩く，自転車に乗る（16.1km/時未満）	4.0
3METs未満のスポーツ	歩行（3.2km/時未満）	2.0
	ストレッチ	2.3
	ハタヨガ	2.5
3METs以上のスポーツ	ピラティス，太極拳	3.0
	体操（全般）	3.8
	投擲，ハンマー投げ，卓球，バレーボール	4.0
	ゴルフ	4.8
	ダンス（バレエ，モダン，ジャズ），野球，ソフトボール	5.0
	バドミントン	5.5
	高跳び，幅跳び，レスリング（試合），フェンシング	6.0
	バスケットボール	6.5
	アイススケート，スキー，ハンドボール（試合）	7.0
	エアロビックダンス，テニス	7.3
	アイスホッケー，アメリカンフットボール，ラクロス	8.0
	ランニング（8km/時），ラグビー	8.3
	クロスカントリースキー	9.0
	クロール（速い，68.6m/分未満），サッカー（試合）	10.0
	武術（柔道，空手，テコンドーなど）	10.3
	ボート・カヌー（競技），自転車競技（レース全般）	12.0

(Ainsworth BE, et al.: 2011 compendium of physical activities: A second update of codes and MET values. Med Sci Sports Exerc, 43: 1575–1581, 2011)

とや比較的長時間のデータ収集が可能なことから，スポーツ活動やさまざまな日常生活ごとにEEの評価が可能であり，栄養指導の現場でもっとも利用しやすいEEの評価方法であるといえる．平地の歩行や走行においては比較的正確に評価できるが，水中での活動を評価できないことや斜面での走行，回転を含む動作，自転車やローイングなどの体幹部の移動の少ない動きでは測定誤差が大きくなること，身体的接触が多い運動では機器の装着が困難であることなどから，適用できる種目が限られる．

(5) 要因加算法

活動内容を本人または観察者が記録（生活時間調査）し，身体活動と時間からそれぞれの活動時のEEを算出し，それらを加算することによって，ある時間のEEを推定する方法である．生活時間調査は，活動の種類が変わるたびに記録するか，一定時間（例：15分）単位で，もっとも代表的な活動を記録する．メッツ（Metabolic equivalents：METs）は，座位安静時のEEの何倍に相当するかを示した指標である．運動および日常のさまざまな身体活動について値が求められている[10]．おもな生活活動と各種のスポーツ活動のMETsを示す（表2-6-5）．通常，座位安静時の酸素消費量は，体重1 kgあたり1分間あたり3.5 mLとして計算される．酸素消費量1 Lあたりのエネルギー量が5 kcalであることから，3.5 mL/kg/分は1.0 kcal/kg/時と非常に近似であるので，MET（3.5 mL/kg/分）のkcalへの変換においては，ごくわずかな誤差しかない[10]（資料2-6-1）．これらのことから，ある活動中のEEは以下の式で算出

資料2-6-1　酸素消費量からエネルギー消費量への換算理論

座位安静で1時間の活動時のEEを計算する．
酸素消費量1 L=5 kcal
座位安静時（1 MET）の酸素消費量=3.5 mL/kg/分

座位安静時（1 MET）の酸素消費量をmLあたりからLあたりに変換すると
3.5 mL/kg/分÷1,000=0.0035 L/kg/分
安静時の酸素消費量（0.0035 L/kg/分）のEEを計算すると
0.0035 L/kg/分×5 kcal=0.0175 kcal/kg/分
（1分間の体重1 kgあたりの座位安静時のEE）
安静時のEE（0.0175 kcal/kg/分）を1時間あたりに換算すると
0.0175 kcal/kg/分×60分 =1.05 kcal/kg/時
≒1.0 kcal/kg/時
1 METの強度で1時間の活動のEEは，1時間あたり，体重1 kgあたり約1.0 kcalである．
したがって，1 METの強度で1時間の活動時のEEは，ほぼ体重と同じと考えることができる．

表2-6-6　体重65 kgの人のトレーニングによる付加EEの計算例

	METs	実施した時間（時）	エネルギー消費量（kcal）*
軽い運動	3.5	0.33	54
ウェイトトレーニング（複合的エクササイズ）	3.5	0.5	81
ランニング（時速8km）	8.3	0.5	237
サッカー（通常練習）	7.0	1.0	390
計		2.33	762

*活動による付加EE（kcal）≒（METs－1）×時間（時）×1.0×体重（kg）

することができる[10]．

活動時のEE（kcal）≒METs×時間（時）×1.0×体重（kg）

この式から，活動時のEEは，METsに運動時間（時）を乗じた身体活動量を定量化する値であるメッツ・時に体重を掛け合わせた値であると覚えておけばよい．例えば，体重65 kgの人が4メッツ・時の運動を実施したとすれば，4×1.0×65≒260 kcalと推定できる．実際は，座位安静時の酸素摂取量は個人で異なるので，実測することが望ましく，ここに若干の誤差が生じるので，おおよその推定値であることに留意する必要がある．また，METsの値は，ある特定の活動中のEEのほかに，安静分のエネルギー消費量（1 MET）も含んでいるため，「安静時からの増加分」つまり，活動そのもので消費したエネルギー量を知りたい場合は，活動時のMETsから安静時分の1 METを引かなければならない．したがって，以下の式を用いて算出することができる．

活動による付加EE（kcal）≒（METs－1）×時間（時）×1.0×体重（kg）

表2-6-6に体重65 kgの人のトレーニングによる付加EEの計算例を示す．このように，トレーニングによる付加EEを算出し，トレーニングのない時期において体重が維持できるエネルギー摂取量やエネルギー必要量に加えることによって，トレーニング期におけるTEEを推定することも可能である．また，この活動による付加EEを算出する方法は，利用可能エネルギー（energy availability）を評価するときに役立つ．

要因加算法は，機器を使用しないため，手軽にEEを評価することができるが，すべての活動のMETs値が示されているわけではないので，評価誤差が大きくなる可能性がある．とくに，アスリートではトレーニング内容が複雑になっており，記録漏れや記録が粗い場合は，かなりの過小評価をする可能性があることを理解して利用することが重要である．

表2-6-7　日本人アスリートにおける各種スポーツの身体活動レベル（PAL）

種目	年齢（歳）	性別	人数（人）	エネルギー消費量（kcal/日）	身体活動レベルPAL	活動内容	著者	出典
アーティスティックスイミング*	19.8±2.8	F	9	2,738±672	2.18±0.43	通常トレーニング期（1日258分または267分）	Ebine N, et al.	Eur J Appl Physiol, 83: 1-6, 2000
サッカー	22.1±1.9	M	7	3,532±408	2.19±0.31	プロ選手のシーズン中（1週間に2試合＋トレーニング）	Ebine N, et al.	J Sports Sci, 20: 391-397, 2002
柔道	23	F	1	①3,004 ②2,594	①2.37 ②2.00	①減量期 ②回復期	川口ら	武道学研究，37: 15-22, 2004
野球	16.5±0.5	M	12	4,922±391	2.66±0.14	高校生 通常トレーニング期	引原ら	体力科学，54: 363-372, 2005
陸上（長距離）	20.1±0.6	F	9	2,673±620	2.0±0.3	体育大学生 通常トレーニング期	田口ら	アクエリアス基金報告書，pp.31-35, 2006
水泳	20.0±1.0	F	12	3,153±413	2.6±0.5	体育大学生 通常トレーニング期	田口ら	アクエリアス基金報告書，pp.31-35, 2006
陸上（中長距離）	20.1±0.6	F	9	2,673±620	2.23±0.33	大学生　通常トレーニング期	吉田ら	栄養学雑誌，70: 305-315, 2012
水泳	20.2±1.0	F	10	3,077±346	2.45±0.41	大学生　通常トレーニング期	吉田ら	栄養学雑誌，70: 305-315, 2012
新体操	19.7±0.4	F	7	2,910±224	2.65±0.47	大学生　通常トレーニング期	吉田ら	栄養学雑誌，70: 305-315, 2012
ラクロス	21.0±0.4	F	12	2,910±277	2.44±0.47	大学生　通常トレーニング期	吉田ら	栄養学雑誌，70: 305-315, 2012
陸上（短距離）	19±1	F	12	2,392±376	2.3±0.30	大学生　通常トレーニング期	吉田ら	日本栄養・食糧学会誌，66: 101-107, 2013
陸上（短距離）	20.1±0.8	M	9	3,775±747	2.21±0.52	大学生　試合を含む試合調整期	松村ら	人間と生活環境，22: 1-7, 2015
レスリング	20.4±0.5	M	10	4,283±590	2.58±0.34	大学生　冬季トレーニング期	Sagayama H, et al.	J Nutr Sci Vitaminol, 63: 141-147, 2017
卓球	19.9±1.1	M	10	3,695±449	2.53±0.25	大学生　冬季リーグ期間中	Sagayama H, et al.	Int J Sport Nutr Exerc Metab, 27: 421-428, 2017
陸上（長距離）	20±1	F	8	3,032±344	2.68±0.37	大学生　通常トレーニング期	Yoshida A, et al.	J Strength Cond Res, 2018 in press
セーリング（ディンギー）	20±1	M F	9 2	4,133±1,009	2.8±0.3	大学生　トレーニングキャンプ期間8日間（6日間のトレーニング（7時間/日）と2日間の休養日）	Sagayama H, et al.	Int J Sport Nutr Exerc Metab, 29: 350-353, 2019
水泳（オープンウォーター）	24±4	M F	2 3	4,549±1,185	3.22±0.46	シーズン中のトレーニング期	Sagayama H, et al.	Appl Physiol Nutr Metab, 44: 225-227, 2019

*旧シンクロナイズドスイミング

(6) 身体活動レベルからの推定

身体活動レベル（physical activity level：PAL）は，1日のTEE（kcal/日）をBMR（kcal/日）で除した値である．TEEの構成要素から考えると，PALはDITの影響も受けるが，主として，運動を含むすべての身体活動量を反映する．トレーニングも含めた自由な生活下において，EEを正確に測定できる方法は，現在のところDLW法だけであり，これまでにDLW法を用いて日本人アスリートを測定した結果を表2-6-7にまとめた．この表からアスリートのPALは，2.0以上であると考えられる．また，各種データをもとに，アスリートにおける種目系分類別，期別のPALの値が示されている（表2-6-8）．これらの資料から対象となるアスリートのPALを推定し，BMRに乗じることでTEEを算出し，EERとして用いることが多い．しかし，PALは同じ競技でも個人差が大きく，算出された値はあくまでも推定値であることを忘れてはならない．例えば，過大評価あるいは過小評価したBMRにPALを乗じて得られたEERは，肥満者の場合は真のEERより大きく，やせでは小さい可能性が高い．このEERを用いて食事提供量を計画すると肥満者では体重が増加し，やせでは体重が減少する確率が高くなる．アスリートのPALが2.0以上であることを考えると，EERを推定する際にBMR推定時の誤差を2倍以上の誤差に拡大させてしまい，食事管理がうまくいかなくなることが予測される．したがって，栄養指導を行う際には，トレーニングの状況の違いや代謝の個人差なども考慮しつつ，体重やFFMなどをモニタリングしながら定期的にEERの調整を行う必要がある．

表2-6-8　種目系分類別PAL

種目カテゴリー	期分け	
	オフトレーニング期	通常練習期
持久系	1.75	2.50
瞬発系	1.75	2.00
球技系	1.75	2.00
その他	1.50	1.75

さいごに

本章では，エネルギー消費量の算定理論といくつかの算定方法を紹介した．アスリートにとって，成長期や減量または増量など体格を変化させる時，トレーニング量が変化する時，試合に向けて調整する時など，エネルギーの摂取量と消費量をどのようにコントロールするかが重要であり，それによってパフォーマンスに大きな影響を及ぼす可能性がある．エネルギー摂取量とエネルギー消費量のバランスは，「エネルギー収支」や「エネルギーバランス」とよばれ，体重が変動するときには，このエネルギー収支が崩れているといえる．つまり，エネルギー消費量がエネルギー摂取量を上回れば，体重が落ちていくし，下回れば，身体の中にエネルギーが蓄積して体重が増えていくことになる．アスリートをサポートする栄養士は，どの算定方法においても少なからず誤差が生じることを理解したうえで，各現場での栄養指導において，その対象者またはグループに見合う方法を選択し，応用できる能力を身につける必要がある．また，実際にエネルギー収支を正確に測定することは難しく，現場での栄養指導を成功に導くためには，簡便に評価できる体重や体組成，体調などの必要なモニタリングを行いながら，総合的に判断し，EERや食事提供量を調整していく必要があることを忘れてはならない．さらに，近年，EERにおいて利用可能エネルギー（energy availability：EA）という概念が提唱され，EAをEERの評価に用いることが推奨されている．エネルギー摂取量からトレーニングなどによるエネルギー消費量を差し引いた値で，FFM 1 kgあたりで示される．EAは，おもに女性アスリートにおいて問題視されてきたが，近年，女性だけでなく男性においてもEAが低値となると代謝やホルモン分泌の機能が阻害され，パフォーマンスの低下や健康障害，生理機能の低下が起こる可能性があることが明らかとなってきている[11]．そのため，とくに体重別階級制スポーツや審美系スポーツのように，常に体重管理に暴露されている場合や減量期においては，EAを考慮しながらEERを推定することが求められる．EAについては，V部1に詳しく紹介されているので，そちらを参照されたい．

[薄井澄誉子]

[文　献]

1) Gallagher D, et al.: Organ-tissue mass measurement allows modeling of REE and metabolically active tissue mass. Am J Physiol, 275: E249-258, 1998.
2) Curtis V, et al.: Intraindividual variation in the basal metabolic rate of women: Effect of the menstrual cycle. Am J Hum Biol, 8: 631-639, 1996.
3) 厚生労働省：日本人の食事摂取基準（2020年版）https://www.mhlw.go.jp/content/10904750/000586553.pdf
4) Taguchi M, et al.: Resting energy expenditure can be assessed by fat-free mass in female athletes regardless of body size. J Nutr Sci Vitaminol (Tokyo), 57: 22-29, 2011.
5) Oshima S, et al.: Relative Contribution of Organs Other Than Brain to Resting Energy Expenditure Is Consistent among Male Power Athletes. J Nutr Sci Vitaminol (Tokyo), 59: 224-231, 2013.
6) Jagim AR, et al.: The accuracy of resting metabolic rate prediction equations in athletes. J Strength Cond Res, 32: 1875-1881, 2018.
7) 田口素子ほか：除脂肪量を用いた女性競技者の基礎代謝量推定式の妥当性．体力科学，60：423-432, 2011.
8) Hamada Y, et al.: The number of chews and meal duration affect diet-induced thermogenesis and splanchnic circulation. Obesity, 22: E62-69, 2014.
9) Usui C, et al.: Validity and reproducibility of a novel method for timecourse evaluation of diet-induced thermogenesis in a respiratory chamber. Physiol Rep. 3 (5): 1-13, 2015.
10) Ainsworth BE, et al.: 2011 compendium of physical activities: A second update of codes and MET values. Med Sci Sports Exerc, 43: 1575-1581, 2011.
11) Mountjoy M, et al.: IOC consensus statement on relative energy deficiency in sport (RED-S): 2018 update. Br J Sports Med, 52: 687-697, 2018.

1 エネルギー補給（糖質・脂質）

運動時には，おもに糖質と脂質がエネルギー基質として利用される．したがって，それらをどのように摂取するかということは，競技パフォーマンスに大きな影響を及ぼすことになる．本章では，まず，糖質および脂質によるエネルギー供給機構の概要を示し，さらに，糖質と脂質の効果的な摂取方法について，その理論的背景・根拠を解説する．

1．エネルギー供給系

(1) アデノシン三リン酸

生体で用いられるエネルギーは，すべてアデノシン三リン酸（Adenosine triphosphate：ATP）から得られる．ATPは，アデノシン（アデニン（プリン塩基）＋リボース（五炭糖））と3個のリン酸から構成されている（図3-1-1）．一番端にあるリン酸がATPから分離し，アデノシン二リン酸（Adenosine diphosphate：ADP）と無機リン酸（Inorganic phosphate：Pi）に分解するときに放出されるエネルギーを用いて筋収縮が行われる．骨格筋にもともと存在しているATPはごく微量（骨格筋1 kgあたり5～8 mmol）であるため，それだけでは，非常に短い時間しか筋収縮を続けることができない．そこで，運動を継続するためにはATPを絶えず再合成する必要がある．ATP再合成のためのシステムとして，①ATP-PCr系，②解糖系，③有酸素系の3つがある（図3-1-1）．

(2) ATP-PCr系

ATP-PCr系では，クレアチンリン酸（Phosphocreatine：PCr）のリン酸をADPに転移することでATPを再合成する（図3-1-1）．この系によるATP再合成は，ひとつの酵素（クレアチンキナーゼ）によって行われる反応であり，エネルギー供給速度は，3つのATP再合成経路の中でもっとも速い．ただし，筋中のPCr量も少ないため，この機構のみが動員された場合の持続時間はとても短い（～10秒間程度）．

(3) 解糖系

糖質（グリコーゲンおよびグルコース）をピルビン酸にまで分解・変換する過程（解糖）でATPを再合成するのがこの系である（図3-1-1）．ATP-PCr系と解糖系では，その反応に酸素を必要としないので，2つをまとめて「無酸素系」と呼ぶ場合がある（無酸素というのは「酸素がない状況になって働く」ということではなく，「酸素を必要としない」という意味である）．運動強度が低く，解糖系での反応があまり速く進まず，ピルビン酸の生成速度が緩やかな時は，ピルビン酸はミトコンドリアに取り込まれ，そこで最終的に水と二酸化炭素にまで分解される．高強度の運動を行ったときなど，解糖系が活発に働き，ピルビン酸の生成速度がミトコンドリアによるピルビン酸の処理速度を上回った場合に，ピルビン酸は乳酸に変換される（図3-1-2）[1]．以前は，高強度運動時には呼吸ができずに，骨格筋への酸素供給が滞り，筋細胞内が無酸素状態になることで，ミトコンドリアによる有酸素系が働かなくなり，解糖系が働き始める，というように考えられていた．しかしながら，高強度運動時でも筋細胞内は無酸素状態になることはほとんど無い．乳酸が生成されるかどうかは，ピルビン酸が生成される速度に

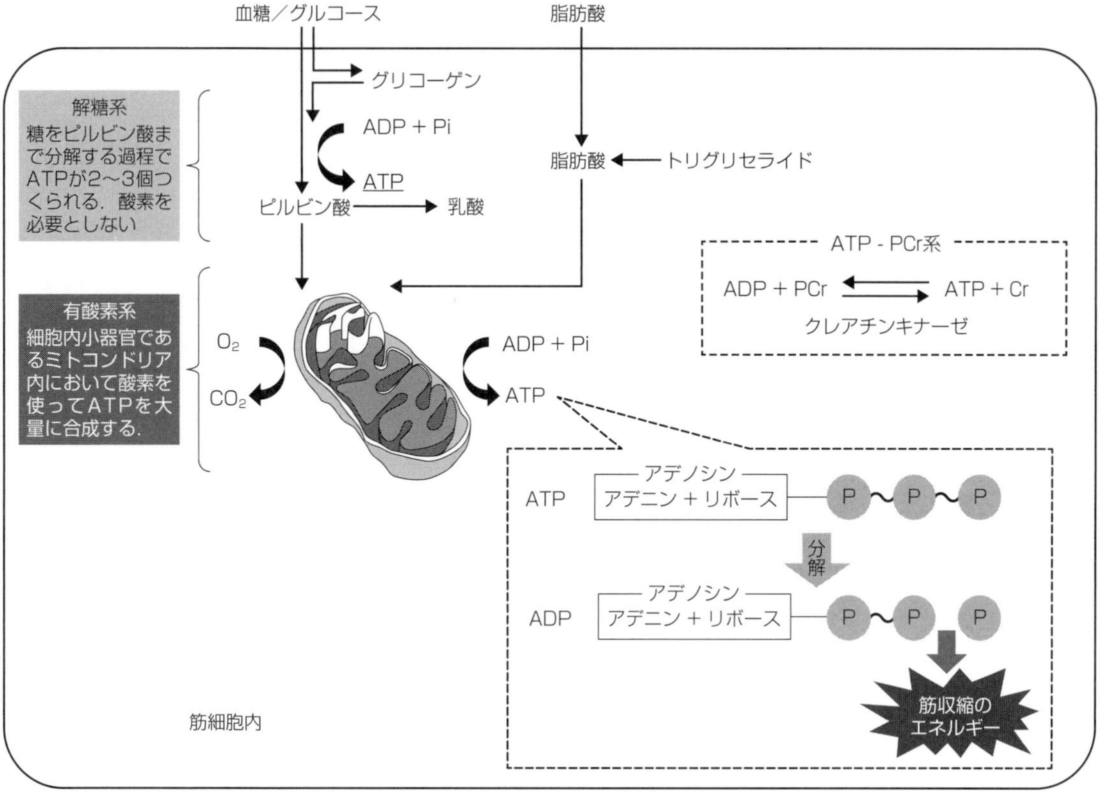

図3−1−1　骨格筋細胞内におけるATP再合成経路

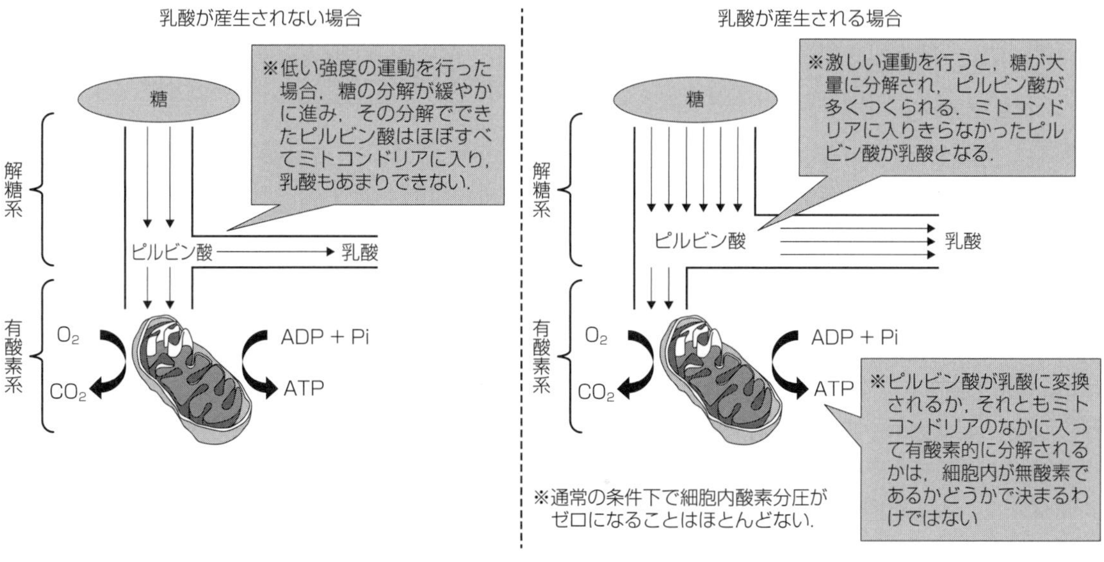

図3−1−2　解糖系において乳酸が産生される場合とされない場合の違い

（寺田　新：運動と骨格筋の機能．（湊久美子，寺田　新編：栄養・スポーツ系の運動生理学．南江堂，pp.43-56，2018））

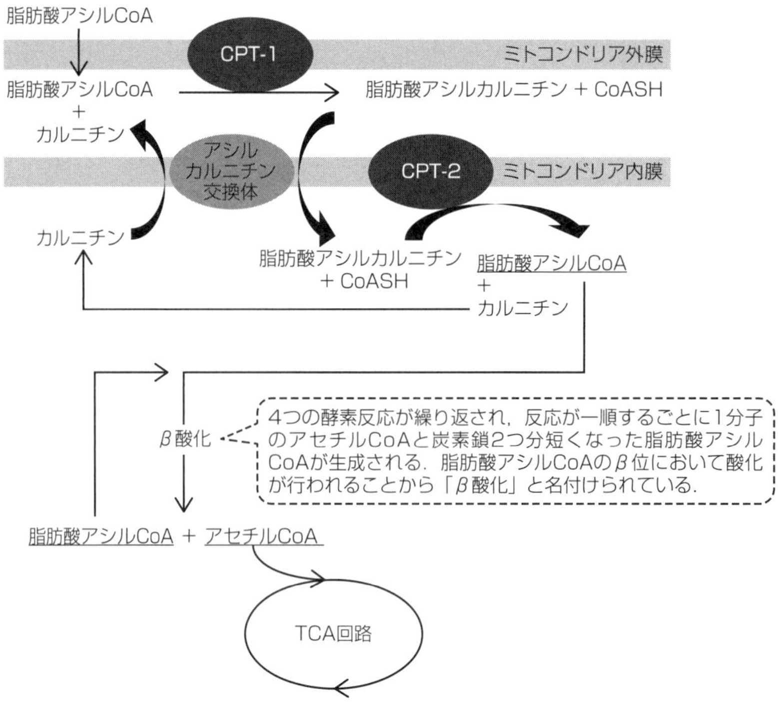

図3-1-3　脂肪酸のミトコンドリアへの輸送過程とβ酸化

よって決まる．この系からのエネルギー供給速度は，3つのATP再合成経路の中では中間に位置する．

(4) 有酸素系

細胞に存在するミトコンドリアにおいて，酸素を用いてATPが再合成される（図3-1-1）．ピルビン酸あるいは遊離脂肪酸（Free fatty acid：FFA）から生成されたアセチルCoAは，トリカルボン酸回路（TCA回路，もしくはクエン酸回路やクレブス回路と呼ばれる）に取り込まれる．TCA回路では，炭素原子を二酸化炭素として外す一方で，水素原子を電子伝達体に移し，ミトコンドリアの呼吸鎖（電子伝達系）に供給している．呼吸鎖では，電子伝達体から水素イオン（プロトン：H^+）が外され，ミトコンドリアの内膜と外膜の間に汲みだされる（プロトンの濃度勾配が作られる）．その濃度勾配に従って，ATP合成酵素を働かせ，ATPが再合成される．有酸素系のエネルギー供給速度は，3つの系のなかではもっとも遅い．しかし，酸素が供給され，体内の糖質や脂質がなくならない限り，ATPを再合成し続けることが可能である．

(5) 運動時における3つのATP再合成経路の関わり方

以前は，「運動開始初期にPCrの分解によるATP再合成がなされ，ついで解糖系の動員が始まり，それらによるATPの再合成が終了してから，有酸素系による供給が始まる」というように，「段階的にATPの再合成系が入れ替わる」という解釈が見られた．しかしながら，実際には，あるATP再合成系が単独で働くということは無く，運動開始からすべての系が働き始めており，運動時間や運動強度によってそれぞれのATP再合成系からの貢献度が変わると考えたほうがよい．強度が極めて高く短時間で終了するような運動では，もっともエネルギー供給速度の速いATP-

PCr系が主要なエネルギー供給系となる．逆に，運動時間が長く（運動強度が低く）なると，有酸素系による寄与率が高くなる．解糖系は運動時間が30秒から3分のとき，比較的大きな役割を果たす．100m走のような超短時間運動であっても，有酸素系によるATPの再合成は10%程度占めており，逆にマラソンのような長時間運動でもATP-PCr系および解糖系によるATPの再合成はゼロにはならない．

2. 運動時における糖質と脂質の利用動態

（1）脂肪酸のβ酸化

運動時には，脂肪組織および骨格筋に貯蔵されている中性脂肪（Triglyceride：TG）が脂肪酸へと分解され，ミトコンドリアにおいて利用される．脂肪酸はミトコンドリアへと自由に流入できるというわけではなく，ミトコンドリアの外膜および内膜に存在するカルニチン・パルミトイル転移酵素（Carnitine palmitoyltransferase：CPT）-1およびCPT-2によってその流入量が調整されている（図3-1-3）．この段階が，脂肪酸をエネルギー基質として利用する際の律速段階となっている．また，ミトコンドリア内へと流入した脂肪酸は脂肪酸アシルCoAとなった後，β酸化と呼ばれる過程でさらに分解される．このβ酸化の過程を一回通過するごとに，1分子のアセチルCoAと炭素鎖が2つ分短くなった脂肪酸アシルCoAが生じる．この反応は脂肪酸アシルCoAがすべてアセチルCoAに変わるまで繰り返されることになる（例えば，炭素数が16個のパルミチン酸の場合，7回繰り返される）（図3-1-3）．

（2）運動強度と糖質および脂質からのエネルギー供給量との関係

運動強度を徐々に増加させていった場合，最大酸素摂取量（$\dot{V}O_2max$）の50～70%に相当する強度（50～70% $\dot{V}O_2max$）付近で血液中の乳酸濃度が上昇しはじめる．このように血中乳酸濃度が急上昇し始める運動強度を「乳酸性作業閾値」という．乳酸は解糖系が亢進すること，すなわち糖質の利用が大きく増加することで産生される．図3-1-4に示すように，低強度（25% $\dot{V}O_2max$）運動時に比べて，乳酸性作業閾値に相当する運動強度である65%$\dot{V}O_2max$での運動においては糖質，とくに筋グリコーゲンからのエネルギー供給量が高まり，さらに，85%$\dot{V}O_2max$の運動では，全体のエネルギー供給量に対する糖質（筋グリコーゲン・血漿グルコース）からの寄与率が70%以上を占めるようになる[2]．一方，低強度運動時には，脂質（血漿遊離脂肪酸および筋中性脂肪）からの寄与率が90%近くを占めているが，運動強度の増加に比例してそれが増加するということはない．高強度運動（85%$\dot{V}O_2max$）時には，脂質からのエネルギー供給量は低強度運動時とほぼ同程度であり，全体のエネルギー供給量に対する寄与率はむしろ低下する[2]．

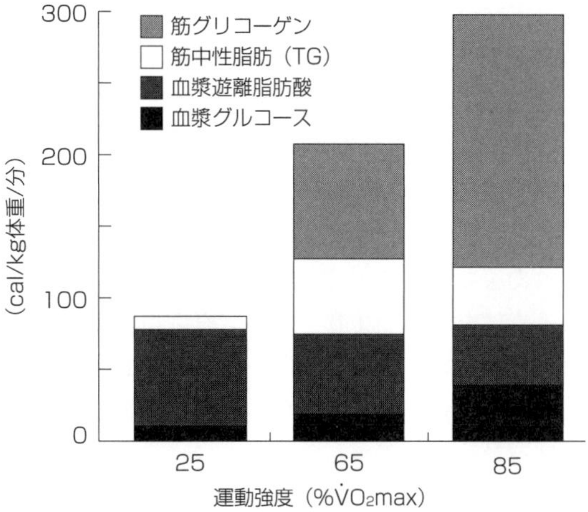

図3-1-4　異なる強度の運動中における各エネルギー基質からのエネルギー供給量

自転車競技選手を対象として，異なる3つの強度で自転車運動を実施し，その際の各エネルギー基質の利用量を測定した．(Romijn JA, et al.: Regulation of endogenous fat and carbohydrate metabolism in relation to exercise intensity and duration. Am J Physiol, 265: E380–E391, 1993より引用改変）

高強度運動中には，骨格筋への血流が増加する一方で，脂肪組織への血流量が減少する．そのため，脂肪分解を促すアドレナリンの脂肪組織への供給が少なくなり，脂肪分解が減少し，さらに脂肪組織から骨格筋への脂肪酸の供給量も低下する[3]. また,脂肪酸のミトコンドリアへの流入量は，CPTによって厳密にコントロールされており，流入した後でも，β酸化という反応過程が繰り返された後でようやくTCA回路に入ることができるようになる．つまり，脂肪酸を利用しようとする際には，より多くの時間が必要となり，単位時間当たりに多くのエネルギー供給が必要となる高強度運動時には適さない．さらに，高強度運動時には，筋細胞内のpHが低下し，その結果，CPTの活性が低下したり，解糖系によって過剰に生成されたアセチルCoAとカルニチンが結合することで，CPTによる脂肪酸の輸送の際に必要なカルニチンが減少したりする. 以上のような要因が，高強度運動中に脂質の利用が低下する要因になっている[3].

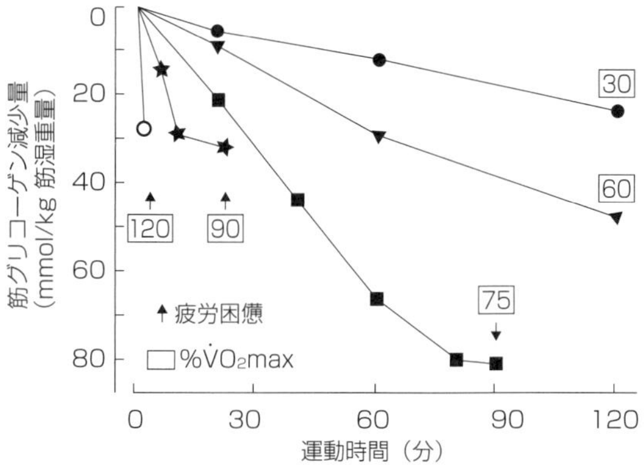

図3-1-5　異なる強度の自転車運動を行った際の大腿四頭筋におけるグリコーゲンの減少量と運動持続時間との関係

↑は疲労困憊になった時点を示し，□内の数値は運動強度（%$\dot{V}O_2max$）を表す．

（Saltin B, Karlsson J: Muscle Glycogen Utilization During Work of Different Intensities. In: Pernow B, Saltin B, Eds.: Muscle Metabolism During Exercise. Plenum Press, pp.289-299, 1971より引用改変）

(3) 糖質の減少・枯渇と疲労・パフォーマンス低下との関係

高強度運動時には，脂質の利用が制限され，糖質がおもなエネルギー基質として利用される．しかしながら, 生体内の糖質の貯蔵量は, 筋グリコーゲンが300～700 g, 肝グリコーゲンが100～120 g（合計約1,600～3,200 kcal）と，脂質に比べてはるかに少ない[4]. したがって, 糖質が主要なエネルギー源となる高強度の運動を長時間実施した場合には，糖質が減少・枯渇することで，その強度の運動を持続することができなくなり，パフォーマンスが低下することになる．また，TCA回路を回すためには，解糖系で生成されるオキサロ酢酸が必要となる．脂質がまだ残っていたとしても，糖質が枯渇し, オキサロ酢酸が生成されない場合，有酸素系によるATPの再合成が行われなくなるということも疲労・パフォーマンス低下の原因のひとつであると考えられている．筋グリコーゲンは, 細胞膜直下, 筋原線維間および筋原線維内の3カ所に存在しており，これらのうち筋原線維内のグリコーゲンが減少すると，筋小胞体からのカルシウムイオンの放出が妨げられ，筋収縮活動が維持できなくなるといった可能性も示されている[5].

高強度の運動時には糖質が主要なエネルギー基質となるが，すべての高強度運動時においてグリコーゲンの減少・枯渇がパフォーマンス低下や疲労の原因となっているわけではない．図3-1-5に示すように，短時間の超高強度運動（90～120% $\dot{V}O_2max$の運動）では，筋グリコーゲンが枯渇する前に他の要因によって疲労困憊に至る[6]. 反対に，強度がとても低い運動（30～60% $\dot{V}O_2max$）では，体内に多く存在する脂質を利用して運動を行うことができるため，グリコーゲンが枯渇する危険性も低くなる．グリコーゲンの大きな低下・枯渇が生じ，それがおもな疲労・パフォーマンス低下の原因となるのは，中～高強度の運動（図中で言えば75% $\dot{V}O_2max$の運動）で, 運動時間が60～90分間を超えるような運動を実施した場合である．

3. 糖質の摂取法

(1)試合前数日間における糖質摂取(グリコーゲンローディング法)

中・高強度で60〜90分間以上行うような運動時において，グリコーゲンが大きく減少することで，その運動を維持・持続できなくなるのを防ぐためには，まず，運動前に生体内のグリコーゲン量を増やしておくことが重要となる．実際に，運動開始前の筋グリコーゲン濃度が高ければ高いほど，中強度運動時の持続時間が延長することが示されている（図3-1-6）[7]．そこで，スポーツの現場では，レースに備えてグリコーゲン量を高めるために「グリコーゲンローディング」と呼ばれる手法が行われている．初期に考案されたグリコーゲンローディング法では①試合の1週間ほど前に高強度の運動を行い，筋グリコーゲン量を大きく減少させる，②その後3日間は糖質制限食を摂取し，筋グリコーゲンが枯渇した状態を維持する．これにより，骨格筋が糖質を「渇望」するような状況を作り出す．③その後3日間にわたり高糖質食を摂取し，筋グリコーゲンを回復させる，という手法が用いられていた．このような方法により，単に筋グリコーゲン量が運動前の水準に回復するだけではなく，運動前よりもさらに高いレベルにまで増加するようになる（図3-1-7）[4]．この現象は「グリコーゲン超回復」と呼ばれている．しかしながら，運動後に3日間糖質制限食の摂取を続けることで，下痢や疲労感などの症状を訴える人が多くいたため，改良型として，運動後，最初の3日間は糖質制限食の代わりに普通の食事を摂取することがその後提案された[4]．

糖輸送体GLUT4は，非刺激状態の骨格筋においては細胞内部に存在しているが，インスリン刺激が加わると細胞膜上へと移動し，血糖を骨格筋細胞内へと取り込むようになる（図3-1-8）[8]．筋グリコーゲンが一度大きく減少した骨格筋では，インスリンによる作用が高まり，より多くのGLUT4が細胞膜上へと移動する（＝「インスリン感受性が亢進する」）ことでグリコーゲン超回復が生じる．さらに，そのような運動を長期的に行った場合，つまり持久的トレーニングを行った場合には，骨格筋に発現するGLUT4の量が増加し，それに伴ってより多くの血糖を取り込むことができるようになる．初期型と改良型グリコーゲンローディング法は，ともにレースや試合の数日〜1週間ほど前にグリコーゲンを減少させる運動を行うことになる．しかしながら，レースの直前にこのような強度が高めの運動を行うことで疲労が残る危険性もある．トレーニングを十分に積んだ人では，骨格筋のGLUT4が十分に増加しており，血糖取り込み能力，さらには，グリコーゲン合成能力が著しく高い状態にある．したがって，そのような場合には，試合に向けてトレーニング量を調整しつつ，レースや試合の1〜2日前から高糖質食（糖質量：8〜12 g/kg/日）を摂取することでも筋グリコーゲン量が十分に高まることが示されている（図3-1-7，最新型）（肝臓のグリコー

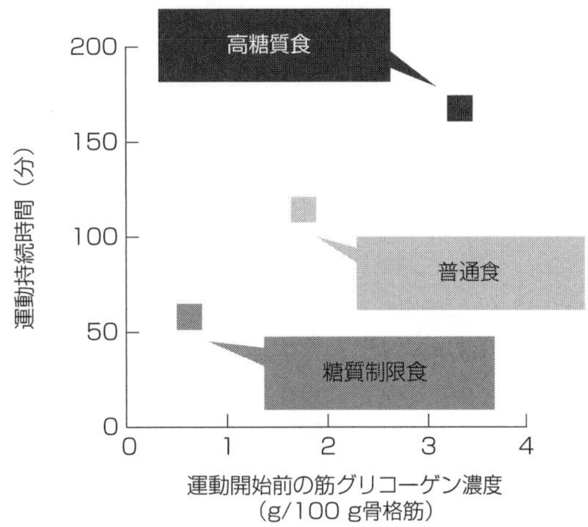

図3-1-6　運動開始前の筋グリコーゲン濃度と持久的運動能力（自転車運動持続時間）との関係

運動開始3日前にグリコーゲンを枯渇させる運動を行い，その後3日間糖質含有量が異なる食事を摂取し，パフォーマンステスト行った．
(Bergstrom J, et al.: Diet, muscle glycogen and physical performance. Acta Physiol Scand, 71: 140-150, 1967より作図したものを寺田　新：スポーツ栄養学：科学の基礎から「なぜ？」にこたえる．東京大学出版会，2017より引用)

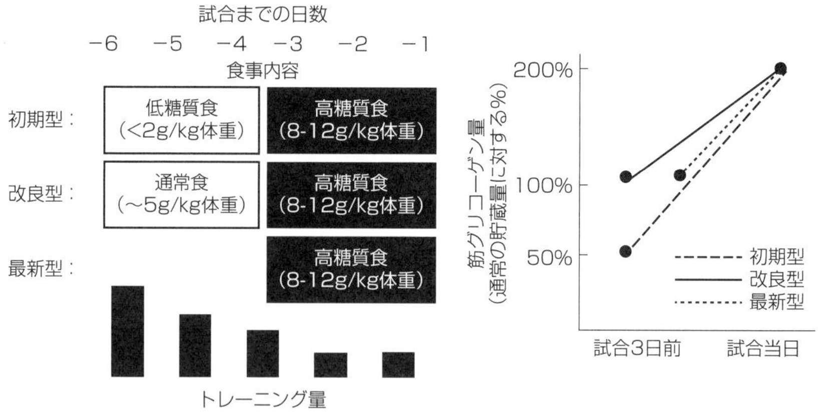

図3-1-7　各種グリコーゲンローディングの方法

(Burke LM, et al.: Postexercise muscle glycogen resynthesis in humans. J Appl Physiol, 122: 1055-1067, 2017より引用改変)

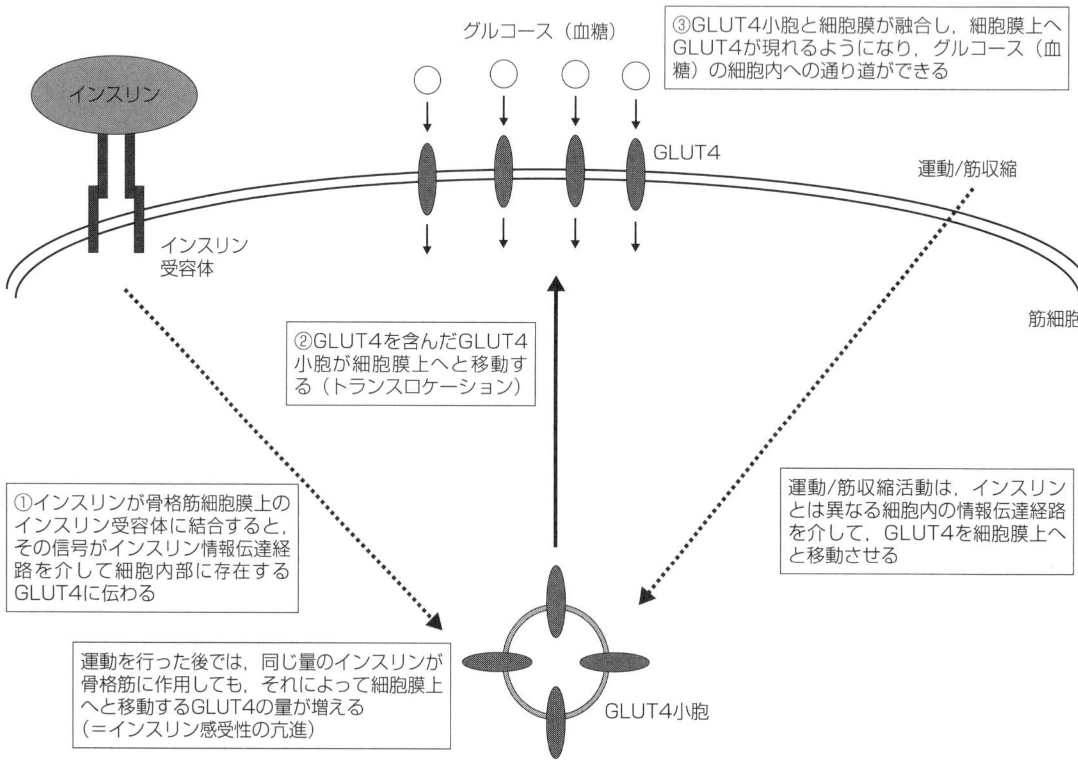

図3-1-8　インスリンと筋収縮活動による骨格筋の血糖取り込み調節機構

（寺田　新：スポーツ栄養学：科学の基礎から「なぜ？」にこたえる．東京大学出版会，2017より引用改変）

ゲンに対してはトレーニングによる影響は大きくないと言われている[9]）．

グリコーゲンが1 g貯蔵されると，3 g程度の水が付着し，その分体重が増えることになる（グリコーゲンローディングを行った場合，約1〜2 kgほど体重が増加する場合がある）．高強度・短時間運動では，素早いエネルギー供給（ATPの再合成）が必要となるため，グリコーゲンが主要なエネルギー源となるが，枯渇することはほぼない（図3-1-5）[6]．したがって，そのような場合にはグリコーゲンの枯渇がパフォーマンスの規定因子・疲労の発現要因となる可能性も低く，グリコーゲンローディングを行う必要がないことが多い（1日にレースを複数回行う場合には，筋グリコーゲンを枯渇させないような対応が必要になるケースもある）．むしろグリコーゲンローディングを行うことで，水分量さらには体重が増加し，パフォーマンスが低下する危険性がある．また，長時間運動であっても，重要なレースの前になって初めてグリコーゲンローディングをするのではなく，まずは一度試してみて，体重増加がどれくらいあるのか，動きにくくならないのか，長時間運動の後半でもエネルギー不足にならないかなど，確認しておく必要がある．

(2) 運動開始前における糖質摂取

体内の糖質量を最大限に高めることに加え，空腹感を抑えること，さらには小腸から生体内へと持続的に糖質を供給することを目的として，長時間運動の1～6時間前に食事（糖質）を摂取しておくことが推奨される[10, 11]（糖質が消化・吸収され，筋および肝グリコーゲンとして貯蔵されるまでには～4時間ほど要することから，4時間ほど前には糖質を摂取しておくべきとも言われている．また，この時の食事としては，消化・吸収を遅延させる脂質や食物繊維を多く含むものは避けた方がよい[11]）．ただし，この時間帯に糖質を再度摂取し，その貯蔵量を高めることで，運動中の糖質利用が亢進することになる．この糖質利用の増加分を見越して，少なくとも体重1 kgあたり1 g以上の糖質（1～4 g/kg体重）を摂取しておくことが望ましい[10, 11]．

運動開始の30～45分ほど前に多量の糖質を摂取した場合には，運動開始と同時に急激に血糖値が低下し，場合によっては低血糖状態に陥ってしまう場合がある（図3-1-9）[12]．このような現象は“Rebound Hypoglycemia”（日本語名では「運動誘発性低血糖」）と呼ばれており，運動開始直前（30～45分前）の糖質摂取には注意が必要とされている．運動，すなわち筋を収縮させることも，インスリンとは別の経路を介してGLUT4を細胞膜上へと移動させて，血糖の取り込み・利用を促進する（図3-1-8）．運動前に大量の糖質を摂取し，血糖値が高くなった状態で運動を開始すると，インスリン分泌が高まり，それによる骨格筋の血糖取り込みの増加と，運動/筋収縮による血糖取り込みの増加が同時に生じることになる．その結果，骨格筋の血糖の取り込みが大きく増強され，血糖値が一気に低下することになる．

運動誘発性低血糖を予防するための方法としては，糖質を摂取するタイミングをずらすことが挙げられる．運動の1時間～1時間半ほど前に糖質を摂取することで，血糖値や血中インスリン濃度の上昇が落ち着いてから運動を開始できるようになる．また運動の開始直前に糖質を摂取し，血糖値およびインスリン濃度が上昇し始める前に運動を開始することができれば，運動（にともなう交感神経活動の亢進）によりインスリンの分泌が抑えられるため，低血糖状態になることを防ぐことができる．

運動誘発性低血糖が生じ，糖質利用の亢進・脂質利用の抑制などが生じても，パフォーマンスにはあまり大きな影響が認められない場合もある．ただし，血糖値の変動パターンには大きな個人差があり（図3-1-9）[12]，また，一般的な低血糖の判断基準である3.5～4.0 mmol/L（63～72 mg/dL）以上でも発汗，震え，意識の混乱といった「低血糖症」を発症する人もいるなど，その影響の出方にも差が見られるため，注意が必要である[13]．

(3) 長時間運動中における糖質摂取

長時間運動中にスポーツドリンクなどで糖質を補給することでパフォーマンスが向上することが広く認められている．その際の糖質摂取量としては，毎分1 g（1.0 g/分）という量が推奨されている[14]．また，一度に多量に摂取するのではなく，

10～15分毎に小分けにして摂取すべきであるとされている．糖質を速やかに生体内へ供給し，その利用を高めたい場合には，グルコースだけを摂取するのではなく，その一部をフルクトース（果糖）にして摂取したほうが効果的であることも示されている．小腸において，グルコースはSGLT1，フルクトースはGLUT5という異なる輸送体によって体内に吸収される（図3-1-10）．グルコースだけを大量に摂取した場合には，SGLT1だけを使うことになり，糖の吸収が滞る．その結果，下痢や腹痛の原因となることもある．そこで，もうひとつの輸送体であるGLUT5を介して吸収されるフルクトースに一部置換することで，小腸での糖の吸収が滞ることなく，速やかに吸収されるようになる．その結果，運動時の糖質の酸化量が高まり，強度の高い運動を維持できるようになる．現在のところ，グルコースとフルクトースの摂取比率として，2：1（例：グルコース：フルクトース＝1.2：0.6 g/分）という値が推奨されている[15]．また，スクロース（蔗糖）は，グルコースとフルクトースからなる二糖類であるが，これをフルクトースの供給源として摂取しても同様の効果が得られるようである（例：グルコース：スクロース＝0.6：1.2 g/分）[16]．

エネルギー補給ということからは少しずれるが，糖質を含む溶液を摂取することなく，口の中をゆすぐだけでも，パフォーマンスを向上させる効果があると言われている．とくに，運動時間が1時間未満の競技でも有効性が認められており，

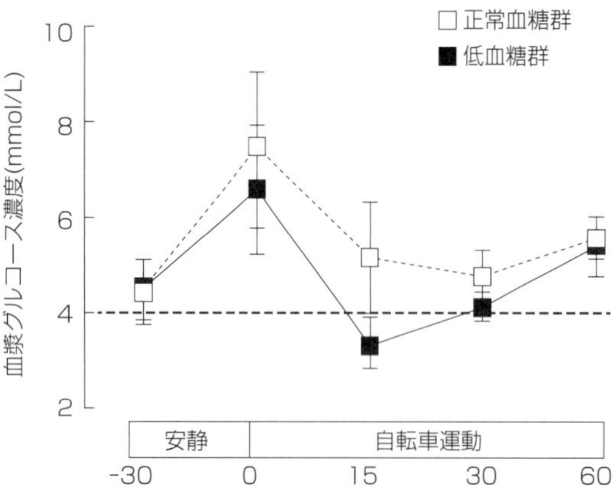

図3-1-9　運動誘発性低血糖

150 gの糖質を摂取してから30分間安静状態を保った後，75%$\dot{V}O_2max$強度での自転車運動を60分間実施した．血糖値の変動の仕方には大きな個人差が認められ，16名の被験者のうち7名の被験者が運動開始15分目において低血糖（4 mmol/L以下）となった（低血糖群）．
（Kondo S, et al.: Preexercise Carbohydrate Ingestion and Transient Hypoglycemia: Fasting versus Feeding. Med Sci Sports Exerc. 51: 168-173, 2019より引用改変）

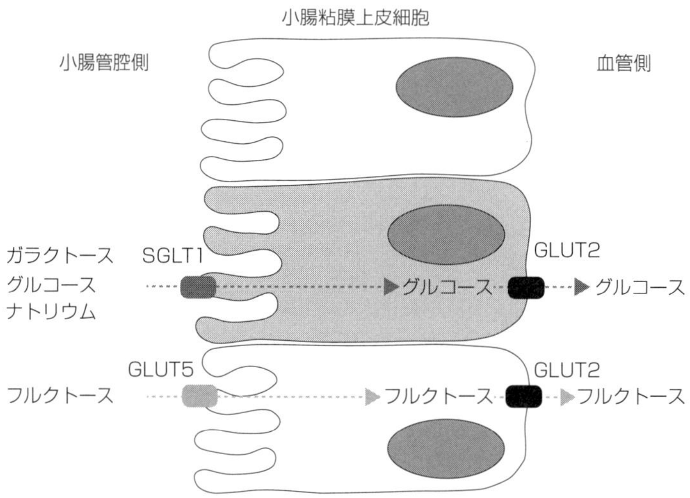

図3-1-10　小腸における糖の吸収経路

（Jeukendrup AE: Training the Gut for Athletes. Sports Med, 47(Suppl 1): 101-110, 2017）

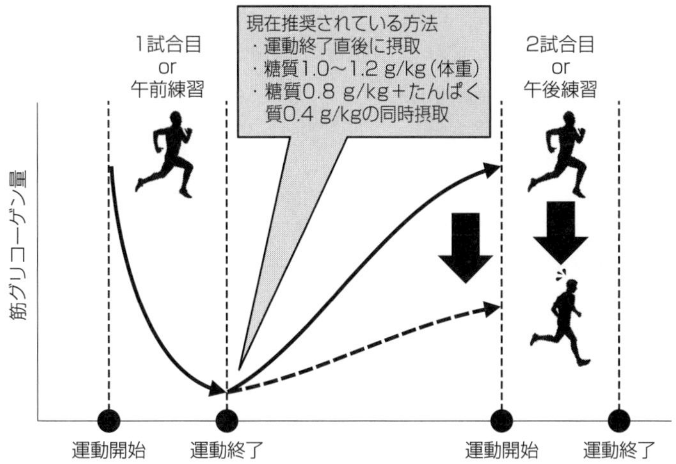

図3-1-11　トレーニング・試合を1日に複数回行う場合の筋グリコーゲン回復法
（寺田　新：スポーツ栄養学：科学の基礎から「なぜ？」にこたえる．東京大学出版会，2017）

「マウスリンス」と呼ばれている[17]．これは，脳内において幸福感や快感覚を生み出す「報酬系」と呼ばれる部位が甘味により活性化されることで，疲労感の軽減やモチベーションの維持につながるためである．

(4) 運動後における糖質摂取

午前練習と午後練習など1日の中で複数回トレーニングを行ったり，試合を複数回行ったりする場合には，最初の試合や練習で消費したグリコーゲンを次の練習や試合までに回復させることが必要となる．グリコーゲンを十分に回復できない場合には，エネルギー不足となり，次の試合におけるパフォーマンスの低下やトレーニングの質の低下につながる．現在のところ，運動後の速やかな筋グリコーゲン回復のためには，体重1 kgあたり1.0〜1.2 g程度の糖質を毎時間摂取することや[11]，一度に摂取せずに，15〜30分毎に15〜30 gずつといったように小分けにして頻回摂取することが推奨されている[18]（図3-1-11）．さらに，糖質に加えてたんぱく質（0.4 g/kg/時）を同時に摂取することで，糖質量を減らしても（0.8 g/kg/時），糖質だけ（1.2 g/kg/時）を摂取した場合と同程度に運動後の筋グリコーゲンが回復する[19]（糖質単独に比べて糖質とたんぱく質を同時に摂取したときのほうが，むしろグリコーゲンの回復が促進されるという報告もある）．糖質とたんぱく質を同時に摂取した場合には，たんぱく質から糖原性のアミノ酸が供給されることや，小腸からGlucose-dependent insulinotropic polypeptide（GIP）やGlucagon-like peptide-1（GLP-1）といった消化管ホルモンが分泌され，それらによりインスリン分泌が増強されることが，高い筋グリコーゲン回復につながっていると考えられている．

摂取する糖質の種類に関しては，血糖値が上昇しやすい，つまりグリセミックインデックス（Glycemic index：GI）値の高いグルコースのような糖質が筋グリコーゲンの回復において効果的であるという報告が多かった．しかしながら，最近では，回復時間がある程度あり，適切な量の糖質を摂取できていれば，大きな違いはないといった報告もあり，明確な結論は得られていない[4]．また，グルコースとフルクトースの混合物を摂取しても，筋グリコーゲンの回復には大きな違いはないことが示されている．一方，肝グリコーゲンの回復に関しては，グルコースなどに加えて，フ

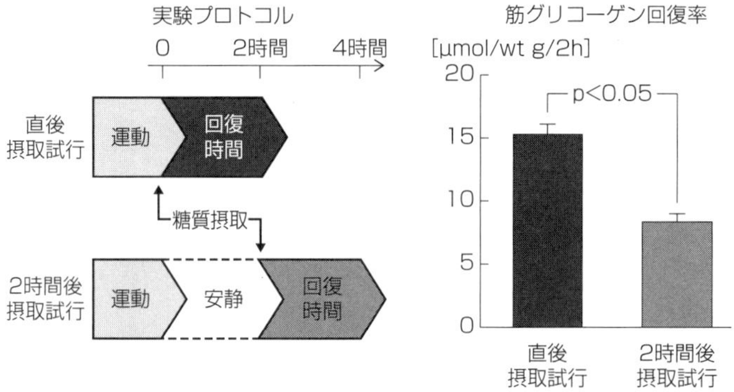

図3-1-12　運動後の糖質摂取のタイミングが筋グリコーゲン回復率に及ぼす影響

まったく同じ組成の糖質溶液を摂取しても，運動終了直後に摂取した場合に比べて，運動終了2時間後に摂取した場合には，筋グリコーゲンの回復率が低下してしまう．

（Ivy JL, et al.: Muscle glycogen synthesis after exercise: effect of time of carbohydrate ingestion. J Appl Physiol (1985), 64: 1480-1485, 1988より作図したものを寺田　新：スポーツ栄養学：科学の基礎から「なぜ？」にこたえる．東京大学出版会，2017より引用）

ルクトースを摂取することが効果的であるとされている．これは，フルクトースは肝臓において代謝され，肝グリコーゲンの直接的な基質として利用されるためである（ただし，フルクトースを単独で摂取した場合には，筋グリコーゲンの回復は遅れる）[9]．

運動後の筋グリコーゲン回復を促進するためには，糖質を摂取するタイミングも重要である．長時間運動終了後にまったく同じ量の糖質を摂取したとしても，運動終了2時間後に摂取した場合に比べて，運動終了直後に摂取した場合には筋グリコーゲン回復率が高くなる（図3-1-12）[20]．筋収縮活動によって細胞膜上へと移動してきたGLUT4は，運動（筋収縮活動）終了後，しばらくは細胞膜上に留まって，血糖の取り込みを担っている．このようにGLUT4が運動終了後細胞膜上にとどまっている間に，糖質を摂取することで，多くの血糖が骨格筋内へと取り込まれるようになる．また，運動に動員していた骨格筋（活動筋）では運動後でもしばらくは血流量が増加しており，その間に糖質を摂取すれば，それだけ多くの血糖が筋へと供給されることになる．以上のようなメカニズムが，運動終了直後に糖質を摂取することによる筋グリコーゲンの回復促進に寄与していると考えられている．現在のところ，速やかな筋グリコーゲン回復のためには，運動終了後30分以内に糖質を摂取することが推奨されている[21]．

運動終了後において速やかな糖質補給が必要となるのは，1日の中で試合やトレーニングが複数回行われる場合，すなわち，次の試合やトレーニングまでの回復時間が限られているときだけである．試合やトレーニングが次の日まで行われないという場合，すなわちグリコーゲンを回復させるのに十分な時間（8時間以上）が確保できる場合には，運動後の摂取タイミングの違いは大きく影響しない[10]（回復までの時間が十分にあれば，たとえ糖質の摂取が遅れて，回復率が低下したとしても，筋グリコーゲン量は同程度に回復する．また，アスリートの場合，筋へのダメージがない場合には，糖質を適正量摂取できれば，筋グリコーゲンは24時間以内には通常のレベルへと回復すると言われている）．

表3-1-1　トレーニング量別の推奨糖質摂取量

トレーニング量		糖質摂取量の目標値
Light (軽め・少なめ)	低強度の運動もしくは技術練習を実施する場合	3-5 g/kg体重/日
Moderate (中程度)	中等度の運動プログラム (〜1時間/日程度の運動を実施する場合)	5-7 g/kg体重/日
High (多め)	持久的な運動プログラム (例：1日1〜3時間の中〜高強度の運動を実施する場合)	6-10 g/kg体重/日

(International Olympic Committee: Nutrition for Athletes: A practical guide to eating for health and performance. 2016)

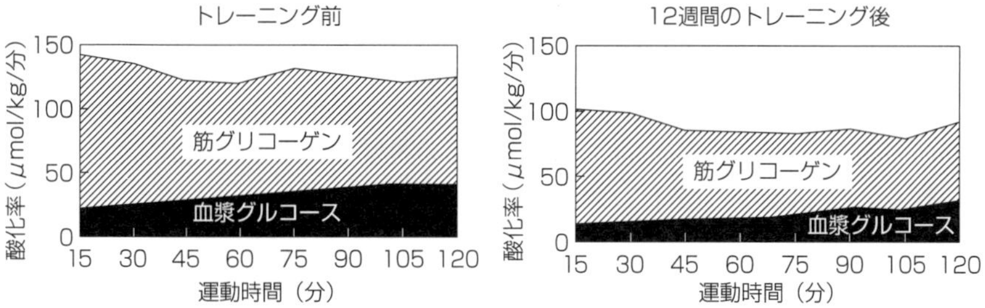

図3-1-13　12週間の持久的トレーニング前後で同一の運動を行った場合の血糖および筋グリコーゲン利用（酸化率）の違い

トレーニング後では，筋グリコーゲンおよび血糖の利用率が減少していることがわかる（白い部分はおもに脂質の利用を示している）.
(Coggan AR, Williams BD: Metabolic adaptations to endurance training: substrate metabolism during exercise. In: Hargreaves M, Ed.: Exercise Metabolism. Human Kinetics, pp.177-210, 1995より作図したものを寺田　新：スポーツ栄養学：科学の基礎から「なぜ？」にこたえる．東京大学出版会，2017より引用)

(5) トレーニング期間における糖質摂取

トレーニング期間中には，実施したトレーニング量に見合ったエネルギーおよび糖質を摂取する必要がある．表3-1-1には，トレーニング量に応じた糖質摂取量を示した[10]（現在では，各個人の糖質摂取量は，エネルギー比ではなく，体重あたりのグラム数で算出することが推奨されている[10]）．タイミングや他の栄養素との組み合わせなどを気にするよりも，まずは適切な摂取量を確保することを最優先すべきである．糖質を適切に摂取し，翌日のトレーニング開始までにグリコーゲン濃度を回復させておくことができなければ，質の高いトレーニング（運動強度の高いトレーニング）を行うことができず，また，骨格筋のエネルギー不足により，筋たんぱく質の分解も進みやすくなる．ただし，最近では，トレーニングの目的によっては，筋グリコーゲン量をあえて減少させた状態でトレーニングを行うことでより大きな効果を得ようとする手法も開発されている．

図3-1-13に示すように，長期間の持久的トレーニング後では，同一強度の運動を行ってもトレーニング前に比べて血糖および筋グリコーゲンの利用量がともに少なくなる[22]．その一方で，体内に多量に存在するエネルギー源である脂質の利用が増えることになる．その結果，糖質の代わりに脂質を利用することでも，強度がある程度高めの運動を継続できるようになり，糖質の減少・枯渇を防げるようになる．このような持久的トレーニン

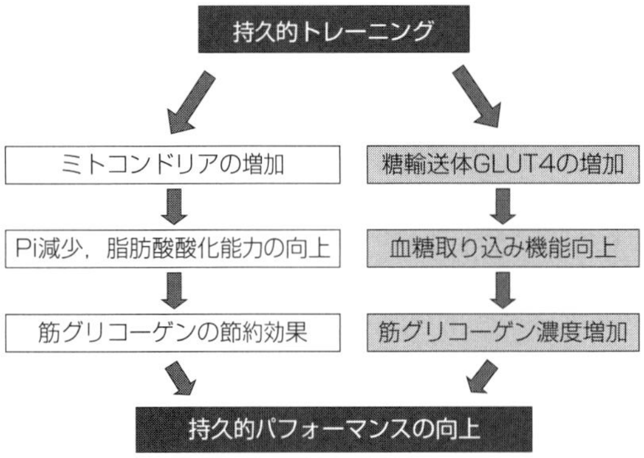

図3-1-14　持久的トレーニングに対する骨格筋の糖代謝機能の適応とパフォーマンス向上効果
（寺田　新：エンデュアランストレーニングに対する骨格筋の適応．トレーニング科学，20：213-224, 2008）

グによる代謝機能の適応・変化にはミトコンドリアが増加すること，とくに脂肪酸β酸化に関わる酵素が増加することや，ATPが速やかに再合成されることで筋グリコーゲンの分解を促進する物質（Piなど）の増加が抑えられることが関与している．マラソン選手のように持久的トレーニングを積んだ人の骨格筋では，①糖輸送体GLUT4が増加し，血糖取り込み能力，さらにはグリコーゲン貯蔵量が増加する，②ミトコンドリアが増加し，運動時のグリコーゲン利用が低下する（脂質の酸化量が増加する），という2つの適応がおきる．このようにして，長時間の運動を行っても，筋グリコーゲンの枯渇を防ぐことができ，長時間ペースを落とすことなく運動を継続することができるようになる（図3-1-14）[23]．また，先述したように，持久的なトレーニングを行っても，肝グリコーゲン量に対する影響は認められないものの，アドレナリンの分泌量の減少に伴い，運動中の肝グリコーゲン利用は減少する．このことも，運動後半で糖質が枯渇しにくくなることにつながっている[9]．

このような持久的トレーニングによる骨格筋ミトコンドリアの適応において重要な働きを担っている細胞内情報伝達経路が近年同定されつつある．そのような分子の中には，筋グリコーゲン量が少ない状態でより活性化することが知られているものもある．そこで，あえて筋グリコーゲン量が少ない状態を作り出しながら持久的トレーニングを行うことで，ミトコンドリアを効果的に増加させ，試合前にはグリコーゲンを超回復させて試合に臨む，という手法が開発されている（Training-Low, Compete-High法）[24]．この方法は，筋グリコーゲン量が少ない状態，すなわちエネルギー不足の状態でトレーニングを行うため，Long slow distance（LSD）トレーニングのような低強度でのトレーニング時に用いられる方法となる．一方，循環器系（心臓血管系）の能力を高めるような高強度でのトレーニング時には，筋グリコーゲン量を高めて実施する必要がある．したがって，そのトレーニングによって何を鍛えるか，というトレーニングの目的に応じて筋グリコーゲンの濃度を変化させるという考え方が重要となりつつある．

4．脂質の摂取法

（1）脂質摂取の基本的な考え方

北米の栄養・スポーツ医学関連3団体から出されているスポーツ栄養の公式見解（Joint Position Statement：Nutrition and Athletic Performance）[11]では，脂質の摂取法に関して，①食事摂取基準のような一般人向けのガイドラインの基準値を参考にしながら，個々のアスリートのトレーニング状況や体組成に応じて個別化をはかる，②減量時において脂質の摂取量を極端に制限するケースがみられるが，そのような場合でも脂質の摂取量はエネルギー比で20％未満とならないようにすべき，と記載されている．つまり，脂質の摂取量は，多すぎても少なすぎても問題があり，適量を摂取すべきである，というのが基本的な考え方になっている．

（2）低糖質・高脂質食のメリット

一部のアスリートでは，脂質の多い食事，とくに糖質の摂取量を大きく制限した高脂質食を摂取することで運動時の脂質酸化能力を高めようとする試みもなされている．糖質の摂取量を極端に制限した場合，もうひとつの主要なエネルギー源である脂質の利用が亢進する．とくに肝臓において脂肪酸の酸化が進むことでケトン体（アセトン，アセト酢酸，βヒドロキシ酪酸）が生成され，その血中濃度が上昇する．このように血中のケトン体濃度が増加するような超低糖質・高脂質の食事を「ケトン食」と呼ぶ．ケトン食に関する明確な定義は無いものの，「1日の糖質の摂取量が20 g未満もしくはエネルギー摂取量の5%未満」といった考え方が示されている[25]．

脂質を摂取した場合には，コレシストキニン（Cholecystokinin：CCK），ペプチドYY（Peptide YY：PYY），GLP-1といった消化管ホルモンが小腸などから分泌される．これらの消化管ホルモンは食欲を減衰させる作用を持つ．また，脂質は，糖質に比べて消化に時間を要し，胃の中に長く留まるため，空腹感が生じにくい．したがって，脂質含有量の多いケトン食を摂取した場合には，このような食欲抑制効果によってエネルギー摂取量が抑えられ，体重・体脂肪量が減少する．このことは，現在の体重が，その競技の理想的な値よりも多くなり，パフォーマンスを制限する要因となっているアスリートにとってはメリットとなる（普通の食事であっても，エネルギー摂取量を減らせば，ほぼ同等の減量効果が期待できるが，食欲を抑えることがなかなかできないアスリートにとってはケトン食は有用な減量法となりうる）．

脂質量の多い食事を長期間摂取した場合，骨格筋のミトコンドリア系酵素，とくに脂質酸化に関わる酵素の発現量が増加し，脂質酸化能力が高まる．ウルトラマラソンやトライアスロンなどでは，筋・肝グリコーゲンが通常のマラソン以上に減少・枯渇し，疲労困憊に陥る危険性が高くなる．したがって，その途中で糖質を中心とするエネルギー補給を何度も行わなければならない．その際，内臓への血流量が減少していることもあり，腹痛や胃部不快感を訴えるアスリートが少なくない．そこで，ケトン食の摂取によって体内に大量に存在する脂質を利用できるような体質になっていれば，超長時間運動時における栄養補給の回数が減り，腹痛や胃部不快感を予防することができると期待されている[26]．

ケトン食を摂取した場合には，脂質をケトン体という形で利用できるようになることもひとつのポイントとなる（単に脂質量の多い食事を摂取した場合には，脂肪酸の利用は増加するものの，ケトン体という形ではほとんど利用されない．脂質の摂取量を増やすことに加えて，糖質の摂取量，さらにはインスリン分泌量を極力制限することが必要となる）．ケトン体は，脂肪酸の代謝産物であるため，数ステップの反応で速やかにアセチルCoAにまで変換される．また，脂肪酸を利用した場合，同じATP量を再合成する際に糖質に比べてより多くの酸素を必要とするが，ケトン体の場合はむしろ酸素の必要量が少なくなる，すなわちエネルギー効率が向上する．したがって，脂質を脂肪酸のままではなく，ケトン体へと変換してからエネルギー基質として利用することのほうがメリットが大きくなる．

（3）低糖質・高脂質食のデメリット

ケトン食の摂取により「脂質からケトン体を生成し，かつそれを利用できる」状態にまで適応するためには，ケトン食を数日間摂取しただけでは不十分であり，少なくとも数カ月間は摂取し続ける必要がある．その際，ケトン食を摂取し始めた初期においては，むしろ疲れやすくなることが知られており，そのような症状が強くみられる場合にはすぐにケトン食の摂取を中止した方が良い．

ケトン食を長期間摂取した場合には，脂質代謝が亢進する一方で，糖質代謝の抑制が生じる．これは，高脂質食の摂取に伴い，解糖系酵素の活性が抑制されるためである[27]．高強度運動時には，エネルギー供給速度がはやい糖質がおもなエネルギー源となる．したがって，糖質によるエネルギー供給が重要となる高強度運動をともなう競技においては，大きな力発揮ができなくなり，パフォーマンスが低下する原因となる．また，ケトン食の摂取による血中ケトン体濃度の上昇は，糖尿病性のケトアシドーシスで見られるほどではないもの

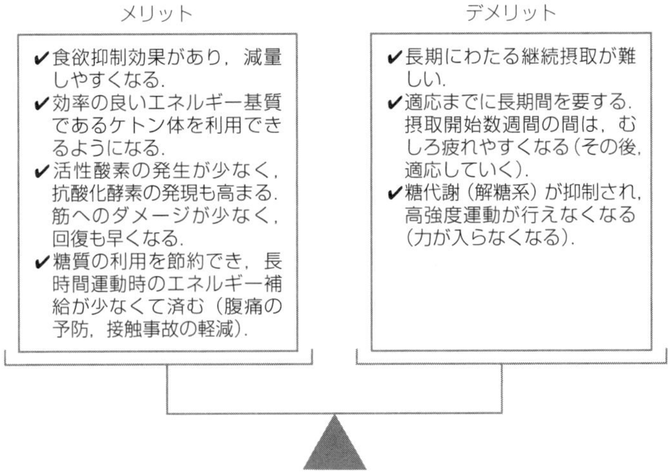

メリット
✔食欲抑制効果があり，減量しやすくなる．
✔効率の良いエネルギー基質であるケトン体を利用できるようになる．
✔活性酸素の発生が少なく，抗酸化酵素の発現も高まる．筋へのダメージが少なく，回復も早くなる．
✔糖質の利用を節約でき，長時間運動時のエネルギー補給が少なくて済む（腹痛の予防，接触事故の軽減）．
デメリット
✔長期にわたる継続摂取が難しい．
✔適応までに長期間を要する．摂取開始数週間の間は，むしろ疲れやすくなる（その後，適応していく）．
✔糖代謝（解糖系）が抑制され，高強度運動が行えなくなる（力が入らなくなる）．

図3-1-15　超低糖質・高脂質食（ケトン食）のメリットとデメリット

の，高強度運動時の代謝性アシドーシスを助長し，パフォーマンスの低下を生じさせてしまう可能性もある[28]（高強度運動の種目で，体重を減らしたい場合には，骨格筋の代謝機能がケトン食に適応しすぎないように，短期間の摂取にとどめておくべきであろう）．

図3-1-15にケトン食摂取にともなうメリットとデメリットをまとめた．一方，高糖質食についても同様に，良い面ばかりではなく注意すべき点も存在する．高糖質食を摂取し，グリコーゲンが著しく高まった場合，グリコーゲン分解酵素（グリコーゲンホスホリラーゼ）の活性が亢進し，その利用が増加する．高強度の運動を実施できるようになる一方で，その減少は早まることになり，運動中の糖質摂取などでそれを補う必要がでてくる．高糖質食と高脂質食それぞれの持つ特徴を理解し，競技特性や体質，エネルギー補給の実施可能性などにより，糖質と脂質の摂取比率を変えたさまざまな食事を各個人で試しながら適正化していく必要がある．

［寺田　新］

［文　献］

1）寺田　新：運動と骨格筋の機能．（湊久美子，寺田　新編：栄養・スポーツ系の運動生理学．南江堂，pp.43-56, 2018）

2）Romijn JA, et al.: Regulation of endogenous fat and carbohydrate metabolism in relation to exercise intensity and duration. Am J Physiol, 265: E380-E391, 1993.

3）Jeukendrup AE: Regulation of fat metabolism in skeletal muscle. Ann N Y Acad Sci, 967: 217-235, 2002.

4）Burke LM, et al.: Postexercise muscle glycogen resynthesis in humans. J Appl Physiol, 122: 1055-1067, 2017.

5）Ortenblad N, et al.: Muscle glycogen stores and fatigue. J Physiol, 591: 4405-4413, 2013.

6）Saltin B, Karlsson J: Muscle Glycogen Utilization During Work of Different Intensities. In: Pernow B, Saltin B, Eds.: Muscle Metabolism During Exercise. Plenum Press, pp.289-299, 1971.

7）Bergstrom J, et al.: Diet, muscle glycogen and physical performance. Acta Physiol Scand, 71: 140-150, 1967.

8）寺田　新：スポーツ栄養学：科学の基礎から「なぜ？」にこたえる．東京大学出版会，2017.

9）Gonzalez JT, et al.: Liver glycogen metabolism during and after prolonged endurance-type exercise. Am J Physiol Endocrinol Metab, 311: E543-553, 2016.

10）International Olympic Committee: Nutrition for

Athletes: A practical guide to eating for health and performance. 2016.

11) Thomas DT, et al.: American College of Sports Medicine Joint Position Statement. Nutrition and Athletic Performance. Med Sci Sports Exerc, 48: 543–568, 2016.

12) Kondo S, et al.: Preexercise Carbohydrate Ingestion and Transient Hypoglycemia: Fasting versus Feeding. Med Sci Sports Exerc. 51: 168–173, 2019.

13) Jeukendrup AE, Killer SC: The myths surrounding pre-exercise carbohydrate feeding. Ann Nutr Metab, 57 (Suppl 2): 18–25, 2010.

14) Cermak NM, van Loon LJ: The use of carbohydrates during exercise as an ergogenic aid. Sports Med, 43: 1139–1155, 2013.

15) Jeukendrup AE: Training the Gut for Athletes. Sports Med, 47(Suppl 1): 101–110, 2017.

16) Trommelen J, et al.: Fructose and Sucrose Intake Increase Exogenous Carbohydrate Oxidation during Exercise. Nutrients, 9: 167, 2017.

17) Burke LM, Maughan RJ: The Governor has a sweet toot- mouth sensing of nutrients to enhance sports performance. Eur J Sport Sci, 15: 29–40, 2015.

18) Beelen M, et al.: Nutritional strategies to promote postexercise recovery. Int J Sport Nutr Exerc Metab, 20: 515–532, 2010.

19) van Loon LJ, et al.: Maximizing postexercise muscle glycogen synthesis: carbohydrate supplementation and the application of amino acid or protein hydrolysate mixtures. Am J Clin Nutr, 72: 106–11, 2000.

20) Ivy JL, et al.: Muscle glycogen synthesis after exercise: effect of time of carbohydrate ingestion. J Appl Physiol (1985), 64: 1480–1485, 1988.

21) Kerksick CM, et al.: International society of sports nutrition position stand: nutrient timing. J Int Soc Sports Nutr, 14: 33, 2017.

22) Coggan AR, Williams BD: Metabolic adaptations to endurance training: substrate metabolism during exercise. In: Hargreaves M, Ed.: Exercise Metabolism. Human Kinetics, pp.177–210, 1995.

23) 寺田　新：エンデュアランストレーニングに対する骨格筋の適応．トレーニング科学，20：213–224, 2008.

24) Burke LM: Fueling strategies to optimize performance: training high or training low? Scand J Med Sci Sports, 20 (Suppl 2): 48–58, 2010.

25) Paoli A, et al.: The Ketogenic Diet and Sport: A Possible Marriage? Exerc Sport Sci Rev, 43: 153–162, 2015.

26) Volek JS, et al.: Rethinking fat as a fuel for endurance exercise. Eur J Sport Sci, 15: 13–20, 2015.

27) Evans M, et al.: Metabolism of ketone bodies during exercise and training: physiological basis for exogenous supplementation. J Physiol, 595: 2857–2871, 2017.

28) Wroble KA, et al.: Low-carbohydrate, ketogenic diet impairs anaerobic exercise performance in exercise-trained women and men: a randomized-sequence crossover trial. J Sports Med Phys Fitness, 59: 600–607, 2019.

2 からだづくりとたんぱく質

たんぱく質は筋肉の重量のおよそ20%を占め，75%を占める水分に次いで多い筋肉の主要な成分である．筋肉は運動能力と関係が強いので，スポーツ関係者のたんぱく質に対する関心は高い．本章ではたんぱく質の代謝や必要量，摂取方法などについて理解を深めるとともに，たんぱく質栄養についての最近の情報について述べる．

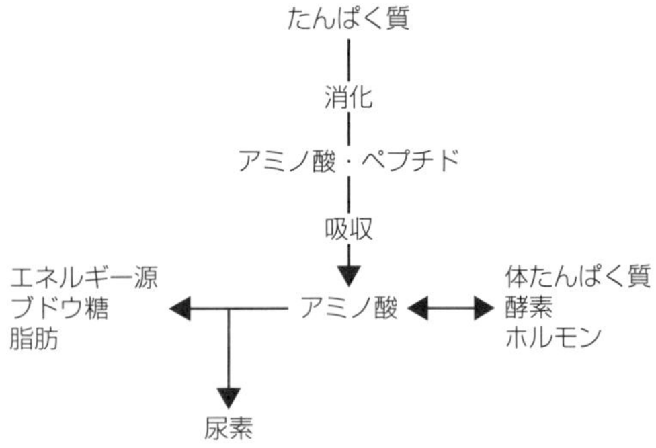

図3-2-1　体内でのたんぱく質代謝の概要

1．たんぱく質の消化・吸収

体内でのたんぱく質代謝の概要を図3-2-1に示した．食物中の成分が消化管で吸収される形態に分解・処理されることを消化という．たんぱく質はアミノ酸が結合してできている．この結合をペプチド結合，アミノ酸が結合している物をペプチドという．摂取されたたんぱく質はアミノ酸やペプチドに消化され吸収される．

2．たんぱく質の体内での代謝・利用の概要

小腸で吸収されたアミノ酸は肝臓に運ばれ，たんぱく質に合成されるなどの代謝を受けた後，血液によって全身に運ばれる．

食物中のたんぱく質が消化・吸収されたアミノ酸を材料として，体内でたんぱく質が合成される．図3-2-1のように吸収されたアミノ酸は筋肉や内臓，骨のコラーゲンなどの体たんぱく質のほか，酵素やホルモンなどを合成する材料になる．

体たんぱく質合成などの材料として利用されなかったアミノ酸の多くは，エネルギー源として消費される．飢餓や長時間の運動で体内のブドウ糖が不足するとき，体たんぱく質の分解に由来するアミノ酸からブドウ糖が合成される．これを糖新生という．体内にはアミノ酸を脂肪に変換する代謝経路もある．

アミノ酸がエネルギー源や糖新生，脂肪への変換など，体たんぱく質などへの合成以外に利用されると，脱アミノ反応によってアミノ酸のアミノ基が遊離する．このアミノ基から肝臓で尿素が合成される．尿素は尿中へ排泄される．尿素の生成および尿中排泄の増大はアミノ酸の分解が増えたことを意味する．

後述のように体たんぱく質などへの合成は，0.3 g/kg体重程度のたんぱく質を摂取すると飽和する．この量のたんぱく質は日常的な食事から無理なく摂取できる．

3．たんぱく質必要量に対する運動の影響

図3-2-2は運動の強度とロイシン酸化に正の関係があることを示している[1]．ロイシンはアミノ

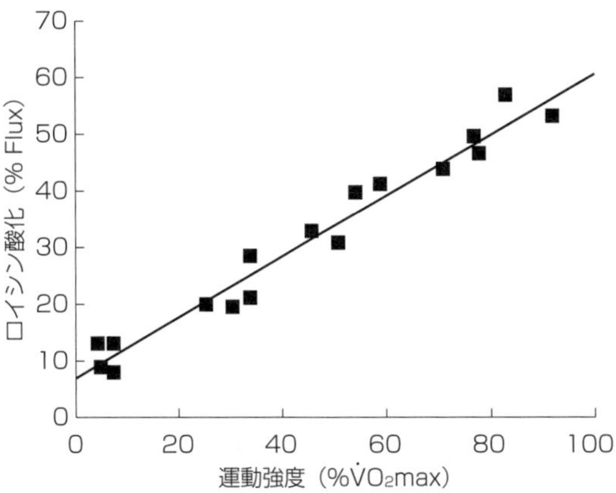

図3-2-2　運動強度が強くなるほどアミノ酸の酸化が増大する

(Millward DJ, et al. : Physical activity, protein metabolism and protein requirements. Proc Nutr Soc, 53 : 223, 1994)

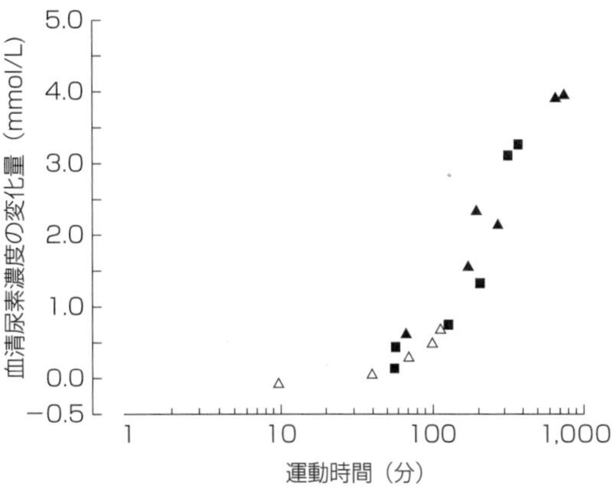

図3-2-3　運動時間が長くなるほど血清尿素窒素濃度が上昇する

(Haralambie G, Berg A: Serum urea and amino nitrogen changes with exercise duration. Eur J Appl Physiol Occup Physiol, 36: 39, 1976)

酸の一種で，ロイシン酸化はロイシンが分解されエネルギー源として利用されたことを示す．つまり運動強度が高いほどアミノ酸の分解が増える．

図3-2-3は運動時間が長くなるほど血中尿素の濃度が高くなることを示している[2]．この尿素濃度の上昇は尿素の合成が増大したためと考えられる．前述のようにアミノ酸の分解が増えると尿素の合成は増大する．つまり運動時間が長くなるほどアミノ酸の分解は増える．

このように運動はアミノ酸の分解を増やす．このため運動するヒトではたんぱく質の摂取量を増やす必要があると考えられている．

4. たんぱく質の摂取量

(1) エネルギー摂取量が不足していないこと

図3-2-1のようにたんぱく質はエネルギー源にもなる．このため糖質や脂質の摂取量が十分でなくエネルギー摂取量が不足したときには，摂取したたんぱく質がエネルギー源として利用される．体たんぱく質を合成するためにはエネルギーが必要である．摂取したたんぱく質が体たんぱく質に合成されるためには，エネルギー摂取量が不足していないことが重要と考えられる．後述の「1日摂取量」，「1回摂取量」はエネルギーが不足していない場合のものと考える必要がある．

(2) 1日摂取量

運動による体たんぱく質合成は，たんぱく質を多く摂取すればするほど高まるわけではない．図3-2-4はたんぱく質摂取量を0.86 g/kg体重/日から1.40 g/kg体重/日に増やすと，筋力トレーニングをした場合には全身の体たんぱく質の合成が高まるが，2.40 g/kg体重/日に増やしても合成がさらに高まることはなく，酸化すなわちエネルギー源としての消費が増えることを示している[3]．この研究では推奨されるたんぱく質摂取量を非運動群では0.89 g/kg体重/日，筋力トレーニングをした運動群では1.76 g/kg体重/日としている．運動している場合の1日摂取量は2 g/kg体重/日程度を上限とすることが多い．この量のたんぱく質は，必要なエネルギーが取れるような食事をしていれば通常の食事から取れる．

(3) 1回摂取量

図3-2-5はレジスタンス運動後のたんぱく質摂取量と筋肉たんぱく質合成速度との関係を示している[4]．筋肉たんぱく質合成速度はたんぱく質を

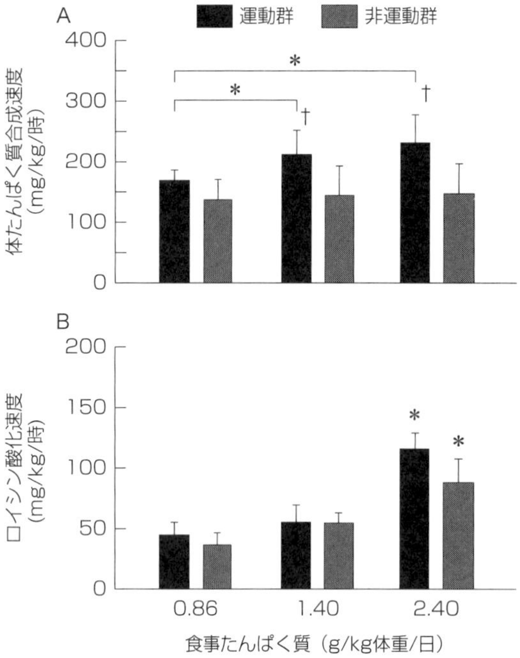

図3-2-4　食事のたんぱく質量と運動が体たんぱく質合成および酸化に及ぼす影響

A：体たんぱく合成速度，＊0.86と有意差がある．†非運動群と有意差がある．
B：ロイシン酸化速度（アミノ酸の酸化速度の指標），＊運動群と非運動群ともに0.86と1.40に対して有意差がある．
（Tarnopolsky MA, et al.: Evaluation of protein requirements for trained strength athletes. J Appl Physiol, 73：1986, 1992）

20 g摂取すると最大になる．摂取量が20 g以上になるとエネルギー源としての利用が増える．すなわち体たんぱく質合成以外での利用が増える．定食や市販の弁当には通常20～30 gのたんぱく質が含まれている．20 gのたんぱく質はおよそ0.3 g/kg体重である．0.3 g/kg体重程度の良質なたんぱく質を摂取することによって，体たんぱく質合成は最大になると考えられている．

1回摂取量を調べた研究は，たんぱく質だけを摂取した条件で検討されている．体たんぱく質合成にはエネルギーが必要なこと，後述するように糖質とともに摂取すると合成が高まる可能性があることなどから，たんぱく質だけでなく他の栄養素や食品とともに摂取した条件や食事として摂取した条件での研究が必要と考えられる．

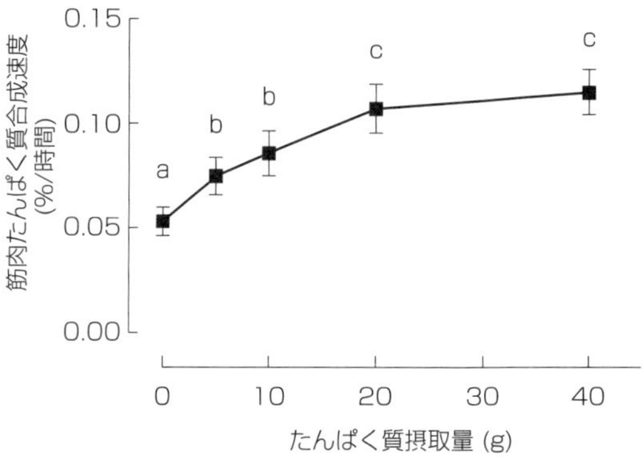

図3-2-5　筋力トレーニング後に筋肉たんぱく質合成は20gのたんぱく質摂取で最大になる

アルファベットの異なるたんぱく質摂取量間に有意差がある．
（Moore DR, et al.: Ingested protein dose response of muscle and albumin protein synthesis after resistance exercise in young men. Am J Clin Nutr, 89: 161, 2009）

筋肉たんぱく質合成を最大に高めるとされている20 gより多い，平均的な米国の夕食に含まれる約70 gのたんぱく質を摂取すると，体たんぱく質の合成がより高まることはないが分解の抑制が大きく，正味の体たんぱく質合成量が増大すること[5]が報告されている．

これらのことは，筋肉量の増加には1回に20 g以上のたんぱく質を取っても意味がないとまでは言えないことを示唆している．体重70 kgの場合，2 g/kg体重/日のたんぱく質は140 gである．これを3食で取ると朝食で30 g，昼食で40 g，夕食で70 gのようになる．3食ともに1回摂取量よりも多い．たんぱく質は1食で20 g以上摂取していることが多いと思われるが，不足しないように留意する．

(4) 上限摂取量

たんぱく質を大量に取ると，(1) 尿中カルシウムの排泄量が増えるので骨密度の低下や骨粗鬆症，(2) 尿素の尿中排泄が増えるので腎臓に負担のかかること，が懸念されている．しかしアスリートではたんぱく質の過剰摂取による骨密度の低下や腎臓障害はみられない．

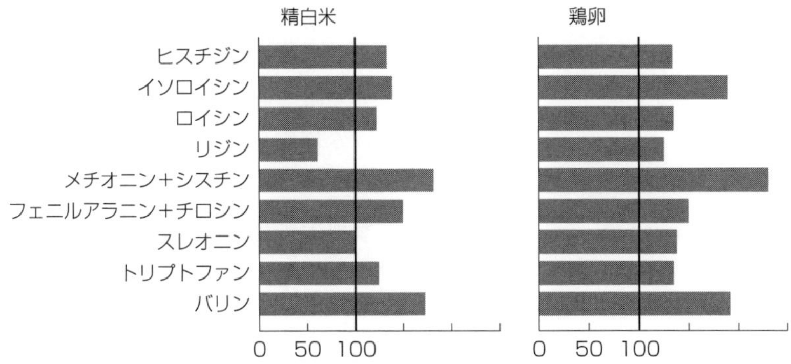

図3-2-6　鶏卵と精白米のアミノ酸スコア

たんぱく質のエネルギー比率が20％以上になると，糖質の必要量が取れないことがある[6]．糖質の不足は筋肉や肝臓のグリコーゲン貯蔵量の減少につながる．肉や魚介などを食べ過ぎて，飯やパンなどが食べられなくならないようにする．

5. たんぱく質の摂取回数

上述のように20 g（0.3 g/kg体重）のたんぱく質を取ると体たんぱく質合成は最大になる．この量は通常の食事1食で取れていることが多い．筋肉たんぱく質合成は毎食後に最大に高まっていることになる．そこで考えられるのが，食事回数を増やして筋肉たんぱく質合成を最大に高める回数を増やすと，筋肉量をより増やすのではないかということである．

しかし1日のうちで20 g以上のたんぱく質を摂取する回数を4回から6回に増やしても，ラグビー選手の6週間の除脂肪組織量の増加は大きくなかったことが報告されている[7]．この研究ではおよそ270 g/日（2.7 g/kg体重/日）のたんぱく質を摂取している．

体重が70 kgの場合，1日摂取量の2 g/kg体重のたんぱく質は140 gである．1回摂取量の20 gで3食を取ると1日の摂取量は60 gであり1日摂取量よりも80 g少ない．このように1日摂取量と1回摂取量には矛盾がある．しかしたんぱく質は1食に30 g前後は含まれているし，食事制限などしていなければ多くの場合アスリートのたんぱく質摂取量は少なくはない．通常，1回の食事で1回摂取量よりも多くのたんぱく質を取っているので，1日摂取量と1回摂取量の矛盾は考える必要がないのかもしれない．

6. たんぱく質の質

(1) アミノ酸スコア

体たんぱく質を構成するアミノ酸は20種類あり，必須アミノ酸と非必須アミノ酸に分けられる．必須アミノ酸は必要量を体内で合成できないため摂取する必要がある．これに対して非必須アミノ酸は必要量を体内で合成できるため，必ずしも摂取する必要はない．ただし体たんぱく質の合成には必須アミノ酸だけでなく非必須アミノ酸も必要である．

ヒトが必要とする必須アミノ酸の量を100として，食物中のそれぞれの必須アミノ酸の含量の比率を表したとき，もっとも低い値がその食物のアミノ酸スコアである．アミノ酸スコアが高いほど，その食物のたんぱく質は良質である．

図3-2-6は精白米（飯）と鶏卵のアミノ酸スコアの考え方を示している．必要量よりも少ないアミノ酸をその食物の制限アミノ酸という．精白米はリジンが制限アミノ酸で，アミノ酸スコアは65である．これに対して，鶏卵には制限アミノ酸がないのでアミノ酸スコアは100である．アミ

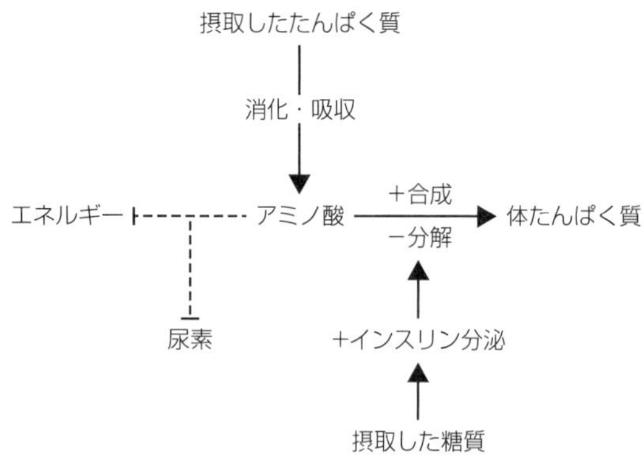

図3-2-7　糖質が摂取したたんぱく質の体たんぱくへの合成を高める

ノ酸スコアは一般に動物性の食物の方が植物性の食物よりも高い.

(2) アミノ酸の補足効果

飯のアミノ酸スコアは高くない. しかし飯と鶏卵を食べると飯の制限アミノ酸のリジンが鶏卵で補われてアミノ酸スコアは上昇する. ある食物の制限アミノ酸を別の食物から取ることでアミノ酸スコアが上昇することを, アミノ酸の補足効果という. 飯やパンなどの主食だけでなく肉や魚介, 卵なども食べることで, 食事のたんぱく質の質を良くすることができる.

7. 糖質とともに摂取すること

たんぱく質は糖質とともに摂取すると体たんぱく質に合成されやすいと考えられている. 糖質が吸収され, 血中ブドウ糖濃度が上昇することで分泌されるインスリンが, 摂取したたんぱく質の体たんぱく質への合成を促進するためと考えられている (図3-2-7).

8. 摂取タイミング

(1) 運動前・運動中

運動前や運動中にアミノ酸を投与すると筋肉や内臓のたんぱく質分解を減少させたり[8], アミノ酸を運動前に摂取した方が運動後に摂取するよりも正味の筋肉たんぱく質合成を高めたりする[9]ことが報告されている. しかし運動前や運動中の摂取が筋肉量の増加を促進するかどうかについては, 十分に明らかになっているとはいえない. 運動前や運動中に摂取すると, 摂取量や運動の種類によっては, 運動を行うことに悪影響を及ぼす可能性がある. また筋肉量の増加には筋肉たんぱく質の合成が分解を上回っている時間が必要と考えられ, これは基本的に運動していないときである. これらのことから, 運動前や運動中の摂取が筋肉量の増加に有効とする根拠は十分とは考えられない.

(2) 運動後

運動後は早めにたんぱく質を摂取すると筋肉たんぱく質合成をより高める. 運動後は筋肉への血流が増大している. このため運動後に摂取したたんぱく質が吸収されてアミノ酸濃度の上昇した血液が筋肉へより多く流れ, 筋肉たんぱく質合成の材料であるアミノ酸の供給量が増えることが筋肉たんぱく質合成を高めることに関係していると考えられている. 筋肉たんぱく質合成を促進するインスリンに対する筋肉の感受性が, 運動後に高まっていることも関係していると考えられている.

高齢者の12週間の筋力トレーニングによる筋肉量の増加は, たんぱく質を含む実験食をトレーニング直後に摂取した方が2時間後に摂取したときよりも大きかったこと[10]が報告されている. 一方, 筋肉は肥大し続けるわけではない. したがって, すでに筋肉が肥大したヒトなどにも効果があるとは限らないことも考えられる. 対象者によって効果に違いがある可能性がある.

摂取タイミングよりも1日当たりの必要量を取ることが重要とする考え方もある[11]. 摂取タイミングだけを重視するのではなく, 必要量を取ることが重要である.

(3) 就寝前

就寝前に筋力トレーニングを行いたんぱく質を摂取すると，就寝中の筋肉たんぱく質合成が高く[12]，筋力の増大と筋肉量の増加が大きかった[13]ことが報告されている．

9. 高たんぱく質食

普段の食事のたんぱく質の摂取量を増やすと，食後の合成と食間（絶食時）の分解の両方が増大するが，体たんぱく質量は変わらない（図3-2-8）[1]．習慣的なたんぱく質摂取量を1 g/kg体重/日から2 g/kg体重/日へ増やすと，内臓でのアミノ酸の分解が増大するのにたんぱく質合成は変わらないため，筋肉などの末梢組織でのたんぱく質合成が減少する[14]．必要量以上のたんぱく質を取っても筋肉量の増加を促進しないことを示唆する結果である．

高たんぱく質食で筋力や筋肉量の増大が大きいことを報告する論文や研究は数多くある．しかしこれらの研究でのたんぱく質の摂取量は2 g/kg体重/日を少し超えた程度である．研究で用いられた「高たんぱく質食」が，どの程度のたんぱく質を摂取したものなのか確認する必要がある．

10. エネルギーの充足・不足

(1) エネルギーが充足していること

血中アミノ酸濃度の上昇は筋肉たんぱく質合成を高める必要条件である．アミノ酸を血中へ持続注入して，血中アミノ酸濃度を通常の2倍程度に高めると筋肉たんぱく質の合成が高まるが，この濃度を維持しても120分以降は合成が低下したことが報告されている[15]．

ラットを用いた実験で，摂食後に上昇した筋肉たんぱく質合成と細胞内のエネルギー状態が，摂食後90分の時点で糖質，筋肉たんぱく質合成を高める作用のあるアミノ酸のロイシン，あるいは糖質とロイシンの両方を与えると180分後でも高く維持されたのに対して，何も与えないと低下し

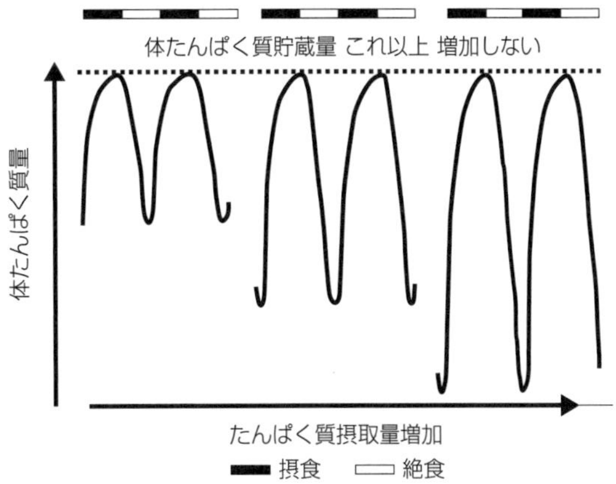

図3-2-8　たんぱく質摂取量を増やすと食後の合成と食間の分解の両方が増大するが，体たんぱく質量は増えない
(Millward DJ, et al.: Physical activity, protein metabolism and protein requirements. Proc Nutr Soc, 53: 223, 1994)

たことが報告されている[16]．筋肉たんぱく質合成が高まった状態を維持するには，細胞内のエネルギーが不足しないようにすることが必要なのではないかと考察されている[16]．たんぱく質でなくても間食を取り，細胞内のエネルギーが減少しないようにすると筋肉量の増加に有効な可能性を示唆するものかもしれない．

(2) 減量時

減量時にはエネルギーが不足するのでエネルギー源として利用されるたんぱく質が増え，たんぱく質の必要量は増えると考えられている．必要量はエネルギー制限の程度や減量期間によって異なると考えられる．

摂取エネルギーを60%に制限して3週間減量したとき，たんぱく質の摂取量を一般人の推奨量の2倍の1.6 g/kg体重/日および3倍の2.4 g/kg体重/日に増やすと，体重減少に占める筋肉などの除脂肪組織の減少が少なく脂肪組織の減少が多かった[17]ことが報告されている．1.6 g/kg体重/日と2.4 g/kg体重/日には差は認められていない．

たんぱく質は食欲を抑制する[18]ので，食事制限時に高たんぱく質食にすることは望ましいかも

表3-2-1　筋肉量を増やす効果を調べる研究での主要評価項目と副次的評価項目

主要評価項目	副次的評価項目（代替評価項目）
筋肉量 筋線維横断面積 など	筋肉たんぱく質合成速度 血中アミノ酸濃度 筋肉たんぱく質合成に関わる代謝調節機構など

しれない．

11．たんぱく質の消化・吸収速度

たんぱく質の消化・吸収速度は体たんぱく質合成に影響する．消化・吸収の速いたんぱく質が，摂取後に筋肉たんぱく質合成を高めることを示した研究は多い．しかしトレーニングによる筋肥大は吸収の遅いたんぱく質を取ったときの方が大きい[19]．吸収の速いたんぱく質は摂取後に筋肉たんぱく質合成を速やかに高めるが，その持続時間が短いのに対して，吸収の遅いたんぱく質では合成は急速には高まらないが高まった状態が持続する[20,21]ことが関係していると考えられる．

摂取後の体たんぱく質の合成量が，吸収の速いたんぱく質で吸収の遅いたんぱく質よりも少ないのは，吸収が速いために大量のアミノ酸が筋肉に供給され合成に使い切れないためと考えられる．吸収の速いホエーたんぱく質は，30 gを一度に摂取したときより240分間に13回に分けて摂取したときの方が，摂取後7時間に合成された体たんぱく質量が多かった[21]ことが報告されている．

12．筋肉たんぱく質合成と筋肉量増加

筋肉量を増やす効果があるかどうか調べる研究では，筋肉量や筋線維横断面積などの直接的な項目が「主要評価項目」である（表3-2-1）．これに対して筋肉量増加のための必要条件である，筋肉たんぱく質合成速度や血中アミノ酸濃度の上昇，筋肉たんぱく質合成に関係する代謝経路の活性化などは「副次的評価項目（代替評価項目）」である（表3-2-1）．

筋肉たんぱく質は合成されているだけでなく分解されている．筋肉量が増えるためには合成が分解を上回っている必要がある．したがって筋肉たんぱく質合成が高まることと，筋肉量が増えることとは同じではない．筋力トレーニングを行いたんぱく質・アミノ酸を摂取すると，筋肉たんぱく質合成は高まるが筋肉量や筋力にはほとんど影響しない[11]．筋肉量を増加させるかどうかについては，筋肉たんぱく質合成速度ではなく長期の実験で筋肉量を調べる必要がある[22]．実験・研究に関する情報を見るときには，どのような方法で実験・研究が行われ，どのような指標で評価されているかを見ることが重要である．

［岡村　浩嗣］

［文　献］

1）Millward DJ, et al.: Physical activity, protein metabolism and protein requirements. Proc Nutr Soc, 53: 223, 1994.
2）Haralambie G, Berg A: Serum urea and amino nitrogen changes with exercise duration. Eur J Appl Physiol Occup Physiol, 36: 39, 1976.
3）Tarnopolsky MA, et al.: Evaluation of protein requirements for trained strength athletes. J Appl Physiol, 73: 1986, 1992.
4）Moore DR, et al.: Ingested protein dose response of muscle and albumin protein synthesis after resistance exercise in young men. Am J Clin Nutr, 89: 161, 2009.
5）Kim IY, et al.: The anabolic response to a meal containing different amounts of protein is not limited by the maximal stimulation of protein synthesis in healthy young adults. Am J Physiol Endocrinol Metab, 310: E73, 2016.
6）小清水孝子ほか：スポーツ選手の栄養調査・サポート基準値策定及び評価に関するプロジェクト報告．栄養学雑誌，64：205, 2006.
7）MacKenzie-Shalders KL, et al.: Increasing protein distribution has no effect on changes in lean mass during a rugby preseason. Int J Sport Nutr Exerc Med, 26: 1, 2016.

8) Hamada K, et al.: Effect of amino acids and glucose on exercise-induced gut and skeletal muscle proteolysis in dogs. Metabolism 48: 161,1999.
9) Tipton KD, et al.: Timing of amino acid-carbohydrate ingestion alters anabolic response of muscle to resistance exercise. Am J Physiol Endocrinol Metab, 281: E197, 2001.
10) Esmarck B, et al.: Timing of postexercise protein intake is important for muscle hypertrophy with resistance training in elderly humans. J Physiol, 535: 301, 2001.
11) Reidy PT, Rasmussen BB: Role of ingested amino acids and protein in the promotion of resistance exercise-induced muscle protein anabolism. J Nutr, 146: 155, 2016.
12) Res PT, et al.: Protein ingestion before sleep improves postexercise overnight recovery. Med Sci Sports Exerc, 44: 1560, 2012.
13) Snijders T, et al.: Protein ingestion before sleep increases muscle mass and strength gains during prolonged resistance-type exercise training in healthy young men. J Nutr, 145: 1178, 2015.
14) Juillet B, et al.: Increasing habitual protein intake results in reduced postprandial efficiency of peripheral, anabolic wheat protein nitrogen use in humans. Am J Clin Nutr, 87: 666, 2008.
15) Bohe J, et al.: Latency and duration of stimulation of human muscle protein synthesis during continuous infusion of amino acids. J Physiol, 532: 575, 2001.
16) Wilson GJ, et al.: Leucine or carbohydrate supplementation reduces AMPK and eEF2 phosphorylation and extends postprandial muscle protein synthesis in rats. Am J Physiol Endocrinol Metab, 301: E1236, 2011.
17) Pasiakos SM, et al.: Effects of high-protein diets on fat-free mass and muscle protein synthesis following weight loss: a randomized controlled trial. FASEB J, 27: 3837, 2013.
18) Njike VY, et al.: Snack food, satiety, and weight. Adv Nutr, 7: 866, 2016.
19) Hartman JW, et al.: Consumption of fat-free fluid milk after resistance exercise promotes greater lean mass accretion than does consumption of soy or carbohydrate in young, novice, male weightlifters. Am J Clin Nutr, 86: 373, 2007.
20) Boirie Y, et al.: Slow and fast dietary proteins differently modulate postprandial protein accretion. Proc Natl Acad Sci USA, 94: 14930, 1997.
21) Dangin M, et al.: The digestion rate of protein is an independent regulating factor of postprandial protein retention. Am J Physiol Endocrinol Metab, 280: E340, 2001.
22) Mitchell CJ, et al.: What is the relationship between the acute muscle protein synthesis response and changes in muscle mass? J Appl Physiol, 118: 495, 2015.

3 ビタミンとミネラル

1．ビタミンの種類と働き

ビタミンの必要量は微量であるが，生体で起こるさまざまな生化学反応にとって必要不可欠な物質である．ヒトは体内でビタミンのほとんどを合成することができないため，食事からの供給が必要である．また，エネルギー代謝が亢進する運動時には必要量が増加するため，身体活動レベルに合わせて摂取量を調整する必要がある．

本項では，エネルギー代謝に深く関与するB群ビタミン（B_1，B_2，ナイアシン，B_6），抗酸化作用のあるビタミンA，C，E，そして骨代謝に関わるビタミンDとKについて述べる．

2．ビタミンB群

図3-3-1はエネルギー代謝に関わるビタミンと代謝経路を示している．エネルギー代謝に関わるビタミンの多くは水溶性ビタミン，とくにビタミンB群が多い．糖質や脂質代謝が亢進するアスリートではビタミンB群の必要量が増加する．そのため，運動生理学・スポーツ栄養学の分野ではビタミンB群と運動能力に関して多くの研究が行われている．例えば，ヒトにおいてビタミンB_1の摂取不足は糖質代謝に影響を及ぼすことや最大酸素摂取量の低下を引き起こすことが報告されている．B群ビタミンは水溶性であるため，過剰に摂取しても比較的容易に尿中に排出され，過剰症が表れにくいという特徴がある．他方，汗や尿による損失もあることから不足しやすい側面もある．そのため，激しいトレーニングにより摂取エネルギーが増加する場合には，推奨量以上の摂取を行うことを目安にしても問題は少ないと考えられる．

(1) ビタミンB_1

ビタミンB_1はおもにグルコースと分岐鎖アミノ酸代謝に関与している．そのため，エネルギー消費が高まるアスリートではビタミンB_1の必要量は増加する．日本人の食事摂取基準（2020年版）[1]では，ビタミンB_1の推奨量は摂取エネルギー1,000 kcalあたりで0.54 mgとされており，成人男性では1.3～1.4 mg/日，女性では1.1 mg/日となる．例えば，1日あたり3,000 kcalのエネルギーを摂取するアスリートでは，1.62 mgの摂取が必要となる．ビタミンB_1摂取量不足は，運動パフォーマンスに直接的に影響を及ぼす可能性が考えられる．

食品中のビタミンB_1はチアミン2リン酸として存在し，タンパク質と結合している．調理や消化吸収の過程でチアミン2リン酸からチアミンとなり吸収されるが，この過程は食品の種類や同時に摂取するほかの食品にも影響を受けることが考えられ，食品に含まれるビタミンB_1が計算通りに体に取り込まれない可能性が高い．ビタミンB_1を可食部100 gで1 mg以上含む食品が存在しないことや，耐用上限量が設定されていないことから，過剰症になるリスクは低いと考えられる．そのため，アスリートでは日頃から多めに摂取することが望ましいと考えられる．

(2) ビタミンB_2

ビタミンB_2は，ミトコンドリア呼吸鎖のNADH脱水素酵素，コハク酸脱水素酵素などの補酵素としての役割をもっており，酸化還元反応や糖質，

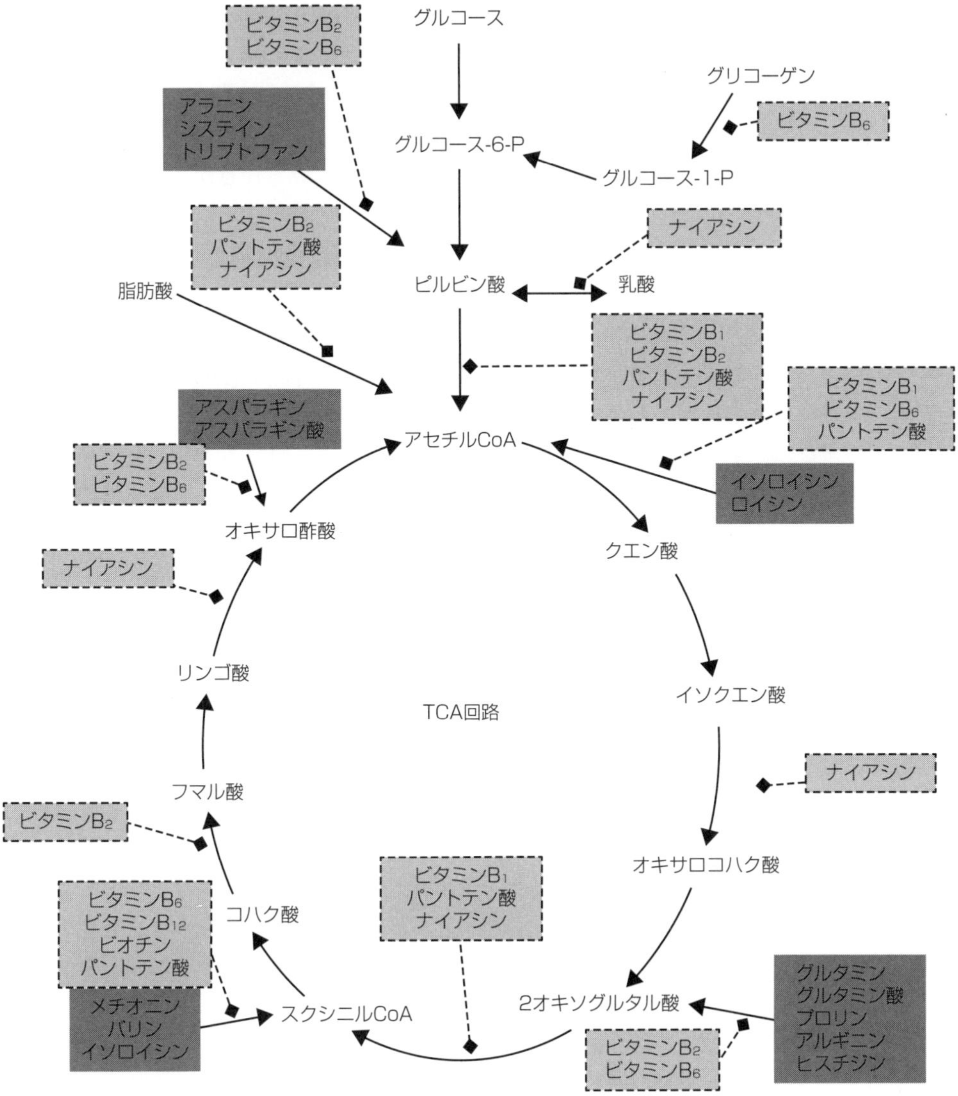

図3-3-1　エネルギー代謝に関与するビタミン
（木村典代：コンディション維持とビタミン摂取．樋口　満編：新版コンディショニングのスポーツ栄養学．市村出版，p.98, 2013）

脂質やたんぱく質などのエネルギー代謝に関与している．そのため，ビタミンB_2が不足すると成長抑制を引き起こす．日本人の食事摂取基準（2020年版）[1]ではビタミンB_2の推奨量として0.6 mg/1,000 kcalが設定されている．細胞中のビタミンB_2は，フラビンモノヌクレオチドやフラビンアデニンジヌクレオチドとしてタンパク質と結合した状態で存在する．調理や消化過程で，ほとんどがリボフラビンに変換されたのちに吸収されるが，この過程は食品ごとに効率が異なると考えられる．運動パフォーマンスとの関連では，ビタミンB_2摂取不足は筋機能や運動能力を低下させる研究結果が報告されている．一方，過剰症による影響はほとんど認められないことから，エネルギー摂取量の多いアスリートでは十分な量のビタミンB_2摂取を心掛ける必要がある．

(3) ナイアシン

ナイアシンとはニコチン酸とニコチンアミドの総称である．ナイアシンの働きは脱水素酵素などの多くの酸化還元反応，遺伝子の転写活性化やDNAの修復など多岐にわたっている．ニコチン酸は植物性食品に，ニコチンアミドは動物性食品に含まれており，これらのナイアシンとしての活性は同等である．ナイアシンは必須アミノ酸のトリプトファンからも合成され，重量比でトリプトファンはニコチンアミドの1/60程度のナイアシン活性がある．食品成分表に記載されているナイアシンは，ニコチン酸とニコチンアミドの総量であり，生体内でトリプトファンから合成されるナイアシン量は含まれていない．また，妊娠中はトリプトファンからナイアシンへの転換率は増加する．エネルギー代謝に関与するビタミンであるため，日本人の食事摂取基準（2020年版）[1]では，ナイアシン推奨量はエネルギー当たりの値が設定されている（5.76 mgNE/1,000 kcal）．

通常の食品を摂取することでのナイアシン過剰摂取による健康障害は報告されていないが，食事摂取基準では，強化食品由来およびサプリメント由来のニコチン酸またはニコチンアミドの耐用上限量が設定されている．ニコチン酸は脂肪細胞での脂肪分解を抑制する作用を有している．そのため，ニコチン酸の過剰摂取は，脂肪分解を抑制することで運動中のエネルギー源となる遊離脂肪酸の供給量を制限し，運動パフォーマンスに影響を与える可能性がある．

(4) ビタミンB_6

ビタミンB_6はアミノ酸代謝に関与することから，筋量の増加や維持を目標とするスポーツ選手にとっては重要な栄養素である．日本人の食事摂取基準（2020年版）[1]では，推奨量は成人男性で1.4 mg/日，女性で1.1 mg/日である．しかし，たんぱく質摂取量が増加するとビタミンB_6の必要量も増加する．そのため，日頃から意識的に多くのたんぱく質を摂取しているアスリートでは，体たんぱく質の合成が活発であることから十分なビタミンB_6の摂取が必要である．一方，マラソンレース後にはおよそ1 mgのビタミンB_6を損失することも報告されている[2]．したがって，持久系種目の選手においても，体づくりの観点からビタミンB_6摂取量について注意が必要である．

3. 抗酸化ビタミン

体内に取り込まれた酸素は，活性酸素やフリーラジカルとなる．活性酸素は細胞内の情報伝達や病原体の除去に関わったりするが，その反応性の高さから生体に酸化ストレスを及ぼす．細胞や遺伝子が障害を受けることで動脈硬化やがんの発症に関与していると考えられている．生体には，酸化ストレスに対する防御機構として，抗酸化物質や抗酸化酵素が存在する．

(1) ビタミンA

ビタミンAは，動物生体内ではレチノールとして，植物中にはカロテンなどのプロビタミンAとして存在している．レチノールは視覚，生殖機能，発育において重要である．とくにレチノールは視覚において重要な働きを担っているため，欠乏することで成人では夜盲症を発症する．抗酸化物質としての作用は，一重項酸素やフリーラジカルの除去に関与していると考えられている．

(2) ビタミンC

ビタミンCは皮膚などのコラーゲン合成に必須のビタミンである．また，カテコールアミンの生合成，コレステロールや脂質の代謝にも関与している．多くの動植物では生体内でビタミンCを生合成できるが，ヒトは合成することができない．ビタミンCが欠乏すると，血管がもろくなり，出血がしやすくなる壊血病を引き起こすが，非常にまれである．そのため，食事摂取基準では，壊血病予防ではなく，心臓血管系の疾病予防に有効な抗酸化作用を指標として設定されている．ビタミンCは他の物質を還元して，酸化型ビタミンCとなることで抗酸化作用を発揮する．酸化型ビタミンCはグルタチオンによってビタミンCに変換される．食物に含まれるビタミンCとサプリメントから摂取したビタミンCには相対生体利用率に差がなく，吸収率も非常に高い．喫煙者は非喫煙者よりもビタミンCの必要量が高い[3]．

(3) ビタミンE

ビタミンEは8種類が存在するが，そのうちαトコフェロールがもっとも活性が高い．生体内で発生した脂質ラジカルに電位を供給し，自身が酸化型ビタミンとなることで酸化を阻止する．脂溶性ビタミンであるため，極端な脂質摂取制限を行うとビタミンE摂取不足になる可能性が考えられるため，注意が必要である．

4．骨代謝に関連するビタミン

(1) ビタミンD

ビタミンDが生体で機能するためには，肝臓と腎臓において代謝される活性型ビタミンDに変換される必要がある．活性型ビタミンDは小腸でのカルシウムの吸収を促進する作用がある．また，骨のリモデリングや腎尿細管でのカルシウムやリンの再吸収の促進作用もある．このように，ビタミンDはカルシウム恒常性の維持に関与しており，欠乏することで，幼児ではくる病，成人では骨軟化症を引き起こす．紫外線を浴びることで皮膚においてビタミンDが合成されるが，皮膚での合成だけでは不十分であるため，必ず食事から摂取する必要がある．また，紫外線量の少ない冬ではとくに注意が必要である．

近年ではビタミンDは骨だけでなく，筋量や筋力，筋損傷からの回復との関連も指摘されており，骨と筋の発達や維持にとって重要なビタミンである．

(2) ビタミンK

ビタミンKは血液凝固因子の産生やオステオカルシンを活性化することで骨形成にも関与している．ビタミンKは腸内細菌によっても合成されるため，欠乏することはまれである．骨折の発症と低ビタミンK摂取量の関係が報告されていることから，骨折予防の観点からも十分なビタミンK摂取が必要である．日本人の食事摂取基準（2020年版）[1]でのビタミンKの目安量は，成人では男女とも150μg/日である．この値は，血液凝固能を維持するために必要なビタミンK摂取量であり，骨折予防には更なるビタミンKの摂取が必要と考えられている．

5．ミネラルの種類と働き

ミネラルは生体を構成する元素のうち，酸素，炭素，水素および窒素を除くすべての元素の総称である．1日あたりの摂取量が100 mg以上になる元素を多量ミネラル，それ以下のものを微量ミネラルと呼ぶ．日本人の食事摂取基準では，健康の維持・増進と欠乏症の予防の観点から13種類のミネラルについて推定平均必要量と推奨量が設定されている．本項では，スポーツ活動と特に関りが深いカルシウム，鉄について述べる．

(1) カルシウム

1）カルシウムの分布と代謝

カルシウムは人体に存在するもっとも多い無機質であり，成人体重のおよそ2%を占める．カルシウムの大部分は骨や歯に貯蔵されており，残りは血液凝固，神経刺激の伝達，筋収縮などに関わっている．血中カルシウム濃度は常に一定2.2～2.5 nmol/L（8.8～10 mg/mL）に保たれているが，カルシウム摂取量不足や他の要因により血中カルシウム濃度が低下した場合，副甲状腺ホルモンのパラトルモン（PTH）や活性型ビタミンDの作用により，小腸からのカルシウム吸収を促進したり，骨からのカルシウム溶出を高めたりする．一方，血中カルシウム濃度が上昇すると，カルシトニンが甲状腺から分泌され，骨からのカルシウム溶出を抑制することで血中カルシウム濃度が一定に保たれる（図3-3-2）．

カルシウム不足による骨疾患としては，くる病

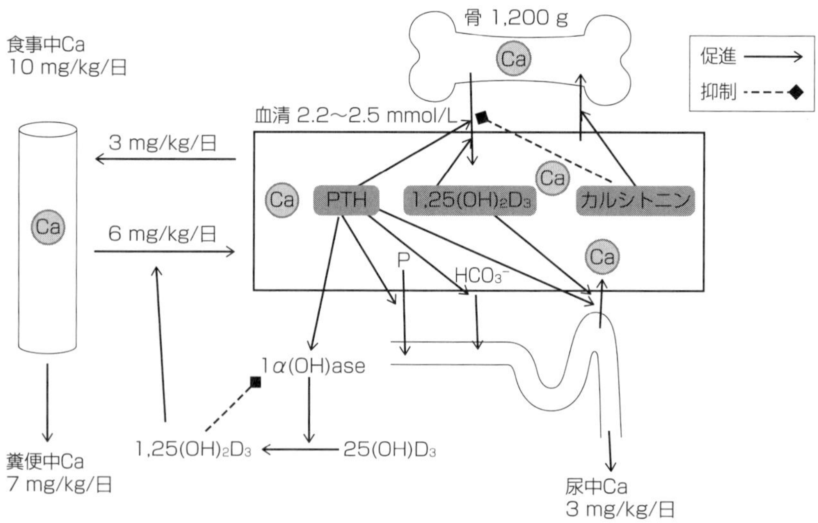

図3-3-2　体内のミネラルの調節
（菊永茂司：ミネラルの栄養．奥　恒行，柴田克己編：基礎栄養学．改訂第5版，南江堂，p.202, 2015）

や骨軟化症，骨粗鬆症が知られている．牛乳・乳製品中に含まれるカルシウムは吸収率が高いため，重要なカルシウム供給源である．カルシウムの推奨量は成人で1日あたり650〜800 mg[1]であるが，カルシウムは日本人にとって不足しやすいミネラルであるため，摂取不足にならないよう注意が必要である．

2）運動と骨量

骨粗鬆症の予防には，成長期に十分なカルシウムを摂取して最大骨量を高めておくことが重要である．成長期のカルシウムの摂取量と骨密度には正の相関関係が認められることから，成長期に十分なカルシウムを摂取することが骨粗鬆症予防に重要である．一般に，習慣的な運動は骨密度を高めると認知されている．一方で，アスリート，とくに女性アスリートでは骨密度の低下や疲労骨折が多く報告される．これは，カルシウムの摂取不足だけでなく，消費エネルギーに見合ったエネルギーを摂取できていないことが関係していると考えられている．そのため，カルシウム摂取に加えて，十分なエネルギー摂取も骨の健康を維持するために必要である．また，近年では運動中の血中カルシウム濃度とPTHの変化がアスリートでの低骨塩量に関与している可能性が示されている．低〜中強度の運動は，血中のカルシウム濃度を低下させ，PTH分泌を促進することで骨吸収を刺激する．とくに，競技時間が非常に長い自転車競技者では一年を通して骨密度が低下し続けることが報告されている[4]．一方，運動開始前にカルシウムを多く含んだ食事を摂取することで，運動後の血中カルシウム濃度の低下とPTHの上昇が抑制される可能性も報告されている[5]．したがって，普段の食事におけるカルシウム摂取量だけでなく，運動前または運動中に食事や必要な場合はサプリメントなどで十分な量のカルシウムを摂取することが骨量の維持に重要である．

(2) 鉄

1）鉄の分布と代謝

成人における総鉄量はおよそ3 g程度で，その大半が赤血球のヘモグロビンの構成成分として存在し，残りは筋肉中のミオグロビンとして酸素の運搬に関与している（図3-3-3）．長期間の鉄摂取不足，成長による鉄需要の増加，消化管からの

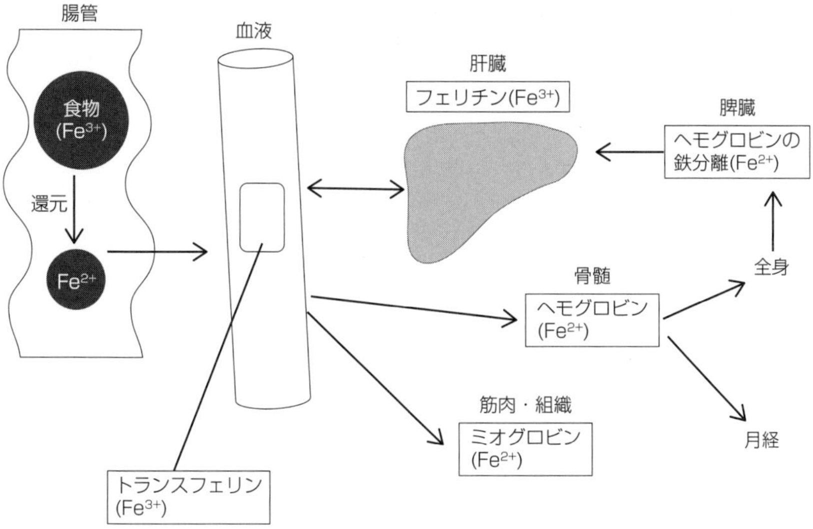

図3-3-3　体内の鉄の調節

（宮本賢一, 桑波田雅士：栄養素の構造と機能. 坂井堅太郎編：基礎栄養学. 化学同人, p.97, 2003）

出血による鉄不足は, 鉄欠乏性貧血を引き起こす. 鉄欠乏性貧血は, 発展途上国ではもっとも多い栄養欠乏症であるが, 先進国においても貧血の割合は高い. 日本人の食事摂取基準（2020年版）[1]では, 一般成人の鉄推奨量は女性で6.5～11.0 mg, 男性で7.5 mgとされている. 一方, 日常的に運動を行っていると, 発汗による鉄の損失や, 運動による血球破壊など鉄を体外に排出する可能性が高いため, アスリートが摂取すべき鉄量は一般成人よりも多いと考えられる. 食事に含まれる鉄の大部分は十二指腸と空腸上部で吸収される. 鉄は, ヘム鉄と非ヘム鉄に分けられ, ヘム鉄は魚肉の赤身や肉類に多く含まれている. ヘム鉄は非ヘム鉄よりも吸収効率が良い. 鉄の吸収を促進する栄養素としてビタミンCがある. 一方, 食事に含まれるカフェイン, タンニンやポリフェノールなどは鉄と結合することで鉄の吸収を抑制する[6].

近年, 鉄代謝の中心的な役割を担うホルモンが発見されている. 肝臓から分泌されるヘプシジンは, おもに小腸での鉄吸収を調節することで全身の鉄貯蔵量を調節している. 例えば, 鉄欠乏状態であれば, 肝臓でのヘプシジン合成が低下し, 小腸での鉄吸収が亢進する. 一方, サプリメント等で鉄を大量に摂取した場合, ヘプシジン合成が促進され, 小腸での鉄吸収を抑えることで, 体内への過剰な鉄貯蔵を防ぐように調節されている. 激しい運動トレーニングは血中ヘプシジン濃度を高めることが多くの研究により示されていることから, アスリートは恒常的に鉄吸収能が低下している可能性が考えられる.

2）スポーツ貧血

アスリートにおける貧血はいくつかの種類に分類することができる. 希釈性貧血はトレーニングを行うことによって血漿量が増大し, 相対的なヘモグロビン濃度が低下することを指す. トレーニングによる血漿量の増加は, 血液の粘性抵抗を下げることで, 酸素運搬能を高める働きがあると考えられている. 溶血性貧血は, 赤血球が物理的な刺激（足底部など）によって破壊されることで起きる溶血が原因と考えられている. 鉄欠乏性貧血は, アスリートの貧血の中でもっとも頻度の高い貧血である. 鉄欠乏性貧血が生じた場合, ヘモグロビンの低下により酸素運搬能が低下するだけでなく, 細胞内鉄含有タンパク質が減少し, エネルギー産生にも影響を及ぼすことで運動能力を著しく低下させる.

鉄欠乏性貧血は，鉄摂取量のみならず利用可能エネルギー不足による可能性も指摘されている．摂取エネルギー，とくに糖質摂取量が少ない状態で運動トレーニングを実施すると，ペプシジン濃度が上昇し，鉄吸収を妨げる可能性も報告されている[7]．そのため，体内鉄貯蔵を改善するためには，鉄の摂取量だけでなく総摂取エネルギー量にも注意すべきである．鉄欠乏性貧血の予防はV部④を，治療についてはVI部②を参照されたい．

[東田　一彦]

[文　献]

1) 厚生労働省：日本人の食事摂取基準（2020年版）https://www.mhlw.go.jp/content/10904750/000586553.pdf
2) Rokitzki L, et al.: Acute changes in vitamin B6 status in endurance athletes before and after a marathon. Int J Sport Nutr, 4: 154–165, 1994.
3) Kallner AB, et al.: On the requirements of ascorbic acid in man: steady state turnover and body pool in smokers. Am J Clin Nutr, 34: 1347–1355, 1981.
4) Barry DW, et al.: BMD decreases over the course of a year in competitive male cyclists. J Bone Miner Res, 23: 484–491, 2008.
5) Haakonssen EC, et al.: The effects of a calcium-rich pre-exercise meal on biomarkers of calcium homeostasis in competitive female cyclists: a randomised crossover trial. PLoS One, 10: e0123302, 2015.
6) Hurrell RF, et al.: Inhibition of non-haem iron absorption in man by polyphenolic-containing beverages. Br J Nutr, 8: 289–295, 1999.
7) Badenhorst CE, et al.: Acute dietary carbohydrate manipulation and the subsequent inflammatory and hepcidin responses to exercise. 115: 2521–2530, 2015.

4 サプリメント

1. サプリメントの定義とアスリートにおける使用状況

サプリメントには，必須栄養素（ビタミン，ミネラル，たんぱく質，アミノ酸など），ハーブ，植物をはじめ，健康の維持・増進，パフォーマンス向上が見込まれる成分など，幅広い製品が含まれる．現時点で世界共通の定義はないが，2018年の国際オリンピック委員会（IOC）の合意声明[1]では，アスリートにとってサプリメントは「健康やパフォーマンスのために習慣的に摂取する食品，食品成分，栄養素」と定義されている．各事業者の責任のもと製造・販売されているため，成分表示の中には記載が不十分な製品が含まれ，それを見ただけではドーピング禁止物質が入っているかを判断できない場合がある．そのため，アスリートに対してむやみにサプリメントの利用を促すことは推奨されていない．これらの現状を踏まえ，スポーツの場面では①競技のスケジュールや練習と食事摂取とのタイミングを考慮したときに，日頃の食生活ではどうしてもとることのできないエネルギーや栄養素を補うサプリメント（ダイエタリーサプリメント）と，②アスリートの持っている競技力をさらに高めることを目的としたサプリメント（パフォーマンスサプリメント）の摂取が考えられる．

わが国のトップアスリートのサプリメントの使用率は，2012年以降80％以上が続いている[2,3]．使用目的は，「食事で不足している栄養素などの補充」，「疲労回復」，「競技力向上」，「筋量・体重増加」が比較的高い割合を占めている[2]．しかし，効果を実感していると答えた選手は全体の47.7％と半数以下だった[2]．その要因は明らかとはなっていないが，企業や保護者・友人等から無償で入手して摂取しているケースもあり，栄養素摂取量や栄養状態の評価，サプリメントの必要性，効果の科学的検証等が十分に行われずに使用されていたことが一因である可能性が考えられる．

2. アスリートの教育レベルとサプリメントの考え方

アスリートは，比較的早い年齢からサプリメントを使い始めるという報告がある．例えば，ドイツのジュニアエリートアスリート（10～25歳）164名では，サプリメント利用率は80％だった[4]．

わが国においても，南京ユースオリンピック競技大会代表候補アスリート（23.5 ± 5.2歳）138名を対象とした調査では，サプリメントの利用率は86.2％と海外の調査と同様に高かった[2]．また，その情報源は，「親・家族」が多かったため，ジュニアアスリートへのサプリメントに関する教育は，親・家族や指導者に対して行っていくことも重要だと考えられる．図3-4-1[5]は，ジュニアアスリートの競技，教育レベルとサプリメント摂取に対する考え方を示している．ジュニアアスリートには，まず基本的な食や栄養の知識のほか，食の楽しみや調理への関心を身につけさせることが大切である．そして，心身の発育発達に合わせて，不足する栄養素を補う目的で必要に応じたサプリメントの摂り方を教育する．このときに，サプリメント摂取によるドーピング禁止物質混入のリスクについて十分に説明し，アスリートが理解でき

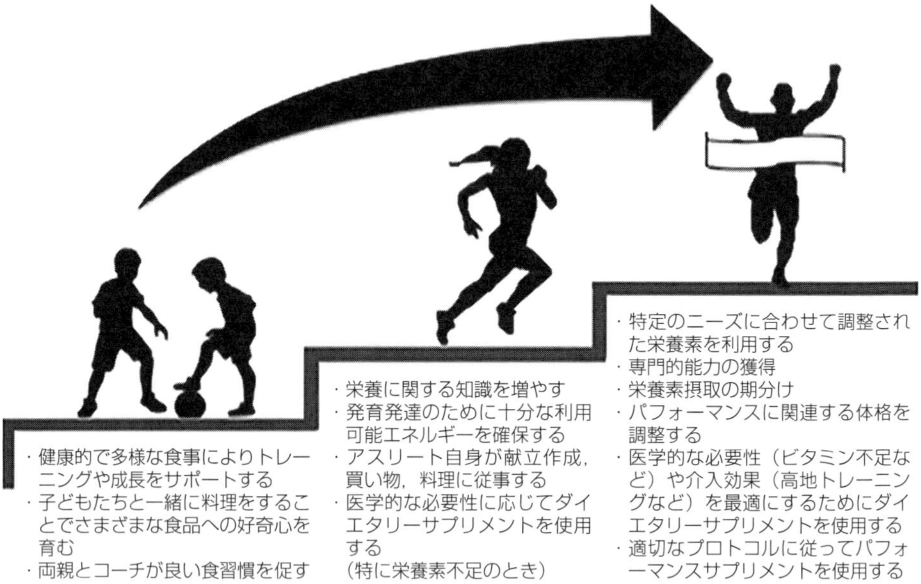
・健康的で多様な食事によりトレーニングや成長をサポートする
・子どもたちと一緒に料理をすることでさまざまな食品への好奇心を育む
・両親とコーチが良い食習慣を促す
・栄養に関する知識を増やす
・発育発達のために十分な利用可能エネルギーを確保する
・アスリート自身が献立作成，買い物，料理に従事する
・医学的な必要性に応じてダイエタリーサプリメントを使用する
（特に栄養素不足のとき）
・特定のニーズに合わせて調整された栄養素を利用する
・専門的能力の獲得
・栄養素摂取の期分け
・パフォーマンスに関連する体格を調整する
・医学的な必要性（ビタミン不足など）や介入効果（高地トレーニングなど）を最適にするためにダイエタリーサプリメントを使用する
・適切なプロトコルに従ってパフォーマンスサプリメントを使用する

図3-4-1　ジュニアアスリートの競技，教育レベルおよび栄養の発達段階とサプリメント摂取の考え方
(Garth I, Maughan RJ: Athletes and supplements: Prevalence and perspectives. Int J Sport Nutr Exerc Metab, 28: 126-138, 2018)

る場合にのみサプリメントの利用を考えるべきである．ジュニアアスリートへは，パフォーマンス向上を狙ったサプリメント摂取を勧めるべきではない．

3. サプリメントを摂る前に確認すること

サプリメントを摂取すれば必ず栄養素不足が解消されたり，パフォーマンスが向上したりするというものではない．サプリメントを利用する場合には，本当にそのサプリメントが必要であるか，使用する場合にはどのように摂取するのが適切かを確認する必要がある．

そこで，アスリートがダイエタリーサプリメントを利用するとき（図3-4-2）[1]，パフォーマンスサプリメントを利用するとき（図3-4-3）[1] の考え方を示す．

まず，ダイエタリーサプリメントを使用する前に，現在の食事で栄養素の不足や過剰摂取があるかどうかアセスメントする．食事からの栄養素の過不足を理解していないにも関わらずサプリメントの摂取を考えることは，期待する効果を得られないだけでなく，むやみに健康被害やドーピング禁止物質の混入のリスクを高めることもあるため，注意が必要である．栄養アセスメントの詳細な方法についてはII部を参照いただきたい．

栄養素の不足を補う目的であるダイエタリーサプリメントは，①減量のために食事制限をしているとき，②海外遠征や合宿などで衛生環境の良くない地域へ行くため食べられる食事が偏るとき，③激しいトレーニングや試合終了後，すぐに食事を摂ることができないとき，④アレルギーや宗教上の理由で食べられない食品があるとき，⑤体調不良で食事を食べられないとき，⑥普段とは異なる環境へ行く前の事前準備（高地合宿前の鉄栄養状態の改善）などには特に有用である[5]．

パフォーマンスサプリメントを摂取する場合には，次のような準備が必要である．はじめに選手の教育レベル，競技レベル，栄養状態，サプリメ

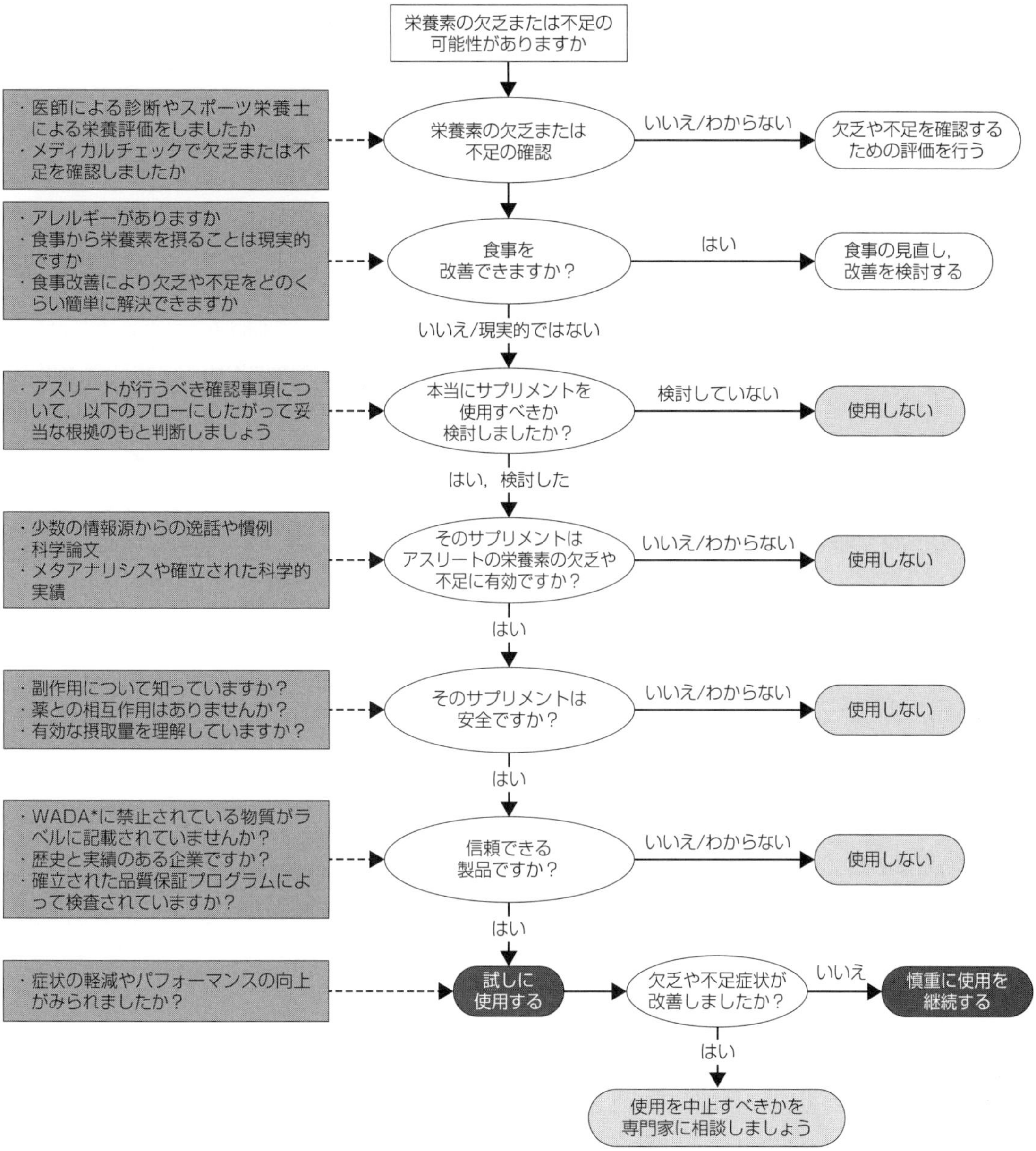

図3-4-2　ダイエタリーサプリメントを使用する際の栄養素の過剰摂取やドーピング規則違反のリスクを軽減するためのフローチャート
＊世界アンチ・ドーピング機構（World Anti-Doping Agency: WADA）
（Maughan RJ, et al.: IOC Consensus Statement: Dietary Supplements and the High-Performance Athlete. Int J Sport Nutr Exerc Metab, 28: 104-125, 2018）

ントの副作用や服用している薬との相互作用を検討する．次に，そのサプリメントの効果が得られる摂取量や摂取タイミングに関する科学的根拠を検証する．科学的根拠とは，勘や経験，信念や噂ではなく，科学的に必要な手続きを取って行われた実験によって効果が検証されたデータのことで

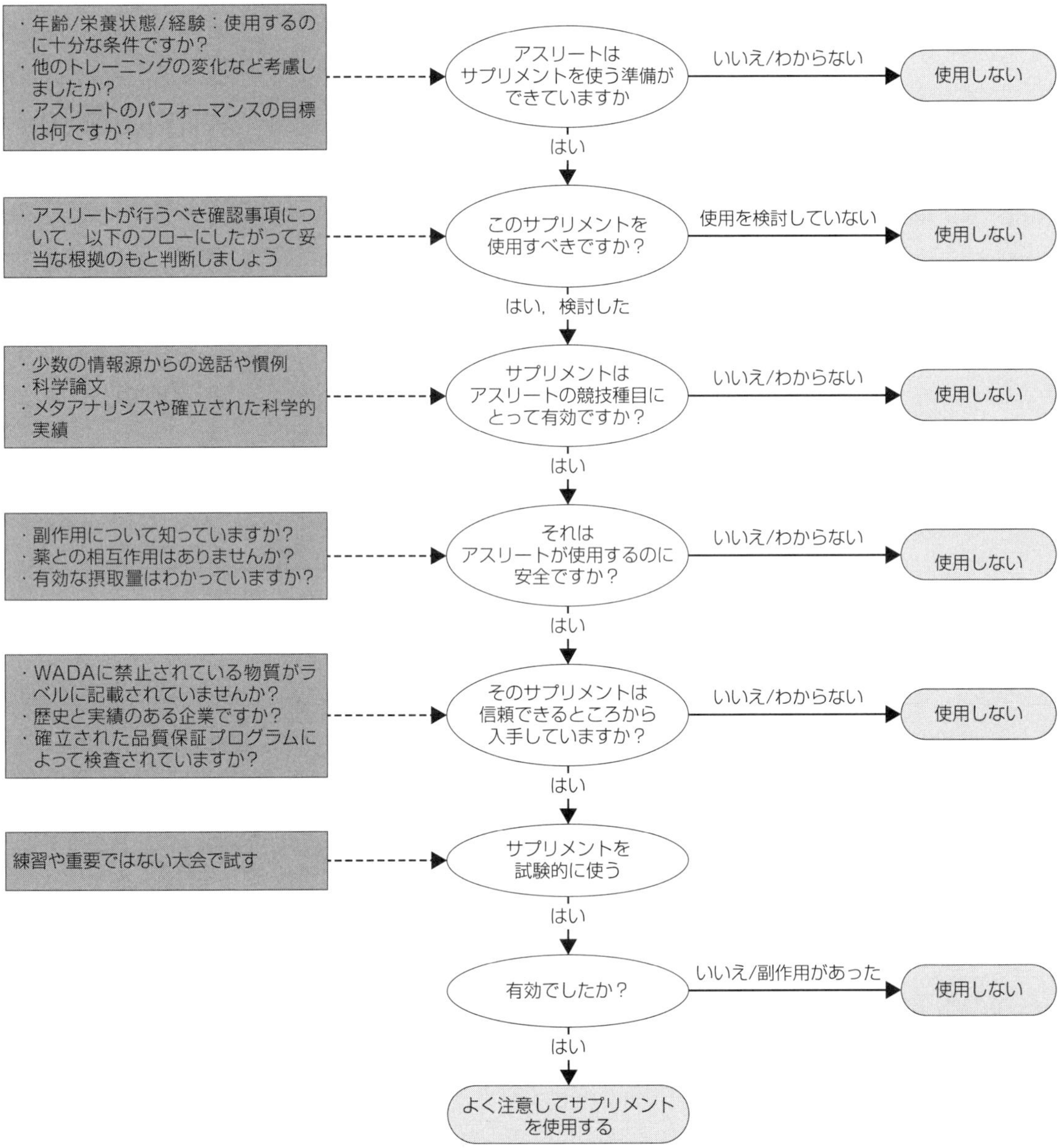

図3-4-3　パフォーマンスサプリメントを使用する際のドーピング規則違反のリスクを軽減するためのフローチャート
(Maughan RJ, et al.: IOC Consensus Statement: Dietary Supplements and the High-Performance Athlete. Int J Sport Nutr Exerc Metab, 28:104-125, 2018)

ある．根拠となる科学論文は，ヒトを対象とした実験に基づいていなければならない．また，ひとつの研究だけではなく，多くの研究によって支持されていなければ真に効果があるとは言えない．

図3-4-4[1]にパフォーマンスサプリメントの科学的根拠の強さのレベルを示す．根拠のレベルが最も高いのがメタアナリシスやシステマティックレビューである．メタアナリシスやシステマティックレビューで得られる結論は，ガイドラインの作成に有用となる一般化された情報である．つまり，多くの人にとって効果があるか否かを示している．しかし，アスリートにとっては，今，

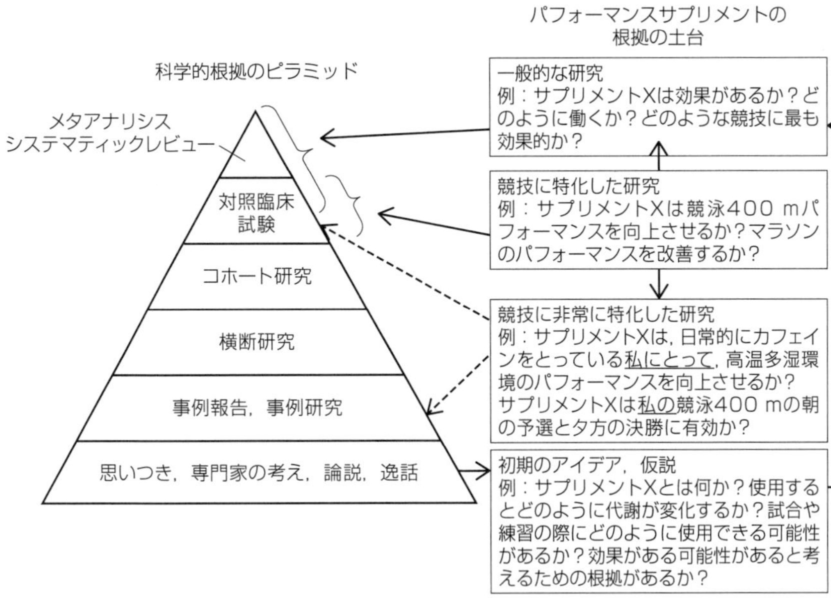

図3-4-4　パフォーマンスサプリメントの科学的根拠の強さを示したピラミッド
(Maughan RJ, et al.: IOC Consensus Statement: Dietary Supplements and the High-Performance Athlete. Int J Sport Nutr Exerc Metab, 28: 104-125, 2018)

自分の置かれた状況（環境，栄養状態，強化したい能力など）で効果が得られるかが重要である．したがって，メタアナリシスやシステマティックレビューの結果を念頭に置き，さらに個々の対照臨床試験の詳細な条件を確認し，サポートしているアスリートの条件で効果が期待できるかを検討するのが望ましいだろう．

4．サプリメントの分類

(1) スポーツフーズ

アスリートは，日々のトレーニングによる消費に見合ったエネルギーや各種栄養素を摂取することが求められる．しかしながら，アスリートが通常の食事のみで，これらの摂取量を満たすのは容易ではない．そのため，状況によっては利便性（準備にかかる時間，持ち運びやすさ，簡易性，易消化性など）の高いスポーツフーズを利用して，栄養素の摂取目標量を満たすことが必要な場面もある．表3-4-1には，スポーツフーズの種類とそれぞれの用途を示す．

(2) ダイエタリーサプリメント

ここでは，日常的な食事で不足することが多いビタミン・ミネラルとして“ビタミンD”，“鉄”，“カルシウム”を取り上げる[6]（ビタミンとミネラルの詳細についてはⅢ部③を参照）．

1) ビタミンD

ビタミンDの欠乏，不足，充足を定義づける血清25（OH）ビタミンD濃度（ビタミンD状態の評価指標）のコンセンサスは得られていない．しかし，多くの研究では80 mmol/L（32 ng/mL）～125 mmol/L（50 ng/mL）を維持することによりトレーニングへの適応を最適化できると報告されている[7]．皮膚への紫外線B波の暴露は，ビタミンDの供給源の90％を占めるため，一部の屋内競技や冬季競技のアスリートではビタミンD欠乏が懸念されている．この場合は，サプリメントの利用も有効な手段のひとつであると考えられる．しかし，ビタミンDの過剰摂取は，高カルシウム血症や腎障害などを引き起こすため注意が必要である[8]．

表3-4-1　スポーツフーズの種類と用途

種　類	内　容	摂取タイミング
スポーツドリンク	水分，炭水化物，ナトリウム，カリウム	・運動中，後
エナジードリンク*	カフェイン，炭水化物	・運動前，運動中
スポーツゲル・菓子類	炭水化物	・運動中
電解質サプリメント	水分，ナトリウム	・脱水による急速減量後 ・持久性運動時など多量の発汗がある場合 ・運動後の急速な水分補給が必要な場合
プロテインサプリメント*	動物（ホエイ，カゼイン，牛乳，卵）または植物（大豆など）由来のたんぱく質	・トレーニングセッション間や運動後 ・成長期 ・多忙なスケジュールや遠征などの移動時
スポーツバー*	炭水化物，たんぱく質	・運動中のエネルギー（炭水化物）補給，運動後のリカバリー ・多忙なスケジュールや遠征などの移動時に持ち運べる

＊ドーピング禁止物質の混入のリスクが比較的高い

2）鉄

アスリートにおける鉄欠乏予防のための鉄の摂取量（推奨量）は，女性18 mg/日以上，男性8 mg/日以上とされている[9]．鉄欠乏に該当するアスリートは，定期的な血液検査や食事調査を実施した上で，食事での鉄の摂取量の改善とともに，高用量の経口鉄サプリメントの補給が必要な場合がある．実際に，鉄欠乏性貧血と診断されたアスリートに，高用量の経口鉄サプリメント（100 mg/日）を3カ月摂取させることにより鉄欠乏性貧血が改善したという報告もある[10]．しかしながら，生体内での過剰な鉄は，活性酸素の産生を促し，毒性の強いヒドロキシラジカルを発生させる．そのため，鉄欠乏でない限り高用量の鉄サプリメントは服用すべきでない．

3）カルシウム

カルシウム欠乏を評価する適切な指標は確立されてない．骨密度検査は，慢性的なカルシウム摂取不足の指標となる可能性があるが，骨密度には体内でのビタミンD欠乏や摂食障害などのほかの要因も影響する．利用可能エネルギーの不足，または月経機能障害を有するアスリートの骨状態を最適化するには，1日あたり1,500 mgのカルシウム摂取量および1,500～2,000 IUのビタミンD摂取が推奨される[11]．乳糖不耐症やアレルギーなどで乳製品を摂取できない場合には，カルシウムサプリメントの利用は有効であるものの，サプリメントの服用中止後に骨密度の減少が認められた例もある．そのため，乳製品を摂取できないアスリートはサプリメントを利用する前に，乳製品以外にカルシウムを多く含む食品（大豆類，小魚，青菜など）を摂ることにより，カルシウムの補給ができないか検討していただきたい．

食事からビタミンやミネラルの摂取が不足する場合には，サプリメントの利用を検討することも必要とされる．しかし，今回取り上げたいずれの栄養素も過剰摂取の危険性があることを理解すべきである．そのため，定期的に生体指標や食事調査を行い，過不足をモニタリングした上で，サプリメント利用の必要性を適切に判断することが重要である．

(3) パフォーマンスサプリメント

1）直接的にパフォーマンスを向上させるサプリメント

近年，パフォーマンスを促進する可能性のあるサプリメントがいくつか報告されている．IOCのサプリメントに関する合意声明では，定められた使用方法で摂取した場合に効果が実証されているサプリメントが挙げられている[1]．ここでは，直接的にパフォーマンスを向上させるサプリメント

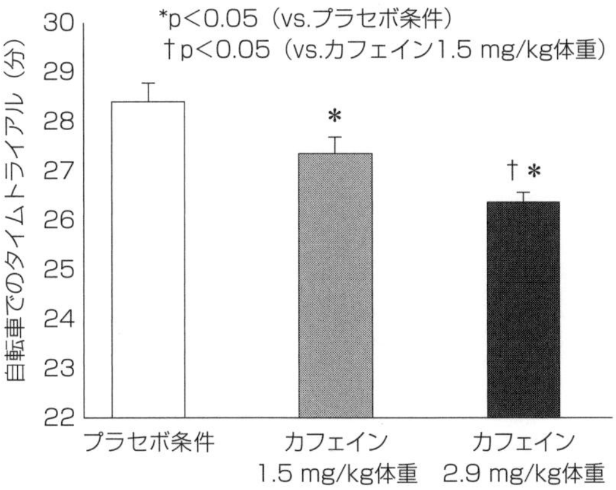

図3-4-5　カフェイン摂取による持久性パフォーマンスへの効果

(Talanian JL, Spriet LL: Low and moderate doses of caffeine late in exercise improve performance in trained cyclists. Appl Physiol Nutr Metab, 41: 850-855, 2016)

として効果が実証されている“カフェイン”，“クレアチン”，“硝酸塩”の有効性と危険性について解説する．

・カフェイン

カフェインは，コーヒー豆，カカオ種子などに含まれる成分であり，おもに持久性パフォーマンスを向上させる効果が期待できる．カフェインは，脳内のアデノシン受容体に拮抗することにより覚醒作用を発揮し，運動中の疲労感の軽減や持久性パフォーマンスを向上させる働きを有すると考えられている．また，持久性パフォーマンスだけでなく，最大筋力や筋持久力の向上にも効果がみられている．使用方法は，錠剤や粉などの無水カフェインの形態で体重1 kgあたり3～6 mgを運動60分前に摂取することが推奨されている．実際に，持久性運動中(80分後)に摂取した低用量のカフェイン（100～200 mg）は，自転車でのタイムトライアルのタイムを3.8～7.2%短縮させたことが報告されている[12]（図3-4-5）．一方で，体重1 kgあたり9 mg以上の過剰摂取では，パフォーマンスをさらに促進する効果はみられず，吐気，不安，不眠，情緒不安定などの副作用のリスクが増加する．加えて，カフェインの感受性には，個人差があることに留意すべきである．また，本章4．(1) で紹介したスポーツフーズのひとつであるエナジードリンクには，1本あたり100 mg前後のカフェインが含まれているため，嗜好品として安易に摂取することは推奨されない．

・クレアチン

クレアチンは，肝臓でアミノ酸（アルギニン，グリシン，メチオニン）から合成され，大部分がクレアチンリン酸として骨格筋に存在している．高強度運動中は，アデノシン二リン酸からアデノシン三リン酸を迅速に再合成するためにクレアチンリン酸が使用される．そのため，体内でのクレアチン貯蔵量の増加は，クレアチンリン酸の再合成を促進し，短期間の高強度運動（特に反復運動能力）を高める．効果的な使用方法は，クレアチンリン酸貯蔵量を増加させるローディング期と，それを維持する維持期を設けて，計画的に摂取することが推奨されている[13, 14]．ローディング期には1日あたり20 g（4回に分けて摂取）を5～7日摂取し，その後，維持期に1日あたり3～5 g（1回摂取）摂取する方法が一般的である．このような計画的なクレアチン摂取により，150秒未満（多くは30秒未満で効果がみられている）の高強度運動の単回および反復運動におけるパフォーマンス向上効果が期待できる．クレアチンサプリメントを利用する上で留意すべき点として，体重への影響が挙げられる．クレアチンのローディング期後（1週間程度）に1～2 kgの体重増加（おもに水分の貯留が原因）が報告されているため，競技特性に合わせて利用を検討すべきである．

・硝酸塩

硝酸塩は，葉菜（ほうれん草，セロリなど）や根菜（ビートルート）などに多く含まれる．硝酸塩の摂取は，体内での一酸化窒素の生成を促す．一酸化窒素は，ミトコンドリアでの呼吸効率の増加，筋への血流量増加などのメカニズムにより，持久性パフォーマンスを向上させる効果を有する．実際に5～9 mmol(310～590 mg)の硝酸塩摂取2～3時間後に持久性パフォーマンス向上効果が得られている[15]．また，持久性運動における疲労困憊までの時間を4～25%延長させ，40分未満の持久性運動のタイムトライアルの成績を1～3%短縮させた[16]．これらの研究の多くは，硝酸塩の供給源としてビートルートジュースを使用している．硝酸塩補給による副作用はほとんどないと考えられているが，一部では胃腸障害が起こることも報告されているため[1]，自身に適しているかどうか通常の練習時から試行すべきである．

2）間接的にパフォーマンスを向上させるサプリメント

サプリメントの中にはアスリートの日々のコンディショニングやトレーニングに対する素早い疲労回復，怪我や炎症の予防や改善を目的とした種類がある[17]．しかし，これらのサプリメントについては，まだアスリートを対象とした十分な科学的根拠が得られていない．

おわりに

アスリートはサプリメントの利用を決定する前に，食事内容などサプリメントを利用する以外に改善すべき点がないかどうかをよく考えなければならない．一方，サプリメントの中には副作用も少なく，パフォーマンス向上に関する科学的根拠が得られている成分もあるため，アスリート自身がこれらのサプリメントを正しく使用するための知識を持つことが大切である．また，サプリメントに対する反応は個人差が大きいことから，普段の練習で試験的に摂取して効果を確認した上で，試合で使用するかどうか検討することが望ましい．加えて，スポーツ栄養士やスポーツファーマシストなどの専門家のサポートのもと，サプリメント使用前後の生体指標や身体組成，栄養素摂取量などを定期的にモニタリングすることにより，そのアスリートにとって適切なサプリメントを利用するためのプロトコルを確立していただきたい．

一方で，アスリートが各サプリメントに含まれる成分を考えずに多種類を飲んでしまうなど，適切な使用方法を理解せずに間違った使い方をする行為は非常に危険であり，意図しないドーピング禁止物質摂取によるドーピング違反の危険性も増える．ドーピング禁止物質の混入のリスクをできるだけ最小限にするために，製品選択時には①食品表示欄にドーピング禁止物質が入っていないこと，②信頼できる企業で製造されていること，③品質保証プログラムによって検査されていることを確認することが必要である（アンチドーピングの詳細はⅥ部1を参照）．サプリメント摂取による効果が認められていても，ドーピング違反のリスクがあることを十分に考慮した上で信頼できる製品を選択することがアスリートのコンディショニングとパフォーマンス発揮につながる．また，サプリメントは安易に摂取して効果が得られるものではなく，ドーピング禁止物質の混入以外にも副作用などにより身体に悪影響を及ぼすものもある．そのため，サプリメントを利用する場合には，単に効果だけでなく安全性を総合的に判断できる専門的知識が必要となる．しかし，アスリートを対象としたサプリメントの有用性に関する科学的根拠はまだまだ乏しいのが現状である．したがって，専門家は常に最新の情報を入手し，アスリートに対して，責任をもって正しい栄養アセスメントに基づいたアドバイスやサプリメント教育を行うべきであろう．

［石橋　彩・近藤　衣美］

［文　献］

1）Maughan RJ, et al.: IOC Consensus Statement: Dietary Supplements and the High-Performance Athlete. Int J Sport Nutr Exerc Metab, 28: 104–125, 2018.
2）松本なぎさほか：ジュニア選手とシニア選手におけるサプリメント利用実態の比較．Sports Science in Elite Athletes Support, 1: 15–27, 2016.
3）Sato A, et al.: Use of supplements by Japanese Elite Athletes for the 2012 Olympic Games in London. Clin J Sport Med, 25: 260–269, 2015.
4）Braun H, et al.: Dietary supplement use among elite young German athletes. Int J Sport Nutr Exerc Metab, 19: 97–109, 2009.

5) Garth I, Maughan RJ: Athletes and supplements: Prevalence and perspectives. Int J Sport Nutr Exerc Metab, 28: 126–138, 2018.
6) Thomas DT, et al.: American College of Sports Medicine Joint Position Statement. Nutrition and Athletic Performance. Med Sci Sports Exerc, 48: 543–568, 2016.
7) Cannell JJ, et al.: Athletic performance and vitamin D. Med Sci Sports Exerc, 41: 1102–1110, 2019.
8) Heaney RP, Vitamin D: Criteria for safety and efficacy. Nutrition Reviews, 66: 178–181, 2008.
9) Haymes E: Iron. In: Driskell J, Wolinsky I, Eds.: Sports Nutrition: Vitamins and Trace Elements. CRC/Taylor and Francis, NY, pp.203–216, 2006.
10) Natchtigall DP, et al.: Iron deficiency in distance runners: a reinvestigation of 99 Fe-labeling and non-invasive liver iron quantification. Int J Sports Med 17: 473–479, 1996.
11) Mountjoy M, et al.: The IOC consensus statement: beyond the Female Athlete Triad-Relative Energy Deficiency in Sport (RED-S) . Br J Sports Med, 48: 491–497, 2014.
12) Talanian JL, Spriet LL: Low and moderate doses of caffeine late in exercise improve performance in trained cyclists. Appl Physiol Nutr Metab, 41: 850–855, 2016.
13) Hultman E, et al.: Muscle creatine loading in men. J Appl Physiol, 81: 232–237, 1996.
14) Lanhers C, et al.: Creatine Supplementation and Upper Limb Strength Performance: A Systematic Review and Meta-Analysis. Sports Med, 47: 163–173, 2017.
15) Hoon MW, et al.: The effect of variable doses of inorganic nitrate-rich beetroot juice on simulated 2,000-m rowing performance in trained athletes. Int J Sports Physiol Perform, 9: 615–620, 2014.
16) Bailey SJ, et al.: Inorganic nitrate supplementation improves muscle oxygenation, O2 uptake kinetics, and exercise tolerance at high but not low pedal rates. J Appl Physiol, 118: 1396–1405, 2015.
17) Rawson ES, et al.: Dietary supplements for health, adaptation, and recovery in athletes. Int J Sport Nutr Exerc Metab, 28: 188–199, 2018.

5 水分補給

ヒトの細胞が正常に機能するためには，体温と体液濃度が一定の範囲にあることが必要である．そのためヒトの体は，さまざまな臓器が協調して，体温と体液の恒常性を維持する機構を備えている．暑熱環境下では体温調節のために，汗として多量の体液が失われる．深刻な脱水と体温上昇によって，毎年多くの人が救急搬送され，その一部が命を失っている．適切な水分補給によって，そのリスクを大幅に小さくすることができる．また軽度の脱水や体温上昇であっても，暑熱環境下における競技遂行能力は著しく低下する．本章では，体液・体温の恒常性維持の仕組みと水分補給が果たす役割を理解し，競技パフォーマンスの維持や体調管理（コンディショニング）のために適切な水分補給法について解説する．

1．体液の恒常性維持機構

（1）体内の水分量と分布

健常なヒトでは体重の約60％が水，すなわち体液である．体液量には個人差（45～70％）がある．個人差を決める要因のひとつが体脂肪量である．脂肪組織は他の組織に比べて水分量が少ないために，体脂肪率の高い人では体液量が少なくなる．加齢などの原因で骨格筋量が低下しても体液量が少なくなる．そのため，体液量は加齢と共に低下するが，いずれの年齢層でも男性は女性よりも体液の割合が多い．

（2）細胞内液と細胞外液の違い

体液は，細胞内液と細胞外液に大別される．細胞内液と細胞外液は，細胞膜によって隔てられている．体液は純粋な水ではなく，電解質やたんぱく質などの溶質が溶解している．体液は，細胞膜内外の溶質（おもに電解質）が作り出す浸透圧勾配に従って細胞膜内外を移動する．細胞外の溶質の量は細胞内の溶質の1/2なので，細胞外液の量は細胞内液の1/2である．細胞外液のうち1/4が血漿として血管内に，残りの3/4が細胞間液として存在している．すなわち，細胞内液，細胞間液，血漿はそれぞれ，体重の40％，15％，5％（8：3：1）を占める．

細胞内液のおもな溶質はカリウムイオン（K^+）で，pHは7.0である．細胞外液のおもな溶質はナトリウムイオン（Na^+），塩化物イオン（Cl^-）で，pHは7.4である．細胞膜上にはさまざまなイオンチャネルや輸送たんぱく質があり，細胞内外液の電解質組成が維持されている．

一方，組織間液と血漿は，血管内皮細胞によって隔てられているが，血管内皮細胞間の間隙を利用して物質交換ができる．そのため，組織間液と血漿の電解質組成は非常によく似ている（図3-5-1）[1]．

（3）体液の濃度と体積の調節機構

体液の量と濃度を一定に保つことは，水と電解質（おもにナトリウム）の量を一定に保つことにほかならない．水と電解質の恒常性を維持する機能は腎臓が担っている．腎臓は毎日約150 Lの原尿を生成しては水やナトリウムなどおよそ99％を再吸収して尿を生成する．ヒトが摂取・排泄する水分や電解質の量は一定ではないが，腎臓による再吸収の働きを微調整することによって，体液量が一定に保たれている．

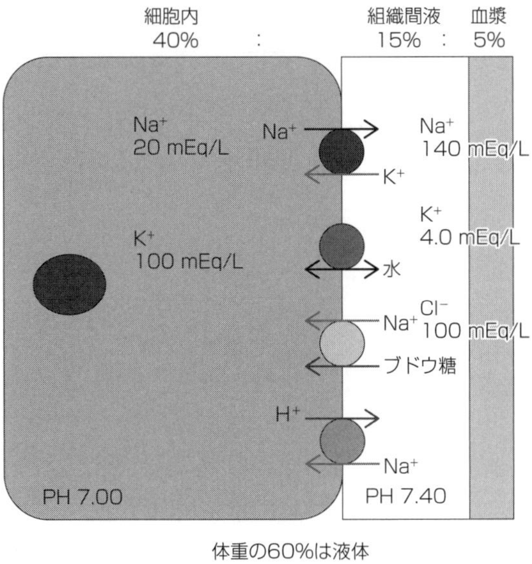

図3-5-1　細胞内液，組織間液，血漿の体積と電解質濃度

水と電解質量の調節は，血漿の体積（循環血液量）と濃度（血漿浸透圧）の変化を指標にして行われている．血漿は，ヒトの体液の状態がもっともダイナミックに反映されるためである．スポーツによる発汗や水分補給，排尿など，水と電解質の吸収排泄は，すべて血漿を通じて行われている．血漿の水分が浸透圧勾配に従って，細胞間液や細胞内液に移動する．

血漿の体積の変化は，おもに心房の伸展によって検知されている．血漿量が増加すると中心静脈圧が増加して心房の伸展が強くなり，心房からANP（心房性ナトリウム利尿ペプチド）が分泌される．ANPの働きによって腎臓でのNa^+再吸収が抑制される結果，尿へのNa^+と水分の排泄量が増え，血漿量が減少する．

血漿浸透圧の変化は，おもに視床下部によって検知されている．血漿浸透圧が増加すると脳下垂体後葉からVP（バソプレシン，抗利尿ホルモン）が分泌される．VPの働きによって腎臓での水の再吸収が促進される結果，尿への水分の排泄量が減少し，血漿浸透圧が減少する．また血漿浸透圧の増加は，口渇感を上昇させて飲水行動を惹起し，血漿浸透圧を減少させる仕組みもある（図3-5-2）[2]．

2．体温の恒常性維持機構

体内の深部（脳腔，胸腔，腹腔）は37℃に保たれている（核心温度）．核心温度は，視床下部の視索前野—視床下部前野で感知され，視床下部の体温調節中枢に伝えられる．体温調節中枢は，核心温度と皮膚温度（末梢温受容器と冷受容器からの信号）を比較して，核心温度が変化しないように発汗神経や血管運動神経，末梢の代謝，筋肉活動（ふるえ）を調節する．核心温度を反映するのは直腸温（約37℃）である．一般的に使われる腋窩温（約36.5℃）は，外部環境の影響を受けるので核心温度よりも低い．

運動によるエネルギー消費の増大は熱産生を伴う．核心温度が39.8℃まで上昇すると運動の継続が不可能になる[3]．核心温度の上昇を防ぐために，体深部で発生する熱は血流を介して皮膚表面に伝えられ，外部環境に放出される．運動時には皮膚の血流量は安静時の約4倍にまで増加する．

皮膚に運ばれた熱が外部環境に放出されるときには，（体表に接触している空気への熱の）伝導，（風や気流による空気の攪拌による）対流，（体表からの赤外線の）放射，（皮膚からの水蒸気や汗の）蒸発の4通りの経路がある．環境温度が体温より低いときには，この4通りの経路によって熱放散が行われるが，環境温度が35℃以上になると，熱放散のほとんどが発汗によって行われることになる．

血漿水分量の不足は，皮膚血流量，発汗量の減少につながり，核心温度の上昇を招く．核心温度の上昇による運動パフォーマンスの低下や，熱中症を予防するためには，適切な水分補給によって血漿量を維持することが必要となる．

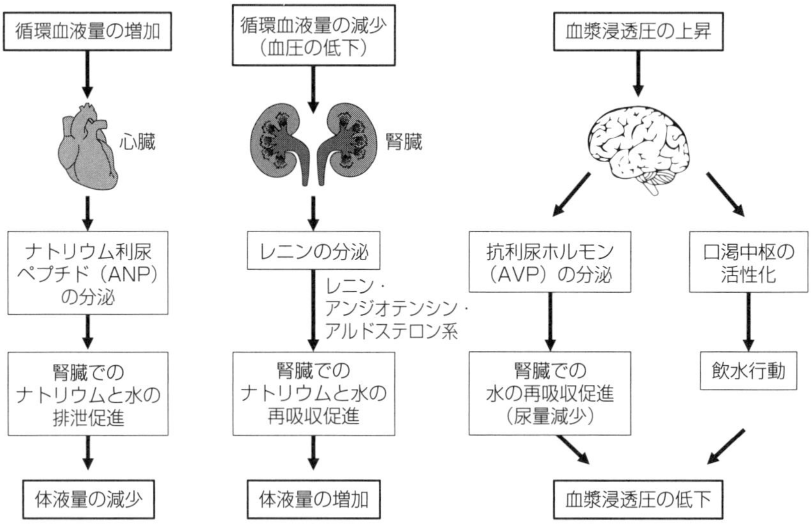

図3-5-2　体液量・体液浸透圧の調節方法
（大村健二編：身につく水・電解質と酸塩基平衡．南江堂，p.9，p.11，2007より引用改変）

3. 体液の過剰症と欠乏症

(1) 発汗による血漿水分量の低下，高ナトリウム血症

暑熱環境下での運動時には，おもに発汗によって体温調節が行われる．発汗量と濃度の調節には全身に分布しているエクリン腺が関与する．深部体温の増加に応じて，発汗神経からのアセチルコリン分泌が増加し，エクリン腺からの発汗が起こる．エクリン腺は，皮膚付近の血漿を元にして，電解質を再吸収した後，汗として分泌する．汗の主成分は塩化ナトリウムであるものの（表3-5-1）[4]，その濃度は血漿よりも低い（低張液）．すなわち，発汗によって血漿水分量が減少し，血漿のナトリウム濃度が増加する（高張性脱水）．血漿が高張になると，細胞内より水分が移動して循環血液量の低下を防ぐように働く．

発汗速度が高くなると，Na^+とCl^-の再吸収速度を上回るために汗に含まれるNa^+とCl^-の濃度が高くなる．すなわち発汗量が多くなると汗が濃くなる．しかし血漿の値を超えることはない．また，鍛錬者では発汗量が多くなっても希薄な汗をかくことができるようになる．希薄な汗のほうが皮膚表面で蒸発しやすく，体温上昇を防ぐ効果が高い．

表3-5-1　汗の電解質濃度（mmol/L）

	汗	血漿	細胞内
ナトリウム	20-80	130-155	10
カリウム	4-8	3.2-5.5	150
カルシウム	0-1	2.1-2.9	15
マグネシウム	＜0.2	0.7-1.5	15
塩化物	20-60	96-110	8

(Maughan RJ, Murray R: Sports Drinks. CRC Press, p.17, 2000)

発汗量には個人差があるが，標準的な環境での運動では1時間あたり0.5から2.0 L（7～20 mL/kg）が失われる．ごく一部（人口の約2%）のアスリートは，1時間あたり3.0 Lの発汗を示す[5]．

発汗量を増加させる要因としては，運動強度，環境温度，日光の照射，高い湿度などがある（図3-5-3）[6]．トレーニングによる暑熱順化や高い全身持久力も発汗量を増加させる要因である（図3-5-4）[7]．また男性の方が女性よりも発汗量，汗のナトリウム濃度が共に高い．逆に発汗量を低下させる要因としては，加齢，対流による皮膚の冷却（風や自転車での移動）などがある．

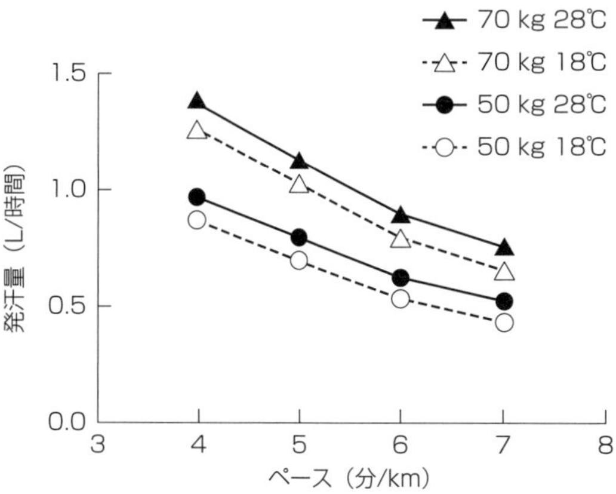

図3-5-3　ランニング時の運動強度と発汗量
（Sawka MN, et al.: Exercise and fluid replacement. Med Sci Sports Exerc. 39: 377-390, 2007より作図）

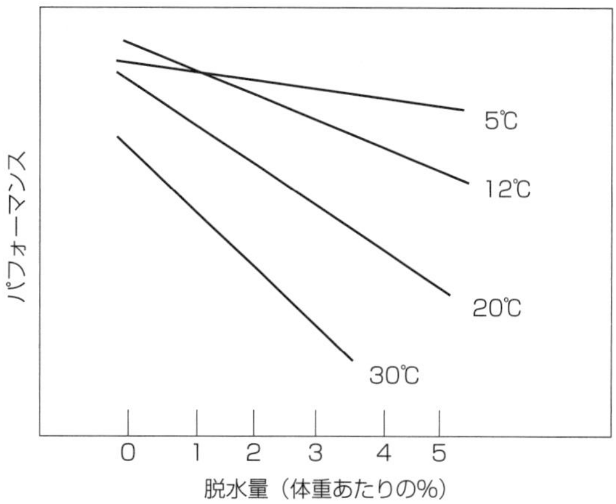

図3-5-5　環境温と脱水がパフォーマンスに及ぼす影響
（Coyle EF: Fluid and fuel intake during exercise. J Sports Sci, 22: 39-55, 2004）

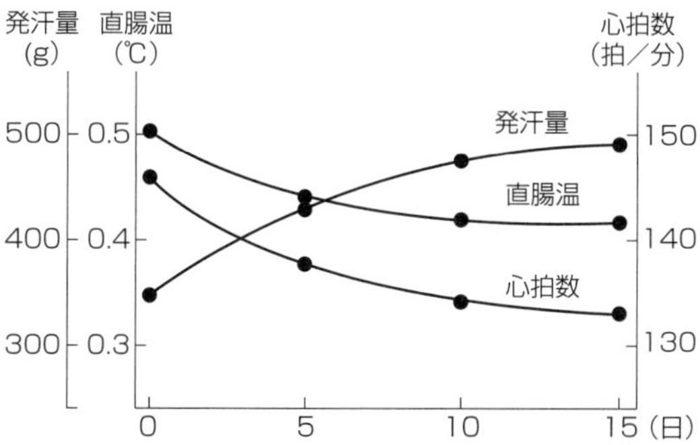

図3-5-4　暑熱適応による発汗量，直腸温，心拍数の変化
（堀　清記：高温環境下における運動時の生理的反応．体力科学，56（1）：7, 2007）

発汗による血漿水分量の低下は，体温調節機能と運動パフォーマンスを低下させる．水分欠乏状態では皮膚温度が27℃を超えた時から有酸素運動能力が低下し，皮膚温度が1℃上昇するたびに，パフォーマンスは1.5%ずつ低下する．血漿量の減少は静脈還流量を減少させる．その結果，1回拍出量が減少して心拍数が増加する．さらに骨格筋へ血流の維持が困難になり酸素運搬が低下して脂質代謝が抑制されてグリコーゲンの消耗が激しくなる（図3-5-5）[8]．

運動が長時間にわたり有効血液量が低下すると，皮膚，筋肉，内臓への血流量を減少させて，中枢の血流量を確保する反応がおこる．その結果，運動遂行能力が低下するだけでなく，発汗量も低下して，体深部に熱が蓄積されやすくなる．すなわち，暑熱環境下での運動中に発汗がとまるのは危険な兆候である．

核心温度が40℃になると運動の継続が不可能になるだけでなく，熱中症によって生命がおびやかされるリスクが増大する．熱中症予防のためには，適切な水分補給が大きな役割を担う．水分補給は熱中症対策のひとつであり，運動を実施しないという選択も含めて，運動場所，運動時間，着衣，冷却法など，総合的な対策が有効である（図3-5-6）．

(2) スポーツ時の低ナトリウム血漿

マラソンやトライアスロンのような持久的な種目への参加者の一部は過剰に水分を摂取して，低ナトリウム血症をきたすことが報告されている．低ナトリウム血症は，しばしば無症状であるものの，状況が深刻であれば，脳浮腫，非心原性肺水腫，吐き気，倒れ込み，意識損失，死亡さえ起こりうる．低ナトリウム血症の原因は，汗自体は低張でNa^+損失は少ないためにNa^+の損失過剰ではない．レース全体を通じて摂取した補給飲料が低

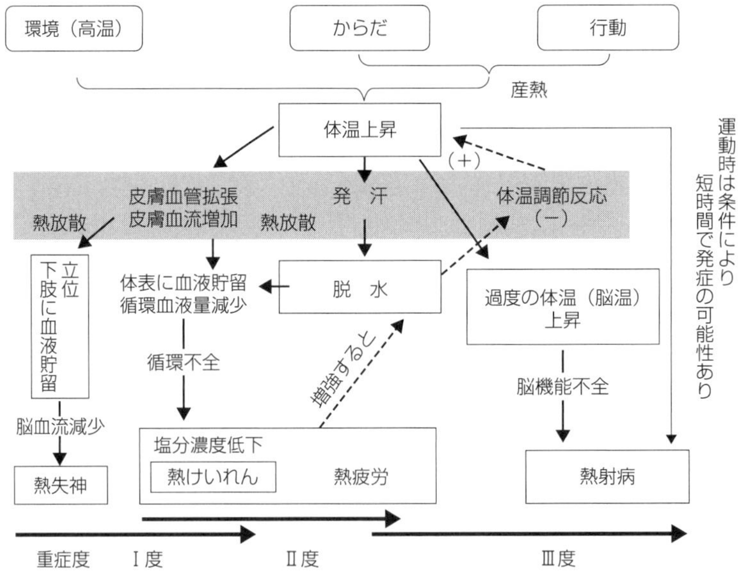

図3-5-6　体温調節反応と熱中症の病態
（環境省：熱中症環境保健マニュアル2018）

張液になることに加えて，競技中に生成する代謝水の量が多いことが原因である．レース後の体重増加量と低ナトリウム血症のリスクは比例する．レース後の体重増加量が1，2，3 kgの時の低ナトリウム血症のリスクは，それぞれ29，43，72%にのぼる．レース後に体重が増えるほど多くの飲料を取るべきではない．それゆえに，もっと適切なことは，アスリートにトレーニングと競技の時に体重の減少量を測定して，体重減少量を最初の体重から1～2%の範囲内に抑えるように十分に飲料を摂取するというアドバイスを行うことである（図3-5-7）[9]．

4．飲料の摂取

運動時における飲料摂取の主目的は，体液成分すなわち水分と電解質を補充すること，核心温度の上昇を防ぐことである．熱中症予防という面からは，水分補給以外にも多くの対策があるが，ここでは論じない．また，運動時に摂取する飲料からは，水分と電解質以外に，エネルギー源等の成分を補給することが可能である（Ⅲ部1参照）．

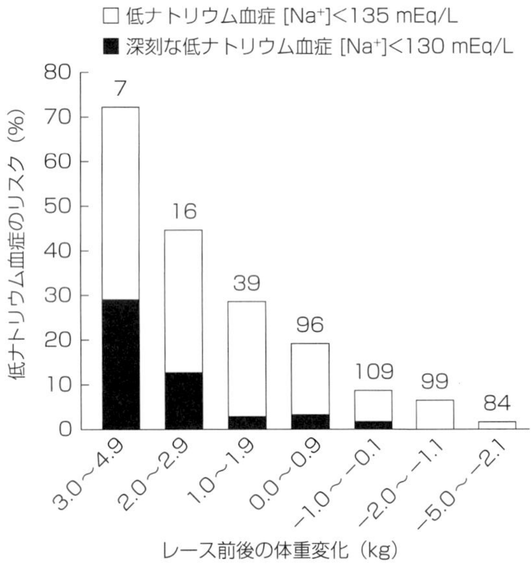

図3-5-7　体重増加量と低ナトリウム血症リスク
棒グラフの上の数値は該当人数（488名中）．
（Almond CS, et al.: Hyponatremia among runners in the Boston Marathon. N Engl J Med, 352: 1550–1556, 2005）

（1）口渇感と飲水行動

運動中に一般的に摂取される溶液はかなり少量である．持久的なランニング種目において，自発的な摂取量は滅多に0.5 L/hを超えることはなく，発汗量とはあまり関係がない．冷涼な条件下においてさえ，発汗による損失は自発的水分摂取量を超えるので，長時間運動が行われるときは，多くの場合水分の欠乏が起きる．まずは，飲料が運動中でも手に取りやすい場所にあること，容器が摂取しやすい形状に工夫がされていること，水分補給の機会を妨げない配慮がなされていることが望ましい．

口渇感の生成は，血漿浸透圧（280 mOsm/L）のわずかな上昇によるVP濃度の増加，または体液量の極端な減少（体液の5～10%）が引き金になっている．摂取した飲料が吸収されて血漿浸透圧を上昇させるまでには時間差がある．そのため，水が喉を通過するだけで，口腔咽頭反射を介したVP濃度の減少によって口渇感が消失する．この反射作用は，水分の摂取が過剰にならないようにするための機構であるが，水分の摂取が不足する一因でもある．

(2) 飲水行動に影響する因子

1）温度

室温の飲料よりも，冷たい飲料の方が好まれ，自発的な水分摂取量が増加する．また，冷たい飲料には，それ自身に体温の上昇を抑える作用がある．逆に，低温環境下で体温低下を防ぐためには温かい飲料は極めて有効である．

2）味

好まれる味の飲料の方が，自発的な水分摂取量が増加する．ただし運動や発汗によって嗜好性が変化することに注意を払うべきである．例えば，運動を継続して脱水が進行すると真水に対する嗜好性が低下して，スポーツ飲料の方をより好むようになることが報告されている．安静時に摂取したときの印象によらず，推奨されるものを飲んでみることも重要である．

5．飲料の胃からの排出

(1) 胃排出速度

水分は胃では吸収されないため，摂取した水分が吸収されるためには，胃を早く通過する（胃排出速度が高い）ことが重要である．また，ランニングなどの体の上下が伴う運動では，胃内容物の振動が吐き気などの不快感を引き起こすことがある．

(2) 胃排出速度に影響する因子

1）エネルギー

真水の胃排出速度は速いが，飲料のエネルギー量に比例して胃排出速度は遅くなる．糖質濃度が2.5%以下の飲料は，水と同じ速度で胃排出される．糖質濃度が6%を超えると，明らかに胃排出速度が低下する．糖質濃度が4ないし5%だと胃排出速度が低下する可能性があるが，その影響は小さい（図3-5-8）[10]．

2）浸透圧

エネルギーを含む溶液の場合は，浸透圧が高い溶液の胃排出速度は遅くなる．そのため，グルコースのような単糖類をマルトデキストリンなどの多糖類に置換すると，同じエネルギー量のまま浸透圧を著しく減少することができるので，胃排出速度が速くなる．この効果は，溶液の濃度が低いとき（4%）は小さいが，濃度が高いときほど大きくなる．なお市販のマルトデキストリンや，デキストリンは単一の物質ではなく，さまざまな分子量の混合物であるため，平均分子量や分子量分布の違いによって，溶液の浸透圧が異なる．

3）体積

胃の容量が大きい時の方が小さい時よりも胃排出速度は速いとはいえ，まとめて摂取するよりもこまめに摂取する方が上下運動による胃の不調を回避できるので望ましい．

4）運動強度

中強度の持久的な運動は，胃排出速度に大きな影響を及ぼさないが，フィールド競技に見られるような間欠的な全力運動は胃排出速度を遅延させ

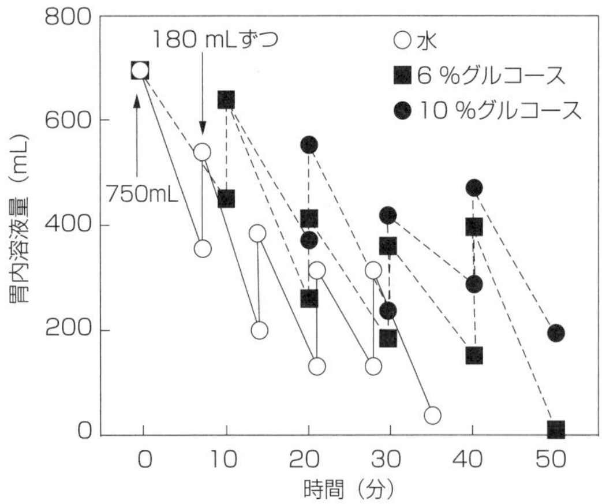

図3-5-8　水およびグルコース（6%もしくは10%）溶液の胃からの消失
（Gisolfi CV: Gastric emptying and intestinal absorption of fluid during exercise. In: Nose H, et al., Eds.: Exercise, Nutrition, Environmental Stress. Vol.1, Cooper Publishing Group, pp.203–219, 2001）

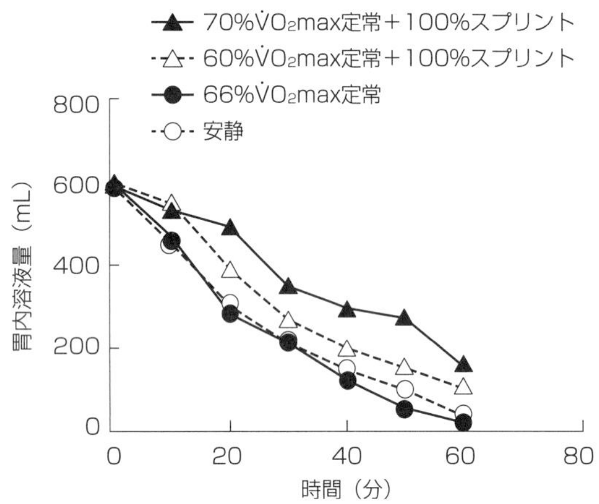

図3-5-9　運動強度が胃排出速度に及ぼす影響
（Maughan RJ, Murray R: Sports Drinks. CRC Press, p.108, 2000より作図）

る（図3-5-9）.

6. 飲料の小腸での吸収

（1）水分吸収速度

水分の吸収はおもに小腸で行われる．水分は，小腸内容物と小腸上皮細胞内溶液の間の浸透圧勾配によって受動的に吸収される．したがって能動輸送される溶質が生み出す浸透圧勾配を利用することによって，水分の吸収速度を高めることができる．

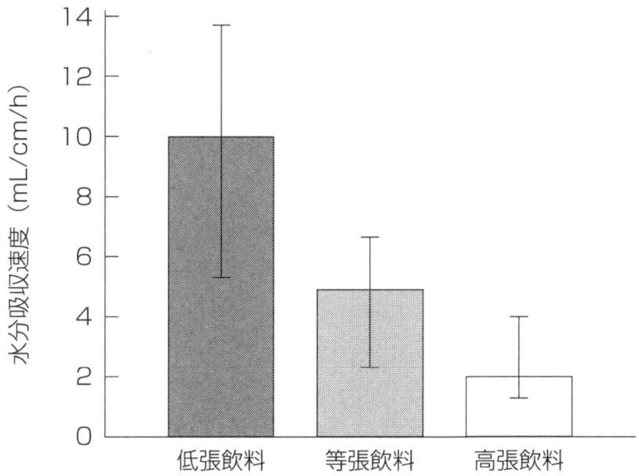

図3-5-10　同じ浸透圧と糖質含量をもつ3種の飲料の水分吸収速度
（Leiper JB: Fate of ingested fluids: factors affecting gastric emptying and intestinal absorption of beverages in humans. Nutr Rev, 73 (Suppl 2): 57–72, 2015）

（2）水分吸収速度に影響する因子

1）浸透圧

血漿浸透圧（280 mOsm/L）よりも低い浸透圧（200～250 mOsm/L）の方が水分吸収に優れていることがわかっている．味噌汁の塩分濃度（0.6～0.8％）は，生理的食塩水（0.9％）よりもやや薄いので，味噌汁の上澄みや重湯が伝統的に用いられていることは理にかなっている．逆に高い浸透圧の飲料を摂取すると，一時的に腸内への水分の逆流が起こり，一時的に脱水の程度を悪化させる可能性がある．そのため素早い水分補給が求められているときには，低浸透圧の溶液の方が効果的である（図3-5-10）[11]．

2）グルコースとナトリウム

この2つの分子は，小腸上皮にて共輸送される．したがって，グルコースと食塩を含み，浸透圧が200～250 mOsm/Lの飲料は非常に水分吸収性に優れる（経口補水液）．一般的なスポーツドリンクは，経口補水液よりも糖質濃度と浸透圧が高く，

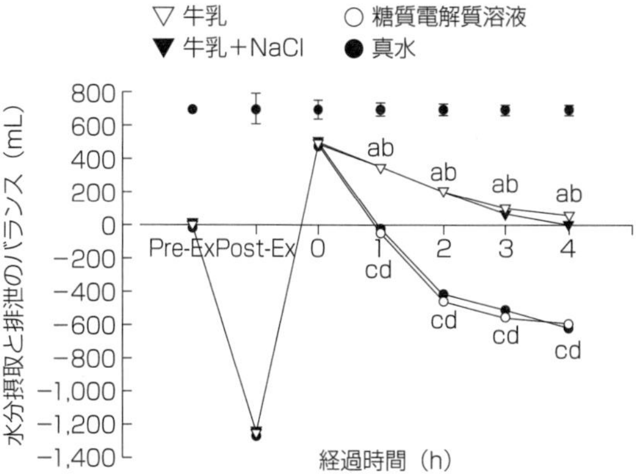

図3-5-11　運動後の再脱水

（Shirreffs SM, et al.: Milk as an effective post-exercise rehydration drink. Br J Nutr, 98: 173-180, 2007）

ナトリウム濃度が低い．そのため，水分補給を糖質補給よりも優先する状況であるほど，経口補水液が有用となる．

7. 運動後のリカバリー

（1）体水分保持

運動終了時には運動前よりも体重が低下，すなわち水分量が減少していることが多い．体液の恒常性は，水分量とナトリウム量によって調節されている（図3-5-2）．運動後の水分補給によって，運動前の体重まで回復したとしても，摂取した水分は時間の経過とともに尿となって排泄される．これが運動後の再脱水である．

（2）体水分保持に影響する因子

1）真水

真水の摂取は血漿浸透圧を低下させるために，真水は非常に再脱水を起こしやすい飲料である．しかし，食べものと一緒に真水を摂取する場合には，食物に含まれているナトリウム等の効果によって再脱水を引き起こす程度は無視できるレベルまで低下する．

2）ナトリウム

ナトリウムは細胞外液の浸透圧を高めるため，再脱水を起こしにくくする代表的な成分である．再脱水の防止という観点からは，運動後に経口補水液のような塩分濃度の高い飲料の摂取は望ましい．

3）たんぱく質

牛乳は，電解質濃度ではスポーツドリンク程度であるが，牛乳に含まれるたんぱく質の効果によって，再脱水が起こりにくくなる（図3-5-11）[12]．

［石原　健吾］

［文　　献］

1）今井裕一：酸塩基平衡，水・電解質が好きになる．羊土社，2007.
2）大村健二編：身につく水・電解質と酸塩基平衡．南江堂，2007.
3）Nielsen B, et al.: Human circulatory and thermoregulatory adaptations with heat acclimation and exercise in a hot, dry environment. J Physiol, 460: 467-485, 1993.
4）Maughan RJ, Murray R: Sports Drinks. CRC Press, 2000.
5）Baker LB: Sweating Rate and Sweat Sodium Concentration in Athletes: A Review of Methodology and Intra/Interindividual Variability. Sports Med, 47: 111-128, 2017.
6）Sawka MN, et al.: Exercise and fluid replacement. Med Sci Sports Exerc. 39: 377-390, 2007.
7）堀　清記：高温環境下における運動時の生理的反応．体力科学，56（1）：7, 2007.
8）Coyle EF: Fluid and fuel intake during exercise. J Sports Sci, 22: 39-55, 2004.
9）Almond CS, et al.: Hyponatremia among runners in the Boston Marathon. N Engl J Med, 352: 1550-1556, 2005.
10）Gisolfi CV: Gastric emptying and intestinal absorption of fluid during exercise. In: Nose H, et al., Eds.: Exercise, Nutrition, Environmental Stress. Vol.1, Cooper Publishing Group, pp.203-219, 2001.
11）Leiper JB: Fate of ingested fluids: factors affecting gastric emptying and intestinal absorption of beverages in humans. Nutr Rev, 73 (Suppl 2): 57-72, 2015.
12）Shirreffs SM, et al.: Milk as an effective post-ex-

ercise rehydration drink. Br J Nutr, 98: 173–180, 2007.
13) Sawka MN et al.: Thermoregulatory and blood responses during exercise at graded hypohydration levels. J Appl Physiol, 59: 1394–1401, 2017.
14) Ranchordas MK, et al.: Normative data on regional sweat-sodium concentrations of professional male team-sport athletes. J Int Soc Sports Nutr, 14: 40, 2017.
15) Maughan R, et al.: Effects of exercise intensity on absorption of ingested fluids in man. Exp Physiol, 75: 419–421, 1990.
16) Lara B, et al.: Interindividual variability in sweat electrolyte concentration in marathoners. J Int Soc Sports Nutr, 13: 31, 2016.
17) Almond CS, et al.: Hyponatremia among runners in the Boston Marathon. N Engl J Med, 352: 1550–1556, 2005.

◆コラム◆スポーツ現場での体重を用いた水分補給状態の評価

汗の量や質には個人差がある．遺伝的な要素や体格に加え，環境，暑熱順化，ウェア（衣服），体力的要素などの影響を受けるため，一律の水分補給法を指導することはできない．アスリート一人一人の特徴に応じた水分補給計画を立案するためには，トレーニングや競技での脱水の程度や飲料で発汗量をどれだけ補うことができているか等を把握しておく必要がある．個人の水分補給量を評価する方法として，運動前後の体重測定は実用性が高い．その注意点や手順を理解しておきたい．

1．スポーツ現場での体重を用いた水分補給状態の評価

＜算出式＞

体重減少率*[1]

＝（運動前体重（kg）－運動後体重（kg））/運動前体重（kg）×100

＊1　体重1kgの減少は体水分1kg減少分に相当する．しかしながら，長時間に渡る高強度運動の場合，エネルギー基質の酸化と代謝水の産生による体重の変化（減少）を無視することになり，脱水量を過大評価することになる[1)]．

発汗量（kg）

＝（運動前体重（kg）＋飲水量*[2]（kg））－運動後体重（kg）－尿量（kg）*[3]

＊2　運動前後で飲料の容器重量を測定し，その差を飲水量とする．

＊3　運動実施中に排尿を行った場合は，排尿前後に体重を測定し，その差を尿量とする．

水分摂取率（%）*[4]

＝（飲水量（kg）/発汗量（kg））×100

＊4　水分補給で発汗量をどれだけ補うことができているかを確認することができる．

発汗速度（kg/時）

＝（発汗量（kg）×60（分））/運動時間（分）

運動前の体重測定は排尿を済ませてから行う．体重測定時の着衣は，衣服の重量が体重減少率等に影響を与えないよう運動前後ともに同様であり，軽装，裸足であることが望ましい．また，体重測定前には身体の汗を拭き取り，とくに運動後は衣服に汗が含まれていないよう注意が必要である[2)]．体重減少率や発汗量を過小評価することになるからである．野球のユニフォームや剣道，柔道の道着など身体を覆う部分が大きく，汗の保持性が高い衣服は誤差を生じやすい．また，水泳などの水中運動後では水着や頭髪に含まれる水分量が大きいため[3)]，運動前の体重測定をプールに浸かってから行うなど，発汗や飲水以外の要因はできるだけ排除する工夫が必要である．

体重減少率や発汗量とともに，気温，湿度，WBGT（Wet-Bulb Globe temperature）などの環境条件や摂取した飲料の種類を調査しておくと，条件に合わせた水分補給法の検討に役立つ．

2．汗の塩分量の評価

汗からの塩分損失量を評価する簡便な方法は，黒色など濃い色のTシャツを着て練習を行った後，脇の下や胸の部分にできる白い汗染みをチェックすることである[2]．汗の塩分量が高いアスリートや環境では，塩分含量の高い経口補水液などの飲料や運動前に塩分を含む食品の摂取が勧められる．また，運動時の塩分損失量が多いと筋痙攣（足がつる，筋肉のこむら返り）を起こすことがあるため[2]，筋痙攣の有無も指標になる．

暑熱順化やトレーニングへの鍛錬度も影響するが，発汗速度が高くなるとNa^+の再吸収速度を上回るために，汗の塩分量は高くなる．

脱水によるパフォーマンス低下や熱中症を予防するためには，競技中の水分補給に配慮するだけでなく，スポーツ活動開始時に脱水していない状態であることも重要である．尿の色は良い指標であり，淡黄色（pale yellow）であれば適度に水分補給ができていると判断できる[4]．

［柳沢　香絵］

［文　献］

1）Minehan M: Competition fluid and fuel. Practice tips. In: Burke L, Deakin V, Eds.: Clinical sports nutrition. McGraw-Hill Education, Australia, pp.404–413, 2015.

2）International Olympic Committee: Nutrition for athletes. 2012.

3）坂手誠治，柳沢香絵：公共の水中運動施設における運動実施者の発汗および水分摂取の実態．栄養学雑誌，74: 13–19, 2016.

4）Thomas DT, et al.: American College of Sports Medicine Joint Position Statement. Nutrition and Athletic Performance. Med Sci Sports Exerc, 48: 543–568, 2016.

1 スポーツ現場における給食・栄養管理

1．アスリート対象の給食施設の特徴と給食の意義

給食の対象となるアスリートは中学生，高校生，大学生，社会人などその施設の特徴に応じて年齢層が多岐にわたる．対象となるアスリートの生活環境により，朝食・昼食・夕食と場合によっては補食も含めた1日すべての食事を提供する場合，朝食と夕食を提供する場合，昼食のみ，あるいは夕食のみと1食の場合など食事提供の時間もさまざまある．また1施設に対して1競技への食事提供の場合，複数競技への食事提供の場合，アスリートとその他アスリート以外の喫食者も含めた食事提供の場合と，給食施設での喫食者の特徴もさまざまある．

アスリート対象の給食施設の特徴について以下に示す．

・喫食者の年齢層がおもに中学生年代から社会人まで幅広い
・食事提供の時間はアスリートの生活環境によりさまざまなケースがある
・1競技への提供ではなく複数の競技への提供になる場合もある
・寮や合宿所での食事提供が多い
・食数規模は特定給食施設に該当しない場合が多く，特定でない場合もある
・管理栄養士および栄養士が施設に配置されていない場合もある
・調理および提供する人が専門家ではない場合もある
・施設および設備の条件が整わない場合もある
・費用の管理者がアスリートの場合もある
・計画的な運営形態ではない場合もある

(1) スポーツ栄養分野における給食の位置づけ

アスリート対象の給食は，適切な栄養管理を通して，競技力向上に貢献するための方法のひとつである．給食の場の特性を以下に示す．

・毎日繰り返し行われる
・組織単位でアプローチできる
・提供される食事そのものが，直接喫食者の栄養管理につながる
・食情報の提供ができる
・食物と食情報が直結しており，食情報で得たことをその場の食物選択で実践体験することができる（体験学習）
・毎日の食物選択を通して，喫食者の望ましい食習慣の形成と定着が期待できる

以上のように給食を通じたアスリートへの栄養教育・栄養指導が可能であり，アスリートの食環境整備となる．健康日本21にある栄養・食生活の理論枠組みを示した（図4-1-1）．アスリートにあてはめて考えた場合，生活の質を競技会での最高のパフォーマンスとすると，社会環境が日常の練習拠点あるいは競技会開催地となり，情報へのアクセスと食物へのアクセスの統合による環境整備を行うことで，アスリートの行動が保たれ，そして食物摂取レベルを保持し，栄養状態を良好に保つことで，質の高い練習の維持や競技会での最高のパフォーマンスにつながるものと考える．

1）食環境整備としての給食

アスリートに対する給食の位置づけは，アスリートにとっての健康・栄養支援のための環境整

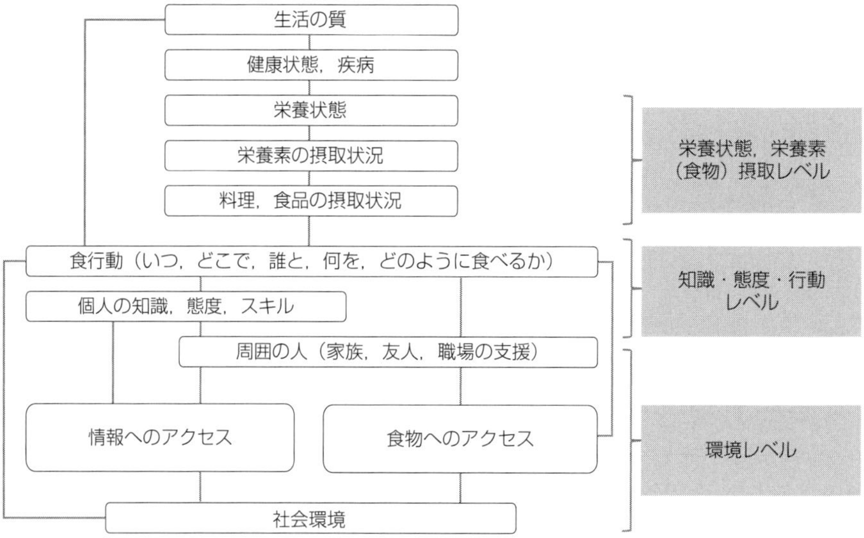

図4-1-1　栄養・食生活からの健康づくりと食環境の関係
（健康・体力づくり事業財団：健康日本21　栄養・食生活分野　付録1「栄養・食生活と健康，生活の質などの関係について」より作成）

備として考えることができる．アスリートを対象とする給食の役割は，食事提供を通じて健康・栄養状態の維持および向上を目的に，競技力向上を目指すところにある．アスリートは，さまざまな競技団体，種目，体格，年齢にあり，トレーニングの目的，体づくりの目的，障害の予防や改善の目的をもっている．給食で提供された食事が個人に適さない場合には，提供する食事が原因で競技力の低下を招く可能性がある．したがってアスリート対象の給食では当然のことながら，利用者（アスリート）に適した食事の提供ができるよう栄養管理をすることが必須となる．

スポーツ栄養分野における給食は，食数規模は特定給食施設に該当しない場合が多く，特定でない場合もある．しかし，特定給食施設の栄養管理に準じて業務を進めることで，競技力向上のための効率的・効果的な栄養管理につながる．

(2) 特定給食施設の栄養管理

特定給食施設とは，特定かつ多数の者に対して継続的に食事を供給する施設のうち，栄養管理が必要なものとして厚生労働省で定めるものとされている．厚生労働省令で定める特定給食施設は，継続的に1回100食以上，または1日250食以上の食事を供する施設である．特定給食施設には，児童福祉施設，学校（小・中・高・大学），病院，事業所・寄宿舎，高齢者福祉施設等がある．栄養管理とは，対象とする人の健康状態・栄養状態の維持・向上およびQOLの向上を目的として，栄養・食事管理や栄養教育の手法を用いて対象者を支援していくことである．

特定給食施設の栄養管理について石田[1]は，「給食すなわち食事を提供することが軸となる．給食を利用する人にとっては，給食によって栄養補給が実施されることになる．すなわち，提供される食事が摂取する人の健康状態・栄養状態に適したものであることにより，適正なエネルギーおよび栄養素の補給につながるものとなる．同時に利用者のQOLの向上のために，食事を楽しむ，食べることへの意欲や関心が高まる場として機能することが求められることから，嗜好や季節感，行事などにも配慮した食事提供が望まれる．さらには，利用者自身が給食以外の食事の場においても，自身に適した食物選択ができるよう，食事の提供と同時に対象となる人々の食や栄養に関する知識や態度に即した栄養情報の提供（栄養教育）を実施する必要がある.」と示している.

1）関連法規

健康増進法（施行：2003年（平成15年）12月，最終改正：2005年（平成17年）7月）「第5章　特定給食施設等」の「第1節　特定給食施設における栄養管理（第20条～第24条）」において，特定給食施設の栄養管理の考え方が示されている．競技者対象の給食施設ではこの考え方に準じて進めることが望ましい．アスリート対象の給食を考える際にとくに参考とすべき内容を抜粋して資料4-1-1に示す.

2. アスリート対象の栄養管理と給食管理

(1) PDCAサイクルによる栄養管理と給食管理

対象となる個人や集団の栄養・食事管理と給食管理を，Plan（計画），Do（実施），Check（評価），Action（改善）の段階をふみながら，これを繰り返し実行することで，より対象に適した栄養・食事管理と給食管理が可能となる[2].

アスリートを対象とした場合の一般的な栄養管理と給食管理の流れを図4-1-2に示す.

1）アセスメント結果の活用

給食の計画において，とくに給与栄養目標量の設定にあたっては，アセスメントをもとに決定する．また，給食の計画の評価として，競技力向上に関係する指標の変化を確認し，計画の適正さを評価することが必要となる．利用者の特徴から，利用者がどの食事を選ぶことが適切かを利用者がわかるようにする．その際，栄養成分表示を利用者が有効に活用できているのかも評価する.

アセスメント情報は多くの場合，給食運営の場では施設側からの可能な範囲での情報提供によるケースが多い．施設利用者の情報は，施設側の個人情報となることから，給食に必要な利用者の情報について厳重に管理する．給食・栄養管理者側は，情報管理を行い活用したうえで，より利用者に適した食事の提供に努める.

2）給食における食材，料理，献立の重要性

給食はそもそも，食べる対象者が適正な栄養摂取を可能とする内容の食事を提供することであり，アスリートの栄養状態，食習慣，嗜好の把握に基づき，食事内容を計画する．また，同時に給食を食べることで，自分にとって望ましい適正な栄養量を知り，具体的な食事の内容を学習する機会にもなる．給食における食事は，単に栄養補給のためだけの食事ではなく，栄養教育としての価値をもつ.

3）給食の品質

給食の目標や目的を達成するためには，提供する食事の品質が大きく影響する．対象者の栄養状態の把握に基づきどのような食事内容にするのか，すなわちどのような品質の食事を提供すれば，目標達成できるのかということになる．そのため，「品質の設計」つまり献立が非常に大きな意味をもつ．提供する食事の目標＝食事の品質（献立）である．目標達成を目指した食事にするために，提供する食事の量，味，形状等の基準を設定し，具体的な献立（品質の設計）を決定することになる．そしてこの品質通りの食事がつくられ，提供されなくては，目標を達成することができない．したがって，給食の目標にみあった品質管理ができていることが，目標達成の基本となる.

4）アスリートを対象とした給食の留意点

・栄養計画

対象者のライフステージと競技力等さまざまな条件により栄養管理の目標が異なる．目標の明確化が必要.

・給食運営計画

献立立案者と調理作業者は誰か．両者の関係について確認することで栄養管理者の役割が明確になる.

・運営条件の明確化

給食提供場所の把握．設備と費用条件の明確化．計画的な運営や食材管理が可能な条件かを確認する.

資料4-1-1　健康増進法に示されている特定給食施設の栄養管理の考え方（抜粋）

【特定給食施設における栄養管理（第21条）】
特定給食施設であって特別の栄養管理が必要なものとして厚生労働省令で定めるところにより都道府県知事が指示するものの設置者は，当該特定給食施設に管理栄養士を置かなければならない．
1．前項の規定する特定給食施設以外の特定給食施設の設置者は厚生労働省令で定めるところにより，当該特定給食施設に栄養士または管理栄養士を置くように努めなければならない．
2．特定給食施設の設置者は，前２項に定めるもののほか，厚生労働省令で定める基準に従って，適切な栄養管理を行わなければならない．
＊特定給食施設とは，１回100食以上または１日250食以上を継続的に提供する施設
【健康増進法施行規則】
栄養管理の基準（第９条）
1．当該特定給食施設を利用して食事の提供を受ける者の身体の状況，栄養状態，生活習慣などを定期的に把握し，これらに基づき，適当な熱量及び栄養素の量を満たす食事の提供及びその品質管理を行うよう努めること．
2．食事の献立は，身体の状況等のほか，利用者の日常の食事の摂取量，嗜好等に配慮して作成するよう努めること．
3．献立表の掲示並びに熱量及びたんぱく質，脂質，食塩等の主な栄養成分の表示等により，利用者に対して，栄養に関する情報の提供を行うこと．
4．献立表その他必要な帳簿等を適正に作成し，当該施設に備え付けること．
5．衛生の管理については，食品衛生法（昭和22年法律第223号）その他関係法令の定めるところによること．
＊特定給食施設に関連する通知に，特定給食施設が行う栄養管理に係る留意事項として，栄養管理の基準の５項目に加え，６つめとして「災害時の備えについて」を含む通知が発せられている（健が発0329第３号）
【健康増進法等の施行について（特定給食施設関係）通知】
第４　特定給食施設等における栄養管理基準
運用の詳細
1．身体の状況，栄養の状態等の把握，食事の提供，品質管理及び評価（規則１号）
利用者の身体の状況，栄養状態，生活習慣等を定期的に把握し，これらに基づき，適当な熱量及び栄養素の量を満たす食事の提供に努め，品質管理（提供する食事の量と質について計画を立て，その計画通りに調理及び提供が行われたか評価を行い，その評価に基づき，食事の品質を改善することをいう．）を行うよう努めること．
（1）個々人の栄養状態等の評価に応じて食事を提供する必要があることから，定期的に適当な熱量及び栄養素の量を把握するよう努めること．
（2）個々人の性，年齢，栄養状態及び病状等に基づき，喫食者に与えることが適当な熱量及び栄養素の量（以下「給与栄養量」という．）の目標を設定するよう努めること．なお，給与栄養量の目標は，喫食者の栄養状態等の状況を踏まえ，定期的に見直すよう努めること．
（3）提供した食事とその摂取の実態から，目標の達成度を調べ，その後の目標設定に役立てるよう，品質（提供される食事量，熱量及び栄養素の量，温度，形状等）の管理とその評価に努めること．具体的には，利用者の食事量（盛り付け量），摂取量又は残食量等を把握し，関連する各項目について総合的に判断すること．
2．食事の献立（規則第２号）
（1）献立の作成
ア 献立の作成にあたり，喫食者の給与栄養量が確保できるよう，施設における献立作成基準を作成するよう努めること．
イ 食事の内容は，喫食者の身体の状況，栄養状態，生活習慣，病状，治療状況，摂取量，嗜好等を配慮するよう努めること．
ウ 献立作成は，一定期間（１週間，旬間，１ヶ月）を単位に予定献立を作成するよう努めること．なお，献立実施時に変更が生じた場合には，献立に明示するよう努めること．
エ 献立は，喫食者に魅力ある給食とするため，各料理の組み合わせのほか，各地域の特色や季節感，行事食等を取り入れ，変化に富んだ献立とするよう努めること．また，喫食者の病状，食事の摂取量，嗜好等を定期的に調査し，献立に反映するよう努めること．
（2）複数献立や選択食（カフェテリア方式）のように喫食者の自主性により料理の選択が行われる場合には，モデル的な料理の組み合わせを提示するように配慮するよう努めること．
3．栄養に関する情報の提供（規則第３号）
（1）喫食者に対し献立表の掲示や熱量，たんぱく質，脂質，食塩等の主要栄養成分の表示を行うなど，健康や栄養に関する情報の提供を行うこと．
（2）給食は，喫食者が正しい食習慣を身につけ，より健康的な生活を送るために必要な知識を習得する良い機会であり，各々の施設に応じ喫食者等に各種の媒体を活用するなどにより知識の普及に努めること．
（3）食事を提供する前に，あらかじめ，献立を喫食者に示すこと．
4．書類の整備（規則第４号）：省略
5．衛生管理（規則第５号）：省略

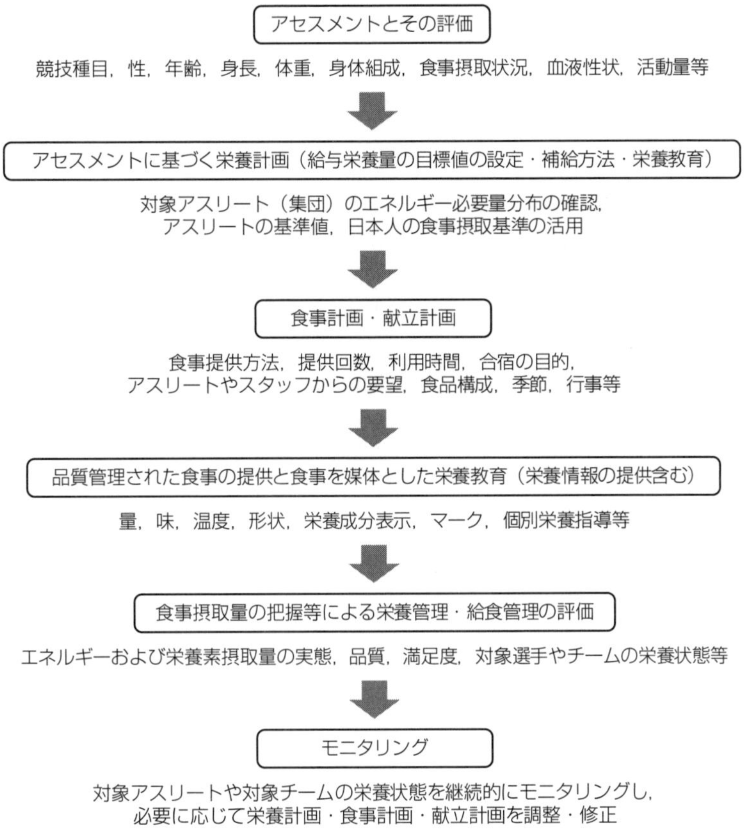
アセスメントとその評価
競技種目，性，年齢，身長，体重，身体組成，食事摂取状況，血液性状，活動量等
アセスメントに基づく栄養計画（給与栄養量の目標値の設定・補給方法・栄養教育）
対象アスリート（集団）のエネルギー必要量分布の確認，
アスリートの基準値，日本人の食事摂取基準の活用
食事計画・献立計画
食事提供方法，提供回数，利用時間，合宿の目的，
アスリートやスタッフからの要望，食品構成，季節，行事等
品質管理された食事の提供と食事を媒体とした栄養教育（栄養情報の提供含む）
量，味，温度，形状，栄養成分表示，マーク，個別栄養指導等
食事摂取量の把握等による栄養管理・給食管理の評価
エネルギーおよび栄養素摂取量の実態，品質，満足度，対象選手やチームの栄養状態等
モニタリング
対象アスリートや対象チームの栄養状態を継続的にモニタリングし，
必要に応じて栄養計画・食事計画・献立計画を調整・修正

図4-1-2　アスリートを対象とした場合の一般的な栄養管理と給食管理の流れ

・衛生管理の責任の所在の明確化
　安全な食事の保証につながる．

(2) アスリートを対象とした給食施設の栄養管理システムの事例

アスリート対象の給食施設での栄養管理システムの事例を示す．給食の運営にあたっては，効率的な運営ができるように栄養管理をシステム化することが必要である．国立スポーツ科学センター（JISS）にはアスリート向けレストランがある．JISSアスリート向けレストランで行われている業務を『特定給食施設における栄養管理の高度化ガイド・事例集』[1]の図（栄養管理の進め方）を参考に栄養管理システムとして整理している（資料4-1-2）．このような整理から，誰が，どの部門が，どの組織がどのような役割を担っているのか，できている部分と，できていない箇所はどこなのかがわかる．とくに公認スポーツ栄養士や管理栄養士が委託側，受託側に複数いる場合には，栄養の専門家間での役割が明確になり，効率的な運営につながる．

資料4-1-2に基づいて，栄養管理システムを実行するうえで重要となる点について概説する．

1）運営のための条件・組織化

給食施設側（JISS）と給食管理業者（委託給食会社）との間で，給食施設側と委託給食会社側の責任者と運営体制（組織図等）を確認する．給食施設側は委託給食会社に対し，施設における給食の方針や目標を明らかにし，給食業務従事者全体がそれらを理解し，業務に携わるようにする．この共通理解が食事提供を行う上で重要となる．給食施設側は現場担当責任者だけではなく，上長に

資料4−1−2　給食施設の栄養管理システム（国立スポーツ科学センターアスリート向けレストランの事例）

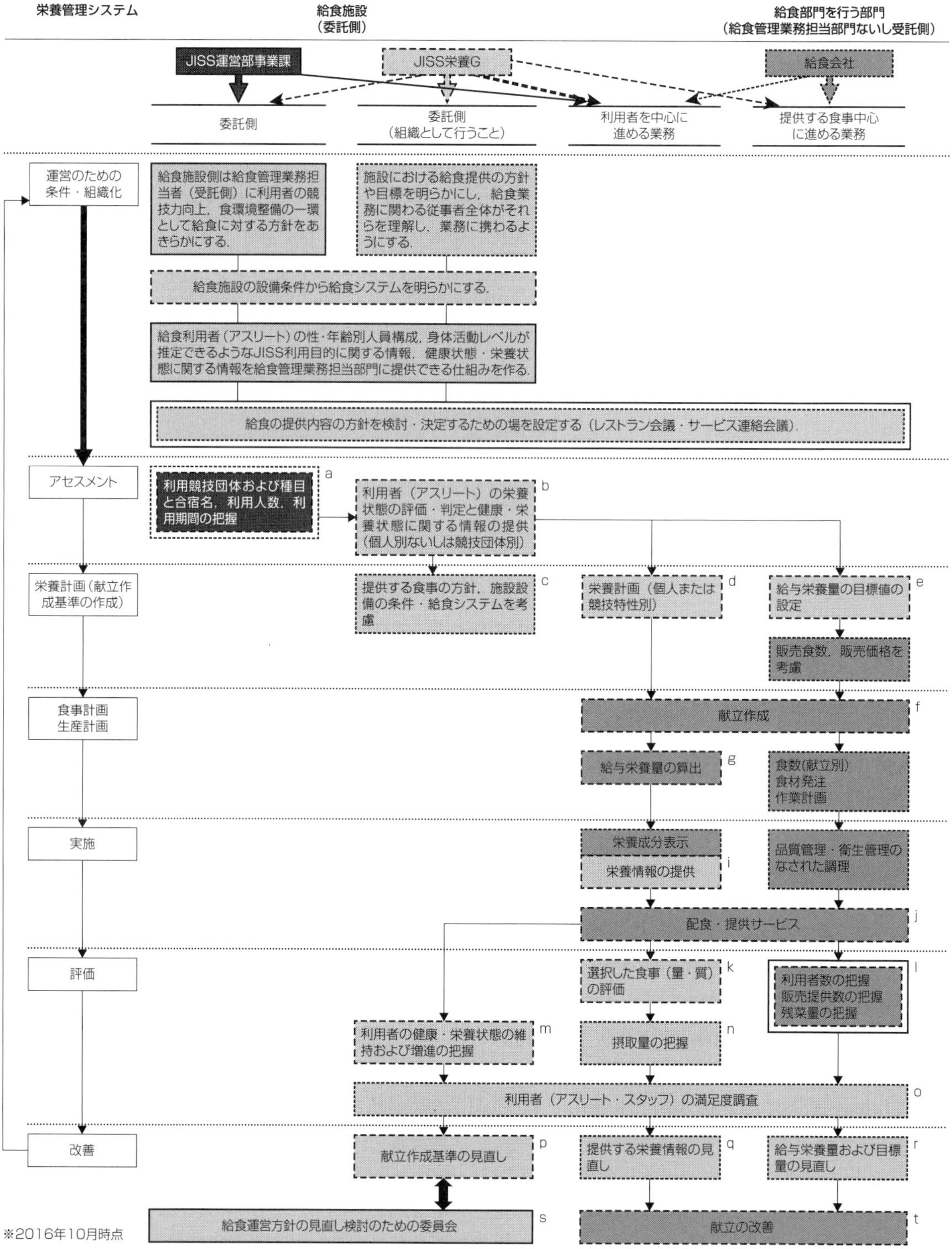

a）事業課より申し込み書のコピーを受け取る．合宿名，利用者と時期，種目別食数を把握．
b）チームスタッフやアスリート個人からの要望の把握．利用者の利用目的の把握．
c）チームスタッフ，アスリートの要望や利用目的に対応可能かを栄養G中心に検討．栄養Gは栄養面から給食会社は調理面から検討．

d,e) 提供ルールとメニュープランの決定（栄養量の基準と料理構成含む）.
f) 給食会社より作成された期間献立，セットメニューの確認（日ごと，食事ごとの前後の構成確認．cを踏まえ，メニュー構成と内容について確認）.
g) 給食会社より算出された期間献立，セットメニューの給与栄養量の確認（d,eを踏まえて確認）.
i) テーブルメモの作成（内容および印刷）．レストランでの個別栄養アドバイス（食事選択の際の食事選択方法についてのアドバイス等）.
j) 提供メニューの確認．モデルメニュー（エネルギーごと）の確認．サンプルの確認．レストラン利用方法の説明．レストランを利用するアスリートの競技種目の把握と喫食者管理．混雑時の環境整備．食堂の衛生面，給食従事者の衛生面の確認.
k) 栄養評価システムの使用方法の説明と個人データの入力．結果に対する評価（問題点の提示と改善策のアドバイス）.
l) 給食会社からの日報のコピーにより把握．適切な品質管理が行われていたのかを確認.
m) レストランの食事を継続的に食べることで，栄養状態の維持および向上につながっているのかを把握（継続的な利用の場合）．レストラン以外の食事で食事のとり方・食事調整が可能となっているのかを把握.
n) 適切な食事摂取ができているのを把握.
o) からだづくりや合宿の目的，体調等にあった食事であったのか，レストランのサービスに満足しているのかどうかを確認.
p) 提供された食事の献立シミュレーションや実際の摂取量により見直しを実施.
q) 試合，練習，季節，年度，アスリート，スタッフからの意見，レストラン利用状況を加味して見直しの実施.
r) pおよびアスリート対象研究から目標量の見直しを実施.
s) 栄養G内，他部門とのの会議開催により検討.
t) i，k～oにより，メニュー組み合わせの改善をはかる.

よる運営方針の理解が必要であり，運営経費や将来像の在り方にも影響する.

給食施設側の公認スポーツ栄養士もしくは管理栄養士といった栄養関係者は，給食施設の特徴とその役割，将来像を整理し，利用者が施設での食事提供を利用することで，利用者のQOL，目的を達成できるよう栄養管理システムを構築することが必要となる.

次いで給食システムを明らかにする．JISSアスリート向けレストランでは，利用するアスリートが年齢，体格，競技種目など多岐にわたることから，どのような選手でも適切な栄養摂取が可能となるようカフェテリア・ビュッフェスタイルとしている.

給食施設側は，給食利用者の競技団体や種目，年齢(カテゴリー)，施設利用目的に関する情報(合宿，測定，研修など)，利用期間，食事の利用時間等の情報を委託給食会社も含めた給食管理業務担当部門に提供および共有できる仕組みをつくる．なお，給食施設側は，給食の提供内容の方針を検討・決定するための場についても設定する.

以上より，運営のための条件，組織化について，給食施設側と委託給食会社側の公認スポーツ栄養士もしくは管理栄養士間で情報共有をはかり連携・協力体制を作り上げることが必要である.

2）アセスメント

給食施設側は食事提供に必要な利用者情報を委託給食会社側にも共有する．また，栄養計画立案のために，立案者は利用者の栄養状態の課題を把握する．給食施設側の公認スポーツ栄養士もしくは管理栄養士は，委託給食会社に共有が必要な情報か，共有が可能な情報かを判断する．委託給食会社側の公認スポーツ栄養士もしくは管理栄養士は食事提供に必要な情報が不足している場合には，給食施設側に理由も含め必要な情報を要望する.

3）栄養計画（献立作成基準の作成）

JISSの場合栄養計画の立案は，給食施設側の公認スポーツ栄養士もしくは管理栄養士が作成し，献立は委託給食会社の公認スポーツ栄養士もしくは管理栄養士が作成する．事例では栄養計画の立案として，給食施設側で献立作成基準を設定している，給食施設側の公認スポーツ栄養士もしくは管理栄養士は，利用者の適切な摂取量につながっているのか，生産計画に問題は生じていないかなど，適時確認する．また委託給食会社の公認スポーツ栄養士もしくは管理栄養士は，食数，コスト，安全・衛生面，調理設備，人員配置などを考慮して献立作成を行う.

4）食事計画・生産計画

委託給食会社が作成した期間献立を給食施設側で確認する．確認の視点は，期間中の利用者とその特徴，献立作成基準，食材料，調理法，調味，衛生面，価格，季節・行事，利用者の要望などがある．また，提供する料理は教育としての価値をもつ．そのため，教育としての食事の質という視点で確認することも給食施設の栄養管理として重要となる．給食施設側と委託給食会社側とが同じ視点で献立作成を行うために，これらの情報を共有する．委託給食会社側は，献立作成において，工程管理，品質管理，安全・衛生管理，コスト管理など考慮する．

5）実施

食事提供の実際では，利用者への栄養情報の提供を行う．給食施設側と委託給食会社側で協力し，提供されている料理の栄養量や料理の特徴など利用者が適切に選択できるよう栄養表示カード[3]を準備する．また，カフェテリア・ビュッフェスタイルでの食事提供では，利用者の料理選択の参考となるよう料理の組み合わせ例を示す[3]．さらには利用者に知ってもらいたい栄養情報を卓上メモやポスター等で掲示する．さらにここでも食事提供に伴う安全・衛生管理，品質管理について委託給食会社側で十分に配慮する．

配食・提供サービスでは，利用者が快適にレストランを利用することができるよう給食施設側と委託給食会社側での配慮が必要となる．とくに委託給食会社側では食事提供に直接携わる従業員教育が求められる．利用者への対応，食事提供における配食管理などの従業員教育は，委託給食会社側の公認スポーツ栄養士もしくは管理栄養士の役割が大きい．

6）評価

JISSでは，栄養評価システム（通称mellon）[4]（2018年4月よりmellonII運用開始）を導入することで，利用者であるアスリート自身が選択した食事の栄養量を即座に把握でき，かつ自分にとって適切な栄養量となっているのかを確認することが可能である．アスリート自身が必要に応じて栄養評価システムを利用することで，レストラン以外の場所でも自己管理ができることを目的としている．

JISSアスリート向けレストランの栄養管理の評価と改善のために，レストランでのアスリートの食事摂取量を把握する[5]．過去のレストランでの食事調査結果では，鉄摂取目標量について再検討が必要であること，また，エネルギー必要量の低いアスリートにおいて，炭水化物摂取量と鉄摂取量が低い傾向にあったことで，とくにエネルギー必要量の低いアスリートについては個別に食事選択のアドバイスが必要であることがわかった．

さらに評価のひとつとして，レストラン利用者の料理選択傾向の調査[6]やレストランに対する満足度調査がある．利用者全体に対し定期的に行い，レストランサービスへの満足度や要望をうかがい，給食施設側と委託給食会社側で共有し，日々の食事提供に反映させる．

7）改善

評価結果から，献立作成基準の見直しが必要か，提供する栄養情報の見直しが必要かなど見直しの必要な箇所について検討する．場合によっては給食運営方針の見直しが必要となる場合もある．その際には，給食施設側の関係者で会議開催を検討する．会議のための必要なデータや資料について準備し，上長と運営方針について検討する．

3．スポーツ現場における給食・栄養管理の今後の課題と展望

現在，料理の栄養計算に関する課題がある．料理の栄養計算に関する内容として，①調理による成分変化，②栄養成分表示の2点がある．近年，日本食品標準成分表の調理後成分値の収載が増加し，対象となる人の食事摂取量の把握と評価のためには，調理による食品の重量変化を考慮した調理後の成分を評価するようになってきた．しかし，個人の食事調査と評価では，調理後でのデータを用いることができても，給食の現場では対応できていない．今後はとくに，給食施設の中でも利用者（喫食者）の食事摂取量の把握と評価が行われる施設では，料理の栄養計算には調理による成分の変動を考慮した数値が用いられることが予測される．それに伴い給食施設での栄養成分表示についても，調理後の成分を用いた表示が必要となる．給食施設での対応を可能にするためには，関連学術団体の連携・協力により，効率的な栄養計算システムの開発や，大量調理での成分変化に関するデータ収集が望まれる．公認スポーツ栄養士は，スポーツ栄養分野の管理栄養士として，栄養・給食分野の最新の動向を把握し，競技者の食環境整

備から競技力向上に貢献できるよう取り組むことが必要である．さらに今後は，これまでの基本の栄養素以外の表示も必要になると考えられる．近年，競技者のコンディショニングに関係する栄養素についてのエビデンスが，国内外で報告されている．スポーツ栄養分野における管理栄養士は，競技者の栄養管理の指標として最新の国内の動向を把握し，競技者の食環境整備に役立てる必要がある．

［亀井　明子］

［文　献］

1）石田裕美ほか編著：特定給食施設における栄養管理の高度化ガイド・事例集．第一出版，2007.

2）由田克士，石田裕美編著：PDCAサイクルと食事摂取基準による栄養管理・給食管理．建帛社，2011.

3）亀井明子：ハイパフォーマンス・サポートセンター栄養機能の設置と運営．SSEAS, 3: 101–108, 2018.

4）亀井明子，川原　貴：アスリートの栄養管理：国立スポーツ科学センターの場合．Japanese Journal of Elite Sports Support, 8: 41–52, 2015.

5）亀井明子：トップアスリートの栄養摂取状況．子どもと発育発達，9：191–195, 2011.

6）高戸良之ほか：アスリートが利用するレストランにおける料理選択の傾向．日本スポーツ栄養研究誌　https://www.jsna.org/login_members/doc/accept/early_publication005.pdf（2019年6月30日）

2 種目別・目的別・多様性を考慮した栄養・食事（献立）計画の立案

1．種目別・目的別・多様性の配慮

競技者対象の食事を考える場合，競技者の種目特性とからだづくりの目的，期分け（ピリオダイゼーション），さらには多様性も考慮した栄養・食事（献立）計画の立案が必要である．

(1) 種目特性

種目特性を把握するには，エネルギー供給システムの理解が必要となる．筋収縮のために利用されるエネルギー供給方法には，大きく分けてATP―クレアチンリン酸（CP）系，乳酸―ATP系，酸化―ATP系と呼ばれる3つのシステムがある．運動強度や運動時間に依存する．ATP－CP系は素早く使えるエネルギー供給システムであり，乳酸―ATP系は短時間運動のエネルギー供給システムである．また酸化―ATP系は長時間運動のエネルギー供給システムとなる．運動継続時間の短い最大強度での運動ほどパワーは大きく，逆に運動継続時間の長い持久的運動ほどパワーは小さくなる．これは無酸素性パワー，乳酸性パワー，有酸素性パワーに分類される．有酸素性によって供給されるエネルギーは，からだに貯蔵されている脂肪とグリコーゲンの燃焼によってつくられ，有酸素運動が長くなるに従って，脂肪の燃焼によるエネルギー供給割合が高くなる．しかし，筋グリコーゲンの低下があり，長時間におよぶ運動では事前の筋グリコーゲン貯蔵のほか，運動中の糖質補給が運動継続のためには必要となる．無酸素性のエネルギー供給は非常に短時間に大きなパワーを出す場合であり，短時間でのエネルギー発揮となり，筋グリコーゲンを使い切ることはないが，からだにエネルギーを蓄えておくことが必要である．

競技種目の特徴や通常練習時の活動内容から，これらのエネルギー供給システムの基礎を理解しておくことが，種目別の栄養・食事計画の立案につながる．競技種目の分類例を表4-2-1[1]に示す．競技種目を夏季は，パワー系，ストレングス系，ラケット系，審美系，体重階級系，持久系，チームスポーツ，その他の8区分に分類している．この分類は，国際オリンピック委員会の栄養に関する合同声明の分類を基本とした．冬季は日本オリンピック委員会の競技種目分類とJISSの競技分類を考慮し分類している．

(2) 目的別

目的別の栄養・食事計画立案には，減量や増量といった体重調整を必要とする場合，貧血や疲労骨折の予防や改善の場合，けがからの回復の場合，期別のトレーニングおよび試合スケジュールに対応した場合などがある．

1) からだづくり

競技者は試合でパフォーマンスを発揮するためのからだを日々の練習・トレーニングによってつくり，競技種目の特性に応じた体力と体格が備わる．パフォーマンス発揮のための技術・戦術を向上させると同時に，その技術・戦術を向上させることのできる理想のからだを目指すアスリートは多い．そのためにはまず，現在の身体的特徴を知り，課題を発見し，理想とするからだを目指すことになる．国立スポーツ科学センターで実施しているフィットネス・チェックの項目がある[2]．こ

表4-2-1　競技区分

夏季種目	
競技区分	競技名
パワー系	陸上競技/中距離 陸上競技/400mハードル 近代五種 フェンシング 競泳 自転車/トラック カヌー
ストレングス系	陸上競技/短距離 陸上競技/跳躍 陸上競技/投擲 陸上競技/110mハードル，100mハードル 陸上競技/十種競技，七種競技
ラケット系	卓球 テニス バドミントン
審美系	飛込 アーティスティックスイミング トランポリン 体操競技 新体操
体重階級系	柔道 レスリング ウエイトリフティング テコンドー ボクシング ボート

夏季種目	
競技区分	競技名
持久系	陸上競技/長距離 陸上競技/3000m障害 陸上競技/競歩 自転車/ロードレース 自転車/マウンテンバイク セーリング トライアスロン オープンウォーター
チームスポーツ	ホッケー サッカー ラグビー バレーボール ビーチバレー バスケットボール 水球
その他	ゴルフ ライフル射撃 クレー射撃 アーチェリー 馬術

冬季種目		
競技区分		競技名
スキー	スキー	アルペン フリースタイル モーグル
	ノルディック	クロスカントリー コンバインド ジャンプ
	スノーボード	スノーボード

冬季種目	
競技区分	競技名
スケート	スピードスケート ショートトラック フィギュアスケート
アイスホッケー	アイスホッケー
ボブスレー	ボブスレー スケルトン
カーリング	カーリング
バイアスロン	バイアスロン

れらの測定は現状の把握のほか，トレーニング効果を評価するために行う場合もある.

アスリートでは，競技力の向上，パフォーマンス向上の観点から，身体構成成分に着目する場合も多い．身長，体重のほか，体脂肪量，除脂肪量といった身体組成の指標は，多くの競技のパフォーマンスに役立つ．体重の変化だけでは力の発揮に関係する筋量の変化がわからない．よって，アスリートのからだづくりのためには身体組成を把握することが基本となる.

アスリートのからだづくりの目的として減量や増量がある．体重調整だけではなく競技特性に応じた身体組成を考える．そのためには，競技特性の把握はもちろんのこと，性別，年齢，体力レベル，競技レベルを考慮し，アスリート，指導者，専門家の間で話し合い，個々のアスリートの目指すべき体重や体脂肪率，除脂肪量の目安となる数値を検討する．からだづくりの目的に応じた栄養・

食事計画の立案のためには，いつまでに達成すべきかの目標達成時期についても，アスリートのほか，関係者と話し合い決定する．

増量の場合，筋力または瞬発力が要求される競技や，格闘技の中・重量級，ラグビーのフォワードなど対戦相手に当たり負けしないための身体として筋量だけではなく脂肪の増加も求められる競技種目やポジションもある．一方で，減量の場合，陸上長距離，新体操，体操など体重が増加しないよう日常的な体重調整が求められる競技もあれば，体重階級制競技で，試合時の計量に向けて減量を行う競技もある．この場合には試合前に筋量が減ることがないよう注意が必要であるのと同時に，減量によって低下した筋グリコーゲンを計量後の回復期にリカバリーすることで試合時のパフォーマンス発揮につながると考えられる．アスリートの競技特性を考慮した減量や増量を安全にそして効果的に行うためには，専門家のサポートや助言は不可欠である．

目的別の栄養・食事計画の立案のためには，目的に関する情報を収集し，目的達成に向けてアスリートや指導者との共通理解をもつことが必要になる．よって，アスリート，指導者，専門家間での合意が図れるよう公認スポーツ栄養士や管理栄養士からの働きかけにより共通理解の場を設けることも必要である．

2）期分け：ピリオダイゼーション

期分けとは，1年間を1シーズンとし，シーズン中の目標とする試合でピークパフォーマンスを発揮できるようにするため，トレーニング効果を最大限に引き出すために1年間を目的に合わせて区分することである．トレーニング期（準備期），調整期（試合期），休養期（移行期）など，トレーニングの目的によって数日から数週間，あるいは数カ月の単位で構成される．期分けにより，目標とする試合に向かって，それぞれの期の目的に応じたトレーニングの実施がある．そのトレーニングの目的と計画に合わせて栄養・食事計画を考えることで，トレーニング目標の達成とトレーニング効果の発揮に貢献できる．この期分けとトレーニング計画については，アスリートや指導者，専門家から情報を収集し，その内容を栄養・食事計画に反映させることが必要である．なお，期分けによるシーズン中の目標とする試合でピークパフォーマンスを発揮できるようにするためには，試合期中の食環境整備のための栄養・食事計画の立案から実施が重要となる．試合期の試合期間はいつからいつまでなのか，その間のトレーニングスケジュールと計画はどのようになっているのか，試合前調整期はどこで，どの場所で行われるのか，その場所の食環境は，また，試合は国内，国外などどこで行われるのか，試合開催地の食環境は，ピークパフォーマンスを発揮できるようにするためのコンディショニングとリカバリーのための試合前の準備は，試合期間中の準備は，試合直前および試合直後の栄養補給は可能かなど，パフォーマンス発揮のための食環境整備についてあらゆる情報を収集し，アスリートおよび関係者に対する直接的，間接的支援が必要となる．

期分けによるトレーニング計画にあわせた栄養・食事計画が基本となるが，期分けは年間という比較的長期間で考える場合と，目的とする試合でパフォーマンスを発揮できるようにするための試合期として，比較的短期間での考え方がある．

(3) 多様な食事

近年，食のニーズが多様となっている．アスリートの特性や要望からベジタリアン，グルテンフリー，宗教上の対応などの食事に配慮することが求められ，個人差の尊重が大切となる．

1）ベジタリアン

ベジタリアンを支持する理由は，健康のため，環境保護のため，動物愛護のためなどさまざまある．ベジタリアンでもさまざまなタイプがある．はちみつを含め動物性食品を一切食べないビーガンと，卵や乳製品は食べても食べなくてもよいベジタリアン，卵と乳製品は食べるオボ・ラクト・ベジタリアンなどのタイプがある．ベジタリアンといっても，何を口にできるのか確認が必要である．とくに日本の食事ではだしを使う場合が多い．

煮干しやかつおぶしからとるだしではなく，昆布やしいたけなどの野菜からとっただしを使用するよう配慮する．

2）グルテンフリー

欧米を中心に，麦類に含まれるたんぱく質の一種であるグルテンが慢性的な小腸の炎症を引き起こすセリアック病患者が増えている．おもな症状は下痢や腹部不快感，食欲不振などである．患者数の増加に伴い，海外ではグルテンを除去したグルテンフリーの商品が増加しており，一般のスーパーでも購入できる．なお欧米では，Gluten free と表示できる基準が明確に定められており，食品中のグルテン含量が20 mg/kg未満とされている．グルテンを含む日本の食品例として，うどんや中華麺，醤油や味噌などがある．

セリアック病のほか，腸の疾患として乳糖不耐症もある．牛乳に含まれる乳糖を分解する酵素であるラクターゼの活性が低いため，乳糖を消化吸収できずに下痢などの症状を起こす．乳糖不耐症の場合，あらかじめ乳糖を分解した牛乳を飲んだり，ソイミルク，ソイヨーグルトの活用もある．

3）宗教上の対応[3)]

イスラム教を信仰する人々はムスリムと呼ばれており，世界人口の約1/4を占めるといわれている．ムスリムは生活習慣に関するさまざまな教えに基づいて生活していることから，ムスリムの生活習慣への配慮が必要となる．とくに知っておくべき規範にハラール（許された行為・物）とハラーム（禁じられた行為・物）がある．

食における代表的なハラームは豚肉やアルコール飲料である．イスラム教の教えでは豚肉を口にすることは許されていない．また豚肉由来成分にも注意が必要となる．ベーコンやソーセージなどの加工食品や豚エキスや油脂（ラード），ゼラチンやコラーゲン，乳化剤やショートニングなどの添加物や調味料などに含まれる豚由来成分も禁止されている．また，アルコール飲料を口にすることは避けるべきとされているため，多くのムスリムは酒（みりんを含む）を口にしない．醤油等の調味料に含まれる微量のアルコールについて口にしないムスリムもいるため注意が必要である．さらには豚肉以外の動物性の食材を口にすることにも決まりがある．イスラム教のと畜方法で処理された肉（ハラール肉）以外を口にすることは避けるべきとされている．そのほか，イスラム教に比べると少ないが，ユダヤ教を信仰する人々ではコーシェル食を配慮する．

2．栄養・食事計画

栄養・食事計画の立案には，アセスメントが必要である．アセスメントは，年齢，性別，競技種目とその特性，期別，トレーニング計画，練習内容や時間，体重や身体組成などの身体の状況，食事摂取状況，臨床症状，血液性状，生活習慣，生活環境，食に関する態度・行動など，それぞれから得られた結果や情報からアスリートの栄養状態を評価・判定する．対象が個人または集団でも個々の身体の状況，栄養状態から，健康および栄養上の課題を把握するためアセスメントを行い，現状を把握する．アセスメントの実施後，総合的な判断のもとに取り組むべき目標や課題を明確にしたうえで，栄養計画および食事計画に反映させることが望まれる．

アスリートの場合の栄養計画は，競技特性，からだづくりの目的，期別やトレーニング計画と，アスリートのアレルギーの有無や個人の食に対する配慮なども考慮して，献立作成の視点を設定することが必要となる．同時に栄養教育計画と合わせ，食事の品質（役割）を考える．つまり食事という媒体を通じた栄養教育を考える．

(1) 栄養補給量（給与栄養目標量）設定において考慮すべき点

アセスメントをもとにエネルギー補給量と栄養素補給量を決定する．競技者の栄養補給量決定の際に考慮すべき点を示した．

1）エネルギー補給量の決定

エネルギー消費量を測定あるいは推定して評価する．食事内容を決定する場合に注意すべきは，現状を維持するためのエネルギー必要量なのか，目標体重をある期間までに達成したいためのエネルギー必要量なのかである．目標体重がある場合には，目標体重を考慮してエネルギー補給量を設定する．

2）栄養素補給量の決定

①炭水化物

競技特性やトレーニング内容に応じて体重あたりの炭水化物量を決定する．次に1日あたりの炭水化物量から参考までに炭水化物エネルギー比率を算出し確認する．期分けやからだづくりの目的に応じて決定する．炭水化物エネルギー比率は，日本人の食事摂取基準（2020年版）[4]では，1歳以上で50～65％とされている．

②たんぱく質

競技特性やトレーニング内容に応じて体重あたりのたんぱく質量を決定する．次に1日あたりのたんぱく質量から，参考までにたんぱく質エネルギー比率を算出し確認する．目安として20％以下を用い，たんぱく質量を決定する．日本人の食事摂取基準（2020年版）[4]では，たんぱく質エネルギー比率は1歳以上で13～20％とされている．

③脂質

アセスメントから対象とするアスリートがとくに増量や減量を伴う場合なのか，期分けや個人のからだづくりの目的に応じて脂肪エネルギー比率を考える．増量の場合は30％前後，減量の場合は20～25％程度とするのが妥当である．脂肪エネルギー比率は，日本人の食事摂取基準（2020年版）では，1歳以上で20～30％とされている．

④ビタミン類

トレーニング内容や期分け，からだづくりの目的やアスリートの性・年齢・栄養状態に応じて，ビタミンB_1やビタミンB_2といったエネルギーあたりで考えるビタミン類は食事摂取基準（2020年版）[4]の考え方と同様，エネルギー必要量に応じて決定する．また，ビタミンB_6のようにたんぱく質1 gあたりで考える場合もある．このように栄養素代謝の特徴の理解が必要となる．アスリートの場合，食事摂取基準（2020年版）[4]で示されている推奨量や目安量の値を参考に耐容上限量を越えない範囲で設定する．

⑤ミネラル類

トレーニング内容や期分け，からだづくりの目的やアスリートの性，年齢，栄養状態に応じて各種ミネラル類を決定する．とくに鉄の場合は，食事摂取基準（2020年版）[4]で示されているように，月経の有無を考慮する．ビタミン同様，アスリートの場合，食事摂取基準（2020年版）[4]で示されている推奨量や目安量の値を参考に耐容上限量を越えない範囲で設定する．

（2）給与栄養目標量設定の方法

アスリート向けエネルギー別の栄養素の目標例が日本スポーツ協会スポーツ医・科学専門委員会監修『アスリートのための栄養・食事ガイド』[5]に掲載されている．しかし，これはあくまでも一例であり，このまま用いるべきではない．他のガイドラインについても同様である．アスリートの栄養管理のためのアセスメントを十分に考慮し，公認スポーツ栄養士が対応するアスリートに応じて検討する．アスリートのための給与栄養目標量の設定は，健康の維持・増進を主目的とした食事摂取基準を用いてはいけないことではない．アスリートのアセスメントから食事摂取基準の活用も含め個々の公認スポーツ栄養士が判断する．エネルギーおよび栄養素補給量が決定したあと，これらの栄養量を摂取できる食品や料理，そしてそれらを組み合わせた献立を考えることとなる．食品や料理を決定する際の参考として食品構成がある．『アスリートのための栄養・食事ガイド』に示す食品構成はあくまでも目安として参考までに用いるのがよい．

【集団に対する設定の場合】[6]

①対象者の性・年齢・活動量・身体状況・トレーニング内容などを把握し，望ましい食事のエネルギー量を決定する．

②対象者が集団の場合，各対象者における望ましいエネルギー量の分布状況を確認し，エネルギーベースで実際に何種類の食事を設定するこ

とが適当であるのかを検討する．
③エネルギー源栄養素（炭水化物，たんぱく質，脂肪）の給与栄養量を設定する．
④エネルギーベースで各食事の種類ごとで対象者のビタミン・ミネラルごとでの幅を設定する．
⑤対象者が集団の場合，少なくとも食事摂取基準の最も高い人が推定平均必要量（EAR）を下回らないよう，また耐容上限量（UL）を超えないように留意する．
⑥対象者の身体状況，トレーニング内容などにより，適切な範囲での調整を行うとよい．

(3) 食事計画の立案

食事計画とは，特定の対象者に合わせた栄養計画から供食する食物（食品・料理）等の内容を決定し，それを実際に供食するための計画をつくることである．食事計画は具体的には献立として表現される．栄養管理の目標を達成するため，栄養計画の立案を実際の食事に展開するための大事なステップとなる．

1) 食事計画立案に関する情報

・調理担当者は誰なのか：調理担当者の調理技術と知識
・献立作成時期
・喫食者は誰なのか：食事を受け取る側の特性（性，年齢，競技種目，身体状況，からだづくりの目標・目的，活動量，食習慣，食事摂取状況，食知識・態度，嗜好，アレルギーの有無，経済状況，家族等の生活環境等）
・食事環境：調理条件（調理機器および器具），食器，食事回数，食事場所，食事時刻，食事時間，配膳，食費，購入場所
・期別やトレーニングに関する内容：オフ期，試合期，強化練習期，通常練習期，練習時間および内容，1日のスケジュール，練習（試合）開始時刻，練習（試合）終了時刻，休憩時間，練習場所
・環境：季節，気温，湿度，地域
・その他

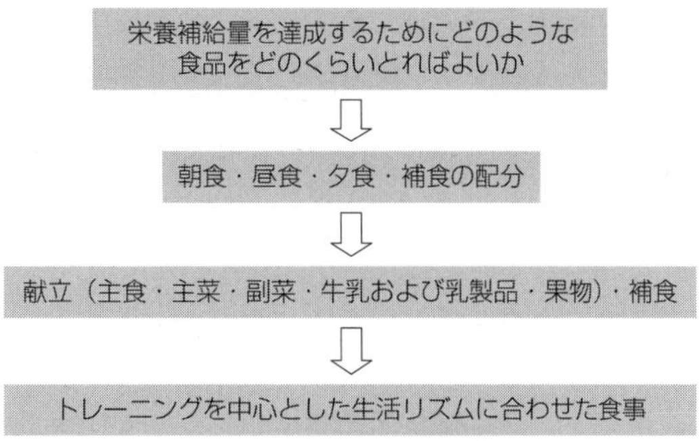
栄養補給量を達成するためにどのような食品をどのくらいとればよいか
朝食・昼食・夕食・補食の配分
献立（主食・主菜・副菜・牛乳および乳製品・果物）・補食
トレーニングを中心とした生活リズムに合わせた食事
図4-2-1　食事計画立案の手順

2) アスリート特有の食事計画

アスリート向けの食事計画を立案するには，朝食・昼食・夕食とその他補食（間食），水分補給も考慮する．補食は，必要とする栄養量および食事量が3回（朝，昼，夕）の食事ではとりきれない場合，またトレーニングスケジュールに対応して規則的に3回の食事がとれない場合，トレーニングを効果的にするために，あるいは，さらに試合時（試合前・中・後）の栄養補給として補食がある．アスリートの目的に合わせて食事計画に取り入れるとよい（図4-2-1，図4-2-2）．また，アスリート個人，集団の場合でも，3食の食事のうち，朝・昼・夕食すべての栄養・食事計画の立案なのか，それとも3食のうち，いずれか1食あるいは2食の立案なのかどの時間での栄養・食事計画の立案なのかを把握する．他の食事で栄養補給が難しい場合には，立案する食事で補給できるよう計画する．
①例1：大学生アスリートで朝食と夕食は寮での食事，昼食は他の食環境での食事の場合について，食事調査の結果から昼食では栄養補給が十分ではなかった場合，昼食で不足の栄養補給が可能となるよう朝食と夕食を立案する．場合によっては補食も考慮して立案する．
②例2：アスリートは学校給食があり，朝食と夕食は自宅での食事の場合について，食事調査の結果や文部科学省の学校給食実施基準を参考に，昼食の栄養補給量を推定し，朝食と夕食，場合によっては補食も含めて検討する．

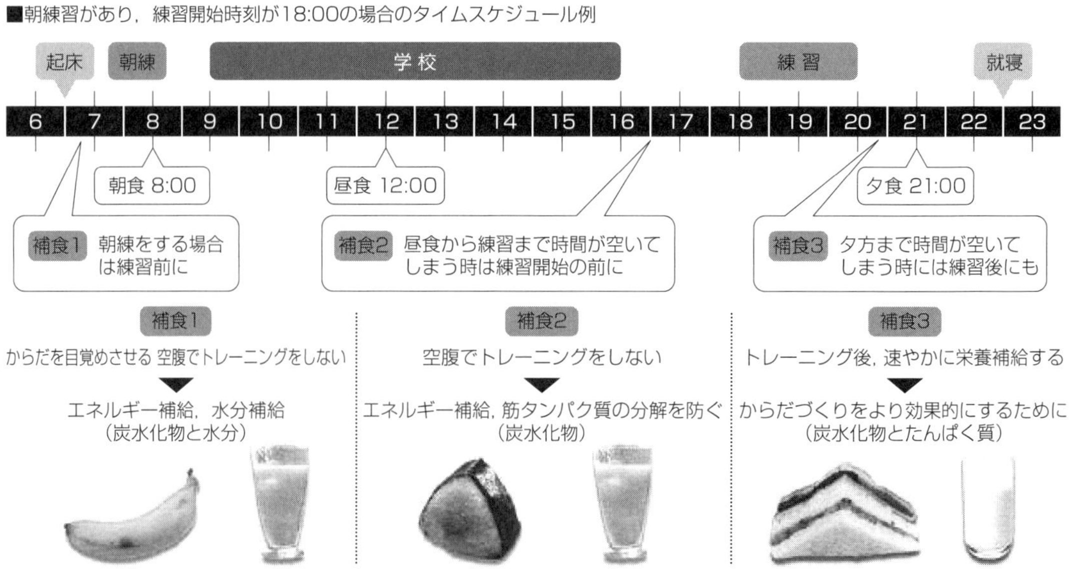

図4-2-2　補食計画立案の例

（参考資料：国立スポーツ科学センター　アスリートの食事ベーシックテキスト）

国際総合競技大会でコンディショニングとリカバリーのための試合期（短期）における集団対象の食事計画について示した資料[7]がある．

3．献立計画

栄養補給量（給与栄養目標量）を確保できるよう，具体的な食事を考える．食事区分ごとの提供方法や献立の構成（料理区分の組み合わせ），食品構成，品目数，量などを考慮する．アスリートの基本的な食事の構成は，①主食（ごはん，パン，麺類などの炭水化物），②主菜（肉，魚，卵，豆・豆製品などのたんぱく質中心），③副菜（汁物含む：野菜類，きのこ類，いも類など），④牛乳・乳製品，⑤果物をそろえるとよい（資料4-2-1）．それぞれの使用する食材や種類数，量などの基準を作成する．

（1）献立作成基準の設定方法

トレーニング内容等から献立作成の際，考慮すべき点を確認する．食事回数，補食，食事区分の配分，調理方法，消化時間を考慮した食品の選択等である．

①主食：算定した炭水化物量や，穀物エネルギー比をもとに，主食量を決定する（1日あたり，1回あたり）

②主菜：使用するおもな食材として肉類，魚介類，豆・豆製品，卵，牛乳・乳製品があるが，たんぱく質源としての適量をとれるよう，おおよそ1回に使用する食品の量を検討する．

③副菜：主菜の付け合わせや小鉢に盛り付ける野菜類，海藻類，きのこ類，芋類などの量を検討する．対象が競技者の場合，必要なビタミン・ミネラル類の摂取量が多いことを考慮し，野菜類はとくに緑黄色野菜の使用（種類・量）を積極的に検討する．

④汁物：副菜のひとつと考えて，1回の具の量や種類などを検討する．ここでも野菜類の検討には，緑黄色野菜の使用を考慮する．

⑤牛乳・乳製品：1回の使用量，頻度と種類を検討する．

⑥果物：1回の使用量，頻度と種類を検討する．

上記を考慮することで，一定期間の献立を検討する際の目安となる．これに主菜料理を中心に，

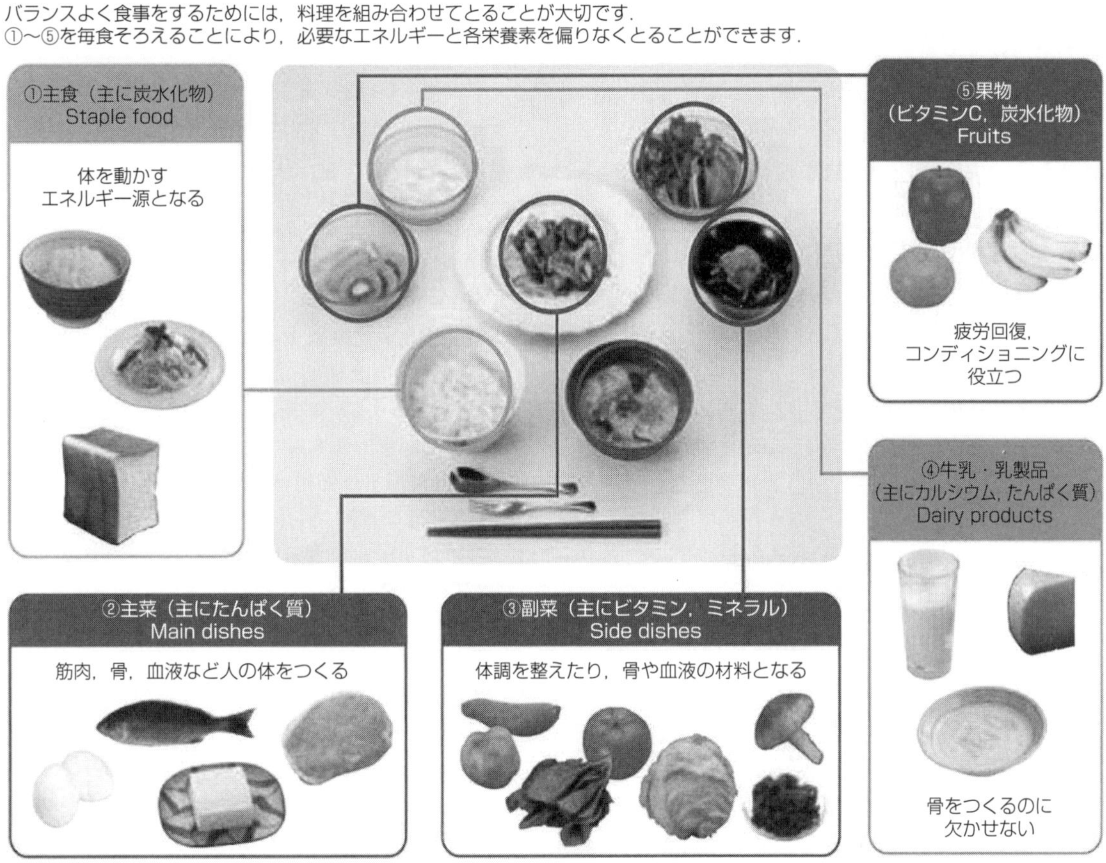

バランスよく食事をするためには，料理を組み合わせてとることが大切です．
①〜⑤を毎食そろえることにより，必要なエネルギーと各栄養素を偏りなくとることができます．
①主食（主に炭水化物）
Staple food
体を動かす
エネルギー源となる
⑤果物
（ビタミンC，炭水化物）
Fruits
疲労回復，
コンディショニングに
役立つ
④牛乳・乳製品
（主にカルシウム，たんぱく質）
Dairy products
骨をつくるのに
欠かせない
②主菜（主にたんぱく質）
Main dishes
筋肉，骨，血液など人の体をつくる
③副菜（主にビタミン，ミネラル）
Side dishes
体調を整えたり，骨や血液の材料となる

資料4-2-1　アスリートの食事の基本

（参考資料：国立スポーツ科学センター　ウイナーズレシピ）

様式（和食・洋食・中華），主材料（肉・魚・卵・豆），調理法（焼く・揚げる・煮る，炒める，蒸す）を配分して具体的な献立を作成する．

(2) 献立作成

献立を検討する際には，栄養計画，食事計画，献立作成基準にもとづき，アスリートの嗜好だけでなく，季節，地域性なども考慮して検討する．そのほか，食事計画立案に関する情報にある調理施設の状況や食費，調理担当者のスキルなども考慮する．食事は教育媒体でもあることから，食事を通じて伝えたいことは何か，再度確認する必要がある．また，日頃からアスリートの食事摂取量を把握することが望ましい．献立提供後はアスリートの摂取状況も踏まえたうえで，献立の評価・改善を繰り返すことである．評価の方法は，献立作成基準をもとに作成した献立を一定期間提供後，食品構成を作成して食品の偏りなどを確認するとよい．遠征先や合宿などの宿泊先での食事の献立は，事前にトレーニング計画や栄養計画に見合った内容であるかを確認し，必要に応じて宿泊先と食事内容の相談および調整を行う．

(3) 献立の実施とモニタリング

献立の実施の場合に重要となるのが，栄養管理の目標にあった計画通りの製品が対象者に提供されることである．品質管理された食事が提供され，それが全て摂取された場合に，計画通りの補給が実施されたことになる．前述にもあるように利用者の摂取状況を確認することが重要である．

また，献立の実施と同時に献立に関連する栄養情報を提供する．さらには，献立はおいしいだけではなく，安全でなければならない．そのために使用する食材だけではなく，厨房施設設備，食堂，調理から提供するまでの時間，調理後の保管・移動が伴う場合の衛生管理，調理担当者の衛生管理にも十分配慮する．

国際総合競技大会でコンディショニングとリカバリーのための試合期（短期）における集団対象の食事提供における衛生管理について示した資料[8]がある．

4．栄養・食事計画の評価

提供した食事をどのように摂取したか，どのくらい摂取したのかを把握し，評価を行う．定期的にアスリートに全量摂取されない場合には，エネルギーや栄養素摂取に不足が生じる可能性がある．また，逆に全量摂取している場合にもエネルギーや栄養素摂取不足が生じる可能性もある．栄養補給量（給与栄養目標量）に問題はないか，あるいは献立に問題がないかなどを確認し，計画の是正を行う．定期的にアスリートに食事に対する満足度などもインタビューや調査により把握し，計画した食事の改善に役立てる．アスリートの栄養状態やトレーニング効果，競技力などとともに栄養計画の評価を行い，次の計画に役立てる．

栄養管理の目標や課題をチームスタッフ等と共有し，栄養・食事計画の見直し，課題への対応，新たな目標の設定などを検討する．

［亀井　明子］

［文　献］

1）吉野昌恵ほか：トップアスリートの牛乳および乳製品摂取状況．日本スポーツ栄養研究誌　https://www.jsna.org/login_members/06_accept_early_publication.html（2019年6月30日）

2）国立スポーツ科学センター：フィットネス・チェックマニュアル　https://www.jpnsport.go.jp/jiss/fc/tabid/1142/Default.aspx（2019年6月30日）

3）観光庁：ムスリムおもてなしガイドブック　旅行者受け入れ環境の向上を目指して　https://www.mlit.go.jp/common/001101141.pdf

4）厚生労働省：日本人の食事摂取基準（2020年版）https://www.mhlw.go.jp/content/10904750/000586553.pdf

5）日本スポーツ協会スポーツ医・科学専門委員会監修：アスリートのための栄養・食事ガイド．第一出版，2014．

6）由田克士，石田裕美編著：PDCAサイクルと食事摂取基準による栄養管理・給食管理．建帛社，2011．

7）亀井明子：ハイパフォーマンス・サポートセンター栄養機能の食事計画と献立：ロンドンオリンピック，リオデジャネイロオリンピックの場合．日本スポーツ栄養研究誌　https://www.jsna.org/login_members/doc/accept/early_publication009.pdf（2019年6月30日）

8）吉野昌恵ほか：ハイパフォーマンス・サポートセンター栄養機能における衛生・安全面に対する取り組み：平昌オリンピック・パラリンピックの場合．日本スポーツ栄養研究誌　https://www.jsna.org/login_members/doc/accept/early_publication008.pdf（2019年6月30日）

3 遠征・合宿帯同に必要な基礎知識

1. 遠征・合宿の帯同

遠征・合宿帯同のおもな目的として，必要なエネルギー・栄養素が摂取できる食環境を整えること，栄養サポートにおいて必要なアセスメントやモニタリングを行うこと，実践型の栄養教育を行うことなどが挙げられる．

遠征・合宿先では，慣れない環境や食生活によるストレス，免疫の低下，感染症などによるコンディション低下が想定される．そのため，できるだけストレスが軽減するような食環境整備に加え，感染症予防のために手洗いを促すといった衛生管理もスポーツ栄養士の役割となる．

本章では，遠征・合宿に帯同する際に必要な事前の情報収集や準備，海外遠征や特殊な環境（暑熱，寒冷，高地）での栄養サポートの注意点，現地でのモニタリング項目などを紹介する．

2. 遠征・合宿先での食事（事前の情報収集・準備）

事前に十分な情報収集を行う．表4-3-1は，「アスリートのための栄養・食事ガイド」[1]をもとに国立スポーツ科学センター栄養グループが作成し，使用している遠征・合宿帯同に向けたチェック項目である．

(1) 食事に関するチェック項目

宿泊先やトレーニング施設等で食事が提供される場合と自炊する場合がある．

1) 食事が提供される場合

提供メニューを事前に取り寄せ，内容を確認する．必要に応じて料理の変更や追加を依頼する（表4-3-2参照）．その際，追加料金が発生する場合があるためチーム担当者と相談する．料理の変更や追加ができない場合は，必要な食品をチームで用意することもある．食品の追加には予算が必要であるため，チーム担当者と調整する．また，食事場所への食品の持ち込み可否についても確認する．

トレーニングや試合のスケジュールに合わせて食事時間を変更することが可能であるか確認する．食事時間の変更が不可である場合には対応方法を事前に検討する．対応例としては，補食（おにぎり，パン，バナナ，ヨーグルト，オレンジジュースなど）を購入し用意する，軽食（麺類，丼もの，おにぎり，汁物など）を調理し提供するなどがある．

表4-3-2には，提供メニューのチェック項目とリクエストが通らない場合に準備すると便利な食材などを示した．チームに合わせた調整が必要であるため，普段の栄養サポートでアスリートそれぞれの必要量や嗜好などを把握しておく．

また，宿泊先では，ビュッフェスタイルで食事が提供されることも多い．ジュニアアスリートなど遠征に慣れていないアスリートに対しては，事前にビュッフェでのとり方に関する栄養教育を行うとよい．

2) 自炊する場合

自炊する場合は，厨房設備，冷蔵・冷凍庫，調理器具などを調べ，喫食者数と調理実施者数に見合っているか確認する（表4-3-1参照）．

表4-3-1　遠征・合宿帯同に向けたチェック項目（事前の情報収集と準備）

【食　事】

国内・海外での遠征・合宿でのチェック項目		海外遠征の場合の追加項目	
項　目	おもな内容等	項　目	おもな内容等
□食事提供が受けられるか	朝食・昼食・夕食それぞれの食事提供（宿泊先かトレーニング・試合場所か）	□機内食	現地の時間に合わせる，量を調整するなど
		□外食場所があるか	日本料理，中華料理，韓国料理など
□移動日の食事	食事をとる時間，場所があるか 外食を利用するのか，事前に弁当などを準備するのか	□日本から持参する食品	食品の持ち込み制限
		□日本から持参する調理備品	衛生備品（アルコールなど）の持ち込み制限
		□飛行機の預け荷物の個数と重量，超過料金	渡航先で国内線への乗り継ぎがある場合はとくに注意が必要
□適切な栄養補給が可能か	サプリメント使用の検討・準備		
□冷蔵庫があるか			
□製氷機，冷凍庫があるか			
食事提供が受けられる場合（担当者・厨房責任者等との打ち合わせ）			
□食事提供時間	スケジュールに合わせて食事時間を調節できるか 当日の変更，個別の対応は可能か（融通性）	□国際競技大会の場合	大会運営組織の指定ホテルや選手村，競技会場での補食・軽食提供の有無等は競技団体を通じて確認する
□食事形式	定食・ビュッフェ・その他		
□事前に献立の確認・変更が可能か			
□食事内容の追加が可能か	追加料金等		
□持ち込みの可否	食品・飲み物・食材を持ち込んでもよいか		
□帯同スタッフによる簡単な調理が可能か	キッチンがあるか		
食事を自炊する場合（施設管理者との打ち合わせ）			
□厨房設備	コンロ数，オーブン，レンジなどの機器	□電圧の確認	現地の電圧に適した調理機器を用意する
□厨房スペース	何人が調理できるか	□食材の安全性	食品汚染，衛生環境
□食品の保管スペース	冷蔵庫・冷凍庫・乾物の保管場所		
□調理器具	炊飯器・鍋・フライパン・包丁・まな板の数		
□食器	種類と数		
□食材の購入場所	移動距離・手段，買い出しの頻度		
□ゴミ・残飯の廃棄方法			
□食費			

【食事以外のチェック項目】

国内・海外での遠征・合宿でのチェック項目		海外遠征の場合の追加項目	
項　目	おもな内容等	項　目	おもな内容等
体調管理			
□既往歴・治療中の疾患，内服薬等			
□アレルギーの有無	アレルギー有の場合は治療状況		
□コンディション（体重，心拍数，食欲，疲労感など）のモニタリング状況	記録紙，アプリなどによる共有が可能か		
スケジュール			
□全体スケジュール	食事の時間が十分に確保できるか 移動スケジュール	□時差	
□トレーニング・試合スケジュール	食事計画（食事時間，食事内容など）は適切か		

環境			
□トレーニング環境（施設・設備）と移動手段		□交通事情	
		□季節・気温・湿度・標高	
□自然環境	天候・気温・季節など	□治安・衛生面	外務省ホームページ
□生活環境	病院・診療所・薬局・銀行・郵便局など	□レート	
		□感染症情報	厚生労働省検疫所ホームページ
□日用品の購入場所	スーパーマーケット・コンビニエンスストアなど	□予防接種の必要性	競技団体・チームの指示に従い，必要な場合は渡航前に予防接種を受ける
		□宗教上や渡航先の慣習	
宿泊施設			
□費用		□客室清掃の時間	
□部屋	1室の利用人数と部屋数の確保		
□洗濯・入浴設備	乾燥機，乾燥場所なども確認する		
□食堂	スペース，テーブル・座敷，ほかの宿泊者との兼ね合い		
□ミーティングルームの有無			
□時間の融通性	食事，消灯，入館など		

本表を使用する際には，チームの状況に合わせて工夫する．
（日本体育協会スポーツ医・科学専門委員会監修：アスリートのための栄養・食事ガイド．第一出版，2004をもとに国立スポーツ科学センター栄養グループが作成）

喫食者数，調理実施者数，食材調達（買い出し）にかかる時間や頻度などを考慮し，事前に献立を作成する．あわせて，調理の作業工程も検討しておく．食材の保管場所（冷蔵・冷凍庫）のスペースが少なければ買い出しの頻度を増やすなどの対応も必要になる．また，消毒用アルコールや塩素系消毒剤，ペーパータオルなどの衛生関係備品も準備する．

管理栄養士，栄養士，調理師などの専門スタッフのみで調理を行う場合もあれば，チームスタッフやアスリートと一緒に調理を行うこと場合もある．選手が調理に参加する場合は，事前に調理実習などを行い，調理手順を確認しておくとともに，衛生管理についても教育しておく．

3）補食を提供する場合

補食を用意する場合は保管場所に注意する．屋外では，直射日光があたる場所を避け，クーラーボックスなどを利用し保冷して保管する．クーラーボックス，氷，保冷袋，保冷剤など，保冷に必要な備品を用意する．また，おにぎりなどを調理して提供する場合は，その保管方法と消費期限をアスリートに周知する．

4）その他

移動日の食事についても確認する．出発時間や到着時間から，移動中に食事をとる必要がある場合は，食事時間，食事場所，場所の広さ（チーム全員が一度に食事をすることができるか），食事内容が適切であるかなどを事前に確認する．食事場所がなく，弁当などをチームで用意する場合はその内容を確認し，必要に応じて内容を調整する．

試合の場合は，天候によりスケジュールが変更される，前日まで試合開始時間がわからない，早朝から深夜まで試合が行われる，個人競技では個人によりスケジュールが異なるなど，状況はさまざまである．どのような状況であっても，試合前，試合後に適切な栄養補給ができるよう事前に準備を行う．

また，アスリートのアレルギーの有無，既往歴や治療中の疾患や内服状況などについても，チームスタッフと情報共有しておくとよい．

(2) 食事以外のチェック項目

食事内容以外にも，現地での移動手段，気温や湿度，スーパーマーケットやコンビニエンスストアなど日用品が購入できる場所，宿泊先の洗濯や

表4-3-2　提供メニューのチェック項目

チェック項目	チェック項目が「いいえ」で，リクエストが通らない場合に準備すると便利な食材など
1. 全体的なチェック項目	
□生ものは提供されない	・生ものは控えるよう指導する
□体調を崩した場合のメニューを提供してくれる（おかゆ，うどんなど）	・レトルト，フリーズドライのおかゆ，雑炊など
□ドーピング禁止物質による食品汚染のリスクが低い（薬膳料理，漢方は特に注意）	・ドーピング禁止物質を含む可能性がある食材は食べない
2. 炭水化物（主食）に関するチェック項目	
□十分な量のご飯，パン，麺類が提供される	・おにぎり，ロールパン，食パンなど
3. たんぱく質（主菜）に関するチェック項目	
□十分な量の肉，魚，卵，大豆製品が提供される	・納豆，豆腐，卵（ゆで卵，温泉卵）など
4. 脂質に関するチェック項目	
□肉や魚は脂肪の多い部位や種類ばかりが提供されていない	・食べる時，脂身や鶏肉の皮は控えるよう指導する（特に減量中の選手）
□天ぷら，フライ，唐揚げなどの揚げ物メニューが続いて提供されていない	
□ドレッシングやマヨネーズが大量に使われていない	・ノンオイルドレッシング，低カロリータイプマヨネーズ，ポン酢など
5. ビタミン・ミネラル（副菜，果物，牛乳・乳製品）に関するチェック項目	
□十分な量の野菜，海藻，きのこなどの副菜が提供される	・カットわかめ，フリーズドライの野菜（みそ汁，スープに入れる）など ・もずく酢 ・のり，すりごま
□十分な量の緑黄色野菜が提供される	・野菜ジュース
□果物が提供される □ビタミンCを多く含む果物（柑橘類，キウイフルーツなど）が提供される	・果物 ・100%果汁ジュース
□牛乳または乳製品が提供されている	・牛乳，ヨーグルト，チーズなど
6. その他	
□ごはんが食べやすい常備菜が提供される	・ふりかけ，梅干し，味付けのり，漬物，佃煮，キムチなど

本表を使用する際には，チームの状況に合わせて工夫する.
（岡村浩嗣編著：市民からアスリートまでのスポーツ栄養学．八千代出版，2012を参考に国立スポーツ科学センター栄養グループが作成）

入浴の設備などもチェックしておく（表4-3-1参照）.

3. 海外遠征

海外遠征では，長時間移動による疲労，時差，風邪やインフルエンザなどの感染症，食品や水を媒介とする感染症，環境の変化による心理的ストレスなど，配慮すべきことが多い.

（1）感染症の予防

海外遠征では感染症に注意する．長時間移動による疲労や環境の変化，免疫の低下により感染症に罹患しやすくなると考えられる．時差のある国に移動し試合を行った場合の疾患発生率が2～3倍であったこと，海外遠征での疾患の多くが感染症であり，上気道感染症がもっとも多く，次いで消化器系疾患が多かったこと，ウィルスによる胃腸炎も多いことが示されている[2]．表4-3-3には，海外遠征中の食事に関する注意事項を示した．感染症を予防するためには手洗いが有効である．特に食事の前の手洗いを徹底する．その際，石けんで30秒以上洗う，エアードライヤーで乾かすかペーパータオルで拭く，手指消毒用アルコールで

表4-3-3　海外遠征中の食事に関する注意事項

・頻繁に手を洗う．特に食事の前の手洗いを徹底する． ・手を洗うときは石けんで30秒以上洗い，エアードライヤで乾かすか，ペーパータオルで拭く． ・どちらもなければ清潔なタオルで拭く（タオルは共有しない）． ・手指消毒用アルコールで消毒する．
・現地の水道水が安全でなければ，ボトルドウォーターを飲用する． ・ペットボトルに入っているジュースなども安全だが，水の代わりに使用するするべきではない．
・水道水が安全ではない国では，飲み物に氷を入れない． ・サラダなどの生野菜は避け，果物は皮を剥いて食べる．
・牡蠣，貝，生魚など，生の食べ物は避ける．
・衛生状態が悪い国では，地元の屋台やマーケットで食べ物を買うことを避ける．
・肉，魚，卵などが冷蔵保存されていることを確認する． ・調理済みの食品（温かい料理）は，60℃以上で保温されていること， ・2時間以上保温したり，温め直したりしていないことを確認する．
・温かい料理があまり熱くない（60℃以下），冷たい料理が冷えていない（ぬるい）場合はその料理を避ける． ・ビュッフェ形式などで長時間置かれていた料理は避ける．
・食品衛生や安全基準に疑問がある国で，ファストフードやテイクアウトを利用する場合は，調理済みのものを再加熱するのではなく，注文後に調理されるものを選択する．

(Burke L, Deakin V: Clinical Sports Nutrition. 5th ed, MacGraw-Hill Education, pp.754－766, 767-791, 2015を参考に国立スポーツ科学センター栄養グループが作成)

消毒するなど，正しい手洗いを実施するよう啓発する．

また，感染症リスクを減らすための戦略として，上気道感染に対するプロバイオティクスの有効性も示されている[2]．

(2) 海外遠征中の食事

1) 事前の情報収集と準備

大規模な国際競技大会では，大会運営組織が指定したホテルに宿泊し，宿泊先や競技会場で食事や軽食，補食が提供されることが多い．しかし，小規模の大会では，アスリートが各自で用意しなければならない場合もある．また，試合スケジュールが過密であり，競技種目によっては早朝から深夜まで試合が行われる，試合スケジュールが頻繁に変更される，試合開始時間が前日の夜までわからないなど，食事時間や食事量を確保することが難しい場合も多い．しかし，可能な限り，普段と同じような食生活ができることを目指し，通常の食事量から大きく変動することを避けるほうが望ましい[2]．

アスリートやチームにその国への渡航経験がない場合は，渡航経験者や現地在住の日本人から情報を得る，現地の日本大使館などに問い合わせるなどして情報を収集する．インターネットを利用して，宿泊先，トレーニング場所，競技会場周辺のショッピングモール，スーパーマーケットやコンビニエンスストアなどを調べる．その際，営業時間や定休日，祝日などについても調査しておくとよい．

大会運営組織が指定した宿泊先の食事時間や提供内容については，競技団体を通じて情報を得る．競技種目によっては競技会場で軽食や補食が提供される場合もあるため，それらの情報も事前に確認しておく．

食事に関する情報に加え，渡航先の衛生状態，感染症の情報，気候（気温・湿度），治安なども調べておく（表4-3-1参照）．

表4-3-4には，日本から持参すると便利な食品・備品をまとめた．アルファ米やフリーズドライの食品は水やお湯を入れて簡単に食べることができる．焼き肉のたれなどの調味料は，食べ慣れない味付けや現地の味付けに飽きてしまったときに活用できる．

海外のごはん（米）はにおいが気になり食べにくい，十分な量が食べられないと感じる選手もいる．長期滞在の場合，炊飯器を持参し現地でごはんを準備することもある．また，IH調理器やトラベルクッカーを持参することで麺類などの簡単な調理ができる．

食品や調理器具に加えて衛生関係の備品も用意する．手指消毒用アルコール，食器などの消毒に使用できるアルコールスプレーや塩素系の消毒剤（錠剤タイプ）などがあると便利である．消毒剤については，種類と用途，希釈が必要な場合はその濃度についても事前に確認しておく．

衛生状態が悪い国に渡航する場合や，競技スケジュール等により食事が十分に摂れないことが想定される場合は，サプリメントの使用を検討することもある．しかし，海外で販売されているサプリメントは，含有量が耐容上限量を超えている製品もあるため日本から持参すべきである．サプリメントの使用についてはⅢ部④を参照されたい．

2）海外での食事

安全で衛生的であることが第一である．日本のように安心して水道水を使用できる国はごく限られている．そのため，水の衛生状態について情報収集し，水道水が安全に使用できない国では，飲み水だけでなく，生野菜やカットフルーツ，氷なども避ける．加熱することで使用できる場合は沸騰させてから使用する．海外で使用可能なポットを持参しておくとよい．

食事に関する注意事項を表4-3-3にまとめた．食べ慣れない食品や食べたくないと感じる料理は避ける．香辛料や質の悪い油が下痢の原因となることもある．

3）水

現地ではボトルドウォーターを購入し利用することが多い．衛生環境が悪い国では，購入の際にも注意が必要となる．ペットボトルの蓋がきっちり閉まっていること，ボトルが汚れていないこと，購入店舗の衛生状態（害虫がいないか，清掃がされているか，ごみが放置されていないかなど）などが目安となるだろう．

ボトルドウォーターを購入する際には硬度を確認するとよい．硬度とは，水に含まれるカルシウムやマグネシウムの量を炭酸カルシウムに換算し数値化したものであり，硬度（mg/L）＝（カルシウム量（mg/L）× 2.5）＋（マグネシウム量（mg/L）× 4.1）で算出できる．WHOの分類では，軟水60 mg/L未満，中硬水60～120 mg/L，硬水120～180 mg/L，非常に硬水180 mg/L以上とされている[3)]．東京都の水道水は60 mg/L前後の軟水であり，日本でおもに飲用されているボトルドウォーター（日本採水）は，20～80 mg/L程度である．一方，ヨーロッパや中国などは硬水である．日本は軟水であるため，硬水の水を好まないアスリートもいる．その場合は，比較的硬度の低いボトルドウォーターを選ぶとよい．

4）ドーピング禁止物質による食品汚染

これまでに，中国とメキシコにおいて，食肉の肥育目的でクレンブテロールが使用され，このクレンブテロールに汚染された肉を摂取したことが原因とされるドーピング陽性事例が報告されている[4)]．世界アンチ・ドーピング機構（World Anti-Dopin Agency：WADA）は，これらの国で競技会に参加する場合には，「競技会主催団体または国際競技連盟が指定するレストランで食事を摂ること」，「指定のレストラン以外で食事をする場合には必ず多人数で一緒に食事をすること」と注意喚起を行った[4)]．中国やメキシコ以外の国においても，これらのリスクがまったくないわけではない．そのため，大会運営組織や国際競技連盟が指定するホテルや飲食店で食事をとることが望ましい．

（3）移動時の注意点

現地までの長時間フライトに加え，現地到着後にさらに電車や車で長時間移動することもある．乗り継ぎを合わせると24時間以上を要する場合もある．長時間の移動は，睡眠パターンや食事時間，トレーニング時間を乱す可能性があり，疲労を起こしやすく，浮腫や静脈血栓症のリスクもある[2)]．ここでは，移動時の注意点をまとめた．

表4-3-4　日本から持参すると便利な食品・備品

食品		
カテゴリー	食品例	備考
主食	レトルト・フリーズドライのご飯（白飯，炊き込みご飯，おかゆ，雑炊，麺類など） アルファ米(白飯,炊き込みご飯,ピラフなど) 餅，インスタント･カップラーメン，うどん，そばなど	フリーズドライの製品は熱湯をかければ食べられる． アルファ米は水やお湯で戻すだけなので便利． ＊電子レンジでの加熱が必要な食品は，宿泊先に電子レンジがあることを確認する．
主食が食べやすくなるもの	ふりかけ，お茶漬けの素，梅干し，かつお節，味付け海苔，レトルトのカレーなど	
主菜	フリーズドライ食品（親子丼，牛丼の具，カレーなど） 缶詰（さばの味噌煮，焼き鳥など） レトルト食品（煮魚，牛丼など）	フリーズドライの食品は，熱湯をかければ食べられる．
副菜	カットわかめ，フリーズドライの野菜 インスタント味噌汁・スープなど	カットわかめやフリーズドライの野菜をそのままスープに入れる．
調味料	しょうゆ，めんつゆ，ソース，焼き肉のたれ，ノンオイルドレッシング，ポン酢，だしの素，粉末中華だし，鍋スープの素，ごま和えの素など	味付けがあわない，味に飽きたときに活用できる． 個包装のものを選ぶと衛生的． ＊海外で販売されているしょうゆは，日本のメーカーの製品でも，味が異なることがある
飲料	スポーツドリンクの粉末，ティーパック（緑茶，麦茶，ほうじ茶など）	スポーツドリンクの粉末は，体調不良時の水分補給にも適している．
その他	エネルギーゼリー，ビタミン・ミネラル系のサプリメント	サプリメントについては，Ⅲ部④参照． ＊海外のサプリメントは，含有量が耐容上限量を超えている場合があるため，必要な場合には日本から持参する．

※ 渡航先によっては検疫等で持ち込みできる食品に制限があるため事前に確認する．

備品		
料理器具	簡易調理器（トラベルクッカー）	200 mLの水を沸かすのに約5分，1合の炊飯は約20分で可能． ＊現地の電圧や商品により異なる レトルト食品の温めやインスタントラーメンにも利用できる． 旅行用品コーナーで購入可能．
	海外対応電気ポット	お湯を沸かすことでアルファ米やスープが簡単に食べられる． レトルト食品の温めにも利用できる．
	炊飯器	渡航先の電圧に対応した製品を持参する．
	IH調理器	渡航先の電圧に対応した製品を持参する．
食品保管用備品	ジッパー付きビニール袋	大・中・小の各サイズがあるとよい．
	ラップ	
	保冷袋・保冷剤	クーラーボックスがない場合に代用できる．
	保温用ボトル	
衛生関係備品	手指消毒用アルコール（ジェルタイプなど）	
	消毒用アルコールスプレー	＊渡航先によってはアルコールの持ち込みが制限されている場合があるので事前に確認する．
	除菌ウェットティッシュ(アルコールタイプ)	
	塩素系消毒剤（錠剤タイプ）	消毒の目的やその製品により濃度が異なるため，事前に確認しておく．
	ペーパータオル	

（岡村浩嗣編著：市民からアスリートまでのスポーツ栄養学．八千代出版，2012を参考に国立スポーツ科学センター栄養グループが作成）

1）フライト中の水分補給と機内食

航空機の客室内は比較的乾燥している．皮膚や呼気からの水分損失が増えるため，水分損失を補うための水分補給が必要である[2]．脱水により血液の粘度が上昇し血栓ができる場合があり，この血栓が血液によって肺に運ばれ肺の血管を塞ぐ肺動脈血栓塞栓症（エコノミークラス症候群）に至る場合もある．フライト中は，適切に水分を摂取する必要があり，機内での水分補給に適した飲料は，スポーツドリンクや水である．搭乗前にスポーツドリンクを購入する，または粉末タイプを持ち込むとよい．コーヒーやお茶など，利尿作用がある飲料の飲みすぎは脱水を助長する可能性がある．また，睡眠への影響もある．加圧された客室環境では，アルコールの影響が大きくなるため，過剰な量のアルコール摂取は避ける[2]．乾燥対策としてマスクを着用する，浮腫や血栓予防のためのストレッチを行うなどの工夫も大切である．

機内食のとり方についても事前に検討しておく．機内食は600～800 kcal程度であり，体格の大きい選手の場合は，とくに炭水化物量が十分ではない可能性がある．パンなどは希望すれば追加できる場合が多いが，搭乗前に補食を購入しておくなどの工夫も必要であろう．事前に予約すれば低エネルギー食（400 kcal程度）なども提供してもらえるため，減量中の選手などは利用するとよい．機内食の提供時間や内容は航空会社に問い合わせると教えてもらえる．航空会社によってはホームページで紹介している．

機内食においても，食べ慣れない食品や不明な食材が使われている料理は避けるほうがよい．

2）時差調整

体温や内分泌機能には一定の周期がある．また，睡眠と覚醒は24時間周期のリズムでサイクルを維持している．この周期と現地の時間に差が生じると，周期が現地時間に同調するまでに時間がかかりいわゆる時差ボケが生じる．これにより，睡眠障害（寝つきが悪い，夜中に目が覚める），日中の眠気，疲労，気分変化，腸障害，認知機能の低下などの症状が出ることがある[2]．

「4～5時間の時差のある地域にジェット機で移動したときに体内リズムが現地の明暗リズム（現地時間）とずれるために生じるさまざまな症状」をジェットラグ症候群と言い，遠征先での体調不良は，このジェットラグ症候群と長時間移動による疲労が合わさって現れる[5]．そのため，時差の大きい地域に渡航する場合は，出発数日前から食事時間や睡眠時間などの生活時間を現地時間に合わせる．機内では，現地の夜間に相当する時間帯に眠るようにする．就寝と食事（機内食）が重なる場合は，搭乗前に食事を摂る，機内食をキャンセルするなどして調整する．また，アイマスクや耳栓，枕などを持参し，できるだけ快適に過ごすことができるよう工夫する．

現地に着いたら，できるだけ早く現地の時間に合わせるために，日中（とくに午後の早い時間）の睡眠を避ける[2]．現地時間への順応は個人によって異なるが，1時間の時差に対し1日必要とされている[2]．

海外遠征に行くアスリートは，時差対策を行うためにも，普段から生活リズムを整えておくことが大切である．

4．特殊環境への対応

ここでは，暑熱環境，寒冷環境，高地を取り上げ，それぞれの特徴と栄養面の対策を示す．

（1）暑熱環境

国立スポーツ科学センターが作成した「競技者のための暑熱対策ガイドブック」[6]の内容をもとに，暑熱がパフォーマンスに与える影響や栄養面の対策を示す．

1）体温調節と発汗

運動時は，骨格筋を動かすことで熱産生が起こる．熱産生が大きくなると，熱を体外に逃がす熱放散が行われ体温を一定に保つように働く．熱放散機能として発汗があり，体温を調節している．発汗量に見合った水分補給が行われなければ脱水状態となる．多湿環境下では，無効発汗の量が増えることでさらに体水分の損失が進む．脱水が進行するとさらに体温が上昇し，深部体温の過度な上昇によりパフォーマンスが低下する．最近の研究では，運動中の過度な深部体温の上昇が認知機能の低下をもたらすことも指摘されている．

2）暑熱順化

暑熱環境下で運動を行う場合は，暑熱対策が不可欠である．熱放散機能が準備できていない時期は，過度な体温上昇を招きやすい．暑熱環境に繰り返し暴露すること，暑熱環境下で繰り返しトレーニングを行うことで身体が暑さに適応する．これを暑熱順化という．

暑熱順化は，人工的につくられた暑熱環境下や，気温の高い日に外で運動を行うことでその効果を得ることができる．日本では，冬季に南半球など暑い場所での試合に出場する場合に人工的な環境下での暑熱順化が行われている．暑熱環境下で最適な運動パフォーマンスを発揮するためには7～10日程度必要であるとされている．

3）栄養面の対策

深部体温を下げるには，身体冷却が有効である．運動前にあらかじめ深部体温を下げておくことでパフォーマンスが向上することが示されている．身体冷却には，アイスベストや冷水浴など外部から冷やす方法と，アイススラリーなどの冷たい飲料を摂取して身体を内部から冷やす方法がある．

アイススラリーは，シャーベット状の飲料であり，摂取することで深部体温が低下する．スポーツドリンクでアイススラリーを作ることで，糖質と電解質を補給することができる．しかし，発汗によって喪失した水分をアイススラリーだけで補うことは難しい．スポーツドリンクと組み合わせて摂取し，水分摂取量が適しているかトレーニング前後の体重変化から確認する（水分補給の実際についてはⅢ部5参照）．

海外では，現地でスポーツドリンクを購入するか，日本から持参した粉末タイプのスポーツドリンクをボトルドウォーターで溶かして摂取することになる．いずれの場合も安全で衛生的であることが必須である．また，適切な温度で摂取できるよう，ドリンク用ボトル，クーラーボックス，氷等を用意する．ドリンク用のボトルを清潔に保つための洗剤，体重変動を確認するための体重計なども準備する．

食欲が低下していないか，一度に大量の水分を摂取していないか，水分摂取が食事の摂取量に影響していないかなど，アスリートの体重や食事・水分摂取状況をモニタリングする．また，食事場所や宿泊部屋が暑くないか，逆に，冷房が効きすぎて寒くないかなどにも気を配るとよい．

(2) 寒冷環境

1）寒冷環境下での運動

寒冷環境は，気道の反応による呼吸の不快感や低体温など，コンディションを悪化させる可能性がある[2]．雪上や氷上で行われる競技だけでなく，ウォータースポーツや雨の中で競技を行う場合も低体温症を引き起こす可能性がある．気温に加え，風や湿度なども影響する．アスリートは，体温を上げるためにウォーミングアップの強度を上げたり，時間を長くしたりすることもある[2]．

体温は低温にさらされると産熱を行い，体温を調節する．そのため，寒冷環境下ではエネルギー必要量が増える[2]．また，寒さの中での運動前には，筋グリコーゲン貯蔵を最大にすることが推奨されている[2]．

寒冷環境での運動中にも体重減少が起こる．その理由として，汗や呼吸による水分喪失，寒さによる利尿，口渇感の低下，トイレが少ないため水分摂取を控える傾向があることが挙げられる[7]．また，冷たい空気は乾燥している傾向があり，呼気からの水分喪失が増えるため水分摂取量を増やす必要がある[2]．寒冷環境下での脱水とパフォーマンスの関係は明らかではないが，3%の脱水状態では持久的なパフォーマンスを低下させなかったという報告もある[7]．

2）栄養面の対策

エネルギー，とくに炭水化物が十分摂取できるようにする．主食量が不足しそうであれば，アルファ米や餅を持参する（表4-3-4参照），現地でパスタなどを購入し追加するなどの対応を行う．

寒冷環境でも脱水は起こるが，パフォーマンスへの影響は明らかではない．しかし，脱水状態が回復されなければコンディションの低下を招く可能性があるため，できるだけこまめな水分補給を促す．その際，温かい飲料の摂取は身体を温めるのに快適であり効果的である[2]．温かい飲料のための保温ボトルを用意しておくとよい．雪上競技など運動中に十分な水分が摂取できない場合は，運動後速やかに水分補給を開始し，翌日または次の運動までに脱水状態から回復させる．いずれの場合も，糖質と電解質が補給できるスポーツドリンクが推奨される．

寒冷地では，室内の湿度も低下していることが多い．感染症の予防のためにも適度に加湿できるよう工夫をする．

(3) 高地

陸上，競泳，クロスカントリースキー，スピードスケートなどで高地トレーニング（標高1,500～3,000 m程度）が行われている．また，アルペンスキーなどは標高3,000 m程度でレースが行われることもある．

1) 身体への影響

高度が上昇すると気圧が低下し，酸素利用率が低下する．これは，低圧環境では肺の酸素分圧およびヘモグロビンからの酸素放出が低下するためである．酸素の供給を維持するために呼吸運動を促進し，肺換気量が増加する．心拍数も増加し，相対的運動強度は上がる．

換気量が増大することに加え，高地は湿度が低いため，呼気による水分喪失が増大する[7]．また，高地滞在の初期には，利尿と口渇感の低下が起こるため脱水が起こりやすくなる[7]．

高地では，エネルギー消費量が増大することや食欲が低下することも知られており，これらにより体重減少が起こる場合もある[7]．また，エネルギー源としての炭水化物の利用が増える[2]．適切なエネルギーと炭水化物を摂取することで，体重を維持し，骨格筋量を維持することができるとされている[7]．

高地滞在の初期（数日）は，血圧の上昇と利尿により血漿量が減少し，低酸素は腎臓でのエリスロポエチンの産生を刺激し，赤血球の生成を含む適応を促進する[2]．しかし，鉄の貯蔵量が少なければ赤血球を作り出すことが困難となる．

高地に順応していない状態では，頭痛や息切れ，吐き気などの症状が出ることがある．食欲の低下も起こりやすい．

2) 事前のメディカルチェック・高地順化

トレーニングや試合で高地に出発する前には，血液検査を行い貧血状態ではないこと，鉄栄養状態が良好であることを確認する．栄養状態の指標として，総タンパク質，貧血・鉄栄養状態の指標として，ヘモグロビン，血清鉄，フェリチンなどを検査する．血液検査の結果が良好でない場合は，医師の指示に従い，鉄栄養状態を改善させる．

また，国内の高地での合宿や，低酸素室でのトレーニングや生活（就寝）をする高地順化が行われることもある．

3) 栄養面の対策

高地では，酸素飽和度（SpO_2）や心拍数をモニタリングする．また，睡眠状況や疲労感，食欲等もコンディション指標として有用であり，これらはコンディションアプリや記録紙を用いてモニタリングするとよい．高地入りした直後は，軽いトレーニングから開始され，各選手のコンディションにあわせトレーニングが調整される．アスリート一人一人のコンディションとトレーニング状況を確認し，食事量が不足していないかなどを確認する．

体重は，エネルギー過不足の評価に加え，脱水状態の指標にもなる．尿の色や尿比重値も有用な指標となる．高地滞在の初期には，とくに脱水が起こりやすくなるため，こまめな水分補給を促す．

(4) その他

感染症が流行している地域や衛生環境が悪い国に渡航する場合もある．外務省や厚生労働省検疫所のホームページなどで感染症や渡航に関する注意事項を確認する．南半球の国に渡航する場合，現地の冬季にあたる季節ではインフルエンザ対策を行う必要もある．渡航先によっては，A型肝炎・B型肝炎，破傷風などのワクチン接種が必要となる国もある．その場合は，競技団体やチームの指示に従い予防接種を受ける．蚊が媒介する感染症が流行している国では，防虫スプレーや肌の露出を控えるなども必要となる．また，紫外線対策が必要な地域に行く場合は，日焼け止めやUVカットの衣類，帽子，サングラスなども用意する．

5．遠征・合宿先での栄養サポート

(1) 現地に到着したら

宿泊先の食事時間，食事場所を確認する．食事時間が事前情報と異なる場合は，トレーニングや試合時間に影響がないか確認し，必要に応じて調整を行う．食事前に手洗いができる場所を確認し，正しい手洗いとアルコールによる消毒の徹底を促す．

宿泊先やトレーニング施設，競技会場の周辺にある食料品店やショッピングモールなどを確認し，入手できる食品や日用品，営業時間や定休日などを調べる．パンなどの主食，果汁100％のオレンジジュース，牛乳やヨーグルトなどの乳製品が入手できるか確認しておくとよい．海外遠征では，安全なボトルドウォーターを入手し，水を確保する．

食事が提供される場合は，その提供内容を確認する．提供メニューに加えて，衛生面もチェックする（表4-3-3参照）．メニューの変更や追加を要望したほうがよい場合は，チーム関係者と相談し，宿泊先の担当者と交渉する．また，必要に応じて食品の調達（買い出し）を行う．

(2) モニタリング

体重，体温，脈拍数などコンディションに関する項目をモニタリングする．疲労感，食欲，睡眠時間，睡眠の質などもアスリートの体調管理に役立つ．これらは，遠征・合宿期間中だけでなく，アスリートが日頃から自身でモニタリングしていることが大切である．そのためには，通常トレーニング期間において，これらのモニタリングを促す栄養サポートが必要であろう．

海外遠征の場合は，ジェットラグや長時間移動による疲労から体調不良になりやすい．また，移動中の水分補給が不十分で脱水気味になるアスリートも見受けられる．体重や尿の色を確認し，必要に応じて水分摂取を促す．

アスリート一人一人の食事摂取状況をモニタリングする．体重やコンディションと食事内容を合わせて記録しておくことで，次の海外遠征の際の食事計画に活用できる[2]．また帰国後に，記録をもとに選手やチームスタッフと振り返りを行うことで，次の海外遠征での食事戦略がより的確になる[2]．

(3) 体調不良時の対応

緊張による食欲の低下や，慣れない環境による便秘や下痢などの胃腸系のトラブルの場合は，食事内容の調整が必要となる．基本的には医師の指示に従う．表4-3-5に体調不良時（吐き気，嘔吐，下痢）の食事に関する注意事項を示した．いずれの場合も水分摂取量は維持する．その際，水だけでなく電解質や糖質を補給することができるようスポーツドリンクを摂取することが望ましい．このような場合に備えスポーツドリンクを用意しておく．また，食事を開始する際は，低脂肪，低食物繊維の食事からはじめる．一度にたくさん食べず，少しずつゆっくり食べるよう指導する．レトルトのおかゆ，麺類，味噌汁などを持参しておくとよい．

また，感染症の場合（疑われる場合も含む）は，他のアスリートやチームスタッフから隔離すること，マスクの着用なども必要となる．

おわりに

遠征・合宿先では，「さまざまなことが起こる」と想定し，事前に情報収集を行い準備する．現地では，状況に合わせた臨機応変な対応が求められ

表4-3-5　体調不良時の食事に関する注意事項

吐き気／嘔吐
・水分摂取量を維持する（ボトルドウォーター，スポーツドリンク）．
・食事が摂取できそうであれば，少量ずつ摂取する． ・おかゆ，ごはん，うどんなどの麺類，食パン，クラッカー，シリアルなどを摂取してみる． ・味噌汁や野菜スープなどの汁もよい． ・一度にたくさん食べられないので少量頻回食とする．
・頭を上げ，ゆっくり食べる．
・たんぱく源は，豆腐や卵（生は避ける），ヨーグルトなどから開始する．
下痢
・水分摂取量を維持する（ボトルドウォーター，スポーツドリンク）．
・牛乳，コーヒーやコーラなどのカフェイン飲料，ジュース，炭酸飲料は避ける．
・食事は少量から開始し，少しずつ食べる量を増やす．
・高脂肪，高食物繊維，高糖分，辛い食べ物は避ける．
・おかゆ，ごはん，うどんなどの麺類，食パン，クラッカー（低脂肪），フルーツの缶詰，りんごジュースなど，易消化の食品から開始する．
・味噌汁や野菜スープなどの汁もよい．
・易消化の食品が食べられたら，たんぱく源となる食品（低脂肪）を少量ずつ開始する．

（Burke L, Deakin V: Clinical Sports Nutrition. 5th ed, MacGraw-Hill Education, pp.754-766, 767-791, 2015を参考に国立スポーツ科学センター栄養グループが作成）

るため，日頃の栄養サポートでアスリートやチームの状況をよく把握しておく．

また，アスリート自身がいつでもどこでも自身の食事を考える習慣があること，日頃から自分の体調を把握していることが，遠征・合宿先でのコンディション管理に役立つ．そのため，これらの力を身に付けられる栄養サポートを実施することが必要である．

［吉野　昌恵］

［文　献］

1）日本体育協会スポーツ医・科学専門委員会監修：アスリートのための栄養・食事ガイド．第一出版，2004.

2）Burke L, Deakin V: Clinical Sports Nutrition. 5th ed, MacGraw-Hill Education, pp.754-766, 767-791, 2015.

3）World Health Organization: Hardness in Drinking-water. WHO/HSE/WSH, 2011.

4）日本アンチ・ドーピング機構　https://www.playtruejapan.org/

5）星川雅子：アスリートの睡眠の改善に向けて．臨床スポーツ医学，34：1154-1161, 2017.

6）国立スポーツ科学センター「競技者のための暑熱対策ガイドブック」 https://www.jpnsport.go.jp/jiss/gaiyou/tabid/1269/Default.aspx

7）Meyer NL, et al: Nutrition for winter sports. J Sports Sci, 29 (Suppl 1): S127-S136, 2011.

8）岡村浩嗣編著：市民からアスリートまでのスポーツ栄養学．八千代出版，2012.

1 エネルギー不足の改善

アスリートは，日常的に強度の高いトレーニングを長時間実施していることから，エネルギー消費量が多くなる．そのためエネルギー消費量にみあったエネルギー摂取量を食事からとることが難しくなることや，減量のために極端な食事制限をすることで，エネルギー不足に陥るケースが多い．

本章では，アスリートのエネルギー不足により引き起こされる問題点とその改善のための栄養管理について述べる．

1．基礎的な理論

(1) スポーツにおける相対的エネルギー不足

国際オリンピック委員会（International Olympic Committee：IOC）は2014年に合意声明として，総エネルギー消費量に対して総エネルギー摂取量が少ない負のエネルギーバランス状態を，「スポーツにおける相対的エネルギー不足（Relative Energy Deficiency in Sport：RED-S）」として，内分泌系，代謝，免疫機能，たんぱく合成，心血管系，成長，メンタルなど，アスリートの健康に影響を及ぼすことを示している（図5-1-1）[1]．また，筋量の減少，グリコーゲン貯蔵量の低下，持久力の低下，ケガのリスクの増加など，パフォーマンスに影響を及ぼすことも示されている（図5-1-2）[1]．

日本人男性・女性アスリートにおいても，総エネルギー消費量よりも総エネルギー摂取量が下回るエネルギー不足状態であり，各栄養素の摂取も不足しているとの報告があることから[2]，トレーニングによるエネルギー消費量が多いアスリートは，エネルギー不足に陥りやすいことがわかる．

(2) 利用可能エネルギー

利用可能エネルギー（energy availability：EA）とは，総エネルギー摂取量から運動によるエネルギー消費量を引いて除脂肪量（Fat Free Mass：FFM）で除した値である．いうなれば身体機能を維持するために利用可能なエネルギーということになる．

陸上競技選手における男性・女性アスリートのEAによるクラス分けを表5-1-1[3]に示した．図5-1-3[3]はこれまでの先行研究から，アスリートにおける利用可能エネルギー不足（low energy availability：low EA）の潜在的な原因と結果を示している．さまざまな側面が関わっていることがわかる．

(3) 女性アスリートの三主徴

RED-Sが健康に及ぼす影響の中で，女性スポーツ選手特有の問題として女性アスリートの三主徴（Female Athlete Triad：FAT）がある．アメリカスポーツ医学会（American College of Sports Medicine：ACSM）は，「摂食障害を伴う，または伴わないlow EA」，「視床下部性無月経」，「骨粗鬆症」の3つをFATと定義している（図5-1-4）[4]．女性アスリートではEAがFFM1kgあたり30 kcal/日未満で脳下垂体からの黄体化ホルモン（luteinizing hormone：LH）の分泌が抑制され無月経につながることが報告されている[5]．無月経による低エストロゲン状態が長期間続くことで骨密度が低下し，骨密度が低下した状態でトレーニングを実施することで骨にストレスが繰り返しかかり疲労骨折発症のリスクを高めることになる．つまり，low EAがFATの根本的な原因となるため，low

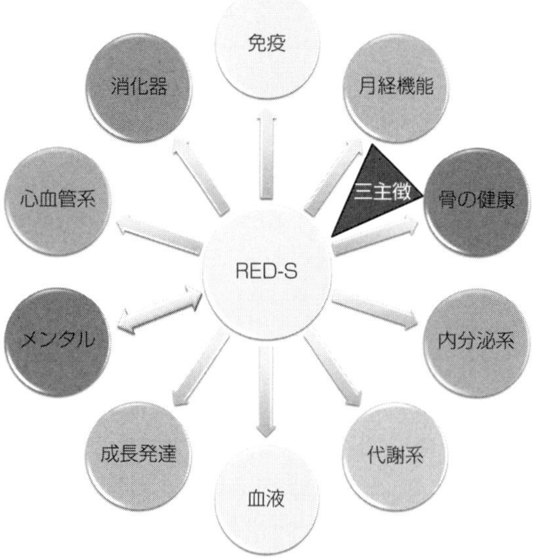

図5-1-1　RED-Sの健康への影響
（Mountjoy M, et al.: The IOC consensus statement: beyond the female athlete triad-relative energy deficiency in sports (RED-S). Br J Sports Med, 48: 491-497, 2014）

表5-1-1　利用可能エネルギー（EA）レベル別分類

EA	解説
＞40 kcal/kg FFM（男性） ＞45 kcal/kg FFM（女性）	High EA： ・健康的な体重増または体重維持
≧40 kcal/kg FFM（男性） ≧45 kcal/kg FFM（女性）	最適なEA： ・すべての生理機能に十分なエネルギーを供給する体重維持のため ・ケガのリハビリもしくは代替トレーニングの期間で，低／中等度のトレーニングを1.5～2時間
30-40 kcal/kg FFM（男性） 30-40 kcal/kg FFM（女性）	潜在的なLEA： 適切に構築された短期間の許容されるであろう減量プログラム期間
＜30 kcal/kg FFM	臨床的なLEA： トレーニングの適応とパフォーマンスを含む多くのボディシステムへの障害

Note: EA＝energy availability（利用可能エネルギー），LEA＝low energy availability（利用可能エネルギー不足），FFM＝fat free mass（除脂肪量）
（Melin KA, et al.: Energy availability in athletics: health, performance, and physique. Int J Sport Nutr Exerc metab, 29: 152-164, 2019より引用改変）

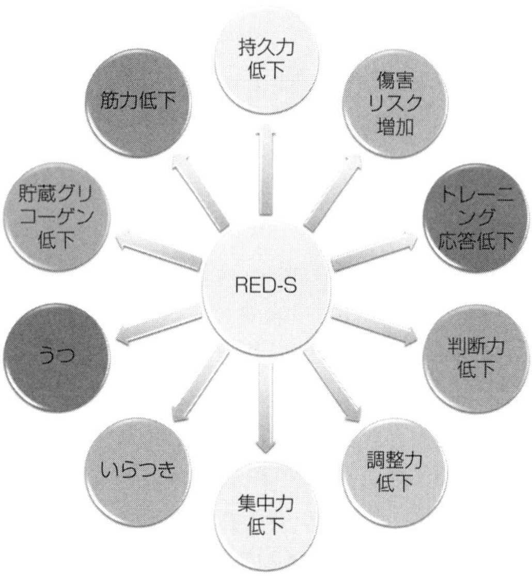

図5-1-2　RED-Sの競技力への影響
（Mountjoy M, et al.: The IOC consensus statement: beyond the female athlete triad-relative energy deficiency in sports (RED-S). Br J Sports Med, 48: 491-497, 2014）

EAの状態が長期間とならないように注意をはらっていくことが必要となる．

(4) 男性アスリートのlow EA

男性アスリートにおいて，low EAのリスクが高く，その結果としてRED-Sの健康への影響が高い種目として自転車（ロード），ボート，競馬の騎手，階級制競技，陸上長距離などが報告されている．これらの種目のアスリートは，試合時の目標体重への調整の繰り返し，トレーニング量にみあったエネルギー摂取量が食事からとれないなどがlow EAの要因としてあげられている[6]．

low EA，低ゴナドトロピン性腺機能低下症，低骨密度とFATと類似した健康問題を引き起こしえるが，解明されていない点が多くさらなる研究が必要であるとされている[7]．

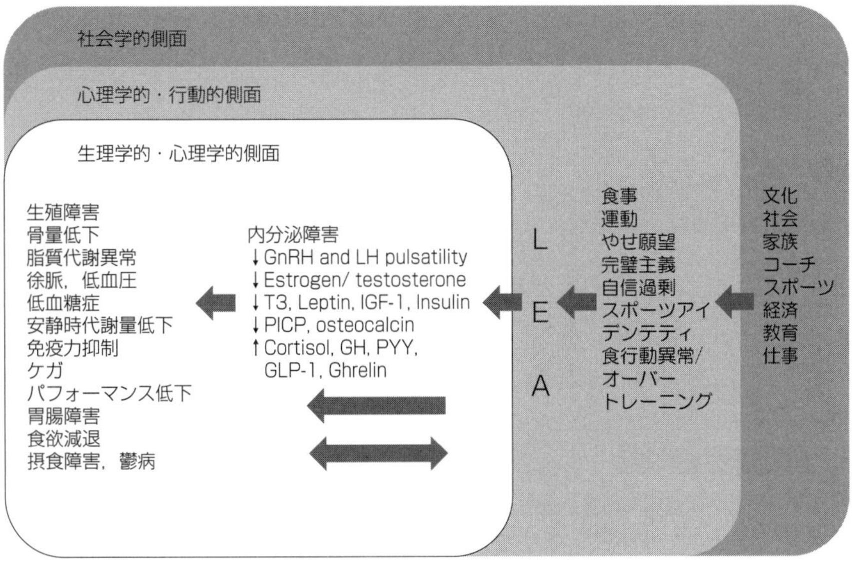

図5-1-3　Low EAのアスリートの潜在的な原因と影響

この図は，Low EAの社会学的，心理的，および行動的原因の例と，先行研究によるアスリートの潜在的な生理学的および心理的影響を示している．

基質と栄養素の利用可能が低いと，認知機能，身体機能，そして健康とパフォーマンスにも直接的および間接的に悪影響を及ぼす．Low EAは内分泌の変化を引き起こし，生殖および内皮機能障害，脂質異常症，胃腸障害，食欲減退，ケガ，骨量低下および免疫力抑制のリスクを高める．胃腸障害，食欲減退，摂食障害，そして過度のトレーニングとうつ病はLow EAに先行するか，または引き起こされる可能性がある．図では双方向の矢印で示している．

GnRH＝gonadotropin-releasing hormone, LEA＝low energy availability, LH＝luteinizing hormone, T3＝triiodothyronine, IGF-1＝insulin-like growth factor 1, P1CP＝carboxy-terminal propeptide of Type I procollagen in serum, GH＝growth hormone, PYY＝peptide YY, GLP-1＝glucagon-like peptide-1, RMR＝resting metabolic rate

(Melin KA, et al.: Energy availability in athletics: health, performance, and physique. Int J Sport Nutr Exerc metab, 29: 152-164, 2019)

2. スクリーニングのポイント

競技参加のためのRED-Sのリスクアセスメントモデルを表5-1-2[8]に示した．リスクアセスメントではあるが，スクリーニング時の項目としても参考になる．

ACSMでは，女性アスリートのlow EAのスクリーニング項目として，成人では体格指数（Body Mass Index：BMI）17.5 kg/m^2，思春期では標準体重の85％未満，1カ月の体重減少が10％以上をあげている[4]．しかしながら，日本人女性アスリートを対象にしたデータではBMI 18.5 kg/m^{2}以上であっても月経周期異常や無月経であることも報告されており[9]，日本人アスリートの体組成や食事状況等を考慮する必要がある．

表5-1-3[4]は，ACSMのFATスクリーニングのための質問事項である．体重が短期間で急に減少している時はとくに注意する．また，エネルギー不足のアスリートは，摂食障害を発症しているケースもあるので注意が必要である．

3. アセスメントのポイント

(1) EA，エネルギーバランス，各栄養素の摂取量

エネルギーバランスとEAを算出するためには，総エネルギー消費量，運動によるエネルギー消費量，食事からの総エネルギー摂取量を推定または測定しなくてはならない．エネルギー消費量の推定・測定方法についてはⅡ部⑥，エネルギーおよび各栄養素の摂取量を把握するための食事調査

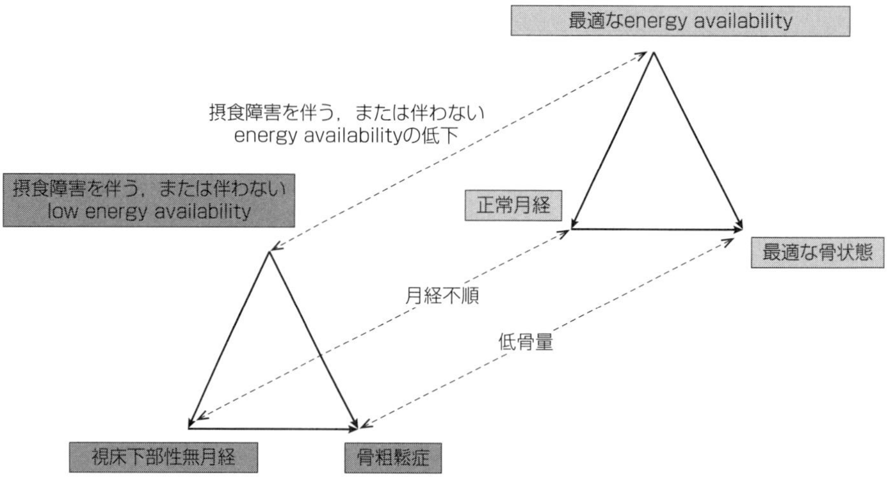

図5-1-4　女性アスリートの三主徴

EAは月経機能に，EAと月経機能は骨の健康に直接影響する．
良い健康状態は最適なEA・骨状態，正常月経で示される．スペクトルのもう一方の端では，FATのもっとも重い徴候である摂食障害を伴う，または伴わないlow EA，視床下部性無月経，骨粗鬆症が示されている．
女性アスリートの状態は，食行動，トレーニングの状況に応じて，矢印の方向が変わり，それぞれのスピードで左右に移動する．
(De Souza MJ, et al.: 2014 Female Athlete Triad Coalition Consensus Statement on Treatment and Return to Play of the Female Athlete Triad: 1st International Conference held in San Francisco, California, May 2012 and 2nd International Conference held in Indianapolis, Indiana, May 2013. Br J Sports Med, 48: 289, 2014)

方法についてはⅡ部[5]を参考にされたい．

- エネルギーバランス＝食事からの総エネルギー摂取量(kcal)－総エネルギー消費量(kcal)
- EA＝(食事からの総エネルギー摂取量(kcal)－運動によるエネルギー消費量(kcal))/FFM(kg)

女性アスリートでは，EAが30 kcal/kg FFM/日未満がlow EAのカットオフ値として設定されている[4]．この根拠となっているのはLoucksらの測定室での5日間という短期間でのデータである[5]．しかしながら，low EAは長期間にわたっているケースが多いことや，人種や体格の異なる海外のデータであること，EAの測定の精度には限界がある点なども考慮し，体組成や血液検査のデータなどと併せて評価をする．また各栄養素の摂取量から，エネルギー源栄養素の何が少ないのかを把握しておくことも必要である．

(2) 体組成

BMI，体重，FFMを評価するために，身長，体重，体脂肪率の測定が必須となる．体組成の測定方法についてはⅡ部[3]を参考にされたい．

低体重であっても，減量を目標としているアスリートも多く，アスリートの現状をよく理解したうえで評価をする．思春期のジュニアアスリートにおいては，low EAが成長期の体重増加不良に大きく影響することが考えられるため注意が必要である．

(3) ホルモン値

女性アスリートのlow EAでは，LH，卵胞刺激ホルモン(follicle stimulating hormone：FSH)，エストラジオール（estradiol：E_2）が低下することから，婦人科医はエネルギー不足による無月経を診断する際，LH低値をポイントとしている[10]．EAが増加するとLHも平行して増加することが

表5-1-2　競技スポーツ参加のためのRED-Sのリスクアセスメントモデル

高リスク： 赤信号 運動中止	中リスク： 黄信号 注意	低リスク： 青信号
・神経性やせ症と他の深刻な摂食障害 ・low EAに関連する他の深刻な病状（生理的，心理的） ・脱水の原因となる極端な減量法により誘発された不安定な血行動態または生命を脅かす状態	・DXAまたは体組成測定により測定した長期間に及ぶ低い体脂肪率 ・大幅な減量（1カ月で5～10%の体重減） ・青年期に予測される発育・発達の減衰	・ストレスがなく，健康的な食習慣，適切なトレーニング量でマネジメントされた適切な身体状況
	・長期間におよぶlow EAかつ／またはsevere nature	・健康的な食習慣，適切なEA
	・月経周期異常：これまで来ていた月経が3カ月以上止まっている視床下部性無月経 ・15歳で初経未発来（遅発月経）	・正常な内分泌機能
	・骨密度低下（以前のDXAの値との比較），DXAまたは，z-score<-1SD ・ホルモン分泌，月経周期異常，かつ／または，low EAに関連する疲労骨折既往歴が1回以上	・競技種目，年齢，人種で予想される健康的な骨密度 ・健康的な骨格筋系
・心電図異常（例：徐脈）	・low EA，食行動異常による身体的，精神的な合併症 ・low EA，食行動異常による臨床検査値の異常	
	・長期間に及ぶRED-S ・食行動異常によるチームの他のメンバーへのネガティブな影響 ・治療が進行しない，かつ／または，服薬の方法を守らない	

このアセスメントモデルは定期健康診断に組み込むことができる．既往歴と健康診断の所見に応じて3つのカテゴリーに分けている．

DXA: dual energy X-ray absorptiometry

(Mountjoy M, et al.: RED-S CAT Relative energy deficiency in sport (RED-S) clinical assessment tool (CAT). Br J Sports Med, 49: 421-423, 2015)

表5-1-3　FATのスクリーニングのための質問事項

・月経が規則的にきていますか？
・初経は何歳の時ですか？
・直近の，最後の月経はいつですか？
・最近12カ月間で何回月経がありましたか？
・ホルモン剤を服用していますか？（エストロゲン，プロゲストロン，避妊用ピル）
・体重が心配ですか？
・減量をするように勧める人がいますか？
・特別な減量方法を実施していますか，もしくはいくつかの食べない食品や食品グループがありますか？
・摂食障害になったことがありますか？
・疲労骨折をおこしたことがありますか？
・骨密度が低いといわれたことがありますか？（骨量減少または骨粗鬆症）

＊ACSMのFATに関する共同声明では，競技スポーツ開始前の評価としてこれらのスクリーニング質問項目を推奨している．

(De Souza MJ, et al.: 2014 Female Athlete Triad Coalition Consensus Statement on Treatment and Return to Play of the Female Athlete Triad: 1st International Conference held in San Francisco, California, May 2012 and 2nd International Conference held in Indianapolis, Indiana, May 2013. Br J Sports Med, 48: 289, 2014)

報告されており[11]，婦人科医と連携できる時は，EA増減の参考となる．

(4) 臨床診査

体重の変化，トレーニング量・強度の変化，食環境については必ず確認しておくとよい．

その他，血液検査項目，骨密度測定など，スポーツ選手の状況に応じて必要であり実施可能なアセスメント項目を設定する．その際，婦人科医師，整形外科医師，臨床心理士，アスレチックトレーナーなど各分野の専門家と公認スポーツ栄養士が連携できることが望ましい．

4. 目標設定のポイント

エネルギー不足を改善するためには，食事からのエネルギー摂取量を増やす，または／かつ，運動量を減らすことが基本的な考えとなる．それゆえ，栄養補給計画ではエネルギー摂取量を増やすことを考えていくが，エネルギー摂取量を増やすことで体重が増加することを懸念するアスリートも多く，体組成，月経状況，エネルギー不足にいたった背景など，アセスメント結果をよく考慮したうえで目標設定をする．

5. 栄養補給計画のポイント

IOCではlow EAの改善には，これまでのエネルギー摂取量に300～600 kcal/日をプラスし，トレーニング量を適正にし，トレーニングや食事に関するストレスへの対処をあげている[1]．ACSMでは，女性アスリートの食事からのエネルギー摂取量は，最低2,000 kcal/日とする（トレーニングによるエネルギー消費量が多い時はさらに増やす），もしくは必要としているエネルギー量よりもエネルギー摂取量を20～30％増加し，7～10日ごとに0.5 kg以上の体重増加を目標とする，EAを45 kcal/kg FFM/日以上にするとしている[4]．しかしながら，前述したように，エネルギー不足のアスリートの多くは減量を目標としており，エネルギー摂取量や体重の増加を拒まれることも多い．さらに，もともと少ない食事量にIOCやACSMが示しているエネルギー摂取量を付加することは現実的には難しい．また，減量のための極端な食事制限により，エネルギー不足の状態が長期間継続しているにもかかわらず，体重が減少しない事例も多い．これらの点から，一律に摂取するエネルギーの付加量を決めるのではなく，栄養アセスメントの結果を基に，公認スポーツ栄養士が対象のアスリートにとって実現可能な付加量をプラスした栄養補給量を個々に設定し，再アセスメントしながら調整していくことが必要となる．また，エネルギー不足のアスリートは，糖質の摂取量が不足している傾向にあるので[9,12]，IOCの糖質摂取ガイドライン[13]（表5-5-1，p.197参照）を参考に運動量に見合った糖質を食事から摂取できるように留意する．

エネルギー摂取量の付加と体重の変化について，無月経および希発月経の女性アスリート45名を対象に3カ月間の栄養介入をした報告では，エネルギー摂取量は介入前2,354 kcal，介入後2,588 kcal，EAは介入前28.3 kcal/kg FFM/日，介入後35.8 kcal/kg FFM/日と，ともに増加したが，有意な体組成の変化はみられなかったこと，月経周期異常は改善しなかったがLHの値が上昇したこと，3カ月では介入期間が短かったとの報告がある[14]．日本人の無月経の女性アスリート12名を対象に栄養介入した報告では，介入後EAが増加しても体重の有意な増加はなかったことが報告されている[15]．今後このような事例報告を蓄積していくことが，エネルギー不足改善のための栄養補給量の設定を立案していくうえで大切であろう．

さらに，low EAで無月経の女性アスリートは骨密度が低下するリスクが高くなるので，骨を形成しているカルシウムとカルシウムの吸収を高めるビタミンDを不足なくとることが示されている[4]．ビタミンDは紫外線により皮膚で合成することができるため，不足しにくいとされているが，屋内での練習が多く屋外に出る機会が少ない競技種目では留意するようにする．

6．行動計画のポイント

過度な減量による食事制限，トレーニング量が多い，トレーニング時間が長く食事をするのに必要な時間が十分にとれない，練習の疲労から食欲が落ちている，強度の強い練習をこなすために食事を軽めにして食事量が落ちているなど，エネルギー不足となった原因をよく把握し，その対策も提案しながら，実現可能で具体的な行動計画をたてるようにする．

表5-1-4にエネルギー摂取量増加不良の原因と対策例を示した[16]．

表5-1-4　エネルギー摂取量増加不良の原因と対策例

原因	対策
食事＋消化時間がとれない	スケジュールの見直し
食欲がおちる	消化がよく食べやすい献立の見直し
強度の強い練習をこなすために軽めの食事にする	練習前・中・後の補食の追加，水分補給でのエネルギー補給
食べきれない	量（かさ）は増やさず，高エネルギーの食品・料理を取り入れる

（能瀬さやかほか：Health management for Female Athlete Ver.3―女性アスリートのための月経対策ハンドブック―．東京大学医学部付属病院女性診療科・産科，p.151，2018）

7．栄養教育のポイント

エネルギー不足改善のために設定した栄養補給量（付加量）を「食べてもらえる」ようになるまでには，アスリートがエネルギー不足にいたった原因，食環境，間違った食事（栄養）に関する知識や思い込みなどをよく把握したうえで，行動計画が実現可能となる栄養教育を実施していくことが重要である．過度な減量がエネルギー不足の引き金となっている場合は，減量計画の見直しと減量のための食事に関しての栄養教育も必要になる．また，指導者が食事（栄養）に関しての間違った知識や思い込みをアスリートに押し付けていることもあるため，指導者への栄養教育も必須である．

8．実施・再アセスメント・個人評価のポイント

アスリートが行動計画を実行し，栄養補給量（付加量）を食べられるようになるまでには時間がかかることが多い．その背景には，エネルギー摂取量を増やすことで，体重が大幅に増加するのではないか，体重が増加することで競技成績に影響があるのではないかなどの不安や，体重に関する指導者からのプレッシャーなど心理面も大きく影響する．そのため，まずは不安を取り除くために，アスリートをとりまく生活・練習環境をよく把握したうえで，言葉を選びながらサポートを実施していくことが大切である．

再アセスメント時には，とくに体重および，除脂肪量の増減，女性アスリートではLH, E_2などの女性ホルモンの値と月経状況に着目して，改善がみられているかを評価する．さらに，行動計画が実行されているか，心理面は安定しているか，コンディションや競技成績などから総合的に個人評価し，サポート計画を見直すようにする．

［小清水孝子］

［文　献］

1) Mountjoy M, et al.: The IOC consensus statement: beyond the female athlete triad-relative energy deficiency in sports（RED-S）. Br J Sports Med, 48: 491–497, 2014.

2) 小清水孝子ほか：競技者の食事摂取基準値策定のための基礎データの構築．国立スポーツ科学センター研究・支援関連事業報告書平成17～20年度．pp.196–198, 2009.

3) Melin KA, et al.: Energy availability in athletics: health, performance, and physique. Int J Sport Nutr Exerc metab, 29: 152–164, 2019.

4) De Souza MJ, et al.: 2014 Female Athlete Triad Coalition Consensus Statement on Treatment and Return to Play of the Female Athlete

Triad: 1st International Conference held in San Francisco, California, May 2012 and 2nd International Conference held in Indianapolis, Indiana, May 2013. Br J Sports Med, 48: 289, 2014.

5） Loucks AB, et al.: Luteinizing hormone pulsatility is disrupted at a threshold of energy availability in regularly menstruating women. J Clin Endocrinol Metab, 88: 297–311, 2003.

6） Burke LM, et al.: Relative energy deficiency in sport in male athletes: a commentary on its presentation among selected groups of male athletes. Int J Sport Nutr Exerc Metab, 28: 363–374, 2018.

7） Tenforde AS, et al.: Parallels with female athlete triad in male athletes. Sports Med, 46: 171–182, 2016.

8） Mountjoy M, et al.: RED-S CAT. Relative energy deficiency in sport (RED-S) clinical assessment tool (CAT). Br J Sports Med, 49: 421–423, 2015.

9） 小清水孝子：産婦人科医による「エネルギー不足」改善に向けての栄養指導法の提案．日産婦会誌，68（4）：S16–S24, 2016.

10） 日本産科婦人科学会／日本女性医学学会編集・監修：女性アスリートのヘルスケアに関する管理指針．日本産科婦人科学会事務局，pp.12–14, 2017.

11） 石井美子ほか：無月経トップアスリートへの栄養指導によるenergy availabilityと黄体化ホルモンの変化の検討．日本臨床スポーツ医学会誌，27：206–213, 2019.

12） Logue D, et al.: Low energy availability in athletes: a review of prevalence dietary patterns, physiological health, and sports performance. Sports Med, 48: 73–96, 2018.

13） Burke LM, et al.: Carbohydrate for training and competition. J Sports Sci, 29: S17–S27, 2011.

14） Lagowska K, et al.: Effects of dietary intervention in young female athletes with menstrual disorders. J Int Soc Sports Nutr, 11: 21, 2014.

15） 小清水孝子，能瀬さやか：low energy availabilityによる無月経女性アスリートへの栄養指導方法の検討．日本臨床スポーツ医学誌，26：S234, 2018.

16） 能瀬さやかほか: Health management for Female Athlete Ver.3—女性アスリートのための月経対策ハンドブック—．東京大学医学部付属病院女性診療科・産科，p.151, 2018.

2 ウエイトコントロール（増量）

1．基礎的な理論

(1) 増量（ウエイトマネジメント）のパフォーマンスに及ぼす効果

アスリートはしばしばウエイトコントロール（増量または減量）を行う．競技特性やポジション，年齢，性別などに応じてその目標や度合いはさまざまであるが，パフォーマンス向上に効果があるようなウエイトマネジメントを行わなくてはならない．表5-2-1にウエイトマネジメントによるパフォーマンス改善についてまとめた[1]．現実には多くの選手が身体組成を顧みずに無理な方法を用いて体重のみを増やそうとするケースもしばしば見受けられ，パフォーマンスの阻害やヘルスリスクの増加も心配される．アセスメントと評価を繰り返し行いながら，目標達成に向けた調整が必要不可欠である．

(2) 動的エネルギーバランスの考え方

エネルギー摂取量とエネルギー消費量の差をエネルギーバランス（エネルギー出納）という．エネルギー摂取量と消費量の間で平衡が維持されていれば，体重は一定に維持される．ウエイトコントロールを実施する必要のない時には，エネルギー消費量に見合うエネルギー摂取をすればエネルギーバランスが維持できると考えられる．エネルギーバランスが正の状態，すなわち摂取量が消費量を上回る状態が続くことにより体重および体脂肪量は増加するため，肥満はエネルギーバランスの長期間にわたるインバランスが原因と考えられている．例えば，1日当たり100 kcal正のエネルギーバランスは1年間で36,500 kcalの蓄積となり，脂肪組織の80％が中性脂肪とすれば体脂肪量は約5 kg増加する計算となる．一方，エネルギーバランスが負の状態，すなわち摂取量が消費量を下回る状態が続けば，体重は減少する．運動と食事調整により1日当たりのエネルギーバランスが200 kcal負となるようにすれば，1年間で体脂肪

表5-2-1　ウエイトマネジメントの目的と期待できるパフォーマンスの変化

目　的	期待できるパフォーマンスの変化	種目例
骨格筋量の増加	瞬発力・筋力の増加	短距離選手，ボディービルダー
骨格筋量を増加させ，体脂肪はやや減少させる	体格と瞬発力の増大（対戦相手への体格的な有利）	コンタクトスポーツの選手（特にエリートレベルにいく過程で）
骨格筋量を増加させ，同時に体脂肪を減少させる	瞬発力・筋力の増加（体重あたりの発揮パワーの増加）	球技系スポーツ選手，自転車選手，ボート選手，レスリング選手，柔道選手
体脂肪を減少させる	スピードの増加（縦または横方向の移動距離の改善）	長距離選手，体操選手，フィギュアスケーター，高跳び選手
体脂肪を増加させる	体格（体重）の増大	パワーリフター，相撲選手

(Dunford M, Macedonio MA: Weight Management. In: Sports, Cardiovascular, and Wellness Nutrition Dietetic Practice Group, Ed.: Sports Nutrition. 6th ed, Acadeny of Nutrition and Dietetics, pp.218-235, 2017)

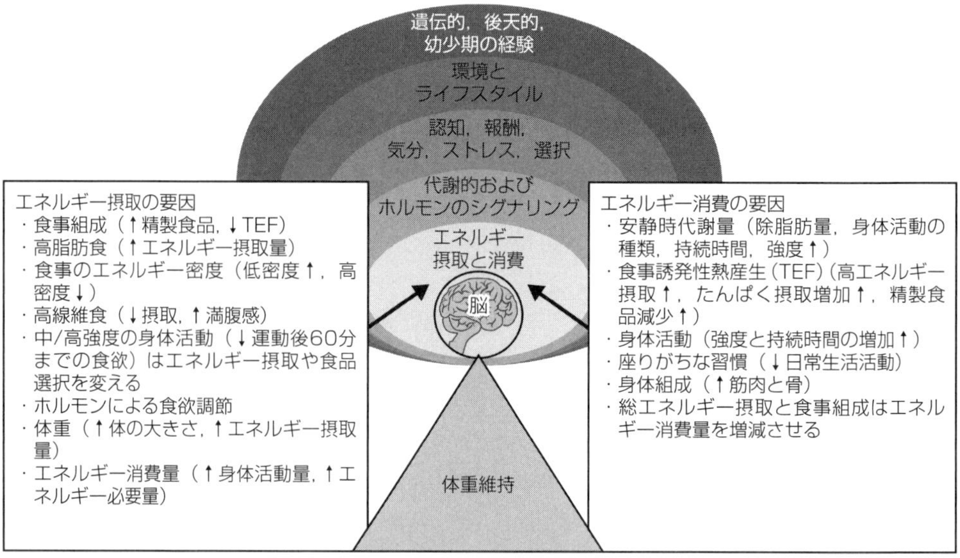

図5-2-1　エネルギーバランスの調節し影響する多くの要因の一例
(Manore MM, et al.: Dynamic energy balance: An integrated framework for discussing diet and physical activity in obesity prevention- Is it more than eating less and exercising more? Nutrients, 9: E905, 2017より著者訳)

は9.3 kg減る計算になる．このように，ウエイトコントロール（減量または増量）を実施する場合には，エネルギーバランスの天秤をどちらかに傾けるよう摂取量と摂取量をコントロールすればよいということになる．

しかし現実にはエネルギーバランスは図5-2-1に示したようにいろいろな要因の影響を受けるため[2]，前述した静的エネルギーバランス理論では説明できないことがウエイトコントロールを行う際には起こりうる．これを動的エネルギーバランスという．体重を増減させる過程では，エネルギー摂取量とエネルギー消費量の双方のさまざまな要因が複雑に関わっている．また，ウエイトマネジメントはとくに個別化されたものであるため，一般化するのは難しい面がある．代謝的な適応が起こったり，身体組成の変化に伴い基礎代謝量も変化していくため，計算通りに増減するとは限らない．したがって，ウエイトコントロールを適切に行うためには，体格や代謝的適応，食欲などの因子についての把握もできる限り行いながら，エネルギーバランスを調整していく必要がある．

(3) 増量に影響を及ぼすおもな要因

骨格筋量を効率よく増加させるのは，適切な栄養摂取，レジスタンストレーニング，ホルモンバランスの交互作用によることが報告されている[3]．いずれも個人差が大きいことは否めない．栄養摂取と関連する要因として，エネルギー付加量およびエネルギー産生栄養素の摂取のし方と摂取タイミングについてがあるが，それらについては栄養補給計画において解説する．

(4) 増量とヘルスリスク

増量の際には体重増加が第一の目的であるとされ，身体組成に着目されないケースもある．そのため，過剰なエネルギーや，たんぱく質および脂質が多く含まれる食事摂取，サプリメントの多量摂取というようなパターンが多く見受けられる．大学生のみでなく，最近では高校生でも1年で10 kg近い増量を目的として補食に大盛りの丼ごはんを食べるように指導されているケースもよく耳にする．また，1回に数十グラムのプロテインパウダーを摂取しないと増量効果がないと信じてアスリートに摂取させている場合もある.

これまで，痩せている女性アスリートや急速減量を行うような競技では，さまざまな注意喚起が行われてきたが，体格が大きいアスリートの増量やヘルスリスクに関する研究はほとんど行われてこなかった．アメリカンフットボール選手を対象としたBoucherdらの2009年の研究[4]で，体脂肪率が25％を超えるアスリートが多くおり，インスリン抵抗性が高い選手がいるというヘルスリスクについて初めて報告された．体格が大きいことが試合で有利と考えられているラグビーや投てきなどでも同様の傾向があると考えられる．この研究では食事摂取との関連については述べられていないが，筆者の経験では，増量を目的に食事と補食の過食を続け，脂質摂取過多の食生活の継続とサプリメントの多量摂取により1年間で10～15 kg程度増加された場合，除脂肪量も増加したが体脂肪の増加量も著しく，内臓脂肪面積が急激に増加し，メタボリックシンドロームの診断基準を上回ったという事例があった．その結果，インスリン抵抗性を示すHOMA-IRが上昇し，血中脂質や肝機能異常なども含めてヘルスリスクを有する状態に悪化したという結果となり，チームドクターから栄養サポートを依頼された．日本人は白人と比較してエネルギー代謝を低下させる遺伝子多型の出現頻度が高く[5]，インスリン感受性の閾値も異なることが報告されている[6]．これらのことから，同等のエネルギー付加であったとしても，白人と比較してヘルスリスクを引き起こす可能性が大きいため，ヘルスリスクを増加させないように慎重なアプローチが必要である.

増量期間だけではなく，長期にわたる過食によると考えられる健康問題も指摘されている[7]．ヘルスリスクは現在の栄養摂取状況や現在の身体状況とは直接的な関連が認められず，重量級の身体を獲得するに至るまでの過程において長期間行われてきた過食あるいは栄養バランスの乱れが影響を及ぼしたと考えるのが妥当であろう．増量はやり方を間違えると結果として健康問題を引き起こす危険性があることを理解し，とくに体格の大きいアスリートにおいては体重と身体組成を評価しながら，血液性状の変化も確認することが望ましい.

2. スクリーニングのポイント

増量を希望するアスリートには2通りのタイプがある．ひとつは，体格が大きい方が有利と考えられている競技やポジションの選手が，より多い体重獲得を希望するタイプである．もうひとつは一度にたくさん食べられない，あるいは食べても太れないというような理由から，体重を増やしたい，というタイプである．まずはどちらのタイプに相当するかを考える．その際に，アスリートは身体組成が一般人とは異なる集団であるため，BMIを用いてエネルギー摂取の過不足を評価することは適していない．体重と身体組成の現状とこれまでの変化，これまでの食生活の状況などについて把握する．スクリーニングの際に用いる種目による適切な身体組成の範囲についてはⅡ部を参照いただきたい．また，前者のケースではあれば血液データについても確認することが望ましい．そして，表5-2-1のいずれのパターンが当てはまるかを判断する．また，アスリートや指導者からの増量希望が現実的でない場合もあり，指導者の考え方は重要な判断材料となる．成長期にはとくにヘルスリスクを増加させないことを重視し，無理な方法による体重増加を避け，安全な方法を用いることを指導者に対して説得することも，公認スポーツ栄養士の役割のひとつであろう.

3. アセスメントのポイント

(1) エネルギーバランスの評価方法

エネルギーバランスの評価のためのエネルギー摂取量の評価方法および留意点はⅡ部5を，エネルギー消費量の評価方法と留意点についてはⅡ部6を参照されたい．とくにウエイトコントロール時には実施する方法に個人差が大きく，特殊な食べ方や偏った食品摂取をする場合も多いため，摂取量の評価には留意が必要である．簡便に習慣的な摂取量を把握できるFFQよりも詳細な食べ方を分析できる食事調査が適している．

食事調査によるエネルギー摂取量と推定されたエネルギー消費量は，どちらも過小評価あるいは過大評価による誤差があることが否めない．したがって，エネルギー摂取量からエネルギー消費量を差し引いて求めるエネルギーバランスの計算値はあくまでも参考としながら，ほかの要因も考慮に入れ，各人の身体的状況の変化からエネルギーバランスの状況を総合的に判断する．

(2) 体重と身体組成の変化

体重は，食事摂取や運動の影響をなるべく受けない状況下で測定する．もっとも信頼度が高いのは，排尿後の早朝空腹時体重である．アスリート自身に測定させ，記録させるようにするとよい．体重計によって精度は異なり，10 gから200 g単位まで幅広いが，同じ体重計で測定して，個人内の変化をみることが大切である．

アスリートが増量を行う場合，前述したように単に体重が増えればよいわけではなく，体脂肪の増加を抑制しながら骨格筋量を増加させることが目的である．したがって，体重とともに身体組成の変化をモニタリングし，そのデータを食事管理にフィードバックしていかなくてはならない．一般に，除脂肪量の変化＝筋肉量の変化ととらえられがちであるが，除脂肪量には骨格筋量，内臓量，その他の組織量（皮膚など）が含まれており，体重の変動とともにこれらの骨格筋以外の組織量もわずかではあるが変動する．身体組成の評価方法についてはⅡ部3を参照されたい．とくに同じ条件で測定された値の個人内変動を評価することが大切であるため，異なる方法により測定された値を比較することは避ける．

(3) 血液性状の変化

直近の血液検査結果を対象者が持っている場合は参照するとよい．ヘルスリスクと関連する項目は，糖代謝や脂質代謝項目である．中性脂肪，総コレステロール，HDLおよびLDLコレステロール，HOMA-IR，血糖値，インスリン，コルチゾール，尿酸値などである．このうちインスリン抵抗性を示すHOMA-IRは一般的な血液検査結果から，［安静時血糖×インスリン/405］という式を用いて算出できる．また，肝機能ではAST(GOT)，ALT（GPT)，Γ-GTP，腎機能ではクレアチニン，BUN，そして尿酸値などの変化を確認するとよい．

4. 目標設定のポイント

スポーツ現場でアスリートが増量を行う際には，半年から1年程度の長期計画を立てて実施していることがほとんどであると考えられるが，いつまでにどれだけ増加させるかの目標設定は重要である．一般的に1週間で0.2～0.3 kgの体重増加，それを除脂肪量（FFM）で増加させること（体脂肪率維持）を目指して1日当たり500～700 kcalのエネルギー付加をした場合，8週程度でFFMが2.7 kg（3.2%）増加したという事例がある[1]．筆者らの先行研究[10]では1,000 kcalの付加により12週間でFFMを2.6 kg（5%）増加させている．エネルギー付加を開始してもそれに対する適応期間があるため，すぐには体重が増加しないこともある．一方，急激な体重増加が起こる場合には，FFMよりも体脂肪が増加している可能性が高いため，ペース配分を見直す必要がある．トレーニングのし方にも大きく左右されるため，トレーニング指導者との連携も必要である．開始時の体脂肪率とFFMから目標を数値化する．1 kgの体脂肪を燃焼させるのに必要なエネルギーコストはおよそ7,200 kcal程度であることは良く知られていることから，減量の目標設定は比較的しやすいが，増量の際にはどの身体組成成分が増加するかによっても異なるため，単純計算で増加量を求めることはできない．しかし，体重増加率で考えると，1カ月に2～3%程度が無理のない範囲と考えてよいであろう．

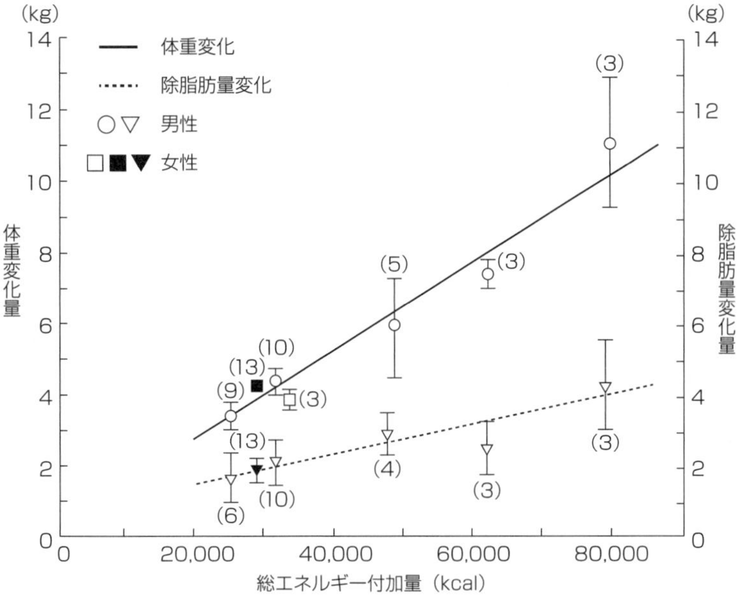

図5-2-2　過食による総エネルギー付加量と体重および除脂肪量の変化
(Forbes GB: Influence of nutrition. In: Forbes GB: Human body composition. Springer-Verlag, p.227, 1987より引用改変)

5. 栄養補給計画のポイント

(1) エネルギー付加量

一般人を対象とした研究[8]では，図5-2-2に示したように体重増加量とエネルギー付加量（エネルギーバランスを正にするために追加で摂取させる量）との間には直線関係があることが示されている．エネルギー付加に対するレスポンスに性差は認められず，1,000 kcalの付加ごとに0.124 kg体重が増加するという．しかし，体重の増加に対して除脂肪量の増加のしかたは緩やかで，付加エネルギー量が増えるほどその関係を示す直線は開いてゆく．すなわち，付加エネルギーが大きくなるほど，体重増加に占める体脂肪の増加が大きいことになる．これら欧米人を対象とした研究では正のエネルギーバランス（+1,000 kcal）を維持するために脂質エネルギー比率が35～40％という脂質過多の食事を摂取させており，結果として体重は増加するものの体脂肪量の増加も大きく，健康リスクと関連することが明らかになっている[9,10]．

増量に関する国際オリンピック委員会（International Olympic Committee：IOC）のスポーツ栄養コンセンサス[11]では，骨格筋量を増加させるためには適切なエネルギー量を摂取する必要があり，そのために糖質が豊富な食品をはじめ，たんぱく質などの栄養素が豊富な食品を摂取することを推奨しているが，量的，質的基準の具体的な記載はない．数少ないが，増量時のエネルギー付加に対する推奨値として，500～1,000 kcalと示しているものがある[1,12,13]．日本人アスリートを対象に実施された唯一の増量に関する食事介入研究[14]では，1日当たり1,000 kcalのエネルギー付加を12週間にわたって行ったところ，体重は3.8 ± 1.3 kg（約9％）有意に増加し，そのうち除脂肪量は2.6 ± 1.3 kg（約5％）増加したが，体脂肪量の有意な増加は見られなかったことが報告されている．これは，体重当たりに換算すると1日当たり16～18 kcalの付加となる．筆者らのその後の研究において，体重あたり20 kcal程度のエネルギー付加をした場合，2カ月の間で4～5％程度の体重増加が認められたが，体脂肪量もわずかだが増加した（投稿中データ）．これらの研究においては精度の高い測定方法を用いてエネルギー出納を繰り返し評価しながら実施している．エネルギー付加量に対するレスポンスが個別に異なるため，いつまでにどのくらい増量できるかという予測が立てにくいところに増量の難しさがある．また，代謝的な適応により増加具合が変化する場合もあるため，モニタリングと再アセスメントを繰り返しながら栄養補給計画を修正していく必要がある．米国の食と栄養のアカデミーのスポーツ栄養関連グループ（SCAN）では，より安全な付加量として男性選手は1日当たり400～500 kcal，女性アスリートは300～400 kcalの付加を推奨している[1]．これらの値を参考としながらも，対象者の状況に応じて最大1,000 kcalまでの範囲でエネルギー負荷を行う．

(2) エネルギー産生栄養素の摂取と摂取タイミング

エネルギー摂取量とともに大切なのが，三大栄養素の摂取バランスである．骨格筋の構成成分としてたんぱく質の割合が高いことから，「骨格筋を増加させるためにはたんぱく質をたくさん摂取すればよい」，と増量時には指導者やアスリートが考えがちである．しかし，日々のトレーニングを行うためには，まずはエネルギー源となり筋グリコーゲンの適切なレベルを維持するための糖質摂取が大切である．アスリートの摂取目安として，1日1時間程度の中等度トレーニングを行う選手は体重1 kgあたり5～7 g，1日1～3時間の中～高強度トレーニングを行う場合は6～10 gの摂取が推奨されている[15]．しかし，糖質摂取が多すぎる場合，余剰分は脂肪に変換されて蓄積される可能性もあるため，10 gを超える摂取は避けた方がよいと考えられる．また，筋グリコーゲン合成のためには，運動終了から30分以内に速やかに0.1～0.4 g/kgの糖質を摂取することが推奨されているため，通常の食事に加えて数回の補食を利用するとよい．

欧米の研究とは異なり日本人アスリートを対象とした先行研究[14]では，脂質によるエネルギー産生栄養素バランスは日本人の平均的な値である28％程度であった．その結果，12週間の介入期間後の血液性状にまったく異常は認められていない．日本人は欧米人と比較して日常的な脂質の摂取比率が少ないため，増量の場合でも全体の脂質の摂取比率は変えない食事が食べやすく，増量時にも適していると考えられる．脂質の摂取量を増やせばエネルギー付加は容易となるが，骨格筋量よりも脂肪量を増やす可能性が高まるため，30％を超える摂取は注意を要する．ただし，総エネルギー摂取量が4,000 kcalを超えるような場合には，献立によっては脂肪エネルギーの割合が32～35％程度になる場合もあるが，増量期間中を通して平均的に30％程度を維持していればよいであろう．

通常トレーニング期におけるたんぱく質摂取は，エネルギー摂取が十分であれば一般的に1日当たり体重1 kg当たり1.2～2.0 g程度の摂取が推奨されている[16]．また，骨格筋量を増やすためには，合成量が分解量を上回る状態を作り出す必要がある．レジスタンストレーニング後のアミノ酸摂取により活動筋へのアミノ酸の輸送および取り込みが上昇し，48時間後まで体たんぱくの合成が高まる．この時に糖質を摂取して血中インスリンレベルを上昇させ，糖質と同時にたんぱく質を含む食事を摂取することが体たんぱく合成に有利な食べ方であると考えられる．最近の研究は，運動後の筋たんぱく合成を高めるために0.25～0.3 g/kgあるいは15～25 gのたんぱく質摂取がよいというガイドラインが示されており，40 gを超える高容量を摂取しても筋たんぱく合成を高めることがないことが報告されている．これらのことから，運動後3～5時間ごとに食事から0.3 g/kgのたんぱく質摂取を行うことが推奨されている[17,18]．しかし，これらのたんぱく推奨量を示すための研究では，長期的な身体組成の変化や全体のエネルギーバランスには着目していない．また，体格幅の異なるアスリートにすべて適応できるかどうかも不明である．したがって，1日当たりの摂取量や運動後の摂取タイミングに配慮しながら，個別の変化をよく観察する．

(3) 栄養補給計画の具体的な考え方

現在の食事状況アセスメント結果からエネルギーおよび各栄養素の過不足を見積もり，栄養補給計画を作成し，食事調整の方針を決定する．個人のエネルギー消費のレベルが高いほど，エネルギーバランスを正にすることは困難となるため，献立面での工夫を要する．まず，何らかの方法を用いて1日の総エネルギー消費量（TEE）を推定する．しかし，すべての人がエネルギー消費量の測定できるわけではないため，日本人の食事摂取基準では摂取すべきエネルギー量は消費した分であるとの考え方に基づき，エネルギー消費量を計算により推定する方法を採用している．一般人では体重を用いて推定を行うが，アスリートで推定エネルギー必要量（estimated energy requirement：EER）を算出する際には，体重より除脂肪量を用いる方が精度高く評価できることが明らかになっている[19]．アスリートの基礎代謝基準値に除脂肪量（kg）と身体活動レベル（physical activity level：PAL）を乗じて推定エネルギー必要量を求めるという方法は手軽であるが，日本人アスリートのPALの値はまだ多数報告されていないため，計算値は目安である．まずはEERに300～500 kcal程度加算した値を増量時のエネルギー摂取目標量とするが，その後の身体組成変化に応じて個別に負荷量の調整を行う．日常的なエネルギー摂取量が少ないために体重が増加しないと考えられる場合には，まず食事からのエネルギー摂取量と栄養バランスを改善するようにする．また，トレーニング内容にもよるが，日々のトレーニングを行うために必要な糖質量を確保する．糖質とたんぱく質の摂取目標量はエネルギー比率を用いず，開始時の体重を用いて絶対値を算出する．糖質は体重当たり6～10 g，たんぱく質は体重当たり1.2～2 gの程度，脂肪はエネルギー比率として25～30％程度の範囲を目安として栄養摂取目標量を設定する．その他の栄養素については通常トレーニング期に必要と思われる量を満たすように調整する．

6．行動計画のポイント

(1) エネルギー摂取量の増加と食事回数について

増量のためには，エネルギー摂取量を増加させることが必須である．しかし，エネルギー摂取量の多いアスリートがエネルギー付加を行う場合，1回の食事量が多くなり，消化吸収に負担がかかる可能性がある．運動終了後の疲労した状態で多量の食事を目にすることにより精神的苦痛を感ずるアスリートが多いのも事実である．そこで，日本人アスリートを対象としてエネルギー付加量を揃えて食事回数を1日3回と6回に分けて実施した食事介入研究（投稿中データ）では，体重および身体組成の変化のし方や満腹感について食事回数による差は認められなかった．どちらの食事回数が食べやすいかも，個人差が認められた．このことから，総エネルギー付加量が同じであれば食事回数は増量効果に影響しないと考えられる．1食当たりのエネルギー量を増やすという方法でもよいが，1回の食事量を無理に増加させるよりも1日3～4回の補食により，必要なエネルギーおよび栄養素摂取を増加させる方法は，日本人アスリートに実践しやすい方法と考えられる．公認スポーツ栄養士・管理栄養士は，アスリート自身が選択できるように，どんな食品をいつ，どれだけ摂取すべきかについての適切で具体的な情報提供を行う必要がある．

(2) 運動後すみやかな糖質やたんぱく質の摂取を

これまでの研究で，トレーニング終了後30分以内に糖質を体重当たり1～1.2g摂取し，たんぱく質を体重1kg当たり0.5g程度付加すると筋グリコーゲンの回復にとっても体たんぱくの合成にとっても有利であることが報告されている．トレーニング後に速やかな栄養補給ができるように，補食を準備または持参させるなど，生活環境に応じて可能な方法について対象者と相談し，実践を促す．

(3) 早朝空腹時体重および身体組成の測定

早朝空腹時体重の測定と記録はアスリート本人に行わせるのがよい．体重と身体組成の変化，食事と補食の摂取状況，食欲あるいは何らかの課題や心身の変化などについても記録させ，定期的に確認を行う．

7. 栄養教育のポイント

多くの指導者やアスリートは，増量の際にはたんぱく質摂取を増加させることを最優先に考えるであろう．しかし，体重と身体組成の変化を促すにはエネルギーバランスがもっとも大切であることを理解させる必要がある．その際に，脂質のとり過ぎに気を付けること，サプリメントなどを併用した過剰なたんぱく質摂取は体脂肪増加をもたらし，ヘルスリスクを増加させる可能性があること，急激な体重増加はできないこと，きちんと計画を立ててアセスメントを繰り返し行いながら，身体的変化について注意深く確認していくことなどについて教育することは必須である．そして，追加する食品や料理の種類と量，タイミングなどはできるだけ具体的に指導するよう心がける．栄養教育内容は対象者のみならず，監督・コーチやトレーニング指導者らともに共有することが大切である．また，ジュニアアスリートの場合は，保護者への教育も合わせて行う．

8. 実施・再アセスメント・個人評価のポイント

2～4週間ごとに身体組成の評価と食事内容の確認を行い，予測していた増加（変化）が得られているか，健康状態やパフォーマンスが阻害されていないかについて評価する．希望する結果が得られていない場合には，栄養補給計画の見直しを行う．エネルギー付加に対するレスポンスは個別に異なるため，個人内での変化を追跡することが大切である．

9. その他

増量，減量ともに多くのアスリートがウエイトコントロールに苦闘しているのが現状である．どちらも健康リスクなどの身体的デメリットだけでなく，心身の乖離を誘発するといった心理面での問題も指摘されており，結果としてパフォーマンスやモチベーションを低下させてしまうこともある．アスリートのウエイトコントロールについてはエビデンスが少ないだけではなく，競技特性や体格，トレーニング状況などによる個人差が大きく，画一的な方法はないと考えられる．したがって，公認スポーツ栄養士やスポーツドクター，アスレティックトレーナー，ストレングスコーチ，スポーツメンタルトレーニング指導士などの専門スタッフが連携してサポートに取り組むべきである．

[田口　素子]

[文　献]

1) Dunford M, Macedonio MA: Weight Management. In: Sports, Cardiovascular, and Wellness Nutrition Dietetic Practice Group, Ed.: Sports Nutrition. 6th ed, Acadeny of Nutrition and Dietetics, pp.218–235, 2017.
2) Manore MM, et al.: Dynamic energy balance: An integrated framework for discussing diet and physical activity in obesity prevention- Is it more than eating less and exercising more? Nutrients, 9: E905, 2017.
3) Houston ME: Gaining weight: the scientific basis of increasing skeletal muscle mass. Can J Appl Physiol, 24: 305–316, 1999.
4) Borchers JR, et al.: Metabolic Syndrome and Insulin Resistance in Division 1 Collegiate Football Players. Med Sci Sports Exerc, 41: 2105–2110, 2009.

5) Oizumi T, et al.: Genotype Arg/Arg, but not Trp/Arg, of the Trp64Arg polymorphism of the beta (3) -adrenergic receptor is associated with type 2 diabetes and obesity in a large Japanese sample. Diabetes Care, 24: 1579−1583, 2001.
6) Kodama K, et al.: Ethnic differences in the relationship between insulin sensitivity and insulin response. Diabetes Care, 36: 1789−1796, 2013.
7) Murata H, et al.: Characteristics of body composition and cardiometabolic risk of Japanese male heavyweight Judo athletes. J Physiol Anthropol, 35: 10, 2016.
8) Forbes GB: Influence of nutrition, In: Forbes GB Ed.: Human Body Composition. Springer-Verlag, pp.209−247, 2011.
9) Forbs GB, et al.: Deliberate overfeeding in women and men: energy cost and composition of the weight gain. Br J Nutr, 56: 1−9, 1986.
10) Terán-García M, et al.: Effects of long-term overfeeding on plasma lipoprotein levels in identical twins. Atherosclerosis, 173: 277−283, 2004.
11) Nutrition Working Group of the International Olympic Committee: Nutrition for Athletes: A practical guide to eating for health and performance. 2012.
12) Parkin JW: Weight loss and gain in athletes. Current Sports Med Repots, 4: 208−213, 2002.
13) Thompson J, et al.: The Science of Nutrition. 5th ed, Pearson, pp.531−541, 2019.
14) 永澤貴昭ほか：競技者の増量に適した食事方法の検討. 日本臨床スポーツ医学会誌, 21 (2)：1−9, 2013.
15) Thomas DT, et al.: American College of Sports Medicine Joint Position Statement. Nutrition and Athletic Performance. Med Sci Sports Exerc, 48: 543−568, 2016.
16) Phillips SM, Van Loon LJ: Dietary protein for athletes: from requirements to optimum adaptation. J Sports Sci, 29: S29−38, 2011.
17) Moore DR, et al.: Ingested protein does response of muscle and albumin protein synthesis after resistance exercise in young men. Am J Clin Nutr, 89: 161−168, 2009.
18) Philips SM: A brief review of clinical processes in exercise-induced muscular hypertrophy. Sports Med, 44: S71−77, 2014.
19) 田口素子編集, 早稲田大学スポーツ栄養研究所：アスリートの栄養アセスメント. 第一出版, 2017.

3 ウエイトコントロール（減量）

1．基礎的な理論

(1) 減量がパフォーマンスに及ぼす影響

アスリートの減量の基本は，骨格筋量の減少を抑制しつつ体脂肪量を減少させることである．競技種目によってウエイトコントロールの重要性は異なることから，減量のマネジメントを行う場合には，対象とするアスリートの競技種目のルールや運動特性を熟知したうえで，減量計画をたてなければならない．

陸上跳躍種目は，より高く，より遠くに跳ぶことを目指すことから，筋力発揮に必要な骨格筋量と少ない体脂肪量が重力の影響を小さくする．陸上走種目（とくに長距離種目）は自身の体重をいかに短時間でゴールまで移動させるかを競う競技であり，競技に必要な骨格筋量を持ちながらも軽い体重が有利である．体重を軽くすることは，重力を小さくすると同時に，空気抵抗を減らすことでもあり，競技種目によってはパフォーマンスに大きな影響を及ぼす．体重階級制競技においては，決められた階級体重を超えない範囲で骨格筋量を増やし，その分，体脂肪量を減らすことが望まれる．フィギュアスケートや新体操などは，形態の美しさが採点に影響する．おもに技術力を競うアーチェリーなど，体重や体脂肪量がパフォーマンスにあまり影響しない競技もある．減量が及ぼすパフォーマンスへの影響は，前章表5-2-1（p.169）を参照されたい．

競技種目によっては，できるだけ軽い体重，また少ない体脂肪量の形態を目指そうとするアスリートがいる．しかし体脂肪はホルモン分泌や体温保持に関連する必要な生体成分であることから，体脂肪率で男性5%，女性12%を下回らないようにしたい[1]．日本人アスリートの競技種目別の形態については表2-3-3[2]（p.44）を参照いただき，減量計画の際の参考にするとよい．しかしながら，トップアスリートの形態がその競技のあるべき形態であるとは限らない．個々のアスリートの遺伝的要素やプレイスタイルなどによって，適した体重や身体組成は異なることを忘れてはならない．

(2) 減量時のエネルギーバランス

体重の増量と減量は，ともにエネルギーバランスの正負によるものであり，基本的な考え方は同じである．エネルギーバランスの考え方については前章を参照いただきたい．体重の減少は，前章図5-2-1（p.170）に示される通り，さまざまな要因の影響を受けるが，負のエネルギーバランスをつくること，すなわち消費エネルギー量より摂取エネルギーを減らすことが必須である．負のエネルギーバランスを作るためには，食事の調整によるエネルギー摂取量の減少，運動や生活活動によるエネルギー消費量の増加，またはその両方が必要である．

(3) 減量のペース

多くのアスリートは短期間の減量を望む．それは，食事制限によるストレスを受ける期間を短くし，早く減量の結果を出そうとするからであろう．過度に水分や食事を制限し，運動やサウナの利用等により発汗量を増やせば，体重は数日という短い期間で減少するが，これは脱水やグリコーゲンの減少とそれに伴う水分の喪失によるものであ

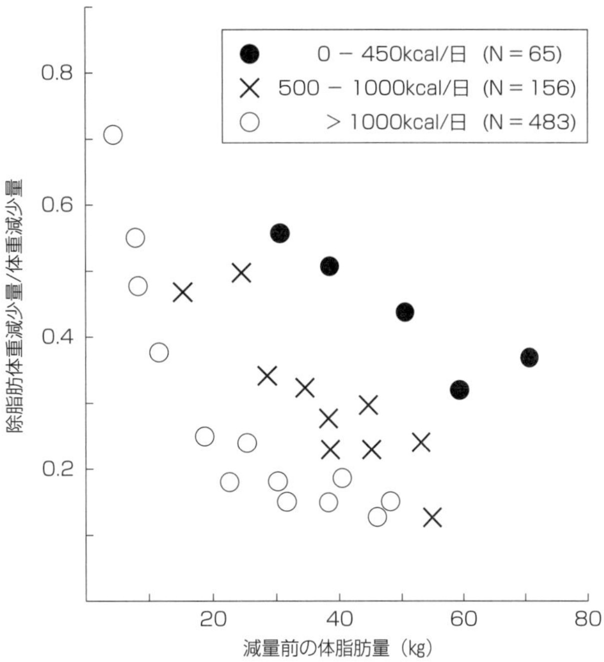

図5-3-1　減量前の体脂肪量と減量時の除脂肪体重減少量の関係
成人男女を対象とした研究で，3週間以上栄養不足にした減量結果をまとめたもの．各プロットは減量期間中の1日あたりの平均エネルギー摂取量を示す．
(Forbes GB: Body fat content influences the body composition response to nutrition and exercise. Ann NY Acad Sci, 904: 359-365, 2000より引用改変)

る．この場合は，減量後に水分や食事を摂取すれば速やかに元の体重に戻る．グリコーゲンの減少と脱水がある間は，パフォーマンスの低下や虚脱感が起こり，熱中症のリスクも生じることなどから，絶食や飲水制限，過度な発汗を用いた方法は，原則，避けるべきである．

適切な減量ペースはどのくらいのペースであろうか．国際オリンピック委員会（International Olympic Committee：IOC）のスポーツ栄養コンセンサス[3]では，エネルギー消費の増加とエネルギー摂取の減少で負のエネルギーバランスを作り，その量は1日当たり500 kcalほどまでを推奨している．アメリカスポーツ医学会等がつくる関連団体による公式見解[4]では，250～500 kcal/日の不足をつくり，3～6週間以上をかけた減量を推奨している．－500 kcal/日のペースは，エネルギーの消費および摂取量が多いアスリートにおいては，容易ではないものの食事の調整で可能な範囲であり，適正な栄養管理ができれば，必要な栄養素を不足させることなく継続が可能と考えられる．脂肪組織の保有エネルギー量は，脂肪組織1 kgのうち8割が中性脂肪とすると，およそ7,200 kcalである．平均して1日に約500 kcal/日の負のエネルギーバランスをつくれば，計算上では2週間で1 kgの体重減少となる．

利用可能エネルギー（Energy Availability：EA）の観点では，EAが30～45 kcal/kg FFM/日の範囲であれば，健康的な減量を行うことができるとしている[3]．

図5-3-1[5]は，減量前の体脂肪量が少ないほど，減量で失う除脂肪量が多くなる傾向にあることを示したものである．各プロットは，摂取エネルギー量を示しており，減量中の摂取エネルギー量が少ないほど，すなわち減量ペースが速いほど除脂肪組織を多く失うことを示している．減量で失う除脂肪量の割合は，減量前の体脂肪量と減量中のエネルギー不足の大きさによって決まる[5]．このことは，体脂肪量が少ないアスリートでは減量ペースを緩やかにする必要があることを示している．

(4) 減量と期分け

緩やかなペースの減量を行うためには，数週間から数カ月が必要となる．減量はパフォーマンスに影響する可能性があることから，試合期には行わないようにしたい．年間のスケジュールと減量に要する期間を確認し，減量の実施タイミングを判断する必要がある．減量する体重が大きいほど長い期間を要することから，アスリートは日々の体重変動を確認し，オフ期であっても大きな体重増加がないようにすべきである．年間を通じたウエイトコントロールが必要となる．

(5) 運動の効果

減量時の運動は，エネルギー消費量の増加と，骨格筋量の維持のために重要である．

アスリートが時間的・体力的な余裕がある場合には，エネルギー消費量増加のために持久性運動を行うとよい．またレジスタンス運動を行うことで，負のエネルギーバランスであっても除脂肪量を維持または増加させることができる[6)]．競技指導者やアスレティックトレーナーと連携し，トレーニング内容を検討することが重要である．

(6) 体重階級制競技選手の減量

レスリングや柔道などの体重階級制競技選手では，試合前に行われる体重の計量に向けて1週間ほどの短期間で体重を減らす「急速減量」を行うことが多い．数日から1週間という短い期間で数kgの体重を減らすために食事や飲水を極度に制限し，一時的な体重減少をおこす．急速減量で失うのはおもに体水分とグリコーゲン，グリコーゲンに結合する水分である．急速減量では体重の5～8％未満の減量にとどめる[7)]．食事制限や飲水制限による脱水が引き起こす弊害には，筋力や持久力の低下，体温調節機能の低下などがあり，減量幅はできるだけ少なくしたい．

計量から試合までの時間がどれだけあるかによって，減量すべき量は異なる．計量が試合当日の場合は，計量から試合までが数時間であり，急速減量によって計量をパスしたとしても，減量幅が大きい場合は体重が十分に回復せず，コンディションが低下したまま試合に出場しなければならない．前日の計量であれば，試合までに十数時間あり，ある程度の回復が可能である．競技によってあるいは試合によって計量のルールが異なるため，ルールの確認と減量および回復のための食事計画が必要である．体重階級制競技の減量の考え方を図5-3-2[8)]に示した．

競技によっては，体重やコンディションが回復できれば，減量前の体重が重い方がより有利に戦えることから，できるだけ大きい幅で急速減量を行おうとする選手がいる．しかし試合で持てるパフォーマンスが発揮できなければ，それは試合に出場するための減量であり，勝つための減量ではない．体重階級制競技では，計量ルールと試合でのコンディションを十分考慮し，自分に適した減量幅を知ることが重要である．

体重階級制競技の成長期のアスリートでは，成長のスピードを注意深く確認しなければならない．試合のエントリーが試合の数カ月前にある場合では，その時点では出場可能な階級であっても，試合時までに身長の伸びとそれに伴う体重増加があり，出場階級と大きな差ができてしまい，減量をせざるを得なくなる．男子は時期によっては成長速度が非常に速く，その場合は体重増加も大きく，無理な減量を強いることになる．女子では減量が月経異常や摂食障害を引き起こすことにつながることから，慎重な判断が必要である．

(7) 特殊な減量方法

近年，糖質摂取量を減らす「糖質制限食」が話題になっている．運動時のおもなエネルギー源である糖質を極端に制限する減量が，ほとんどのアスリートに適さないことは明らかである．糖質の不足による糖新生がおこり，体たんぱく質を失うことにもなる．糖質制限食の体重減少効果についての検討は十分でなく不明な点が多いが，肥満者を対象とした研究では，健康的な低エネルギー食摂取による減量と糖質制限食の減量ではほとんど効果に差はないと報告している[9)]．糖質制限は，主食を食べないことで容易に可能となることから，安易に実施されやすいが，現時点では「糖質制限食」は推奨すべき減量方法とはいえない．

また，減量食として高脂質・超低糖質食（ケト

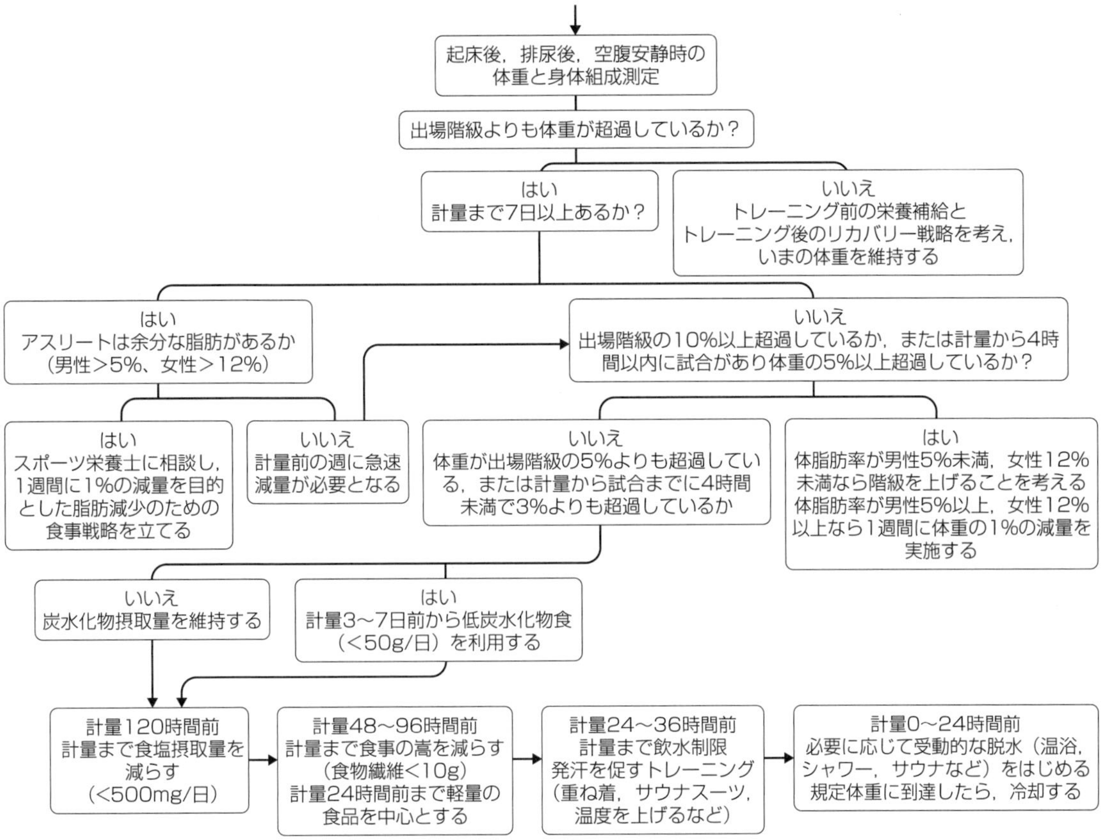

図5-3-2　体重階級制競技の減量計画の考え方

（Reale Rほか著，近藤衣美訳：スポーツ選手の減量における栄養・食事管理．臨床栄養，134: 194-199, 2019）

ン食）に関心が寄せられている．高脂質食による食欲の低減や，脂質代謝亢進および糖質代謝の抑制効果が期待されるためであろう．しかしながら，高脂質・超低糖質食の減量や健康への影響には未知な点が多く，現時点では，持久性運動でのパフォーマンス低下の可能性もあり[10]，減量には適さない方法と考えられる．日本人の日常食として高脂質・超低糖質の食事を計画するには相当の工夫と食環境の調整が必要であり，嗜好の面でも容易ではないと考えられる．糖質制限や脂質食については，Ⅲ部[1]も参照されたい．

(8) ヘルスリスク

減量ペースが緩やかな場合には，大きなヘルスリスクは生じないと考えられるが，疲労感やパフォーマンスの変化などの確認は重要である．極端な食事制限や脱水による減量では，グリコーゲンの不足を要因とする疲労感やパフォーマンスの低下，体温調節機能の低下などの弊害が生じる[11]．水分および塩分の不足から，熱中症のリスクも高くなる．過度な急速減量によって，過去には死亡事故が起きている[12]．

痩せているアスリートがさらに減量すると，スポーツにおける相対的なエネルギー不足（Relative Energy Deficiency in Sport：RED-S）に陥り，パフォーマンスだけでなく健康も損なう[13]．RED-Sについては，Ⅴ部[1]を参照されたい．RED-Sは女性アスリートに特化した問題とされるが，男性アスリートでも起こりうる．健康を損なうことなく減量が可能な体重であるかを，体重および身体組成の測定により確認することが重要である.

ジュニアアスリートでは，エネルギーや各種栄養素の不足により，最大骨量の低下や成長阻害等，健康への悪影響が大きいことから，減量は勧められない．体重および体脂肪量が多い選手で減量を行うことがあっても，身長の成長も併せて確認し，ゆっくり進めることが必要である．ジュニア期は，学校生活の中で適正な食習慣や食知識などを習得する時期でもあり，この間に，間違った減量方法（絶食など）を正しい方法として習得しないようにしたい.

2. スクリーニングのポイント

以前より体重が増加した，または，元の体重が重く，それがパフォーマンスの向上を妨げているという場合に減量を行うことになる．スクリーニング時に，減量の必要性を明らかにすることが重要である．減量によって競技パフォーマンスに利益が得られるかを，アスリートおよび競技指導者等と確認する．アスリートや指導者が希望する体重の減少量が，必要な体脂肪量を下回る量であるなど，現実的ではない場合や，減量の目的がはっきりしないこと，すなわち，単に「体重を減らすこと」が目的になっていることがしばしばある．減量が可能かどうか，また，減量が必要かどうかは，体重だけでなく身体組成を評価したうえで判断する．現在までの体重等の変化やパフォーマンスとの関係を把握しておくことも重要である．体重以外の他の問題，例えば，貧血や月経異常などの問題があるようであれば，それらの改善を優先するかどうかを検討し，適正な判断が重要である.

3. アセスメントのポイント

(1) 体重および身体組成の評価

体重測定は，決まったタイミング・条件にて高い頻度で測定する．アスリート自身で測定および記録をし，変化を確認するとよい．アスリートの減量では，除脂肪量を維持し，体脂肪を減らすことを目標にするため，体脂肪率の測定を定期的に行い，体脂肪量および除脂肪量の変化を確認する．体重や体脂肪率は，食事や発汗，排便等の状況で変動し，測定誤差も生じる．減量を希望するアスリートは，わずか0.1 kg，0.1％の変動に一喜一憂する．減量時に継続して体脂肪率を測定する場合はとくに，測定条件等を統一するなど慎重に行い，数値のわずかな変動（誤差）はあらゆる状況でおこることをアスリートに説明することが必要である．体脂肪率の測定時の留意点はⅡ部③を参照いただきたい.

(2) エネルギーバランスの評価

エネルギーバランスの評価方法については，エネルギー摂取量についてはⅡ部⑤を，エネルギー消費量についてはⅡ部⑥を参照いただきたい.

しばしばエネルギーバランスが大きく負に傾いているのに，体重減少がないケースがみられる．多くの場合，食事量が非常に少ない女性アスリートで，競技キャリアの長い期間において，低体重であるためにエネルギー摂取を少なくしているアスリートにみられる．長距離ランナーを対象とした研究では[14]，小食のランナーでは睡眠中のエネルギー消費量が低下しており，また自発的運動も少なく，トレーニングは普通に行っているのにもかかわらず，24時間のエネルギー消費量は低下していた．このようなケースでは，さらに食事量を減らすよりも，生活活動を見直し，消費エネルギー量を増加させることを優先する.

減量期間が長い場合は，エネルギーバランスの再評価を行う．体重が減少すれば基礎代謝量が減少し[15]，またアスリートによっては，グリコーゲンの不足による脱力感が生じて身体活動量が低下し，エネルギー消費量が減少することが考えられ，エネルギーバランスの修正が必要となる.

(3) その他

陸上長距離や新体操など減量を繰り返し行うことが多いアスリートではとくに，貧血や骨密度の低下の可能性があることから，それらに関する項目のアセスメントを行いたい．また，減量によってパフォーマンスが低下していないかの確認も必要であり，体力測定や競技パフォーマンスの評価を行う．体重階級制競技の重量級で体脂肪が多いアスリートでは，生活習慣病予防の観点から，血中の糖代謝や脂質代謝項目を確認したい．女性アスリートでは，月経周期に関する調査も必要である．減量中は，たんぱく質摂取量を増やすことから，たんぱく質摂取量が多い場合は，腎機能に関する項目を確認するのが望ましい．

4．目標設定のポイント

減量する体重とそれに必要な期間を判断する．ゆっくりした減量ペースが望ましいが，現実的には，試合日程などから「いつまでに何kg減少」と決まっている場合や，アスリートや指導者から具体的な体重減少量と期間の希望を示されるケースがある．その減量ペースが適正かどうかを確認し，減量ペースを決定する．

長い減量期間中，一定のペースで体重を減少させることは難しく，短期および中期の目標値を設定し，目標が達成できているかを確認する．

5．栄養補給計画のポイント

減量時の栄養摂取の基本的な考え方は，ゆるやかな減量ペースと，運動量に合わせた糖質量，高たんぱく質，低脂質である．各栄養素の摂取目標量だけでなく，エネルギー産生栄養素バランスを算出して適正範囲にあるか，また食事として満足できる量・バランスであるかを確認する．食事や補食の摂取タイミング，エネルギー等の配分なども調整する．

(1) エネルギー

前述のとおり，設定した目標の達成に必要なエネルギー摂取量の減少量を決める．運動や生活活動の増加で，消費エネルギー量を増やせるかを確認したうえで，エネルギー摂取量の目標量を決定する．

(2) 糖質

糖質は運動中のおもなエネルギー源であり，その不足はパフォーマンスの低下に直結するため，糖質の制限はできるだけ少なくしたい．国際オリンピック委員会のスポーツ栄養コンセンサス[3]では，減量中であっても，運動量が多い場合には糖質摂取量を減らさないことを推奨している．まずは，アスリートの糖質摂取に関するガイドライン[16]（表5-5-1，p.197）等を確認し，その必要量から大きく外れない範囲で考える．

糖質摂取量を減らす場合には，現状の食事摂取状況を把握し，運動とは関係のないタイミングで摂取している菓子類や糖質を含む飲料などを制限することを優先的に考える．なお，運動時の糖質不足を回避するために，運動前の糖質を含む補食の摂取は有効であり，その場合は，食事の一部（主食など）を補食にあてる考え方[3]で計画する．

(3) たんぱく質

減量期間中は，たんぱく質摂取量を増加させることが推奨される．図5-3-3[17]は，エネルギー制限下でも，高たんぱく質食を摂取し，レジスタンストレーニングを行えば，除脂肪体重の増加がみられることを示している．減量中のアスリートは，1.6～2.4g/kg体重/日のたんぱく質摂取が適正であり，筋力トレーニングを行う場合は，その適正範囲の中で少なめでよく，大きなエネルギー制限がある場合，すなわち減量ペースが速い場合には多めにする[6]．

減量時には，たんぱく質摂取量を増加させるだけでなく，1日を通して均等にたんぱく質摂取をするように配慮することも重要である[6]．3食とも主菜をとることや，糖質にたんぱく質を組み合わせた補食をとるなどし，たんぱく質摂取のタイミングを増やす．プロテインサプリメントは減量時のたんぱく質摂取として利用しやすい食品であるが，ドーピング禁止物質を含む製品もあることから，容易には勧められず，使用する場合には，

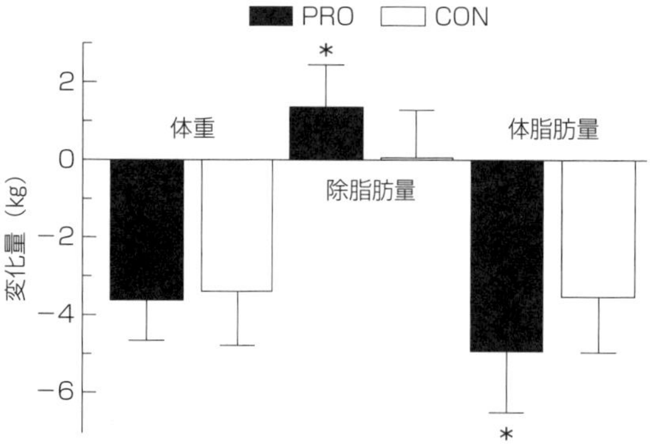

図5-3-3　減量中のたんぱく質摂取量が身体組成の変化に及ぼす影響
PRO：高たんぱく質食摂取群（2.4g/kg体重/日）
CON：コントロール群（1.2g/kg体重/日）
（Longland TM, et al.: Higher compared with lower dietary protein during an energy deficit combined with intense exercise promotes greater lean mass gain and fat mass loss: a randomized trial. Am J Clin Nutr, 103: 738-746, 2016より引用改変）

製品の選択には十分注意する．

(4) 脂質

減量時には脂質摂取量を減らし，エネルギーの不足分をつくる．減量時には低脂質食を摂取することになるが，試合前などのごく短期間でない限り，脂質摂取の下限はエネルギー産生栄養素バランスとして20%である[4]．長期的な脂質の大きな不足は，脂溶性ビタミンや必須脂肪酸などの摂取量を減少させる．また，食事の多様性が損なわれ，食事でのストレスが大きくなり，減量の継続が難しくなることからも，過度に脂質を減らすことは避けたい．

6. 行動計画のポイント

減量時の1日あたりのエネルギー摂取目標量に合わせて食品構成や献立作成を行う手段もあるが，寮生活であるなど栄養管理が栄養士らによってなされている場合をのぞき，現実的ではない．多くの場合，普段の食事の中で優先度の低いものを除いたり，他の食品や調理法に置き換えたりして，エネルギー摂取量を減らす．具体的には，日常的に食べている菓子類や糖分を含む飲料などがあればそれを除き，また油脂の多い食品や調理方法を低脂質の食品・調理方法に置き換える．それだけで計画したエネルギー摂取量の減少量に至らなければ主食量を減らすことになるが，できるだけ運動量に見合った範囲の摂取にとどめたい．減量前の食事のたんぱく質量が少ない場合は主菜を増加させる．この際，主菜の材料となる肉や魚等は，脂質を多く含むものがあるため，食材の選択や調理方法に注意する．

減量中は運動時のエネルギー不足がおこらないように，運動前の補食を摂取するのが望ましい．また運動後に速やかに食事がとれない場合にも，補食は重要である．食事の一部を補食にあてるように考えるとよい．低脂質の食事では空腹感が生じ，ストレスを感じる場合が多く，その軽減のためにも補食の摂取は有用である．

減量時にはとくに，栄養素密度の高い食品を選択し，ビタミンおよびミネラル類が不足しないようにしたい．野菜を多く摂取することで食事のかさを増やし，満足感を下げないようにする．アルコール飲料は極力摂取しないようにする．

アスリートの生活環境や経済状況，調理技術の有無によって，食事の調整が可能かどうかは異なる．アスリートやその家族と実施可能なことを確認する．チームスタッフと情報を共有することも重要である．

アスリートは，毎日の体重測定とともに，簡易的な食事記録，トレーニング内容，疲労感やパフォーマンスの程度などの記録をつけるとよい．栄養士や競技指導者が状況を把握するためだけでなく，減量や競技のモチベーション維持にも役立つ．また，それらの記録をつけることで，アスリートが栄養摂取と身体との関連を理解できるようにもなり，栄養教育の面からも有意義である．

7. 栄養教育のポイント

アスリートが望む減量，すなわち除脂肪量を減

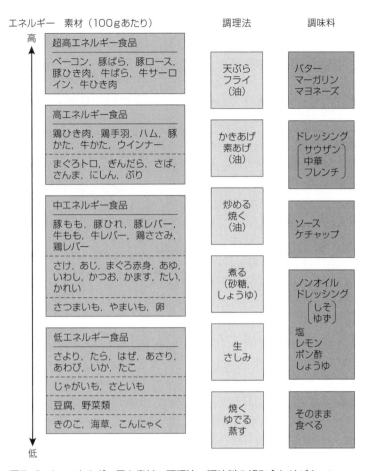

図5-3-4　エネルギー量と素材，調理法，調味料の組み合わせパターン

（田口素子：アスリートのウエイトコントロール．（日本スポーツ協会指導者育成専門委員会アスレティックトレーナー部会監修：公認アスレティックトレーナー専門科目テキスト第9巻スポーツと栄養．文光堂，p19，2007））

らさない減量を達成するためには，アスリートが減量ペースの意味を知り，ペースを守ることが必要となる．体重や身体組成とパフォーマンスの関係や，体重や身体組成の変化がどのような要因で起こるかなどを理解することは，減量のモチベーションの持続や体重変動の客観的な認識につながり，減量の継続を可能とする．また，食事や食品の具体的な選択方法とともに，食品の栄養的な特徴や調理方法などの知識を得ることで，エネルギー密度の低い食品や料理（図5-3-4）[18] を的確に選択できるようになり，減量の成功につながる．アスリートが自分で判断して食事摂取できることが重要であり，そのための栄養教育が重要である．身体や栄養に関する知識が不足すると，予定通りの食事摂取ができない場面に対応できず，避けるべきものを食べてしまったり，安易に欠食してしまうなど，減量の達成が難しくなる．

8. 実施・再アセスメント・個人評価のポイント

減量のマネジメント中は，体重や身体組成，身体活動量の変化を確認しながらエネルギーバランスの調整を行い，栄養補給計画および行動計画を変更する．

減量は計画どおりに進まないことが多くある．

最初は減少した体重がやがて減らなくなり，そのことがアスリートのモチベーションの低下やストレスとなり，行動計画の実施放棄や暴飲暴食につながり，減量を諦める結果となるケースがある．エネルギーバランスの見直しだけでなく，定期的な面談を行い，食生活やトレーニング，生活の状況などを細やかに聞き取り，心理面も含め，減量の目標達成に障がいとなる事柄を見極めて，必要に応じて行動計画を変更する必要がある．

減量はパフォーマンスの向上を目的に行う．体重や身体組成の値が目標に達したかだけでなく，健康を害していないことはもちろんのこと，パフォーマンス評価も忘れてはならない．

9. その他

多くの場合，アスリートとしてのキャリアを終えた後も，ウエイトコントロールが必要となる．競技を通して正しい栄養の知識やウエイトコントロールの方法を知ることは，生活習慣病の予防など健康の維持に役立つ．アスリートの生涯の健康を支えるための知識と食習慣が得られるマネジメントを行うべきである．

[松島　佳子]

[文　献]

1) Reale R, et al.: Acute-Weight-Loss Strategies for Combat Sports and Applications to Olympic Success. Int J Sports Physiol Perform, 12: 142-151, 2017.
2) 国立スポーツ科学センター：形態・体力測定データ集2010. 国立スポーツ振興センター，2012.
3) Nutrition Working Group of the International Olympic Committee: Nutrition for Athletes: a practical guide to eating for health and performance, 2012.
4) Thomas DT, et al.: Position of the Academy of Nutrition and Dietetics, Dietitians of Canada, and the American College of Sports Medicine: Nutrition and Athletic Performance. J Acad Nutr Diet, 116: 501-528, 2016.
5) Forbes GB: Body fat content influences the body composition response to nutrition and exercise. Ann NY Acad Sci, 904: 359-365, 2000.
6) Hector AJ, Phillips SM: Protein Recommendations for Weight Loss in Elite Athletes: A Focus on Body Composition and Performance. Int J Sport Nutr Exerc Metab, 28: 170-177, 2018.
7) Reale R, et al.: Individualised dietary strategies for Olympic combat sports: Acute weight loss, recovery and competition nutrition. Eur J Sport Sci, 17: 727-740, 2017.
8) Reale Rほか著，近藤衣美訳：スポーツ選手の減量における栄養・食事管理．臨床栄養，134: 194-199, 2019.
9) Naude SE, et al.: Low carbohydrate versus isoenergetic balanced diets for reducing weight and cardiovascular risk: A systematic review and meta-analysis. PLoS One, 9: e100652, 2014.
10) Burke LM, et al.: Low carbohydrate, high fat diet impairs exercise economy and negates the performance benefit from intensified training in elite race walkers. J Physiol, 595: 2785-2807, 2017.
11) American College of Sports Medicine position stand on weight loss in wrestlers. Med Sci Sports, 8: xi-xiii, 1976.
12) Centers for Disease Control and Prevention (CDC): Hyperthermia and dehydration related deaths associated with intentional rapid weight loss in three collegiate wrestlers North Carolina, Wisconsin, and Michigan, November December 1997. MMWR Morb Mortal Wkly Rep, 47: 105-108, 1998.
13) Mountjoy M, et al.: International Olympic Committee (IOC) consensus statement on relative energy deficiency in sport (RED S): 2018 update. Int J Sport Nutr Exerc Metab, 28: 316-331, 2018.
14) Thompson JL, et al.: Daily energy expenditure in male endurance athletes with differing energy intakes. Med Sci Sports Exerc, 27: 347-354, 1995.
15) Elliot DL, et al.: Sustained depression of the resting metabolic rate after massive weight

loss. Am J Clin Nutr, 49: 93–96. 1989.
16) Burke LM, et al.: Carbohydrates for training and competition. J Sports Sci, 29 (Suppl 1): S17–27, 2011.
17) Longland TM, et al.: Higher compared with lower dietary protein during an energy deficit combined with intense exercise promotes greater lean mass gain and fat mass loss: a randomized trial. Am J Clin Nutr, 103: 738–746, 2016.
18) 田口素子：アスリートのウエイトコントロール.（日本スポーツ協会指導者育成専門委員会アスレティックトレーナー部会監修：公認アスレティックトレーナー専門科目テキスト第9巻スポーツと栄養. 文光堂, p19, 2007）

4 貧血予防と改善の栄養管理の理論

1. 基礎的な理論

貧血はアスリートにとってパフォーマンスを著しく低下させる障害である．貧血の予防には適切な食生活と栄養補給が重要であり，また，症状の改善には食事改善が必須である．貧血予防と改善の栄養管理では赤血球の構成成分となる鉄やたんぱく質，亜鉛やマグネシウムなどのミネラル，葉酸の食事からの十分な摂取が必要となる．貧血の医療的な治療では鉄剤の処方が主になるが，鉄の体内量を増加させるだけでなく，鉄を体内で貯蔵したり，輸送したりするために必要なたんぱく質の摂取量も十分に必要である．そもそも，食事バランスが崩れていたり，食事量が少ないと，総エネルギー摂取量が生命を維持するために必要な基礎代謝で消費する量を下回っていることが続き，相対的エネルギー不足（Relative Energy Deficiency in Sport）を引き起こし，鉄栄養状態をさらに悪化させる結果となる．ここでは，貧血の予防と改善に必要なエネルギー・栄養素を学び，アスリートの貧血予防・改善のための適切な栄養管理法を習得する．

2. スクリーニングのポイント

貧血症状ではめまいやふらつきだけでなく，疲労感や胃腸不振によって食欲が低下していたり，消化管不良が併発している場合があるため，貧血症状が見られるアスリートの栄養管理ではまず，疲労感や胃腸不良の程度に留意して，医療的な処置が必要かどうかを配慮し，体調不良の改善を優先する必要がある．その後，胃腸の状態に留意しながら，消化の良い食事から改善を始めるとよいだろう．栄養マネジメントの食事改善を実施する場合は，貧血症状の程度と治療の必要の有無に考慮しながら，スクリーニングするように留意する．

3. アセスメントのポイント

(1) 血液検査数値と自覚症状

アスリートの貧血改善では，その貧血症状がどの段階であるかと，貧血症状に至るおもな原因を明らかにして，栄養管理の計画を立てることが重要である．一般人の貧血症状の診断では血液中のヘモグロビン濃度が男性で13 g/dL，女性で12 g/dL未満が基準となるが，アスリートでは，この数値よりも高いヘモグロビン濃度でもパフォーマンスの低下が感じられることがある．オリンピック出場アスリートの血液中ヘモグロビン濃度を測定した報告では，ハイパフォーマンスを発揮したアスリートは14 g/dL以上であったことが示されている[1,2]．血清フェリチン濃度についても，一般成人の潜在性鉄欠乏は12 ng/mL以下から懸念されるが，女性の持久系競技アスリートの貧血状況を研究した報告では，20 ng/mL以下で，パフォーマンスの低下が見られた[3]．スポーツ競技別に貧血症状の指標はまだ明確ではないが，アスリートは高い鉄栄養状態であることが望まれるため，ヘモグロビン値だけでなく，潜在性の鉄欠乏性貧血の指標でもあるフェリチン値も参考として，アスリート本人の自覚症状とも照らし合わせながらアセスメントするとよいだろう．

(2) 食事調査

貧血の原因として，アスリートが必要とする量に対して食事からのエネルギー・各栄養素摂取量が不足していないか，食事調査を実施して把握する．とくに造血に必要な鉄，亜鉛，たんぱく質，葉酸の摂取量は留意する必要がある．

1) エネルギー

食事から得られるエネルギーの慢性的な不足は，相対的エネルギー不足からエネルギー代謝の不均衡を引き起こし，さまざまな代謝を低下させる．とくに，エネルギーの不均衡や成長ホルモンの分泌不足では，たんぱく質代謝を低下させ，造血作用にも影響を及ぼすことが考えられる．貧血の予防と改善のためには，トレーニングで増加した身体活動量に見合った食事からのエネルギー摂取を確保することが重要である．

2) たんぱく質

アスリートでは，競技やトレーニングの強度によってたんぱく質の必要量が異なるが，身体活動量が増加することによって，必要量も増加していることが考えられる．また，鉄を輸送したり貯蔵するためにも鉄と結合するたんぱく質を確保する必要があり，貧血の予防・改善には，たんぱく質摂取も大きく関係していると考えられる．減量や日常的に体重コントロールが必要な競技では食事量が少なく，たんぱく質摂取不足が懸念され，貧血症状を悪化させることも考えられる．貧血症状をもつアスリートにおいて,鉄の補給だけでなく，たんぱく質の摂取量も増加させることにより，鉄栄養状態が改善されることが考えられ，日常的なたんぱく質の適切な摂取は貧血を予防，改善するうえで重要である．

3) 鉄

鉄は赤血球やヘモグロビンの構成要素であるため，鉄栄養状態の不良は造血機能の不良を引き起こし,貧血の第一の原因となる．アスリートでは，激しいトレーニングやストレスによる消化管出血，ジャンプや長距離のランニングなど，足裏の繰り返される衝撃による溶血によって，赤血球が損失したり破壊されたりして，失われた赤血球を補填するために鉄が消費されやすい．また，発汗によっても鉄が損失する．さらに心肺機能に負荷をかける高強度トレーニングや高地トレーニングに対する適応として，造血機能が刺激され，鉄の需要が高まる[5]．これらのことから，アスリートはストレスやトレーニングによって高まる鉄の需要に対応するために，日常的に食事から摂取する鉄に気を配る必要がある．しかし，鉄は酸素運搬能力のために不可欠であるとともに，体内で過剰に蓄積するとフリーラジカルを発生し，さまざまな臓器に障害を与える栄養素でもある．そのため，消化管での鉄吸収機構は体内の鉄過剰を防ぐために制御されており，血液中の鉄濃度の急激な上昇によって，消化管での鉄の吸収が抑制されたり，消化管粘膜細胞から鉄の排泄が促進されたりする[6]．また，感染症やさまざまな病態によって体内での炎症が高まると消化管での鉄吸収量が抑制されることも報告されている[7]．鉄の摂取量は体内の炎症状態に留意しながら過剰摂取に十分に気を付ける必要がある．

4) その他のミネラル

鉄以外のミネラルも食事からバランスよく摂取することが鉄栄養状態を改善するために必要である．亜鉛は貧血の発症に関係があるという報告があり，鉄欠乏性貧血では血清鉄とともに血液中の亜鉛濃度も低値を示すことが報告されている[8]．一方でカルシウムの過剰摂取は鉄の吸収を阻害することが報告されており，サプリメントなどで大量に摂取することが無いように注意すべきである[9]．

5) ビタミン

ビタミンB_{12}や葉酸は体内での赤血球の合成に必要であり，貧血と関係の深いビタミンである．これらの成分は，通常の食事であれば，十分量が摂取でき，不足することはあまりないが，消化器疾患や薬物投与によって吸収不良が起こる場合がある．消化器疾患等でこれらのビタミンの吸収不全が起こると,貧血の原因にもなる．ビタミンB_{12}は，貝類に，葉酸はレバー，うなぎ，緑黄色野菜に多く含まれるため，さまざまな食材を組み合わせてバランスの良い食事献立を考えるとよいだろう．一方，野菜や果物に多く含まれるビタミンCは消化管での鉄の吸収を促す働きが期待される[10]．食事摂取基準では成人で，1日に100 mgの摂取量が推奨されるが，身体活動量が増加するアスリートではより多くのビタミンCの摂取が望まれる．これらのことから，貧血を予防するためにはビタミンB群や葉酸，ビタミンCが多く含まれる野菜はもちろん，肉や魚介類もバランスよく摂取することが望ましい．

(3) 女性アスリートの貧血症状と月経

女性アスリートでは月経による経血によって鉄の損失を伴うため，男性アスリートよりも貧血の危険性が高い．女性アスリートは男性アスリートに比べて筋肉量が低く，食事摂取量が少ないことが多い．とくに，審美系競技などでは体型を気にするあまり，過度な体重コントロールによって食事量が足りずにエネルギー，たんぱく質，鉄やその他のミネラル，ビタミンが不足し，鉄欠乏性貧血の危険性が高まる．さらに，慢性的な貧血は女性において，月経不順や無月経症候群の原因となることも報告されている[4]．このように，女性アスリートの貧血では月経による貧血症状の悪化や，無月経症候群を併発している場合がある．アセスメントの際には，月経の有無，周期，月経に伴う不定愁訴についても合わせて，聞き取るとよいだろう．

(4) 身体活動量の把握

貧血の原因のひとつとして，過度のトレーニングによる，身体活動量の増加に伴う，エネルギーやたんぱく質不足や鉄吸収阻害などがある．そのため，激しいトレーニングを続けながら，食事の改善をするだけでは貧血の改善が難しい場合がある．1日の睡眠時間を含めた生活活動の状況を把握するとともに，トレーニングによる疲労度やエネルギー消費量も合わせて十分に調査する必要がある．表5-4-1に貧血予防・改善のための体調聞き取りのチェックポイントについて一例を示した．対象者の体調や競技の特性，トレーニング内容をよく把握し，過度な疲労への適切な対処も合わせて考慮すべきである．このような情報を得るためには，アスリート個人からの聞き取りだけでなく，コーチや監督，トレーナー，医療関係者との連携も重要である．

表5-4-1　貧血の栄養管理のチェックポイント

体調聞き取り
□ 既往症の有無（貧血の治療歴など）
□ 傷害の有無
□ 自覚症状（めまい・頭痛・疲労感など）
□ トレーニングの状況（息切れ・疲労感など）
□ 胃腸の調子（食欲・下痢・便秘など）
調査項目
□ 血液検査データ（貧血項目）
□ 食事調査
□ トレーニング状況（身体活動量含む）
□ 体組成
生活状況，その他
□ 住環境（家族・合宿所・一人暮らしなど）
□ 食環境（自炊・外食・給食など）
□ 食の好み
□ アレルギー

4．目標設定のポイント

貧血の改善では，血液検査結果の改善，とくにヘモグロビン値やフェリチン値の変化を指標とすることができる．定期的に血液検査データの取得が難しい場合や，その貧血症状が軽微な場合は，自覚症状の改善や体調の変化を指標としても良いかもしれないが，その場合，心理的要素が大きく影響することも多くなるため，注意が必要である．

5．栄養補給計画のポイント

(1) エネルギー・たんぱく質

トレーニングを含めた，1日の身体活動量に対して，エネルギーやたんぱく質が不足しないように補給計画を立てるが，体重コントロールが必要なアスリートには，むやみにエネルギーやたんぱく質の摂取量を増加させることは体重増加をともなう場合がある．実施期間を短く設定して，体組成の変化に留意し栄養補給計画を再調整しながら進めるとよいだろう．

(2) 鉄の必要量

1日に必要とされる鉄の量は，成人男性で0.5～1.0 mg，月経のある女性で2.0～3.0 mg程度とされる．食品から摂取する鉄は吸収率が低く，平均して2～3割程度であると考えられている．そのため，十分に必要量が補える量が実際に推奨される摂取量として設定される．厚生労働省の「日本人の食事摂取基準2020」では，推奨される1日の鉄摂取量は12～14歳男子で10.0 mg，成人男性で7.5 mg，月経のある12～14歳女子で12.0 mg，成人女性で6.5～11.0 mgとされる[11]．一方，鉄の耐容上限量は成人で40～50 mgに設定されており，この量を超えないように食事やサプリメントの摂取量を計画する必要がある．また，若年者では耐容上限量がさらに低容量で設定されているため注意が必要である．

(3) アスリートの鉄必要量

アスリートでは一般の人に比べ，激しいトレーニングによる体内の炎症，ストレスや疲労による消化管不良によって，鉄の腸管吸収率が低下しているという報告がある[12]．アスリートに推奨される鉄の摂取量はトレーニング量や競技によって異なる報告がいくつかあるが，持久系競技の女子アスリートを対象とした鉄サプリメントを用いた介入試験では1日あたり食事と合わせて20～30 mgの鉄を2カ月間摂取することで血清フェリチン値の改善が見られたことが報告されている[13]．一方，集中的な激しいトレーニングを連日実施し，体内の炎症が高まるときに，鉄の摂取量を増加させると，消化管の鉄吸収を抑制するヘプシジンが増加することが懸念されている．トレーニングの程度やアスリート個人の疲労度や炎症状態によっても異なるが，いくつかの報告では1日当たり30～50 mgの鉄の摂取量でヘプシジンが増加するとされている[14, 15]．アスリートであっても耐容上限量を超えないように留意しながら鉄の補給量を管理すべきであろう．

(4) ビタミン・その他のミネラル

アスリートの貧血改善のために必要な各種ビタミンや鉄以外のミネラルの必要量は研究報告が少なく，明確な指標はない．「日本人の食事摂取基準」を基準に，最新のエビデンスに留意しながら，十分な摂取量を確保できるように目標設定するとよいだろう．

6. 行動計画のポイント

貧血改善のために設定された栄養補給計画を行動計画に展開する場合のポイントとして，アスリート本人や家族が食事を用意しなくてはならない場合は，献立や料理の調理方法，食材の選択方法を教育し，個人の生活スタイルに合わせた計画が必要となる．とくに，体重コントロールが必要で，食事量を増やすことができないアスリートでは，3食の食事だけではビタミンやミネラルを十分に摂取する計画を立てることは難しい．栄養補助食品やサプリメントの使用についても十分に教育しながら計画のひとつに加えるとよいだろう．また，過度なトレーニングによる疲労やストレスが貧血の原因のひとつと考えられる場合は，トレーニングの内容，睡眠時間の改善についてもアスリートやコーチ，スタッフと話し合って，行動計画に加えるとよいだろう．

7. 栄養教育のポイント

(1) 食事献立の工夫について

貧血改善の食事の基本として，鉄分とたんぱく質を確保できる料理を多く選択するためには，赤身の肉や魚，小松菜やほうれん草などの緑黄色野菜などの食材を活用した献立を工夫することが重

献立名	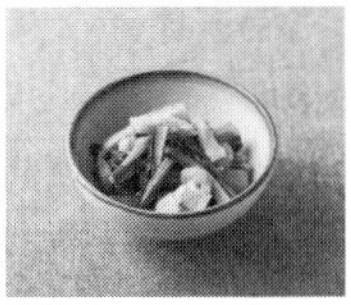	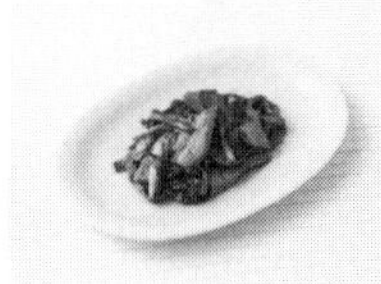	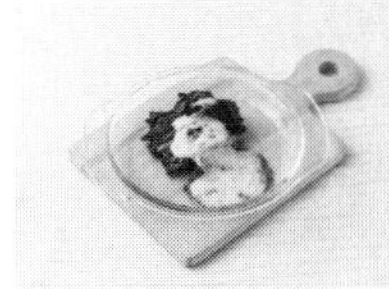
	小松菜と油揚げの煮びたし	レバニラ炒め	ほうれん草のチーズ焼き
食材使用量	小松菜60g	豚レバー60g	ほうれん草80g
鉄含有量	2.0mg	8.8mg	1.6mg
献立名	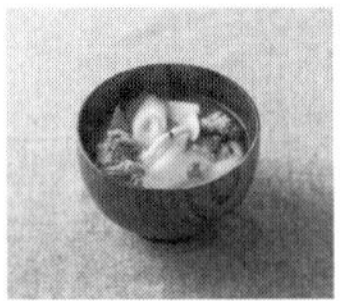	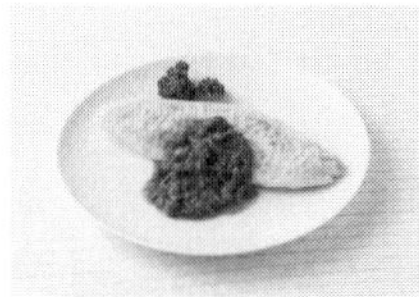	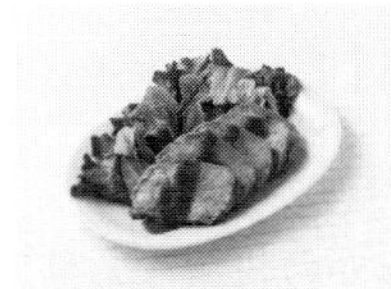
	いわしのつみれ汁	レバーミートソースオムレツ	ローストビーフ
食材使用量	いわし90g	鶏レバー20g	牛肉赤身100g
鉄含有量	3.4mg	3.7mg	2.3mg

図5-4-1　鉄分の多い料理例

要である．また，貝類の佃煮，小魚や桜エビのふりかけは手軽に鉄分やその他のミネラルを補給できる．もっとも鉄分の多い食材として挙げられるレバーはアスリートの食卓にぜひ取り入れたい食材であるが，独特の香りや歯ざわりが好まれない場合が多い．臭みを抜く下処理やスパイスの活用，調理方法の工夫によっておいしく食べられる方法のアドバイスをするとよいだろう．図5-4-1に貧血改善のための料理例と鉄分含有量を参考として示した．また，スナック菓子や洋菓子の摂取の代わりに鉄分が多く含まれるドライフルーツのプルーンや干しぶどうを勧めても良いだろう．また，女性アスリートの貧血予防・改善のための食事改善ではエネルギーを適正に摂取できるように配慮することは前提であるが，状況によって，少ない食事量でも効率的にたんぱく質や鉄の摂取量を確保できるように食品の選択や献立に工夫が必要である．表5-4-2と図5-4-2に女性アスリートの貧血予防・改善のためのモデル献立を示した．鉄を多く含む食材を多く組み込み，食事献立を工夫することにより，鉄剤やサプリメントに頼らなくても1日に鉄分を20 mg以上摂取できる．

(2) 鉄サプリメントの使用

貧血を予防するためには毎日の食事から鉄をはじめとしたミネラル，ビタミン，たんぱく質をバランスよく摂取することがもっとも重要である．しかし，減量中であったり，遠征や合宿等で食環境が変化し，十分な食事量やバランスのとれた食事内容が摂れない場合や，動物性の食品を摂取しないビーガンやベジタリアンは鉄やたんぱく質，ビタミンB_{12}が不足することが考えられ，サプリメントの利用が有効かもしれない[16]．鉄のサプリメントには非ヘム鉄のクエン酸や硫酸鉄とヘム鉄があり，非ヘム鉄は一般に吸収が悪く，お茶やコーヒーに含まれるタンニンなどの成分によって吸収阻害が懸念されるので，注意が必要である[17]．非ヘム鉄は，一度に大量に摂取すると胃腸障害を起こす危険がある．180 mgを超える鉄の摂取は胃炎，腸炎，蒼白，倦怠感，下痢の症状がみられるという報告もある[18]．医療機関で使用される鉄剤では非ヘム鉄が多く使用されているが，最近では，鉄を工業的にピロリン酸と結合させたものが用いられることが多く，その吸収性や胃腸への負担を軽減されるように改善されてきた[19]．一方，ヘム鉄は非ヘム鉄と比較して，吸収性も良く，胃腸への負担も少ないことから，サプリメントとして注

表5-4-2　女性アスリートの貧血予防・改善のためのモデル献立（2,500kcal，女子選手）

	献立名	エネルギー (kcal)	たんぱく質 (g)	脂質 (g)	炭水化物 (g)	カルシウム (mg)	鉄 (mg)	亜鉛 (mg)	ビタミンC (mg)	ビタミンD (µg)
朝食	ロールパン（3個）	284	9.1	8.1	43.7	40	0.6	0.7	0	0.1
	鶏レバーミートソースオムレツ	200	14.0	12.5	6.8	91	3.7	1.9	13	1.1
	野菜コンソメスープ	46	3.0	1.3	6.6	19	0.7	0.3	11	0.0
	パプリカのマリネ	35	0.6	2.1	3.9	5	0.2	0.1	79	0.0
	フルーツ牛乳（低脂肪牛乳100mL）	200	8.3	2.2	39.1	271	0.4	0.9	23	0.0
	小計	765	35.0	26.3	100.1	426	5.6	4.0	126	1.2
昼食	けんちんうどん（乾麺60g）	366	13.2	7.5	59.0	58	1.2	1.1	6	0.4
	茶碗蒸し	54	5.5	2.7	1.9	28	0.7	0.5	4	0.5
	なすとピーマンの味噌炒め	94	1.7	5.4	9.4	21	0.5	0.3	26	0.0
	チンゲンサイのピーナッツ和え	64	2.4	3.1	7.1	75	1.0	0.5	17	0.0
	グレープフルーツ（1/2個）	68	1.6	0.2	17.3	27	0.0	0.2	65	0.0
	小計	647	24.5	18.9	94.7	208	3.4	2.6	117	0.9
補食	ドライフルーツ入りヨーグルト（ヨーグルト80g）	170	5.4	2.7	34.3	149	0.8	0.6	1	0.0
	小計	170	5.4	2.7	34.3	149	0.8	0.6	1	0.0
夕食	あさりの佃煮のせごはん（ごはん230g）	431	9.9	1.2	91.4	59	4.0	1.9	0	0.0
	鰤大根	254	18.7	14.2	9.9	32	1.5	0.8	17	6.4
	厚揚げともやしの味噌汁	85	6.3	4.6	4.6	99	1.5	0.6	2	0.0
	ゆで牛肉のしゃぶしゃぶ風煮	90	7.3	4.5	6.0	19	1.3	1.4	8	1.7
	ほうれん草の磯部和え	23	3.1	0.4	3.9	44	1.8	0.6	31	0.0
	小計	883	45.3	24.9	115.8	253	10.1	5.3	58	8.1
合計		2,466	110.2	72.7	344.9	1,036	20.0	12.6	302	10.2

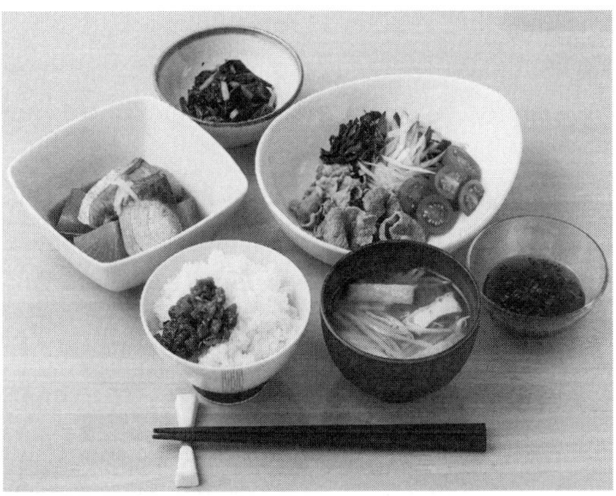

図5-4-2　夕飯の主食・主菜・副菜の料理例（2,500kcal，女子）
表5-4-3の夕食の献立．
食事バランスを整えるためには，さらに果物や乳製品を加えると良い．

目されている．また，ヘム鉄は体内で鉄充足状態となると，鉄吸収を担う酵素（ヘムオキシゲナーゼ）の活性が抑制され，体外へ排出されるという報告があり，過剰摂取の危険が低下することが示唆されている[20]．また，鉄吸収を担う，腸上皮粘膜細胞の鉄輸送たんぱく質や酵素は3～4日ごとに代謝されているため，間欠的に高容量の鉄サプリメントを摂取すると，鉄の吸収が非効率的になると考えられる．鉄サプリメントを使用する際は，鉄成分の由来に注意することと，一度に大量に摂取するのではなく，1日に推奨される摂取量を大きく上回らないように摂取すべきである[21]．市民マラソンに出場レベルのアスリートを対象に調査した報告では28％のアスリートに鉄の過剰摂取が見られ，安易に鉄サプリメントを摂取することを懸念している[22]．貧血予防として鉄サプリメントを使用する場合は，血液検査によって，鉄栄養状態を確認し，その状態が不良であっても医療機関での治療を要しない場合に，適切な摂取量を摂取することが望ましい．サプリメントの使用に際しては，Ⅲ部4のサプリメントの章およびⅥ部1のアンチドーピングにおける鉄剤注射に関する内容も参照されたい．

8．実施・再アセスメント・個人評価のポイント

体調や体組成のモニタリングは体重コントロールが必要なアスリートである場合や，試合期ではこまめにチェックすべきであるが，鉄栄養状態の重要な指標であるヘモグロビンのターンオーバーは2カ月以上であるため，貧血の改善には数カ月を要する場合もある．目標は数カ月後まで余裕をもって設定し，個人評価は長期計画まで考慮して評価するとよいだろう．

9．今後の貧血予防・改善の栄養サポート

アスリートの貧血はこれまで，体内で高まる鉄の需要に対して，食事からの鉄の摂取量不足やたんぱく質，その他のミネラル，ビタミンの摂取不足がおもな原因として考えられてきた．しかし，近年，感染症や高強度のトレーニングによる炎症によってヘプシジンが上昇し，消化管での鉄の吸収が妨げられることが慢性的な体内での鉄栄養状態の不良に影響を与えていることが懸念されている[22]．どの程度のトレーニングによって鉄吸収阻害が起こるのか，体内の炎症状態によって鉄やその他の栄養素をどの程度に設定すべきかについては明確ではなく，今後の研究によるエビデンスの蓄積が待たれる．また，女性アスリートや持久系アスリートで問題が大きくなっている相対的エネルギー不足（Relative Energy Deficiency in Sport）についても，貧血を併発しているアスリートが多く，合わせて栄養管理する必要があり，エネルギー摂取量の設定には考慮が必要である．さらに，持久系のジュニアアスリートによる，鉄剤の静脈注射による鉄過剰投与の問題は，ジュニアアスリートの将来の健康被害を防ぐためにも，ドーピングコントロールの理念からもスポーツ栄養の立場から真摯に対応する必要がある．アスリートの貧血を予防・改善するためには日常的な食事とトレーニング・休養のバランスが整っていることが大前提で，ジュニアアスリートやアスリートを取り巻く保護者や指導者の栄養教育の充実がこれらの問題を改善していく大切な取り組みになるだろう．

［松本　恵］

［文　献］

1）Rietjens GJ, et al.: Red blood cell profile of elite olympic distance triathletes. A three-year follow-up. Int J Sports Med, 23: 391–396, 2002.
2）The International Olympic Committee (IOC) consensus statement on periodic health evaluation of elite athletes: March 2009. J Athl Train, 44: 538–557, 2009.
3）Dellavalle DM, Haas JD: Iron status is associated with endurance performance and training in female rowers. Med Sci Sports Exerc, 44: 1552–1559, 2012.
4）Benjamin HJ: The female adolescent athlete: specific concerns. Pediatr Ann, 36: 719–726, 2007.
5）Heikura IA, et al.: Impact of Energy Availability, Health, and Sex on Hemoglobin-Mass Responses Following Live-High-Train-High Altitude Training in Elite Female and Male Distance Athletes. Int J Sports Physiol Perform, 13: 1090–1096, 2018.
6）Hallberg L, Hulthen L: Prediction of dietary iron absorption: an algorithm for calculating absorption and bioavailability of dietary iron. Am J Clin Nutr, 71: 1147–1160, 2000.
7）中村恭平，張替秀郎：炎症応答における鉄の役割．炎症と免疫，25：93–97, 2017.

8) Hegazy AA, et al.: Relation between anemia and blood levels of lead, copper, zinc and iron among children. BMC Res Notes, 3: 133, 2010.
9) Toxqui L, Vaquero MP: Chronic iron deficiency as an emerging risk factor for osteoporosis: a hypothesis. Nutrients, 7: 2324–2344, 2015.
10) Cook JD, Monsen ER: Vitamin C, the common cold, and iron absorption. Am J Clin Nutr, 30: 235–241, 1977.
11) 厚生労働省：日本人の食事摂取基準（2020年版）https://www.mhlw.go.jp/content/10904750/000586553.pdf
12) Kong WN, et al.: Hepcidin and sports anemia. Cell Biosci, 4: 19, 2014.
13) Matsumoto M, et al.: Combined Heme Iron Supplementation and Nutritional Counseling Improves Sports Anemia in Female Athletes. Ann Sports Med Res, 2: 1036, 2015.
14) Ishibashi A, et al.: Iron Supplementation during Three Consecutive Days of Endurance Training Augmented Hepcidin Levels. Nutrients, 9: E820, 2017.
15) Domínguez R, et al.: Effects of an Acute Exercise Bout on Serum Hepcidin Levels. Nutrients, 10: E209, 2018.
16) Rogerson D: Vegan diets: practical advice for athletes and exercisers. J Int Soc Sports Nutr, 14: 36, 2017.
17) Brune M, et al.: Iron absorption and phenolic compounds: importance of different phenolic structures. Eur J Clin Nutr, 43: 547–558, 1989.
18) Ellenhorn MJ, Barceloux DG: Medical Toxicology. Elisevier, pp.1023–1030, 1988.
19) Fidler MC, et al.: A micronised, dispersible ferric pyrophosphate with high relative bioavailability in man. Br J Nutr, 91: 107–112, 2004.
20) Andrews NC: Understanding heme transport. N Engl J Med, 353: 2508–2509, 2005.
21) Laftah AH, et al.: The effect of haem biosynthesis inhibitors and inducers on intestinal iron absorption and liver haem biosynthetic enzyme activities. Toxicol Appl Pharmacol, 229: 273–280, 2008.
22) Mettler S, Zimmermann MB: Iron excess in recreational marathon runners. Eur J Clin Nutr, 64: 490–494, 2010.

5 試合前・中・後の栄養補給

本章では，競技パフォーマンスの向上や運動時の疲労軽減を目的とした試合前・試合中の栄養補給について，糖質摂取ガイドラインや目安とされる糖質量を補給できる食事の具体例を中心に解説する．また，運動時に消化器症状が生じないように，食事調整時に考慮するとよい点をまとめる．加えて，競技特性とそれに応じた試合前・中・後の栄養補給のポイントを紹介する．

1．試合前調整期の栄養補給

グリコーゲンローディング法に代表されるような競技パフォーマンスを高めるための栄養戦略に取り組む時期である．また，試合会場への移動や自宅以外の場所への宿泊など日常と異なる環境で過ごすことが多くなるため，緊張状態が続くといった心理状態の変化や生活環境の変化を受け，消化器障害が生じるリスクが高まる．

(1) グリコーゲンローディング法

試合前調整期には，競技種目（運動の様式，体重制限の有無）や試合時間，選手の健康状態を考慮してグリコーゲンローディング法を実施するか否かを決定する．ここでは，グリコーゲンローディング法の適用条件や食事計画の立案方法を紹介する．

競技パフォーマンスの向上を狙ったグリコーゲンローディング法は，次の条件を満たす場合に導入してもよいと考えられる．その条件は，運動時間が90分以上であること，強度が高い持続的な運動などグリコーゲン量が枯渇するリスクがあること，試合後半に疲労が生じる可能性があること，アスリートに高糖質食を摂取する意欲があることであり，高糖質食を避けるべき禁忌（糖尿病や内分泌疾患，体重増加に対する強い恐怖）がないかを必ず確認して導入を決定する．また，アスリートがこれまでにグリコーゲンローディング法などの戦略を取り入れたことがあるか，その戦略は成功したか否か，運動中に消化管症状や疲労の早期発現などの問題が生じなかったかを確認しておくことや，重要な試合の前に初めてグリコーゲンローディング法を行うことがないように，練習期間に試しておくことが勧められている[1]．

グリコーゲンローディング法を実施する場合の1日当たりの糖質摂取量は，アメリカスポーツ医学会（American College of Sports Medicine：ACSM），カナダ栄養士会（Dietitians of Canada），栄養と食事のアカデミー（Academy of Nutrition and Dietetics：AND）の公式声明[2]において，10～12 g/kg体重/日が推奨されている（表5-5-1）．現在のところ，試合の6～4日前は中程度の糖質を含む食事（～5 g/kg体重/日）を摂取し，3日前～前日は高糖質食（8～12 g/kg体重/日）を摂取する改良法が一般的に実施されている[3]．持久的トレーニングの鍛錬者については，日常的に高糖質食を摂取している場合は，糖質10～13 g/kg体重/日を1日摂取すれば，グリコーゲン量を最大値近くまで高めることができるとされている[4]．グリコーゲンローディング法により，体水分量の増加に伴う体重増加や膨満が生じ，アスリートが主観的に体の重さを感じることがあるが，現在のところ，これらの問題が競技パフォーマンスを損なうという報告はない[1]．グリコーゲンローディング法を実施する際には，利点と注意点をアスリートに十分に説明し，アスリートの不

表5-5-1　糖質摂取のガイドライン

	状況・条件	糖質摂取量
1日当たりの糖質摂取量の目安 エネルギー補給とリカバリーを目的とする 1. 質の高い運動や高強度運動が重視される場面で，筋グリコーゲンなど体内の糖を最大限利用できるように（骨格筋や中枢神経系機能を維持する必要量に見合うように），下記の目標を設定している．下記の値は一般的な推奨値であり，アスリート個々のエネルギー必要量やトレーニング内容に応じた微調整が必要である． 2. 運動の質や強度があまり重視されない場面・時期には，下記の値に固執せず，目標とするエネルギー摂取量を満たすように，また，食物へのアクセスを考慮して，糖質摂取量を決定しても構わない． 3. トレーニングの刺激や適応を重視する場合，糖質補給の制限や，トレーニングの局面に応じた調整により，意図的に体内の糖貯蔵量を低下させることがある（絶食状態でトレーニングを行う場合や運動後の糖質補給を制限して次の運動を行う場合など）．		
Light	低強度運動や技術練習を実施する場合	3～5 g/kg体重/日
Moderate	中強度運動が主となる活動時（～1時間/日）	5～7 g/kg体重/日
High	持続的な運動が主となる活動時（中強度から高強度の運動を1～3時間/日）	6～10 g/kg体重/日
Very High	極度の持続的運動時（中強度から高強度の運動を＞4～5時間/日）	8～12 g/kg体重/日
試合やポイントとなるトレーニング時の糖質摂取の目安 最適な競技パフォーマンスを発揮出来るよう，高糖質食の利用を推奨する		
一般的なエネルギー補給	90分未満の試合の準備	7～12 g/kg体重/24時間（一般的に必要とされる量）
グリコーゲンローディング実施時	持続的/間欠的な運動を含む90分より長い試合の準備	10～12 g/kg体重/24時間を36～48時間補給する
早急に補給する場合	次の試合までのリカバリー時間が8時間未満である	1.0～1.2 g/kg体重/時を試合終了から4時間補給．その後は一般的に必要とされる量を補給する．
試合・練習前	運動を開始する60分前までに	1～4 g/kg体重を運動開始1～4時間前に補給する
運動中の糖質摂取の目安		
比較的短時間の運動中	運動時間：＜45分	糖質の補給は不要である
持続的な高強度運動中	45～75分	少量の補給，マウスリンス
持久運動中 ストップとスタート動作を繰り返す間欠的運動を含む	1～2.5時間	30～60 g/時
極度の持久運動中	＞2.5～3時間	最大で90 g/時

(Thomas DT, et al.: American College of Sports Medicine Joint Position Statement. Nutrition and Athletic Performance. Med Sci Sports Exerc, 48: 543-568, 2016およびBurke LM, et al.: Carbohydrates for training and competition. J Sports Sci, 29(Suppl 1): S17-27, 2011より引用改変)

安を軽減できるように，ケアを欠かさず，試合前の調整を進める必要がある．

グリコーゲンローディング法実施中の食事は，腹部膨満感や下痢などの消化管症状が生じないように，また，食事量が多過ぎて，不快感や不満が生じないように，食物繊維摂取量を制限することがある．しかし，これらの問題がないアスリートについては，腸の機能や腸内環境を維持するために，できる限り目標値とされる摂取量を満たせるように栄養補給計画を立てるべきである[1)]．減量が必要なアスリートは，腸内の残留物を一時的に少しでも減らすために食物繊維含有量が少ない食事をとることがある．この場合，皮や種がある生野菜や果物，豆類の摂取を控え，精白米や精製されたパン，シリアル，パスタと，乳製品や肉類，裏ごしやすり潰した野菜・果物を組み合わせた食事を調整するとよい[5]．ただ，これはあくまで一時的な戦略であり，減量しなければならないアスリートも，重要な試合前を除いては，食物繊維を目標量摂取すべきである[1]．

表5-5-2に，陸上長距離選手（女性・体重60 kg）が，3日間のグリコーゲンローディング法を行う（糖質10 g/kg体重/日を摂取する）場合の具体的な食事計画を示す．ここで示す例では，高糖質食のバリエーションを提供するために，多様な料理・食品を取り入れている．しかし実際，試合前調整期には，競技パフォーマンス向上を目的としてさまざまな戦略を取り入れるため，食品や料理の多様性は多少低くなると考えられる．グリコーゲンローディング法の実施を目的とした食事計画を立案する上で重視すべきは，アスリートが食べたい物，食べやすい物，自分に適していると思える物を積極的に取り入れ，快適に食事を摂取できるように支援することである[1]．

グリコーゲンローディング法を実施する必要がないアスリートは，試合前調整期においても，表5-5-1に示す日常的な糖質摂取の目安を参照するとよい．

(2) 消化器症状の予防

アスリート，とくにマラソンのように長時間の中～高強度運動を行うアスリートは，運動中や運動直後に，食欲減退，便意や下痢，腹部痙攣，胸やけ，吐き気を訴えることが多い[6]．高強度運動は，一過性に胃内容排出の遅延や消化管運動の低下，消化器の循環血流量減少をもたらす．アスリートは高強度運動を日常的に繰り返し，それに加えて，高糖質食や量の多い食事を摂取することにより，消化器に問題が生じるリスクが高まっている[7]．試合前には，緊張や不安，特異的な食事調整や食品の摂取，消化管感染が引き金となり，消化器症状が悪化することがある．とくに試合前調整期には，便秘が生じやすい．また，アスリートに生じる可能性がある消化器疾患のひとつに，過敏性腸症候群（irritable bowel syndrome：IBS）がある．IBSは，消化管に器質的な異常は認めないが，下痢や便秘などの便通異常を伴う，原因不明の疾患である．診断基準のひとつRome IVでは，腹痛を6カ月以上前から繰り返し，直近3カ月で少なくとも4日/月以上の頻度で症状が生じ，次の条件（その症状が①排便と関連する，②排便回数の変化を伴う，③便形状の変化を伴う）の内，2つ以上を満たす場合にIBSと診断される[8]．マラソン選手やトライアスロン選手を対象とした最近の研究では，IBSの有病率が9.8％であると報告されている[9]．重度の便秘やIBSの場合，食物繊維や腸管で発酵されやすい食品は控えるほうがよいとされている．また，便秘やIBSの発症予防や早期発見のために，日ごろから便をモニタリングしておくとよい．排便量（重量），形状（ブリストルスケール），色のモニタリングには，Ohnoら[10]の便評価ツール（腸みえるシート®）が利用できる（図5-5-1）．この腸みえるシート®の便モデルで評価した排便量と実測の便重量との間には正の関連があり，ブリストルスケールで主観的に評価した便形状と実測した便の水分量や固さとの間にも関連が認められている．

2. 試合前の栄養補給

試合前はおもに糖質や水分の補給を目的として食事や飲料を摂取することが多い．食事内容を決める際に重視すべき要因は，食べ物の消化吸収率，アスリートの食嗜好および心理状態である．試合前の食事は，食品衛生面からも，刺身などの生ものは避け，加熱調理されたものを選ぶ．

(1) 試合前日

胃に多くの食べ物が残留した状態で運動を行うと，吐き気や逆流が生じ，競技パフォーマンスが低下する一要因となるため，試合前の飲食物は，胃排出時間（gastric emptying time：GET）の遅延が生じないように調整する．最大酸素摂取量の70％に相当する強度以上で運動を行うと，食道や小腸上部の蠕動運動が減少し，胃内容排出率が顕著に減少するため，中高強度以上の運動を要

表5-5-2　グリコーゲンローディング法実施時の食事例

女子長距離選手（体重60 kg），糖質10 g/kg体重/日の基準に則って3日間高糖質食を摂取	
1日目	
エネルギー　3,100 kcal たんぱく質　100 g 炭水化物　600 g 脂質　45 g カルシウム　1,000 mg 鉄　25 mg 食物繊維　25 g	朝食 シリアル 1.5カップ，低脂肪乳 1カップ，オレンジジュース 1カップ ベーグル 1個あるいはトースト 2枚（バター少量），ジャムやはちみつ 大さじ1
	補食1（午前） 紅茶やハーブティー 2カップ，はちみつ 大さじ2 グラノーラバー 1本（糖質45 g），果物 中程度の量を 1個
	昼食 サンドウィッチ 2個（パン 4枚＋肉/チーズ/ハムと野菜サラダ）あるいは パスタ 2カップ（調理後）＋トマトソース 1カップ＋肉か魚 100 g 100%フルーツジュース 1カップ
	補食2（午後） スポーツドリンク/レモネード 2カップ，果物 中程度の量を 1個 トースト 2枚（バター少量），ジャムやはちみつ 大さじ1
	夕食 鶏胸肉のグリル 110 g（調理前重量），蒸し野菜 2カップ，オリーブオイル 大さじ1，醤油 大さじ2 白飯 2カップ，果物入り低脂肪ヨーグルト 1カップ，フルーツジュース 1カップ
2日目	
エネルギー　3,400 kcal たんぱく質　115 g 炭水化物　620 g 脂質　60 g カルシウム　1,500 mg 鉄　25 mg 食物繊維　40 g	朝食 グラノーラとドライフルーツ 1カップ，果物入り低脂肪ヨーグルト 1カップ ベーグル 1個あるいはトースト 2枚（バター少量），ジャムやはちみつ 大さじ1
	補食1（午前） 紅茶やハーブティー 2カップ，はちみつ 大さじ2杯 ナッツバターとジャム 各大さじ1，サンドウィッチ（パン 1枚分），果物 1個
	昼食 精白小麦粉のトルティーヤ 1枚，白飯 1カップ，とうもろこし 1カップ サルサ 1/2カップ，アボカド 1/4個，コリアンダー少々 ターキーブレストのグリル（チョップ）1/4カップ（チーズを振りかける） フルーツジュース 1カップ
	補食2（午後） スポーツドリンク/レモネード 2カップ，果物 1個，スポーツバー1本
	夕食 パスタ 2カップ（調理後重量），オリーブオイル 大さじ1 魚110g（調理前重量），蒸し野菜 1カップ，フルーツシャーベット 1カップ
3日目	
エネルギー　3,270 kcal たんぱく質　125 g 炭水化物　620 g 脂質　60 g カルシウム　1,400 mg 鉄　26 mg 食物繊維　40 g	朝食 オムレツ（卵2～3個），野菜 1カップ，チーズ 1/4カップ ベーグル 1個あるいはトースト 2枚（バター少量），ジャムやはちみつ 大さじ2 オレンジジュース 1カップ
	補食1（午前） 紅茶やハーブティー 2カップ，はちみつ 大さじ2，グラノーラバー1本（糖質45 g），果物 1個
	昼食 豆腐のグリル 120 g（調理前重量），オリーブオイル 大さじ1，野菜 2カップ ペストパスタ 2.5カップ，100%フルーツジュース 1カップ
	補食2（午後） スポーツドリンク/レモネード 2カップ オートミール 1/2カップ（乾燥重量），アップルソース 1カップ
	夕食 ターキーブレスト 100 g（調理前重量），パスタ 2カップ，トマトソース 1カップ ほうれん草 1カップ，フルーツシャーベット 1カップ

注：メニュー例は海外製計量カップを使用する想定で作成されているため，日本製を使用する際には注意が必要である．
メニューのアイディアを提供したいという意図があり，上記メニュー例は非常に多様な内容となっているが，実際には，料理や食品の多様性はもう少し低くなると考えられる．また，選手の食習慣や嗜好に応じて献立を組み立てる必要がある．日本人選手の場合，次のような食品の置き換えが例として挙げられる（エネルギー，炭水化物含有量を考慮）．（例1）シリアル1.5カップ（60 g）→米飯約140 g．（例2）パスタ（ゆで）2カップ→うどん約300 g．（例3）ターキーブレスト→鶏むね肉
(Burke L, Deakin V: Clinical Sports Nutrition Fifth Edition. McGrow-Hill Education, pp.370-372, 2015より引用改変)

1回の排便量　1. 0.5本　2. 1本　3. 1.5本　4. 2本　5. 2.5本　6. 3本　7. 3.5本　8. >4本

便モデル（1本）

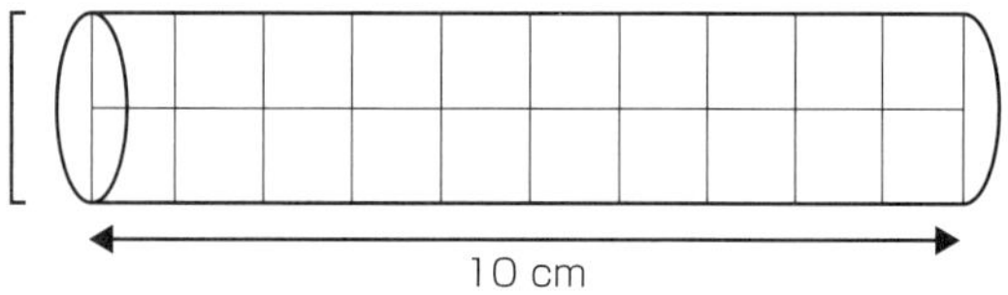

便の形状
1. 分離した硬い木の実のような便（排便困難を伴う）
2. 硬便が集合したソーセージ状の便
3. 表面にひび割れがあるソーセージ状の便
4. 平滑で柔らかいソーセージ状あるいは蛇状の便
5. 柔らかく割面が鋭い小塊状の便（排便が容易）
6. ふわふわした不定形の小片便，泥状便
7. 固形物を含まない水様便

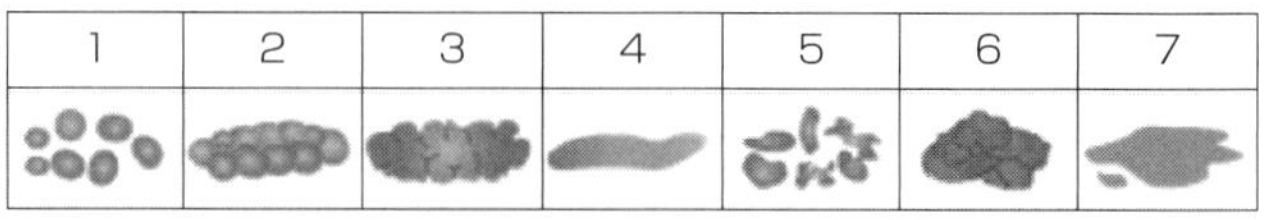

便の色

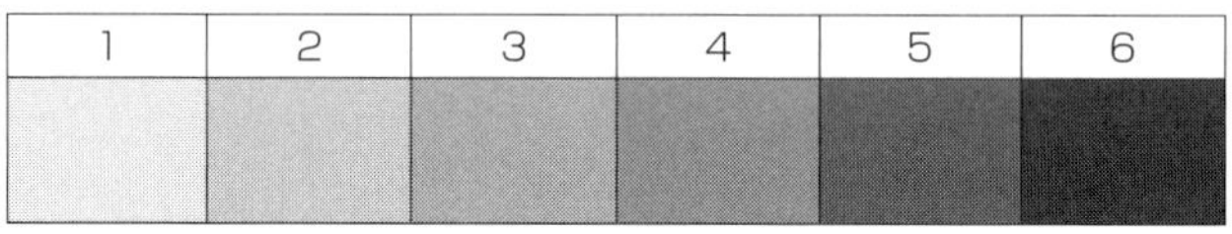

便のにおい
1. 臭くない
2. 少し臭い
3. 臭い
4. かなり臭い

図5-5-1　便評価ツール

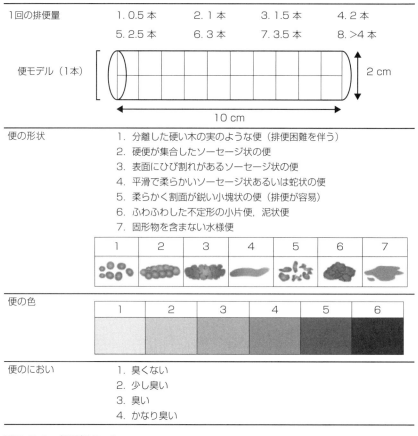

注）本書掲載の便評価ツール（便モデルの大きさや色）は原本と異なるため，「腸みえるシート®」原本を参考にされたい．

（Ohno H, et al.: Validity of an observational assessment tool for multifaceted evaluation of faecal condition. Sci Rep, 9: 3760, 2019）

する競技ではとくに試合前の栄養補給に配慮が必要である．脂質やたんぱく質含有量が多い食べ物はGETを遅延させ，運動時に吐き気など上部消化管の不調を引き起こす[11]．試合開始が近づくと緊張が高まり，消化管の循環血流量が減少し，腸管吸収機能が低下する．また，食物に対する過敏や不耐性は，腸管吸収能に影響を与え，競技パフォーマンス低下につながる可能性がある．食物過敏の有無や対象を事前に確認し，試合前の摂取は控える．試合中に消化管症状が生じ易いアスリートの場合は，次の点に注意が必要である[1]．

・運動を開始する2～3時間前から固形食の摂取を控え，試合当日は食物繊維を豊富に含む食べ物を避ける．
・試合前の栄養補給には，飲料や液体状の食品を用いる．とくに運動中に下痢や便意をもよおすことがよくある場合は，前日の夕食や試合前の食事に食物繊維含有量の少ない液体食を取り入れて，固体食の摂取量を調整する．
・トレーニング期に，運動中に飲食をする練習を重ねることで，消化管機能の順化を図る．

試合の何時間前から食物繊維を控えるべきかについては，個人でかなりばらつきがあるが，消化管通過時間を目安におおよその範囲は24～72時間であるとされている[12]．実際，サポート現場でアスリートの消化管通過時間を測定することは難

表5-5-3　試合の2～4時間前に摂取する食事例

食事例	内　容
照り焼きチキン丼	白米，照焼チキン，加熱した玉ねぎとほうれん草，スポーツドリンク
トマトソースのパスタ	パスタ（精製小麦），鶏むね肉，加熱したにんじんやズッキーニ，トマト，スポーツドリンク
サンドイッチとスープ	パン（精製小麦），ターキーブレスト，加熱したほうれん草，ミネストローネ，スポーツドリンク

(Burke L, Deakin V: Clinical Sports Nutrition Fifth Edition. McGrow-Hill Education, 2015より引用改変)

しいが，とくに運動を開始する何時間前から食物繊維摂取を控えると胃腸不快感が生じないか，トレーニング期に予め試しておく．

(2) 試合当日の試合前

グリコーゲンローディング法を実施していても，体内に貯蔵されているグリコーゲンは，一晩絶食状態でいると多くの量が消費されるため，試合数時間前の食事は，体内のグリコーゲン貯蔵量を高めることを第一の目的とする．食事を摂取し，骨格筋や肝臓にグリコーゲンが貯蔵されるまで時間を要するため，試合前の食事は糖質の消化や吸収を阻害する要因をできる限り除くよう心がける．たんぱく質を多く含む食事は，食物を消化・吸収・運搬するために生じる食事誘発性熱産生が高糖質食よりも高い．また，運動中にアミノ酸が代謝され，尿素が尿へ排泄されるためには水が必要であり，高たんぱく質食は脱水を誘発するリスクとなるかもしれない[1]．以上のことから，試合2～4時間前の食事は，ガイドラインを参考に1～4 g/kg体重の糖質を含み，食物繊維や脂質，たんぱく質量を抑えた食事とする．取り入れる食品は，アスリートの嗜好に合わせ，理想とする心理状態を維持できるような，かつ，試合中に空腹感や胃腸の不快感が生じにくい物がよい．例えば，Clinical Sports Nutrition[1]では，試合2～4時間前の食事として，パスタや丼もの，サンドウィッチとスープなどが紹介されており，これに加えて，スポーツドリンクや果物ジュースを摂取し，必要な糖質量を補給するよう勧められている(表5-5-3)．

グリセミックインデックス（glycemic index：GI）は，炭水化物を含む食物が血糖値に及ぼす影響を相対的に表す指標である．50gの消化・吸収される炭水化物を含む被検物を摂取した後2時間の血糖上昇量を評価するために，同重量の消化・吸収される炭水化物を含むグルコース，白パンあるいは白飯を基準とし，血糖上昇曲線下の面積比として算出される．

高GI食品は，摂取後数時間でのグリコーゲン増加量が低GI食品に比べ高いという報告があり，試合前数時間でグリコーゲン量を高めようとする場合は，高GI食品を摂取する方が良い可能性がある．一方，1時間以内に試合が始まる場面で糖質を摂取したい場合は，低GIで糖質を豊富に含む食品を選ぶ方がよい．試合開始直前の低GI・高糖質食品の摂取は，運動中に持続的に糖を供給できるという利点がある．しかし，それまでに十分な食事を摂取している場合，運動前に摂取する食品のGIが競技パフォーマンスへ及ぼす影響は大きくないという報告もあり，いまだ議論がなされている[3]．また，運動開始30～45分前にグルコースなどの高GI食品を摂取すると，運動誘発性低血糖が生じる可能性があり注意が必要である．試合直前の栄養補給として，脱水が生じる恐れがある競技では，水分補給を重視し，飲料の補給計画を立案する（Ⅲ部5参照）．

3．試合中の栄養補給

(1) 運動中の糖質補給

1) 運動中のエネルギー補給

運動中にどの程度糖質を補給するかは，ACSMやカナダ栄養士会による公式声明など[2,13]で推奨されている運動時間に応じた糖質摂取の目安を参考にするとよい（表5-5-1）．とくに中～高強度運動を行う競技について，運動時間に応じた糖質

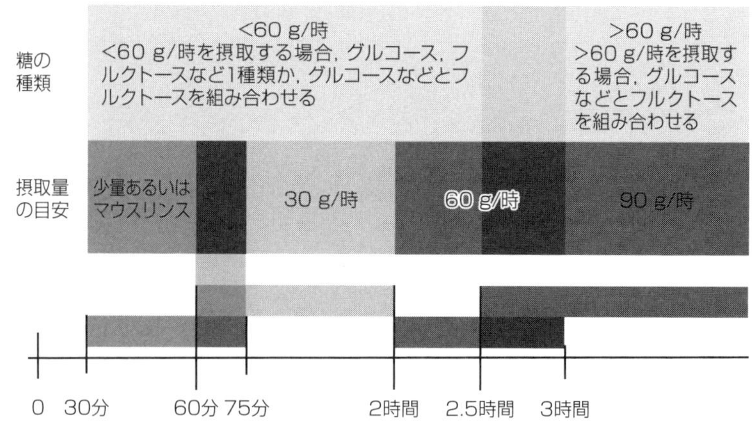

図5-5-2　運動中の糖質補給の目安

運動強度が低い場合は，強度に応じて，糖質摂取量を上記の目安より低く設定する.
(Burke L, Deakin V: Clinical Sports Nutrition Fifth Edition. McGrow-Hill Education, 2015およびJeukendrup A：A step towards personalized sports nutrition: carbohydrate intake during exercise. Sports Med, 44 (Suppl 1): S25-33, 2014より引用改変)

摂取目安を図5-5-2に示す．図5-5-2はこれまでの知見をまとめて作成されている[14)]が，運動時間の区切りや強度は明確ではないため，境界に該当する競技種目のアスリートは，練習時に糖質量をいくつか試し，最適な摂取量を決める．現在のところ，運動時間が30分より短い場合は，運動中の糖供給不足によりパフォーマンスが低下することはあまりないとされている．30～75分程度の運動時は，筋グリコーゲン枯渇は顕著ではないが，運動の強度によっては中枢性疲労（中枢神経系の機能低下）が生じる可能性があり，糖質を少量摂取することやマウスリンスを行うことが疲労軽減に効果的である．運動時間が60分～2時間となる場合，グリコーゲン量の減少，血糖値の低下などに伴い疲労が顕著に生じるため，30 g/時程度の糖質摂取が推奨される．2～3時間の運動時は60 g/時，2.5～3時間以上となる場合は60～90 g/時の糖質量を補給する．90 g/時の糖質を補給する場合，グルコースとフルクトースを2：1で混合して摂取することが推奨される（理論についてはⅢ部[1]を参照されたい）．ただし，アスリートの身体的負担や健康維持を考えて，運動中に90 g/時の糖質量を数時間にわたり摂取するのは，1週間に1回までとすることが推奨されている．ウォーキングやゆっくりとしたペースのランニングなど運動強度が低い場合は，図5-5-2の目安より糖質摂取量を減らして対応する．

2）マウスリンス

先に述べたように，75分程度の持続的な中高強度運動時には，中枢神経系の機能低下を反映する中枢性疲労が生じる可能性がある．中枢性疲労を軽減する方法として，糖質飲料を用いた介入が効果的であることが報告されている[14,15)]．とくに糖質飲料マウスリンスについて言及すると，Carterら[16)]は，糖質飲料マウスリンスが1時間の自転車運動時のタイムトライアル成績を向上させることを報告しており，その後の研究でも，運動継続時間の延長や筋力低下の抑制効果を有することが明らかにされている[18-22)]．糖の種類および濃度は，マルトデキストリンやグルコース（6.4%濃度），グルコースとスクロース混合（6.0%濃度）などが用いられ，運動中10分ごとに25 mLを10秒間，あるいは，一口で含める量を5秒間リンスする方法がある．糖質飲料によるマウスリンスが疲労を軽減する機序のひとつとして，マウスリンス時に線条体の活性が増加することから，脳報酬系の関与が考えられている[23]．口内に糖質が入ると，糖質受容体を通じ，第一次味覚野をはじめとする脳部位へ刺激が伝達される．第一次味覚野および眼窩前頭皮質は背外側前頭前野，前帯状皮質，腹側線条体といった脳部位に投射していることから，味覚伝達経路と感情，認知，行動などの適切な応答の間にはつながりがあり，糖質飲料によるマウスリンスが疲労の軽減に寄与すると推察されている[20]．試合時に積極的に取り入れるにはまだエビデンスが少ないが，糖質飲料マウスリンスの疲労軽減効果は，激しい運動による脳への糖取り込み低下の影響を受けず，消化管の不快感を伴うこともないので，競技種目によっては今後応用できる可能性がある．

4．試合後の栄養補給

(1) 試合直後，試合間の栄養補給

次の試合までのリカバリー時間が8時間未満であり，グリコーゲン貯蔵を少しでも多く，速やかに回復する必要がある場合は，表5–5–1を参考に，1.0～1.2 g/kg体重/時の糖質を試合終了後4時間補給し，その後は通常必要とされる量を補給する．例えば，体重60 kgのアスリートが1.0～1.2 g/kg体重/時を摂取する場合，1時間ごとに100 gのおにぎりであれば約2個を食べる必要があり，アスリートの心理的負担や消化管への負荷が大きい．そのような場合は，1時間当たり必要な糖質量を2～3回に分けて，複数の食品・飲料を利用して補給するとよい．試合後の糖質やたんぱく質の摂取方法については，アスリートの状態や嗜好に合わせて，糖質の摂取量や種類，摂取回数，たんぱく質との同時摂取の導入などを考える（Ⅲ部1 2参照）．また，暑熱環境で行う競技や高強度かつ/または長時間の運動を要する競技，試合中の水分補給の機会が限られている競技のアスリートは，とくに脱水の心配があるため，試合直後は，水分補給を重視し，腸管吸収率が低下しない糖質濃度の飲料や食品を摂取する．試合前に減量を図る競技のアスリートも，脱水のリスクが高いため，試合直後の水分補給を重視する．

(2) 試合後の食事

Clinical Sports Nutrition[1]では，試合後の食事について下記のポイントが紹介されている．一日に複数の試合がある場合，試合間は糖質を豊富に含む食品を中心として，脂質の少ない肉や卵，果物少量や乳製品などで食事を構成する．試合間隔が短い場合は，飲料やエネルギーゼリーなどの液状・流動食を中心に摂取する．

エネルギー必要量が高いアスリートの場合，試合後の食事（通常は夕食となる）で摂取する食事量が多くなりすぎてアスリートが不快に感じないように，試合後から補食を頻回摂取して調整するとよい．また，食欲・消化管機能低下などの問題がある場合は，食物繊維が少なく，エネルギー密度の高い食品を選択する．

エネルギー摂取量を制限しているアスリートの場合は，補食の追加が難しいこともあり，夕食などの食事を試合後なるべく早く摂取できるように環境を整える．試合後すぐに夕食をとるのが難しい時は，通常夕食で提供するヨーグルトや果物などを試合後すぐに摂取しておくのがよいかもしれない．その後の夕食は，低脂肪で，満足感を高めるために，エネルギー密度が低い，量の多い食事とし，低GI食品を取り入れると良い．

最後に，試合終了後すぐに食事を摂取できない環境にある場合は，固形食と液状食にプロテインパウダー，スポーツバーなどを組み合わせたリカバリーミールを用意しておくとよい．

5．競技の特性および環境に応じた試合時の栄養補給

競技の特性および環境によって，競技パフォーマンス向上のために必要とされる，最適な栄養補給方法は大きく異なる．試合前・中・後の栄養補給計画に影響を与える試合数や試合間隔だけを考えても，同日に予選から決勝戦まで行われる場合や試合間隔が1週間ほどある場合などさまざまで

表5-5-4　競技の特性および環境と栄養補給のポイント

競技種目・例	競技の特性および環境と栄養補給のポイント
ストレングススポーツ ウエイトリフティング，パワーリフティング，投てき種目，100-200 m スプリント競技，ボディビル	■ 予選と決勝戦が同日開催されるなど，1日に複数回競技を行うのが通例である ■ 階級制スポーツでは試合前に減量に取り組むことがよくある
	● 長時間あるいは高強度のレジスタンストレーニングによってグリコーゲンが消費されるため，運動前・中・後には，適切な糖質量を補給する ● レジスタンストレーニング後は，質を考慮したたんぱく質を早急に摂取する ● 飽和脂肪酸の過剰摂取を防ぐため，低脂質のたんぱく質食品を取り入れる ● 体重の調整には十分な期間を確保し，試合前の極端な減量は避ける ● 投てきやスプリント競技選手については，快適な状態で試合に臨めるよう，試合前の食事を選択する．試行間に時間がある場合は，エネルギーや水分補給を行えるよう，流動食や固形食など複数の食べ物を用意しておき，アスリートが摂取しやすいものを選択できるようにする
パワースポーツ 陸上（中距離），自転車（トラック），ボート，カヌー，水泳	■ 試合は，1日に複数回競技を行うのが通例である（予選，準決勝，決勝戦など） ■ トレーニング期の目標は，理想の体格に到達する（例：体脂肪率が低い状態にする）ことである．しかし，作り上げた体格は短期間しか維持できず，オフ期に失われることがあるので，アスリートはこのサイクルをなるべく最小限にとどめるべきである ■ 期分け（トレーニング強度や時間）に応じて食・栄養補給の目標も変更する．特に，試合期は体重増加に気をつける
	● 試合中に不快感が生じないような試合前の食事を選択する ● 予選と決勝戦が同日にある，特に，複数の種目に出場する場合，リカバリーのために，試合間には必ず飲料と食物を補給する
持久系スポーツ マラソン，トライアスロン，自転車（長距離）	■ 試合中に飲料や糖質を補給できる機会があるかは競技種目によって異なるが，一般的に，アスリートは競技中に動きながら飲料や食べ物を摂取する必要がある．補給は給水所でチームの関係者から受け取るか，アスリート自らが持ち運ぶ ■ 体格の変動を最小限にとどめること，期分けに応じた栄養補給について気をつけることは，上段のパワースポーツに記載の内容と同じである ■ 摂食やボディイメージに問題が生じるリスクがある
	● 90分以上運動を継続する種目のアスリートは，試合前の2～3日間にわたるグリコーゲンローディング法を取り入れる ● 試合前の食事は，追加で糖質を補給できるようなものを選択する ● 水分と糖質の補給を維持するために，次に示す種目毎の補給目安に従って，競技中の飲食に関する戦略を立てる．糖質摂取の目安は，運動時間が45～75分間の場合の少量あるいは「味わう」程度から，＞2.5時間の80～90 g/時という多量の補給まで幅広く設定されている．完全を期すためにトレーニング中にその戦略を実践しておく ● カフェインを含むサプリメントやスポーツゼリー，バー，飲料などの利用は熟考する
審美系，階級制スポーツ フィギュアスケート，体操，ダイビング，格闘技，ボート（軽量級）	■ 体重や体脂肪率を低く保つことに重きを置くと，摂食やボディイメージに障害が生じるリスクが高まる ■ 競技の階級に合わせるため，試合前に減量に取り組むことがよくある ■ 試合に臨む前に体重を微調整するが，極端な減量手段を用いてはならない．体重と体脂肪の目標は，実現可能性が高く，長期的に考えて健康や競技パフォーマンスに有益な値を選択する
	● 食に関連するストレスを感じるようになった場合は，早い段階で緩和できる策を探す ● 適度な水分補給と食事制限による減量を行った場合，体重計量後は試合に向けて再度水分補給とエネルギー・糖質を補給する
チームスポーツ サッカー，ラグビー，バスケットボール，ホッケーなど	■ 試合は毎週期日の確定したものか，トーナメント形式となる：両者とも試合後にはリカバリーが必要とされる ■ 期分け（トレーニング強度や時間）に応じて食・栄養補給の目標も変更する．とくに試合期は数多くの試合を行い，リカバリー期間が2～7日であるという特徴がみられる ■ 競技種目やチーム内のポジションによって，求められる体格に幅がある ■ 試合中に飲料や糖質を補給する機会があるかは，競技のルールによってさまざまである
	● 試合前調整期は，競技・種目毎に摂取目安に応じて糖質を補給し，試合に備える．ミッドフィールドプレーヤーや運動量の多いアスリートは，試合前1～2日間で積極的に糖質を摂取することを検討する ● 試合前の食事は試合中に不快感が生じないようなものを選択する ● 適切な水分と糖質の補給を維持するために，栄養補給をすることが出来る機会の有無やタイミングに従って，種目毎の補給目安を満たすように，試合中の飲食に関する戦略を立てる．糖質摂取の目安は，運動時間が45～75分間の場合の少量あるいは「味わう」程度から，60～90分間の30～60 g/時まで幅広く設定されている．完全を期すためにトレーニング中およびプレシーズンゲーム中にその戦略を実践しておく

（International Olympic Committee: Nutrition for Athletes. 2012より，競技の特性および環境（■）と栄養補給のポイント（●）を引用，一部改変した）

ある. 一例として, 国際オリンピック委員会(IOC)が2012年に発表した資料[24]に従って, 競技特性や試合前・中・後の栄養補給で注意すべき点をまとめる (表5-5-4).

[小西　可奈・海老久美子]

[文　献]

1) Burke L, Deakin V: Clinical Sports Nutrition Fifth Edition. McGrow-Hill Education, 2015.
2) Thomas DT, et al.: American College of Sports Medicine Joint Position Statement. Nutrition and Athletic Performance. Med Sci Sports Exerc, 48: 543–568, 2016.
3) Burke LM, et al.: Postexercise muscle glycogen resynthesis in humans. J Appl Physiol (1985), 122: 1055–1067, 2017.
4) Bussau VA, et al.: Carbohydrate loading in human muscle: an improved 1 day protocol. Eur J Appl Physiol, 87: 290–295, 2002.
5) Burke LM, et al.: Contemporary Nutrition Strategies to Optimize Performance in Distance Runners and Race Walkers. Int J Sport Nutr Exerc Metab, 29: 117–129, 2019.
6) Riddoch C, Trinick T: Gastrointestinal disturbances in marathon runners. Br J Sports Med, 22: 71–74, 1988.
7) Pfeiffer B, et al.: The effect of carbohydrate gels on gastrointestinal tolerance during a 16-km run. Int J Sport Nutr Exerc Metab, 19: 485–503, 2009.
8) Lacy BE, Patel NK: Rome Criteria and a Diagnostic Approach to Irritable Bowel Syndrome. J Clin Med, 6 (11), pii: E99, 2017.
9) Killian LA, Lee SY: Irritable Bowel Syndrome is Underdiagnosed and Ineffectively Managed Among Endurance Athletes. Appl Physiol Nutr Metab, 7: 1–10, 2019.
10) Ohno H, et al.: Validity of an observational assessment tool for multifaceted evaluation of faecal condition. Sci Rep, 9: 3760, 2019.
11) Rehrer NJ, et al.: Gastrointestinal complaints in relation to dietary intake in triathletes. Int J Sport Nutr, 2: 48–59, 1992.
12) Reale R, et al.: Acute-Weight-Loss Strategies for Combat Sports and Applications to Olympic Success. Int J Sports Physiol Perform, 12: 142–151, 2017.
13) Burke LM, et al.: Carbohydrates for training and competition. J Sports Sci, 29 (Suppl 1): S17–27, 2011.
14) Jeukendrup A: A step towards personalized sports nutrition: carbohydrate intake during exercise. Sports Med, 44 (Suppl 1): S25–33, 2014.
15) Messier C: Glucose improvement of memory: a review. Eur J Pharmacol, 490: 33–57, 2004.
16) Donohoe RT, Benton D: Cognitive functioning is susceptible to the level of blood glucose. Psychopharmacology (Berl), 145: 378–385, 1999.
17) Carter JM, et al.: The effect of carbohydrate mouth rinse on 1-h cycle time trial performance. Med Sci Sports Exerc, 36: 2107–2111, 2004.
18) Fraga C, et al.: Carbohydrate mouth rinse enhances time to exhaustion during treadmill exercise. Clin Physiol Funct Imaging, 37: 17–22, 2015.
19) Jensen M, et al.: Carbohydrate Mouth Rinse Counters Fatigue Related Strength Reduction. Int J Sport Nutr Exerc Metab, 25: 252–261, 2015.
20) Jeukendrup AE, Chambers ES: Oral carbohydrate sensing and exercise performance. Curr Opin Clin Nutr Metab Care, 13: 447–451, 2010.
21) Lane SC, et al.: Effect of a carbohydrate mouth rinse on simulated cycling time-trial performance commenced in a fed or fasted state. Appl Physiol Nutr Metab, 38: 134–139, 2013.
22) Rollo I, Williams C: Effect of mouth-rinsing carbohydrate solutions on endurance performance. Sports Med, 41: 449–461, 2011.
23) Chambers ES, et al.: Carbohydrate sensing in the human mouth: effects on exercise performance and brain activity. J Physiol, 587: 1779–1794, 2009.
24) International Olympic Committee: Nutrition for Athletes. 2012.

6 ジュニアアスリートの栄養サポート

1. 基礎的な理論

(1) ジュニア期の特徴

ジュニア期は小学校から高校までと発育発達において大きく成長する時期である．とくに小学校高学年から中高生までのいわゆる思春期は，ヒトの一生においても急速な成長がみられ，成長のために必要なエネルギーや栄養素ももっとも多く必要になる[1,2]．

学校での部活動，スポーツクラブ，スポーツ少年団でのスポーツ活動が盛んになり，その開始も低年齢下の傾向がみられるようになった．スポーツ活動にともない，競技力を高めるための「スポーツ栄養」への関心が高まってきている一方で，朝食欠食の増加など日常の基本的な生活習慣や食習慣の乱れがあげられ[3-5]，競技力を高める栄養摂取を考える前に，日常の食生活を見直し，成長期にみあった食事に関する知識やスキルを習得することが必要となる．

(2) ジュニア期の発育発達の特徴

小・中学生および高校生のジュニア期のアスリートの栄養・食生活のあり方は，身体が完成していく時期を考慮しながら，運動特性に合わせた食事・栄養に関する基本スタイルを身に付け，食事・栄養に関する自己管理能力を育成することである．

発育発達は諸器官によってペースが異なっており，スキャモンにより一般型，神経型，リンパ型，生殖器型の4つの基本型で模式化されている（図5–6–1）[6]．一般型は身長や体重，筋肉，骨，血液，肝臓・腎臓などの臓器を示し，乳幼児期と思春期の頃に急激に発達する．リンパ型は免疫系の扁桃，リンパ節などのリンパ組織の発達を示し，生後から12〜13歳ごろまでに急激に成長し，大人のレベルを超えるが思春期過ぎから大人のレベルに戻る．神経系は脳やせき髄，視覚器を示し，出生直後から急激に発達し，4〜5歳までに成人の約80％までに発達する．生殖型は14歳ごろから急激に発達し，男性ホルモン，女性ホルモンの分泌が増加する．

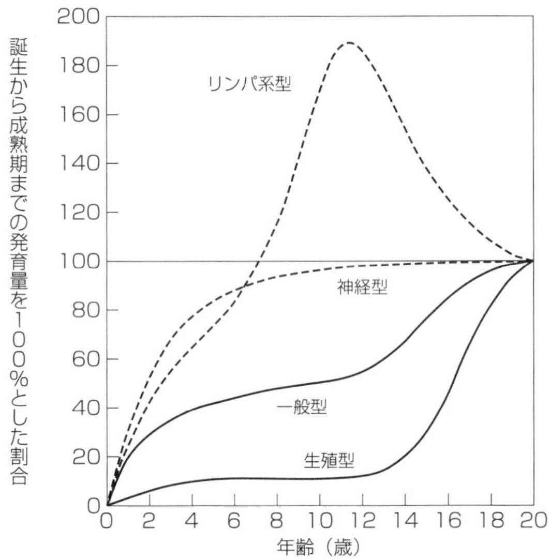

図5–6–1 スキャモンの発育曲線
(Scammon RE: The measurement of the body in childhood. In : Harris JA, et al. (Eds): The Measurement of Man. University of Minnesota Press, pp.173–215, 1930)

学童期の身長の成長速度は年齢とともに減速するが，女子では11〜12歳ごろ，男子では13〜14歳ごろに急速に発育し，女子が男子より2年くら

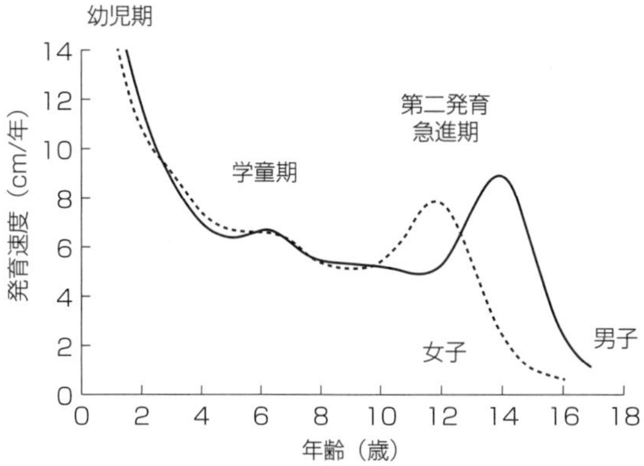

図5-6-2　身長の発育速度

(Preece MA, et al.: Auxological aspects of male and female puberty. Acta Paediatr Supple, 383: 11-13, 1992)

い早く現れる（図5-6-2）[7]，このころを第二発育急進期という[1]．

2．スクリーニングのポイント

スキャモンの発育曲線から発育に応じたスポーツトレーニングを考える場合，年齢別に分類してスポーツ指導を行いやすいというメリットがあるが，発育期に生じる早熟・晩熟といった成熟度の個人差が問題となる．子どもに関わるスポーツ指導者は，子どもの発育状態を生物学的指標を用いて把握することが重要な課題であるが，簡便に行える測定手法の確立と精度の高さが望まれ，その手法を普及させることが重要であるとしている[8]．

日本人の小児の体格を評価する際，成長曲線（横断的標準身長）・体重曲線（0～18歳）を用いている[9]．成長曲線は健康の程度を考慮したものではないが，成長の程度を確認し，判断する指標としてもっとも適当とされている．近年，やせ志向が増え，女子だけでなく男子においてもその傾向がみられるようになっているが，身長に見合った体重を意識し，適切な食事量を確保していくために，現在の身長では，体重はどのくらいあればいいか等，身長の伸びと体重の関係を評価する指標となる．

3．アセスメントのポイント

ジュニアアスリートは一般の子どもに比べて活動量が多く，消費エネルギー量に見合った食事量が摂取できない場合，エネルギー不足となり，やせやそれに伴う貧血，疲労骨折などを引き起こすことにもなる．身長の伸びに合わせた体重の増加も重要であり，発育に合わせたエネルギーと成長のために必要な栄養素の確保が必要となる．成長曲線は日本小児内分泌学会のホームページから入手できる[9]．

定期的な身長・体重の計測の実施による発育発達状況の把握とともに，家庭での食生活状況（秤量法による食事調査・食物摂取頻度調査），学校給食の喫食状況，食習慣調査，食知識調査（栄養素のはたらき，期分けの食事等），食意識調査などのアセスメントを実施し，食生活の課題を抽出する．

また，生活時間調査を実施し，摂取量と消費量のバランスについて検討するとともに，生活時間調査から睡眠時間についても把握し，規則正しい生活習慣の形成を図る．その他，ジュニア期は第二次性徴の時期でもあり，月経の有無により鉄の必要量が異なることから，女子の月経の有無についても把握する（「スポーツにおける相対的なエネルギー不足」についてはV部[1]を参照）．

4．目標設定のポイント

子どもは成人に比べてニューロンあたりのシナプスが多く，脳におけるグルコース消費速度が速い[10]．そのため，朝食の摂取は，子どもの認知機能にとっても重要であり，ジュニアアスリートが朝食で主食に「飯」を食べることは1日のエネルギー源の確保のためにも大切である．しかし，朝食の摂取状況をみると（表5-6-1），小学3・4年生男子は「毎日食べる」が93.6％であったが，高校生男子は77.3％と学齢とともに「毎日食べる」が減少している[11]．とくに，男子は女子に比べて

表5-6-1　朝食の摂取状況

(%)

	男子				女子			
	小学3･4年	小学5･6年	中学生	高校生	小学3･4年	小学5･6年	中学生	高校生
毎日食べる	93.6	92.1	84.5	77.3	91.9	91.4	82.1	80.5
食べる日の方が多い	3.6	4.6	3.3	4.9	5.3	5.1	10.9	11.9
食べない日の方が多い	2.1	2.0	3.3	3.8	1.9	2.4	3.7	3.4
ほとんど食べない	0.6	1.0	1.7	3.8	0.9	1.1	2.2	2.7
毎日食べない	0.1	0.3	1.3	3.5	0	0.1	1.1	1.6

（日本学校保健会：児童生徒の健康状態サーベイランス事業報告書（平成28～29年度）より引用改変）

表5-6-2　児童または生徒１人１回当たりの学校給食摂取基準および牛乳の栄養量

年齢・性別	エネルギー	たんぱく質	脂質	カルシウム	鉄
	kcal	%エネルギー	%エネルギー	mg	mg
児童（10～11歳）の場合	780	13～20	20～30	360	4.0
生徒（12～14歳）の場合	830	13～20	20～30	450	4.0

（藤田　聡：体組成を育てるタンパク質．子どもと発育発達，12: 110-114, 2014より小学校高学年，中学生のみ引用）

朝食を「食べない」割合が高く1日の必要量に対する不足が懸念される．

小・中学生にとって学校給食の果たす役割は大きい（表5-6-2）[12]．しかし，学校給食のある日に比べ，ない日のカルシウムと鉄の摂取量は少なく[5]，とくにカルシウムは給食のない日はどの対象学年においても給食のある日の1/3程度の摂取量であり，給食のある日であっても，必要量を満たしていない状況がみられる．

学校給食では児童・生徒の体格に合わせた個別の食事量の提供は難しい．活動が大きいジュニアアスリートにとっては学校給食で提供される量では少ない場合もある．そこで，不足分は朝食，夕食，補食で摂取しなければならない．身体づくりのために大事なこの時期の朝食の欠食は，必要なエネルギーおよび栄養素が確保できないことになるため，食育により，しっかり指導していくことが求められる．

5．栄養補給計画のポイント

（1）成長期のエネルギー必要量

発育発達に合わせた必要なエネルギーを十分に供給するとともに各種栄養素の役割を理解して摂取する必要がある．成長期にある小児（1～17歳）では，身体活動に必要なエネルギーに加えて，組織合成に要するエネルギーと組織増加分のエネルギー（エネルギー蓄積量）を余分に摂取するため，推定エネルギー必要量は下記の計算式で算出され（表5-6-3～表5-6-5）[13]，運動量とともに必要量が増える．

表5-6-3　基礎代謝基準値（kcal/kg体重/日）

年　齢	男　性	女　性
6～7歳	44.3	41.9
8～9歳	40.8	38.3
10～11歳	37.4	34.8
12～14歳	31.0	29.6
15～17歳	27.0	25.3

（厚生労働省:日本人の食事摂取基準（2020年版）よりジュニア期のみ引用）

推定エネルギー必要量（kcal/日）＝基礎代謝量（kcal/日）×身体活動レベル＋エネルギー蓄積量（kcal/日）

表5-6-6に身体活動が「高い」小・中学生および高校生のエネルギーと主要な栄養素の食事摂取

表5-6-4　身体活動レベル

	Ⅰ（低い）	Ⅱ（ふつう）	Ⅲ（高い）
6～7歳	1.35	1.55	1.75
8～9歳	1.40	1.60	1.80
10～11歳	1.45	1.65	1.85
12～14歳	1.50	1.70	1.90
15～17歳	1.55	1.75	1.95

身体活動レベルⅠ（低い）：生活の大部分が座っていて，静かな活動が中心
身体活動レベルⅡ（ふつう）：座っていることが中心の仕事だが，職場内の移動や立っての作業・接客等，あるいは通勤・買物・家事・軽いスポーツ等のいずれかを含む場合
身体活動レベルⅢ（高い）：移動や立っていることが多い仕事をしている人．あるいは，スポーツなど余暇での活発な運動習慣を持っている場合．
（厚生労働省：日本人の食事摂取基準（2020年版）よりジュニア期のみ引用）

表5-6-5　エネルギー蓄積量（kcal/日）

年齢	男性	女性
6～7歳	15	20
8～9歳	25	30
10～11歳	40	30
12～14歳	20	25
15～17歳	10	10

（厚生労働省：日本人の食事摂取基準（2020年版）よりジュニア期のみ引用）

基準を示した．定期的な身長・体重の計測を実施し，身体の発育・成長に見合った栄養量が不足しないような食事管理が必要となる．競技によってはジュニア期であっても減量を必要とする場合もあるが，成長期であることを考慮し，監督・指導者と連携をとりながら体重管理に注意することが重要である．

(2) 各栄養素必要量

たんぱく質，脂質，炭水化物は各年代の推奨量や目標量を参考にしつつ，個別対応する際はエネルギー産生栄養バランスを使ったり個々の年齢や活動量および体重に合わせて算出するほうが望ましい．

ジュニアアスリートは一般的な子どもと比較するとエネルギー消費量が高くなることが予想され，運動による体内アミノ酸の消費やトレーニングによる筋肥大が伴う場合は必要摂取量が増加する可能性も指摘されている．体組成を定期的に評価し，たんぱく質摂取の過不足が起きないようにする[14]．

成長期には新生組織の蓄積に必要なたんぱく質を摂取する必要がある．サッカー選手と陸上短距離選手（12～18歳）を対象とした研究では，小児の成長速度の個人差にかかわりなく，1日あたり1.35～1.60 g/kg体重のたんぱく質摂取で正の出納バランスが確認され[15, 16]，ジュニアアスリートが一般の子どもと比較してたんぱく質摂取量が高くなることを示唆しているが，思春期前の学童期までのジュニアアスリートにおいては，たんぱく質同化ホルモンの分泌が低いため著しい筋肥大は認めないとしている[14]．

たんぱく質，カルシウム，鉄など主要な栄養素の不足は体調不良，貧血，骨密度低下などを引き起こすことから摂取源となる食品を意識してとり，十分な摂取をすることが必要である．また，カルシウムの蓄積量をみると，幼児期から小学校低学年までは同程度であるが，小学校高学年から多くなり，男子では12～14歳がもっとも多く，15～17歳でも小学校高学年を上回っている．女子は8～9歳から徐々に増え，10～11歳までは男子の蓄積量を上回っている（図5-6-3）[13]．これは身長の伸びる時期と同傾向にあり，この時期のカルシウム摂取はとくに意識する必要がある．

6．行動計画のポイント

栄養素のバランスを考慮し，何をどのくらい，どのようにして食べたらよいかを選手自身が身に付けられるような指導が大切である．指導の際は「主食」「主菜」「副菜」に，運動により消耗した栄養素を補うために「牛乳・乳製品」「果物」を加えたアスリートの食事の基本型を活用するとよい（図5-6-4）．

表5-6-6　ジュニア期の食事摂取基準（身体活動レベルIII）

年齢・性別	エネルギー	たんぱく質	脂質	炭水化物	カルシウム	鉄
	kcal	%エネルギー	%エネルギー	%エネルギー	mg	mg
10～11歳男子	2,500	13～20（16.5）	20～30（25）	50～65（57.5）	700	8.5
10～11歳女子	2,350	13～20（16.5）	20～30（25）	50～65（57.5）	750	8.5（12.0）*
12～14歳男子	2,900	13～20（16.5）	20～30（25）	50～65（57.5）	1000	10.0
12～14歳女子	2,700	13～20（16.5）	20～30（25）	50～65（57.5）	800	8.5（12.0）*
15～17歳男子	3,150	13～20（16.5）	20～30（25）	50～65（57.5）	800	10.0
15～17歳女子	2,550	13～20（16.5）	20～30（25）	50～65（57.5）	650	7.0（10.5）*

たんぱく質，脂質，炭水化物は目標量（中央値），カルシウム，鉄は推奨量
*カッコ内は女子で生理のある人の鉄必要量.
（厚生労働省：日本人の食事摂取基準（2020年版）よりジュニア期のみ引用）

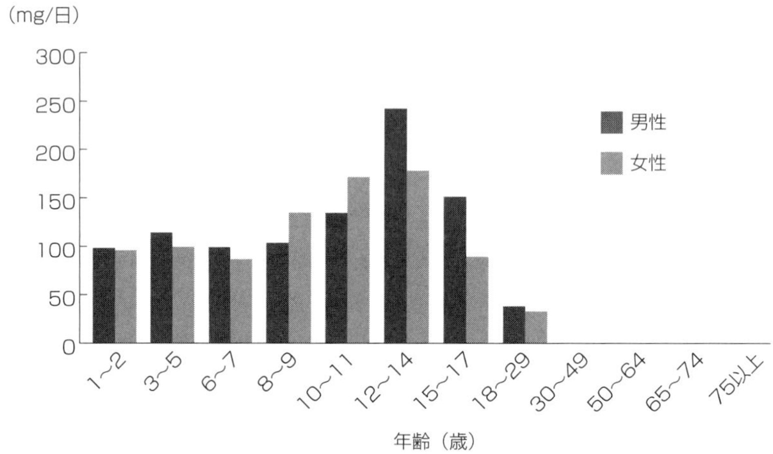

図5-6-3　年齢階級別カルシウム蓄積量
（厚生労働省：日本人の食事摂取基準（2020年版）より作図）

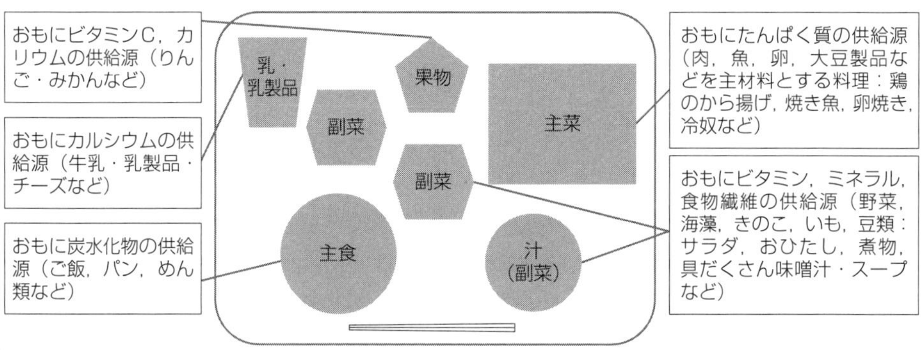

図5-6-4　アスリートの食事の基本の型

1）主食について

「主食」はエネルギーの供給としてのはたらきがあり，ごはん，パン，麺類などがおもな糖質の摂取源となる．糖質を摂取することにより，運動時のおもなエネルギー源となるグリコーゲンが筋肉中に貯蔵される．トレーニングで消耗したグリコーゲンは十分な糖質摂取により補充される．一方，エネルギー源としては脂質の役割も大きく，調理時や調味料として使用する油脂，マヨネーズ，種実類から摂取されるが，現代の食生活では，むしろ過剰摂取の傾向がみられ，脂質の摂取源ともなるこれらの食品の摂取は過剰摂取につながることから注意が必要である．トレーニング期における1日あたりのエネルギー消費量は種目により異なるが，成長分，消費量に合わせたエネルギー量をしっかり確保する．このエネルギーの摂取源として「主食」の役割は大きいことを理解することが大切である．

2）主菜について

「主菜」はおもにたんぱく質が豊富な肉･魚･卵･大豆製品，乳・乳製品が摂取源となり，筋肉，骨格，血液など体作りに必要である．筋肉量の増量のためやとくにジュニア期の場合は嗜好により魚より肉中心の食生活になりがちであるが，さまざまな種類の食品からたんぱく質を摂取することが体づくりにとっても必要である．

3）副菜について

「副菜」はビタミン，ミネラル，食物繊維が豊富な野菜，海藻，芋類が摂取源となり，身体機能の調整をする．また，ビタミン類はエネルギー代謝反応を円滑に進めるために重要な役割をしていることから毎回の食事で摂取していく．みそ汁などの汁物の具も副菜の1品と捉え，野菜類の積極的な摂取が望まれる．

「野菜料理を作る時間がない」,「コンビニ食」など野菜ジュースをとって，野菜摂取とすることもよくみうけられるが，食事バランスガイド[17]では野菜ジュース（100％）の取り扱いについて，飲んだ重量の半分量を野菜として取り扱うこととされている．野菜350 gという数値にこだわるということではなく，1日に野菜350 g以上とっている人は，食事全体のバランスが優れ，不足しやすい栄養素（ビタミン，ミネラル，食物繊維等）を充足しやすいといわれる．そこで「野菜ジュースで野菜をとっているつもり」ではなく，主食・主菜・野菜を主とした副菜をそろえて食事全体のバランスを整える意識を高める．

4）果物，乳・乳製品について

「主食，主菜，副菜」だけでは摂取が難しいカルシウムなどの不足しがちな栄養素を「果物」や「乳・乳製品」で補う．「果物」にはビタミン類や食物繊維が豊富に含まれ，「乳・乳製品」はカルシウムが豊富で骨の成長・強化に必要な食品であることから，ジュニアアスリートの場合，毎食摂取することが望ましい．果汁ジュースについても野菜ジュースと同じ考え方から，飲んだ重量の半分量の「果物」として取り扱う[17]．

5）その他：水分補給

熱中症による事故が後を絶たない状況にあるが，子どもは成人より体重当たりの体表面積が大きく，体温調節機能が未発達のため熱中症のリスクが高い．そのため，体内水分量が多く，水分補給に関する正しい知識と実践が重要である（Ⅲ部5参照）．熱中症は単に水分補給だけでなく，朝食摂取の影響も大きい．朝食欠食の習慣のある者は改善し，その食事内容も見直し，事故を防ぐことが必要である．スポーツドリンク摂取後は口をすすぎ，う蝕予防にも努めることも自己管理のひとつとして指導する．

7．栄養教育のポイント

ジュニアアスリートの場合，本人だけでなく，実際に食事を担当している保護者に対する栄養教育の実施も必要となる．

オリンピックなど世界で活躍するトップアスリートの輩出を目指す地域タレント発掘・育成事業（TID事業）[18]が全国各地で展開されている．栄養プログラムには各地域によって実施内容，スタッフ，予算も異なっている．一地域での栄養プ

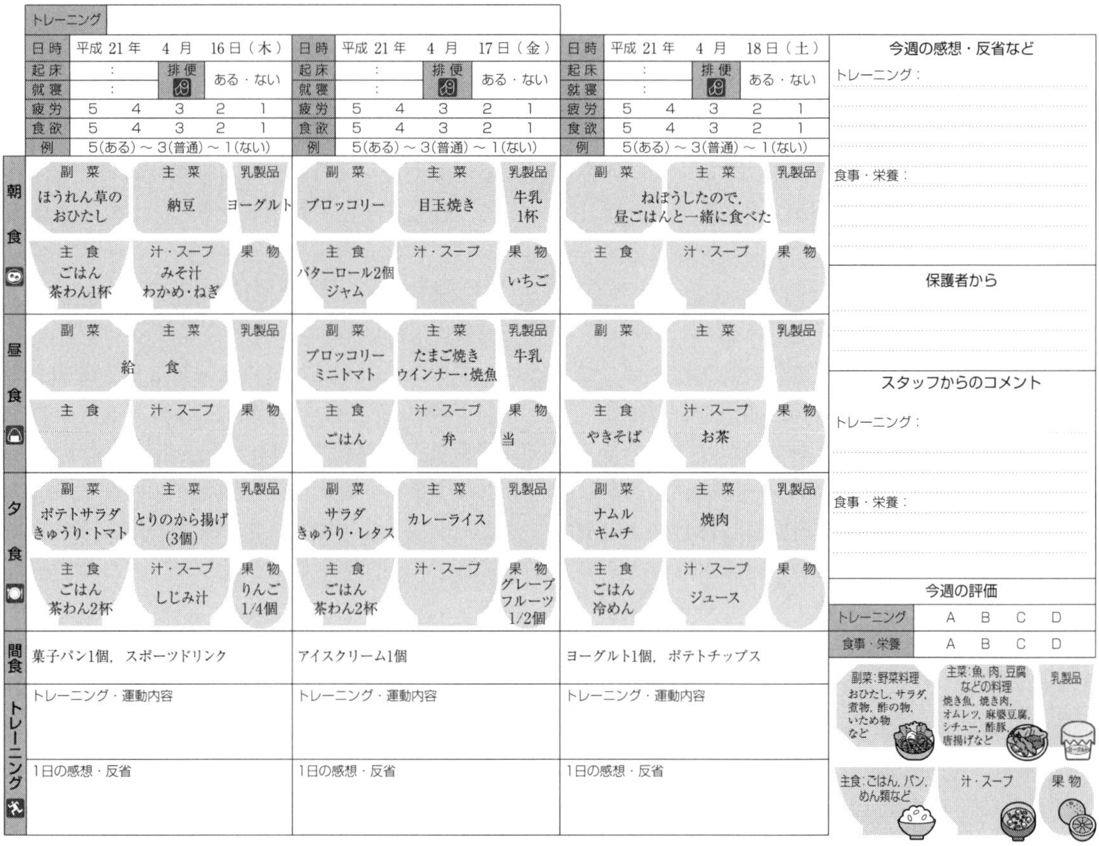

トレーニング
日時 平成21年 4月 16日（木）
起床 :
就寝 :
排便 ある・ない
疲労 5 4 3 2 1
食欲 5 4 3 2 1
例 5(ある)～3(普通)～1(ない)
日時 平成21年 4月 17日（金）
日時 平成21年 4月 18日（土）
朝食
副菜 ほうれん草のおひたし
主菜 納豆
乳製品 ヨーグルト
主食 ごはん 茶わん1杯
汁・スープ みそ汁 わかめ・ねぎ
果物
副菜 ブロッコリー
主菜 目玉焼き
乳製品 牛乳 1杯
主食 バターロール2個 ジャム
汁・スープ
果物 いちご
ねぼうしたので，昼ごはんと一緒に食べた
昼食
給食
副菜 ブロッコリー ミニトマト
主菜 たまご焼き ウインナー・焼魚
乳製品 牛乳
主食 ごはん
汁・スープ 弁当
主食 やきそば
汁・スープ お茶
夕食
副菜 ポテトサラダ きゅうり・トマト
主菜 とりのから揚げ (3個)
主食 ごはん 茶わん2杯
汁・スープ しじみ汁
果物 りんご 1/4個
副菜 サラダ きゅうり・レタス
主菜 カレーライス
主食 ごはん 茶わん2杯
果物 グレープフルーツ 1/2個
副菜 ナムル キムチ
主菜 焼肉
主食 ごはん 冷めん
汁・スープ ジュース
間食
菓子パン1個，スポーツドリンク
アイスクリーム1個
ヨーグルト1個，ポテトチップス
トレーニング
トレーニング・運動内容
1日の感想・反省
今週の感想・反省など
トレーニング：
食事・栄養：
保護者から
スタッフからのコメント
トレーニング：
食事・栄養：
今週の評価
トレーニング A B C D
食事・栄養 A B C D
副菜：野菜料理 おひたし，サラダ，煮物，酢の物，いため物など
主菜：魚，肉，豆腐などの料理 焼き魚，焼き肉，オムレツ，麻婆豆腐，シチュー，酢豚，唐揚げなど
乳製品
主食：ごはん，パン，めん類など
汁・スープ
果物

図5-6-5　食事日誌の様式（I県タレント発掘・育成事業で使用している食事日誌）

ログラムではキッズ対象，保護者対象で構成され，①食を中心とした基本的な生活習慣の獲得，②ベストパフォーマンスと食事の関係，③食事の組み合わせの演習，調理実習等を中心にサポートを実施している．

ジュニアアスリートとはいえ，基本的な食生活の基盤を作っていくことを重点とした食育を基本とする．ある地域の食育プログラムの内容はスポーツ栄養の基礎知識（食事日誌の記入方法含む），期分けの食事（タイミング），水分補給，貧血等について講義･演習･実習で構成される．ジュニアアスリートに対する栄養教育を全項目（p.34，表2-2-12参照）指導するためには相当数の指導回数の確保が必要となる．年間指導回数が2～3回と介入回数が少ない場合，毎日の食事日誌（図5-6-5）とリーフレット（食事の基本の型，貧血，骨粗鬆症，水分補給等）配布を通した指導で補うことにより回数の多い食育プログラムと同程度に指導効果がみられる．

キッズ対象の食育回数が少ない場合，保護者プログラムで補う方法もある．保護者プログラムではキッズの食育プログラムをサポートする形で，食の自己管理能力を育成する上で必要不可欠な知識を講義・演習（料理カードを用いた献立作成や調理実習）をとおして習得するプログラム編成をする．

「発育・発達」の視点から長期，中期，短期目標を掲げ，目標達成に向け個々のキッズは日々の食事・生活を記録・自己評価する．管理栄養士が日誌の記載内容を点検し，励ましや促しをコメントにより継続的な支援を図ることで，食生活に対する意識が向上し，食事内容の改善もみられる．

毎日の食事内容を記録するという行動は，自己管理能力の形成に有効な手法ではあるが[19]，長期間の記録は対象者が負担を感じることが多い．また，継続のためには実施者および家族からの支援も重要なポイントとなる．ゲームやテレビで生活が夜型化し，睡眠時間の不足からパフォーマンスの低下もおこることから，規則正しい生活習慣の指導も必要になる．

アスリートの自己管理能力を養うためにはジュニア期からの栄養教育が重要である[20]．タレント発掘・育成事業の多くは小学校高学年から中学生の児童・生徒を対象に行われているが，実際の食事の構成，食事量は運動量に見合った十分な摂取状況とは言い難い状況にある[4,5]．学年が上がるに従い，1日に必要なエネルギーや栄養素を朝･昼･夕食の3食だけでは摂取できない場合，補食が必要となる．しかし，運動後に清涼飲料水などで空腹を満たし，その後の食事が十分に摂れなくなることもある．このような状態が習慣化することにより，エネルギーやビタミン，鉄やカルシウムなどのミネラルの不足に注意しなければならない．また，筋肉増強を目的にプロテインや不足しがちな栄養素を安易にサプリメントで補う傾向がみられるが，ジュニア期は3食の食事と必要に応じた補食から必要量を摂取することが望ましい．

「知識を身に付ける」だけでなく「習慣的に実践できる」ためのより効果的な栄養教育の継続的な手法について検討していくことが今後の課題であると考える．しかし，楽しんで食事をすることがジュニアアスリートへの栄養教育では大切なことである．

8. 実施・再アセスメント・個人評価のポイント

ジュニアアスリートへの栄養教育実施後は成長の状況を成長曲線で定期的に把握することが必要である．食生活状況，食知識，食習慣等から課題を抽出し，栄養教育を実施し，半年～1年後に再度調査を実施し，前後の変化を評価する．その結果により栄養教育の実施方法の見直しを行う．しかし，ジュニア期の場合，学校での食育の機会もあることから，スポーツ栄養士の栄養教育以外の食育の状況を把握しておくことも必要になる．

［吉岡　美子］

［文　献］

1) 渡邊令子ほか編集：応用栄養学．改訂第5版，南江堂，pp.171–178, 2015.
2) 鈴木志保子：理論と実践スポーツ栄養学．日本文芸社，pp.156–157, 2018.
3) 祓川摩有ほか：小・中学生の食生活への意識と食習慣との関係．栄養学雑誌，69：90–97, 2011.
4) 鈴木志保子ほか：スポーツクラブに所属する児童の食生活・食意識・体調の実態と食教育．臨床スポーツ医学，25：849–854, 2008.
5) 日本スポーツ振興センター：平成22年度児童生徒の食生活等実態調査報告書．2012.
6) Scammon RE: The measurement of the body in childhood. In: Harris JA, et al. (Eds): The Measurement of Man. University of Minnesota Press, pp.173–215, 1930.
7) Preece MA, et al.: Auxological aspects of male and female puberty. Acta Paediatr Supple, 383: 11–13, 1992.
8) 熊川大介：スキャモンの発育曲線とスポーツ指導．子どもと発育発達，12：238–242, 2015.
9) 日本小児内分泌学会：日本人小児の体格の評価に関する基本的な考え方　http://www.fgs.or.jp/pdf/01_hormone_business_promotion/01_pediatric_hormone/10_hormone_notice/037_20110720.pdf
10) Chugani HT: A critical period of brain development: studies of cerebral glucose utilization with PET. Prev Med, 27: 184–188, 1998.
11) 日本学校保健会：児童生徒の健康状態サーベイランス事業報告書（平成28～29年度）．平成30年2月．
12) 文部科学省：学校給食実施基準の一部改正について　http://www.mext.go.jp/a_menu/sports/syokuiku/1407704.htm
13) 厚生労働省：日本人の食事摂取基準（2020年版）

https://www.mhlw.go.jp/content/10904750/000586553.pdf

14) 藤田　聡：体組成を育てるタンパク質．子どもと発育発達，12：110-114, 2014.

15) Boisseau N, et al.: Protein requirements in male adolescent soccer players. Eur J Appl Physiol, 100: 27-33, 2007.

16) Aerenhouts D, et al.: Influence of grooth rate on nitrogen balance in Adolescent athletes. Int J Sport Nutr Exere Metab, 23: 409-417, 2013.

17) 日本栄養士会監修，武見ゆかり・吉池信男編：「食事バランスガイド」を活用した栄養教育・食育実践マニュアル．第一出版，p.12, 2015.

18) ワールドクラス・パスウェイ・ネットワーク：地域で実施されるタレント発掘・育成事業　https://pathway.jpnsport.go.jp/wpn/index.html

19) 笹田怜子ほか：ジュニアアスリートのための栄養教育プログラムの検証．栄養学雑誌，74（5）：252, 2016.

20) 柳沢香絵，岡村浩嗣：ジュニア発掘事業におけるスポーツ食育の取り組み．日本スポーツ栄養研究誌，2：54-57, 2008.

◆Ⅵ部◆ スポーツ医学

1 アンチ・ドーピング

スポーツにおけるインテグリティとは,「スポーツがさまざまな脅威により欠けるところなく，価値ある高潔な状態」を指す[1]．スポーツにおけるインテグリティを犯す要因はさまざまある（図6-1-1)が, 大きな要因のひとつがドーピングであり，スポーツ界において厳しく禁止されている.

2020年東京オリンピック・パラリンピックを前に，わが国においてスポーツのドーピング対策に関する初の法律である「スポーツにおけるドーピングの防止活動の推進に関する法律」[2]が2018年6月20日に公布され，同年10月1日から施行された．このような法律を持つことが，オリンピック開催の条件となっている．ヨーロッパ諸国を中心にドーピングを犯したアスリートを法律によって刑事罰に処する国があるが，わが国の法律は刑事罰の導入を見送った．しかし，ドーピング摘発のために必要な個人情報を, 各国の司法やアンチ・ドーピング機関，税関などと連携し，情報を共有できるようになった．すなわち，検査によるドーピングの摘発だけでなく，インテリジェンス活動を行えるようになり，ようやくオリンピック・パラリンピックを開催する要件を満たすことになった.

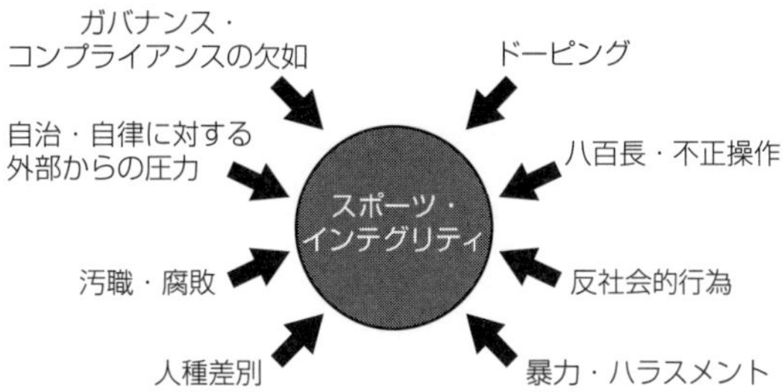

図6-1-1 スポーツ・インテグリティを脅かす要因
（日本スポーツ振興センターHP)

表6-1-1 ドーピングに関連する用語の意味

ドーピング	競技力向上のために，禁止された物質や方法の使用，その使用の隠蔽，またはそれらに関与すること.
アンチ・ドーピング	ドーピングによる不正を管理し，スポーツをより公正に発展させること.
ドーピングテスト	検査立案から検体発送までを含むプロセスを指す.
ドーピングコントロール	検査立案から, 検体分析, 結果管理, 聴聞会までのすべてのプロセスを指す.

1．アンチ・ドーピングとは

ドーピングは競技力向上のために，禁止された物質や方法の使用，その使用の隠蔽，またはそれらに関与することである．一方，アンチ・ドーピングとはドーピングによる不正を管理し，スポーツをより公正に発展させることであり，スポーツ界のみでなく，社会全体を巻き込む幅広い活動である（表6-1-1).

世界アンチ・ドーピング機構（World Anti-Doping Agency：WADA）は世界アンチ・ドーピングプログラムに基づき，世界アンチ・ドーピング規程（WADA規程）[3]を策定した. WADA規程はユネスコ規約となり，すべての国および地域の政府は，このユネスコ規約であるWADA規程を批准しなければオリンピックに参加することができない．WADA規程は5～6年おきに改定されており，次回改定版は2021年1月より発効する.

WADA規程第2条（表6-1-2）でアンチ・ドー

表6-1-2　世界アンチ・ドーピング規程
第2条アンチ・ドーピング規則違反

1	競技者の検体に，禁止物質またはその代謝物もしくはマーカーが存在すること
2	競技者が禁止物質もしくは禁止方法を使用することまたはその使用を企てること
3	検体の採取の回避，拒否または不履行
4	居場所情報関連義務違反
5	ドーピングコントロールの一部に不当な改変を施し，または不当な改変を企てること
6	禁止物質または禁止方法を保有すること
7	禁止物質もしくは禁止方法の不正取引を実行し，または不正取引を企てること
8	競技会（時）において，競技者に対して禁止物質もしくは禁止方法を投与すること，もしくは投与を企てること，または競技会外において，競技者に対して競技会外で禁止されている禁止物質もしくは禁止方法を投与すること，もしくは投与を企てること
9	違反関与
10	特定の対象者との関わり

ピング規則違反（ADRV）を定めている[4]．

ADRVを犯したアスリートには，競技成績の失効や数年間の資格停止など厳しい制裁が加えられる．ADRVを2回以上犯したアスリートには，さらに厳しい制裁が与えられる．資格停止期間中は，競技会への出場が認められないだけではなく，他のアスリートとの練習や指導は許されず，競技力向上を目指した公的資金の支給も停止される．

WADA規程第2条1．だけが検体の分析による違反の捕捉，すなわち禁止物質や禁止方法の検体中の存在，であり，その他の9つは分析によらない違反の捕捉・摘発であり，インテリジェンス活動が有用とされる違反である．ちなみに，2017年9月にカヌー競技者がライバル競技者のペットボトルに薬物を混入した行為は第2条8．にあたる．

日本アンチ・ドーピング機構（Japan Anti-Doping Agency：JADA）の2007年度から2018年度の資料をまとめると，検査総数64,041件，ADRV件数は75件であった．そのうち禁止物質によるものは69件（第2条1．の違反）であった．

近年のJADA管轄ドーピング検査実施数，違反件数は表6-1-3の通りである．

表6-1-3　近年のJADA管轄ドーピング検査数

	検査実施数	違反件数	陽性率%
2013年度	6,145	6	0.10
2014年度	5,759	6	0.10
2015年度	5,641	9	0.16
2016年度	5,469	6	0.11
2017年度	5,190	6	0.12
2018年度	5,963	6	0.10

表6-1-4　国際基準

禁止表国際基準
検査およびドーピング調査に関する国際基準
治療使用特例に関する国際基準
署名当事者の規則遵守に関する国際基準
プライバシーおよび個人情報保護に関する国際基準
分析機関に関する国際基準

2．国際基準

世界アンチ・ドーピングプログラムの一環としてWADA規程のもとに，国際基準[5]が定められ，遵守が義務づけられている（表6-1-4）．ユネスコ国際規約であるWADA規程のもとの国際基準であるため，すべての国の，すべてのスポーツに適用される．WADA規程と異なり，技術的文書であるため，改定が容易に行われる．

アスリートやアスリートサポートスタッフ（指導者，コーチ，医師，薬剤師，スポーツ栄養士など）が知っておくべき主要な国際基準として，禁止表，検査およびドーピング調査，治療使用特例（TUE）があげられる．

（1）禁止表国際基準

スポーツ界で使用が禁止される物質および方法は，禁止表[6]において掲載されている．少なくとも年に1回は改訂されるため，毎年その改訂には注意を払う必要がある．

禁止表に掲載される物質と方法は，常に禁止される物質と方法，競技会（時）で禁止される物質と方法，に大きく分類される．表6-1-5に2020

表6-1-5　2020年禁止表

常に禁止される物質と方法（競技会（時）および競技会外）		
〈禁止物質〉	S0. 無承認物質	S1. 蛋白同化薬
	S2. ペプチドホルモン，成長因子，関連物質および模倣物質	
	S3. ベータ2作用薬	S4. ホルモン調節薬および代謝調節薬
	S5. 利尿薬および隠蔽薬	
〈禁止方法〉	M1. 血液および血液成分の操作	M2. 化学的および物理的操作
	M3. 遺伝子および細胞ドーピング	
競技会（時）に禁止される物質		
〈禁止物質〉	S6. 興奮薬	S7. 麻薬
	S8. カンナビノイド	S9. 糖質コルチコイド
特定競技において禁止される物質		
〈禁止物質〉	P1. ベータ遮断薬	

表6-1-6　競技会検査と競技会外検査

	競技会検査	競技会外検査
検査対象	競技大会参加者全員が検査対象になる可能性がある	検査対象者登録リスト（RTP）アスリート
検査場所	競技場内もしくは近隣に設置したドーピング検査室	アスリートが指定する60分枠でアスリートが自己申告した場所．その他の場所も含む．
検査時間	競技終了後	アスリートが指定する60分枠でアスリートが自己申告した時間．その他の時間も含む．
検査対象物質・方法	常に禁止される物質と方法，競技会（時）に禁止される物質，特定の競技において禁止される物質	常に禁止される物質と方法，特定の競技において禁止される物質
検査員	各国アンチ・ドーピング機関認定ドーピングコントロールオフィサー	各国アンチ・ドーピング機関もしくは国際競技連盟認定ドーピングコントロールオフィサー

年禁止表を示す．

練習期間中に乱用されやすい男性化蛋白同化ステロイド薬，エリスロポエチン，成長ホルモン，ベータ2作用薬などは常に使用が禁止され，競技会で乱用されやすい興奮薬や糖質コルチコイドなどは競技会時にのみ禁止されている．糖質コルチコイドは経口，筋肉内，静脈内，直腸内への投与経路は競技会で禁止されているが，関節内，腱，点眼，点鼻，皮膚などへの局所投与は禁止されていない．

点滴療法や静脈内注射は禁止方法とされている．血液を希釈して禁止物質を隠蔽する可能性のあることから，禁止物質投与を含まない場合でも12時間あたり100 mLを超える量の経静脈注射が禁止されている．例外的には，入院設備のある医療機関における適正な治療，外科処置，または臨床検査目的であって，禁止物質投与がなければTUEの申請は不要である．競技会外においてもその使用が禁じられているため，トレーニングに伴う脱水や疲労回復を目的とした補液治療も禁止対象となる．わが国で違反事例はないが，海外においては最近でも不適切な点滴治療のためにアンチ・ドーピング規則違反が適用されたケースがあり，安易な治療介入には注意が必要である．

(2) 検査およびドーピング調査に関する国際基準

ドーピング検査には競技会検査と競技会外検査がある（表6-1-6）．ドーピング検査対象者であることを通告されたアスリートは，競技会検査，競技会外検査を問わず，尿および／もしくは血液を提供しなければならない．これの拒否はWADA規程第2条3. にあたる．競技会外検査対象者はトップアスリートのなかでも特に競技力の高いアスリートで，国際競技連盟もしくは各国アンチ・ドーピング機関（国内ではJADA）より指名された検査対象者登録リスト（RTP）アスリートである．競技会外検査を効率よく受けるために，正確な居場所情報を3カ月ごとに提出する義務がある．それの提出を怠ったり，正確でない居場所情報を提供したりすると，WADA規程第2条4. に抵触する．

近年，アスリートバイオロジカルパスポート（ABP）[7]の一環として，アスリートの赤血球数，ヘモグロビン濃度，％網状赤血球などを長期間観察し，それらの数値の推移によりエリスロポエチンなどの赤血球新生因子の乱用を推定することに用いられている．ABPは検体中における禁止物質の存在を検出するのではなく，WADA規程第2条2. 禁止物質の使用と推定し，ADRV事例を捕捉する方法である．

（3）治療使用特例（TUE）に関する国際基準

アスリートが，禁止物質や禁止方法を使わざるを得ない医学的な状況の場合，それらを使用する前に治療使用特例（TUE）申請を行う必要がある．TUE申請は物質名が判明しているものだけが対象であるため，漢方薬やサプリメントについてTUE申請はできない．

TUEの申請は所定の申請書に加え，診断根拠を証明するデータや医師の診断書も含めて提出される必要がある．申請そのものはアスリート自身が行う．手続き上はTUEの事前申請を必要とする競技者かそうでないかで大きく分けられる．すなわち，競技会外検査の対象となるアスリートはRTPアスリートに指定されており，随時競技会外検査に応じる必要があることから，当該アスリートは大会参加の有無にかかわらず，あらかじめTUEの付与を得ておかなくてはならない．一方，RTPアスリートに指定されていないアスリートは，TUEの事前申請の必要な大会に出場する場合，出場30日前までに日本アンチ・ドーピング機構（JADA）の指定大会（国内の主要大会や国民体育大会）であればJADAに，国際競技連盟の主催または指定する大会であれば国際競技連盟（International Federation：IF）に，オリンピックやそれに準じる国際総合競技大会であれば，その統括団体（Major Event Organizer：MEO）にTUEを申請する必要がある．

下記の4条件が満たされていないと，TUEは付与されない．

①病状治療において，禁止物質・禁止方法を用いないと，深刻な障害を受ける
②競技能力の強化が生じない
③当該物質・方法以外に適正な治療方法が存在しない
④禁止物質が，他の禁止物質の治療目的以外での使用の結果から使われるものではない

アスリートの負担を軽減する目的でTUE相互承認制度がある．これは，例えばJADAが“付与”したTUEは，アンチ・ドーピング管理運営システム（Anti- Doping Administration and Management System：ADAMS）を通じてIFやMEOで再審査され，“承認”されうる，ということである．この相互承認は自動承認ではなく，IFやMEOの判断次第では“不承認”という裁定もあり得る．“不承認”となった事例においてもWADAに再審査を要求することができる．WADAの決定をもってしてもアスリート，またはIF/MEOどちらかに不服が残る場合は，スポーツ仲裁裁判所（Court of Arbitration for Sports：CAS）で最終判断を審議することも可能である．

大会30日前以後または大会期間中に禁止薬物の使用が必要となる事例があり，治療中もしくは後に遡ってTUEを申請することを遡及的TUEと呼ぶ．RTPアスリートまたはTUE事前申請の必要な大会に参加するアスリートにおいて，遡及的TUEは救急治療または急性疾患の治療の使用に限定されている．一方で，TUE事前申請の必要でないアスリートまたは競技会であれば，緊急使

用時以外でも「違反が疑われる分析結果」の報告後に遡及的TUEを申請することとなる[1]. TUEと遡及的TUEの付与条件は同じである.

3. サプリメント

食生活の多様化や健康意識の増進に伴って，保健効果・健康効果を期待させる製品の種類は年々増加し，その分類も非常に煩雑化している．“サプリメント”という用語の認識が，国や個人によっても大きく異なるため，その相違がサプリメントについての現状を正確に把握することを困難としている．多くの健康食品やサプリメントが普及し，店頭やインターネットで容易に入手可能となり，スポーツ愛好家やアスリートでも使用者は多い．サプリメントの効果や安全性については不明な点も多く，またアンチ・ドーピングの視点からも安易なサプリメントの摂取は避けるべきである．

“サプリメント”という用語は，英語の“supplement（補う）”に由来する．アメリカでは，栄養補助食品健康教育法（the Dietary Supplement Health and Education Act of 1994：DSHEA）により，“Dietary Supplement”を「ビタミン，ミネラル，ハーブ，アミノ酸などを1種類以上含み，通常の食事を補うことを目的とする製品」[8]と定義しており，サプリメントは食品や医薬品とは別のカテゴリーに位置づけされている．一方，わが国においては，「サプリメント」という用語に行政的な明確な定義は存在せず，厚生労働省はサプリメントを便宜上，「特定成分が凝縮された錠剤やカプセル形態の製品」として，いわゆる健康食品（国が保健効果や健康効果などの表示を許可していない製品）のひとつとして位置づけている[9]．

国際オリンピック委員会（International Olympic Committee：IOC）は，2018年にサプリメントに関する合同声明を発表し，サプリメントを「健康効果もしくはパフォーマンス向上効果を得る目的で，通常食事に加えて摂取する食物，食物成分，栄養素もしくは非食物成分」と定義し[10]，これまでとまったく異なる概念でサプリメントを捉えている．

合同声明では，アスリートがサプリメントを摂取する理由を7つ挙げている（表6-1-7）．サプリメント摂取による直接的なパフォーマンス向上目的や，栄養状態の改善，ケガや病気の治療・予防等，健康上の利益を得ることなどが摂取理由として挙げられているが，実際のところ，使用しているサプリメントの効能を，選手側が正しく認識していない場合も多いとされる．一方で，指導者など他者からの勧め，スポンサー契約上の理由など，本人の意思によらない理由でサプリメントを使用しているケースも少なくない．

また，サプリメントの形態にはさまざまなものがあることが指摘されている（表6-1-8）．パウダーや錠剤，カプセルといったものだけではなく，食

表6-1-7　アスリートがサプリメントを摂取する理由

1	健康やパフォーマンスを損なう可能性がある栄養素の欠乏を修正または予防するため
2	運動セッション中にエネルギーと栄養素を簡便に摂取するため
3	競争において特定的かつ直接的なパフォーマンス上の利益を獲得するため
4	より効果的なトレーニングができたり，よりよく回復したり，体重や体組成が最適化されたり，ケガや病気のリスクが低減できるなどの成果から間接的に生じるパフォーマンスの向上を獲得するため
5	金銭的な利益（スポンサーシップ）のため，または製品が無料で提供されるため
6	念のための保険として
7	他のアスリートがサプリメントを使用していることを知っている，または信じているため

表6-1-8　サプリメントの形態

1	機能性食品，元来の栄養成分以外の追加の栄養素または成分で強化された食品（ミネラル強化食品，ビタミン強化食品，栄養強化食品など）
2	一般的な栄養補給用（液体リキッド代替品など），または運動を目的とした用途（スポーツ用飲料，ジェル，バーなど）といった通常の食品よりも便利な形態の食品およびスポーツ食品
3	単離または濃縮された形態で提供される食品またはハーブ製品の単一栄養素および他の成分
4	上記の製品のさまざまな組み合わせを含む多成分製品で同様の結果を目的とするもの

表6-1-9　特定条件下でパフォーマンス向上のエビデンスがあるサプリメント

カフェイン	持久性競技のスタミナ向上，スプリント能力を高める.
クレアチン	クレアチンローディングは，高強度運動の反復を伴うスポーツのパフォーマンスを高める，また，その状態でレジスタンストレーニグ，インターバルトレーニングを行った結果，除脂肪体重やストレングス，パワーが向上する.
硝酸塩	最大努力での運動時間の延長，および高強度の間欠的な運動に対する有益性がある.
ベータアラニン	細胞内の緩衝能を増強し，持続的な高強度運動能力に潜在的な有益な効果をもたらす.
重炭酸ナトリウム	細胞外の緩衝能を増強し，持続的な高強度運動能力に潜在的な有益な効果をもたらす.

表6-1-10　サプリメント摂取の有害な影響

1　アスリートによるサプリメントの不適切な使用
- 過剰摂取
- 複数種類の摂取による無差別な混合

2　法律による規制対象外サプリメントの安全性の問題
- 期待される利益の証明義務なし
- 安全性評価の結果公表義務なし
- 品質保証の義務なし
- ラベル表示もルールなし

3　アンチ・ドーピング規則違反
- アスリート自身が表示で混入を認識できない（物質を知らない・読めない）
- 表示がないのに禁止物質が含まれている場合

品，飲料，単一成分などで販売されている．そして，特定条件下で使用された場合，パフォーマンス向上のエビデンスがある5つのサプリメントが示された（表6-1-9）.

なお，合同声明ではサプリメント摂取の有害な影響についても言及している（表6-1-10）．サプリメントに表示されている成分は，すべての含有成分を含むわけではないため，未認可医薬品や禁止物質が混入されていることも多く，健康被害やアンチ・ドーピング規則違反に結び付きやすい.

今後スポーツにおけるサプリメントについて，IOCの新しい概念のもとに議論が進められると思われる.

4. サプリメントとドーピング

サプリメント使用によるADRV事例が多く報告されている．日本においても，毎年6件前後のADRVが報告されているが，原因がサプリメントへの禁止物質のコンタミネーションであった事例も少なくない．しかしながら，こうしたリスクについて，多くのアスリートが十分に認識していないという状況がある.

IOCの調査では，蛋白同化ホルモンの含有がラベルに記載されていない634製品のサプリメントを集めて解析したところ，94製品（14.8％）に禁止物質である蛋白同化ホルモンが含まれていた[10]．サプリメントには含有成分をすべて表示する義務がないため，禁止物質を含んでいる可能性があり，成分表示のみで安全性を確証することはできないので注意すべきである．また，アメリカ食品医薬品局（FDA）医薬品評価研究センターのデータベースから，2007～2016年の間にFDAによって出された警告について集計したサプリメントの汚染状況の調査[11]では，確認された汚染サプリメントは776製品で，そのうち性的強壮剤353製品（45.5％），体重減量剤317製品（40.9％），筋肉増強剤92製品（11.9％）などの混入が明らかとされた．サプリメントのラベルには全成分を表示する義務がない，すなわち，多くのサプリメントが利尿薬，興奮薬，蛋白同化薬などによって汚染されている．また，同じ商品であっても，製造過程でコンタミネーションする物質も異なり，ロット番号によっては禁止物質が検出されることもある．わが国においてもそのような事例を経験している.

アスリートのサプリメント入手経路としては，スポーツ栄養士などの専門家だけではなく，家族，友人，チームメイト，指導者，スポンサー企業，インターネットなど，さまざまな経路があり，選手本人が成分や効果を確認せずにサプリメントを使用していることも多い．サプリメントを使用する際には，その有効性，必要性，安全性を吟味した上で，最終的には自己判断，自己責任で摂取しなければならない.

5. 鉄剤注射の危険性

鉄欠乏状態はヘモグロビンの低下（貧血）や代謝障害をもたらし，おもにエンデュランス能力を低下させる．一方，鉄過剰状態は，鉄の運搬役であるトランスフェリンに結合できないフリーの鉄が増加し，毒性の強い活性酸素が生成され，細胞・組織・臓器傷害が引き起こす．すなわち，体内には3,000～4,500 mg程度の鉄が存在するが，鉄欠乏にも鉄過剰にもならないように体内の鉄レベルを維持することが重要である.

消化管や皮膚から受動的に排泄される鉄は約1 mg/日と極めて少量であるため，体内の鉄量を一定の範囲内に保つため，食事由来の吸収鉄も同程度に調整されている．ヘム鉄の吸収率は10～30％，非ヘム鉄の吸収率は1～8％とされる[12]．日本人の食事摂取基準（2020年版）において，18～29歳における一般人での1日あたりの鉄摂取推奨量は男性で7.5 mg，女性では月経周期に応じて6.5～10.5 mgに設定されている[13]．食材やメニューの工夫によって，一般人における推奨量の鉄を食事のみで摂取することは可能である．ただしアスリートの場合，運動時のエネルギー産生による鉄消耗が大きいため，鉄の必要量は一般人よりも多い．また，運動による発汗や消化管出血，さらに女子選手では月経による鉄喪失も加わるため，アスリートは鉄欠乏を来たしやすい[14].

軽度の鉄欠乏性貧血もしくは潜在性鉄欠乏のアスリートへの鉄補充の効果を検証した研究では，食事と鉄剤で合計20～30 mg/日程度の鉄を数カ月間摂取することで，貯蔵鉄の指標であるフェリチン値の改善が得られる[15]．アスリートにおいては，通常の食事から10 mg前後の鉄を摂取できている場合には，さらに1日10 mg程度の鉄をサプリメントで補うことで十分である．鉄の耐容上限量（40～50 mg/日）を超えないようにすべきである.

鉄欠乏性貧血と診断された場合は，1日50 mg～210 mgの鉄剤を医師の管理下で「治療量」として内服する[12]．鉄欠乏のリスクが高いアスリートでは，鉄動態の異常（鉄欠乏・鉄過剰）や貧血を予防するため，定期的に血液検査を受けなければならない.

鉄剤注射の適用として，①副作用が強く経口鉄剤を飲めない場合，②出血など鉄の損失が多く，経口鉄剤で間に合わない場合，③消化器疾患で内服が不適切な場合，④鉄吸収が極めて悪い場合，⑤透析や自己血輸血の際の鉄補給の場合，に限られる．注射で投与された鉄分は，すべて100％が体内に残り，何度も繰り返すことによって，鉄の過剰状態が起こる．鉄過剰で障害を受けやすい臓器は，心臓，肝臓，内分泌組織（膵臓，甲状腺など）とされ，その結果，皮膚色素沈着，糖尿病，性機能低下，心筋症，不整脈，心不全，肝硬変，肝がんなどが発症するとされる．また，鉄剤注射による急性鉄毒性として，頭痛，悪寒発熱，嘔吐，吐下血，肝機能障害，腎機能障害，血圧低下，胸内苦悶，呼吸困難，昏睡，ショック状態などがあげられ，競技者の健康状態を損ないかねない.

陸上競技界における鉄剤注射の不適切な使用に対して注意喚起をするため，日本陸連医事委員会は2016年4月の栄養セミナーにおいて，“過剰な鉄分は身体に害です！　日本陸連「アスリートの貧血対処7カ条」”を公表した．鉄分の摂りすぎへ警鐘を鳴らすとともに，安易な鉄剤注射が体調悪化につながることを明確に示した．さらに，日本陸連は「不適切な鉄剤注射の防止に関するガイドライン」[17]を策定し，それに関するリーフレット「陸上競技が心身の健全な発達に資するものであり，すべての選手が陸上競技を長く楽しめるように　不適切な鉄剤注射・女性選手の三主徴」を用い，教育啓発を積極的に行っている.

6. 医師処方によるドーピングを防ぐ

トップアスリートおよびドーピング検査を受ける可能性のあるアスリートは，医療機関を受診する場合には，自分がドーピング検査を受ける可能性のあるアスリートであることを医師へ伝え，また医師は初診時の問診にて，アスリートであるかないか確認することが望ましい．日常診療の処方薬にも禁止物質が含まれているので，注意が必要である．医師は処方しようとしている薬剤が禁止物質かどうかについて，Global DRO（Drug Reference Online）[19]で確認できる．禁止物質を使用せざるを得ない状況の際には，TUE申請を行わなければならない．

おわりに

スポーツ栄養士はアスリートに対して栄養教育を行うとともに，アスリートのニーズに応じたアンチ・ドーピングの知識を持たなければならない．とくにサプリメントについては，市場に出回っているサプリメントの中には，無認可の医薬品成分によって汚染されている製品があること，アスリートによる汚染サプリメント使用でアンチ・ドーピング規則違反を犯すリスクが高いことを十分に理解することが重要である．

［山澤　文裕］

［文　献］

1）日本スポーツ振興センター「スポーツ・インテグリティの保護・強化に関する業務」https://www.jpnsport.go.jp/corp/gyoumu/tabid/516/Default.aspx

2）スポーツ庁通知文　http://www.pref.osaka.lg.jp/attach/6686/00299102/supo_tuuti_2299.pdf

3）World Anti-Doping Code　https://www.wada-ama.org/en/what-we-do/the-code

4）世界アンチ・ドーピング規程「アンチ・ドーピング規則違反」https://www.playtruejapan.org/upload_files/uploads/2018/04/wada_code_2015_jp_20180401.pdf

5）日本アンチ・ドーピング機構「国際基準」https://www.playtruejapan.org/code/provision/world.html

6）禁止表国際基準　https://www.playtruejapan.org/upload_files/tpl_2019.pdf

7）山澤文裕：特集　内科医のためのスポーツ医学：トップアスリートのサポート．診断と治療，106：1507–1514, 2018.

8）Supplements UNood. Dietary supplement health and education act of 1994. https://ods.od.nih.gov/About/DSHEA_Wording.aspx - sec31994

9）厚生労働省「多様な健康食品」https://www.mhlw.go.jp/topics/bukyoku/iyaku/syoku-anzen/dl/pamph_healthfood_d.pdf.

10）Geyer H, et al.: Analysis of non-hormonal nutritional supplements for anabolic- androgenic steroids- results of an international study. Int J Sports Med, 25: 124–129, 2004.

11）Tucker J, et al.: Unapproved Pharmaceutical Ingredients Included in Dietary Supplements Associated With US Food and Drug Administration Warnings. JAMA Netw Open, 1: e183337, 2018.

12）張替秀郎：特集　貧血：Ⅲ．鉄代謝と鉄欠乏性貧血．日本内科学会雑誌，104：1383–1388, 2015.

13）厚生労働省：日本人の食事摂取基準（2020年版）https://www.mhlw.go.jp/content/10904750/000586553.pdf

14）Alaunyte I, et al.: Iron and the female athlete: a review of dietary treatment methods for improving iron status and exercise performance. J Int Soc Sports Nutr, 12: 38, 2015.

15）Matsumoto M, et al.: Combined Heme Iron Supplementation and Nutritional Counseling Improves Sports Anemia in Female Athletes. Ann Sports Med Res, 2: 1036, 2015.

16）日本陸上競技連盟　過剰な鉄分は身体に害です！　日本陸連「アスリートの貧血対処7カ条」https://www.jaaf.or.jp/medical/anemia7.html

17）日本陸上競技連盟　「不適切な鉄剤注射の防止に関するガイドライン」https://www.jaaf.or.jp/about/resist/medical/

18）日本陸上競技連盟　「陸上競技が心身の健全な発達に資するものであり，すべての選手が陸上競技を長く楽しめるように　不適切な鉄剤注射・女性選手の三主徴」https://www.jaaf.or.jp/about/resist/medical/

19）global Drug Reference Online　https://www.globaldro.com/JP/search

2 内科的疾患

定期的なスポーツ活動は，生活習慣病やサルコペニアなどさまざまな疾病予防において有効であることが明らかになっているが，同時にスポーツ活動は，さまざまな外傷・障害のリスクとも隣り合わせである．本章では，アスリートにみられる内科的障害の中で，食事療法や栄養サポートが，予防や治療のための手段となりうる疾患につき概説する．

1．鉄欠乏性貧血

貧血とは，医学的には，「血液一定量あたりの赤血球数またはヘモグロビン量が低下した状態」を指し，WHOでは，成人男性ではヘモグロビン13.0 g/dL未満，成人女性ではヘモグロビン12.0 g/dL未満を貧血と定義している．鉄はヘモグロビンの構成要素であるが，鉄需要の増大，鉄摂取の不足，および鉄喪失により，赤血球造血のために十分な鉄が供給できなくなり，ヘモグロビンが低下した状態が，鉄欠乏性貧血である．

また，鉄はヘモグロビン産生だけでなく，ミトコンドリアにおけるエネルギー産生においても不可欠な元素である．アスリートは，エネルギー産生のための鉄需要が大きい一方で，運動に伴う発汗や消化管出血などによって，一般人よりも鉄喪失も大きい．とくに持久系種目のアスリート，月経による鉄喪失がある女子アスリート，減量のための過度な食事制限をしているアスリートなどでは，鉄欠乏のリスクが高くなる[1,2]．アスリートにおける貧血症状としては，息が上がりやすい，練習についていけない，疲れが抜けない，パフォーマンスや記録の低下などが特徴的である．

(1) 鉄欠乏性貧血の予防

鉄欠乏性貧血の予防のためには，食事で十分量の鉄を摂取することが重要である．鉄欠乏性貧血予防のための栄養サポートについては，Ⅴ部④を参照されたい．

(2) 鉄欠乏性貧血の治療

鉄欠乏性貧血の治療の第一選択は経口鉄剤である．日本鉄バイオサイエンス学会の鉄剤の適正使用による貧血治療指針では，鉄欠乏性貧血の治療に用いられる鉄量は，成人の場合，鉄として1日50～210 mgとされている[3]．この場合は貧血改善のための治療量となるため，食事やサプリメントでの推奨量と比べて高用量となる．鉄剤の静脈内投与（鉄剤注射）は，副作用の発現や鉄過剰症のリスクがあるため，鉄剤注射の適応は，副作用が強く経口薬が使用できない場合，出血など鉄の喪失が多く経口鉄剤で間に合わない場合になどに限定されている．

2．呼吸器疾患

(1) 上気道感染症

上気道感染症（upper respiratory tract infection: URTI）とは，いわゆる“かぜ症候群”のことである．上気道とは，鼻腔～咽頭～喉頭までを指し，多くの場合はウイルス感染が原因である．一般的に，運動量とURTIのリスクとの間には，J型カーブの関係（図6-2-1）があると考えられており，中等度の運動は，URTIのリスクを軽減させるが，激しい運動は一時的に免疫機能を低下させ，URTIのリスクを高めるとされている[4]．

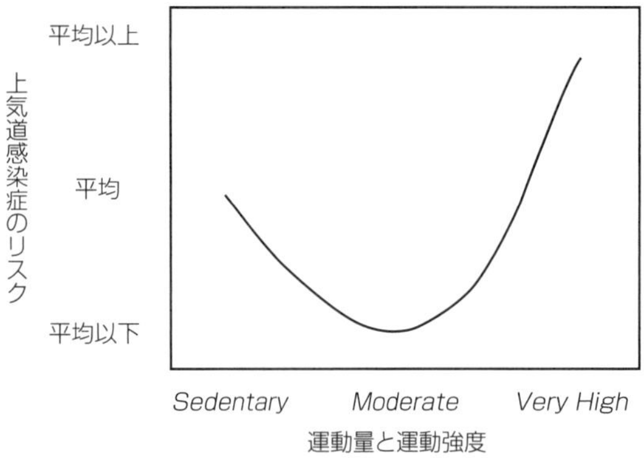

図6-2-1　運動と上気道感染症の発症リスクとの関係（J型カーブ）
(Nieman DC: Exercise, upper respiratory tract infection, and the immune system. Med Sci Sports Exerc, 26: 128-139, 1994)

よって，日常的に高強度運動に従事しているアスリートは，健康増進や趣味のために運動をしているスポーツ愛好家に比べて，URTIに罹りやすい状態であると言える．

運動以外にも，遺伝的要因や睡眠不足，心理的ストレス，栄養不足，体重減少なども，感染リスクを増強する[5]．アスリートは，合宿や遠征などに伴う不規則な生活習慣，減量のための厳しい食事制限，練習や試合の場における大きな心理的ストレスなど，激しい運動をしていること以外にも，URTIの発症に関与するさまざまなリスク因子を合わせ持っている．一方で，競技レベルの高いエリートアスリートの方が，それ以下のレベルのアスリートよりもURTIの発症が少ないというJ型モデルに相反する内容の報告[6,7]もあるが，経験値が高いエリートアスリートの方が，適切な生活習慣，ストレスの対処法，スケジュール調整などに関する教育を受ける機会が多いため，URTIが少ないのではないかとの見方もできる[8]．

また，アスリートにおいて，運動によるエネルギー消費に見合った十分なエネルギー摂取がされない状態が続くと，相対的なエネルギー不足により，免疫機能の低下を含めた，さまざまな健康問題が生じることが明らかにされている[9]．スポーツ栄養の観点からは，食生活を適正化し，食事でしっかりとエネルギーを摂取することが，URTIなどの感染症予防において重要となる．

URTIの薬物治療は，症状を抑えるための対症療法が中心となる．市販の総合感冒薬や鼻炎薬，漢方薬などには，エフェドリンやメチルエフェドリンなどのドーピング禁止物質が含まれていることが多い．アスリートが風邪薬を使用する際には，ドーピング禁止物質の含有がないか，アンチ・ドーピングに詳しいスポーツドクターやスポーツファーマシストなどに確認すべきである．

(2) 気管支喘息

気管支喘息（以下喘息）の本態は，気道の慢性炎症であり，気道の過敏性亢進と可逆性の気道狭窄によって，咳嗽，喘鳴，呼吸困難などの症状が生じる疾患である．発病因子として，遺伝子素因やアレルギー素因などの個体因子のほか，ダニやハウスダストなどのアレルゲン，呼吸器感染症などの環境因子も関与する．運動は，喫煙，ストレス，妊娠，感染などと同様に，喘息の増悪因子のひとつである．運動によって誘発される喘息発作は，運動誘発性喘息（exercise induced asthma: EIA）もしくは運動誘発性気管支攣縮（exercise induced bronchoconstriction: EIB）と呼ばれ，とくに空気が冷たく乾燥した冬場の運動時にみられることが多い．国立スポーツ科学センターの調査によると，冬季オリンピックの日本代表アスリートにおける喘息の有病率は12.9％と高率であったことが報告されている[10]．

喘息と食事の関係については，ビタミン類や果物などの摂取が，喘息発症の予防に関与するとの報告もある[11]が，現時点でのエビデンスは乏しい．アルコールの代謝産物であるアセトアルデヒドは，アセトアルデヒドハイドロゲナーゼ（ALDH）により酢酸に分解されるが，ALDH活性が低い喘息患者では，アセトアルデヒドの分解が進みにくく，血中のアセトアルデヒド濃度が上昇する．アセトアルデヒドには，肥満細胞から気道収縮作用のあるヒスタミン遊離させる作用があるため，喘息を増悪させることが知られている[12]．飲酒後に喘息の悪化が見られる場合には，飲酒も控えるよう指導が必要である．

喘息の薬物治療は，気管支拡張薬であるβ2作用薬と，抗炎症作用のあるステロイドの吸入療法が中心となる．β2作用薬の多くはドーピング禁止物質であり，アスリートに対して喘息薬を処方する際には，アンチ・ドーピングの観点から，使用可能な薬剤を選択し，許容範囲内の用量で使用しなければならない．代替薬が使用できず，禁止物質を使用せざるを得ない場合や，定められた用量を超えて投与が必要な場合には，治療使用特例（Therapeutic Use Exemption: TUE）の申請が必要となる．

3. 消化器疾患

(1) 胃食道逆流症

胃食道逆流症（gastroesophageal reflux disease: GERD）とは，胃内容物が食道へ逆流することによって，胸焼けや呑酸などの不快な症状や合併症をきたす疾患の総称である．GERDの原因としては，下部食道括約筋（Lower Esophageal Sphincter: LES）の機能不全，胃酸分泌過多，食道クリアランス不全などが挙げられる．運動もGERDの発症に関与することが知られており，とくに高強度運動や，自転車のように前屈位で行う競技，ウエイトリフティングのように息こらえ，腹圧上昇を伴う競技は，GERDのリスクが高いとされる[13,14]．

GERDは喫煙，飲酒などの生活習慣との関連も指摘されており，食品の中では，チョコレート，炭酸飲料，脂肪食，アルコールなどは，LES圧の低下や酸暴露時間の延長をもたらす可能性がある[14]．また，夕食の時間が遅く，食事から就寝までの時間が短いこともGERDの一因とされており，GERDの予防・治療のためには，上記の食品をなるべく避け，就寝前2～3時間以内の食事や飲酒は控えることが望ましい．就寝時には，胃酸が逆流しやすい臥位と右側臥位は避けて，上半身を挙上させることが有効とされている[15,16]．ただし，生活習慣の改善のみでGERDの症状を十分に改善することは困難な場合も多く，第一選択薬であるプロトンポンプ阻害薬（proton pump inhibitor: PPI）を併用することで，症状改善およびQOL改善がもたらされることが明らかにされている[17]．

(2) 運動中の腹痛

Exercise-related transient abdominal pain（以下ETAP）は，別名“side stitch”とも呼ばれ，運動に伴って一過性に生じる腹痛を指す．運動時には骨格筋への血流量が増加する一方で，消化管への血流量が低下するため，一時的に消化管虚血が生じることがETAPの一因と考えられているが，その他にも，横隔膜の虚血，壁側腹膜の炎症，腹部臓器と横隔膜を繋ぐ靱帯へのメカニカルストレス，腹部の筋痙攣など，ETAPのメカニズムとしてはさまざまな説がある[18,19]．しかし，いずれの病態も一般的な臨床検査で鑑別することが困難であり，多くの場合，腹痛の原因は判然としない．

ETAPはさまざまな競技において生じるが，とくにランニングや乗馬など，胴部を伸展させた体位で，繰り返し胴部を動かすような種目において頻発する．また，競技レベルが低く，若いアスリートほど起こりやすいとされるが，エリートアスリートであっても，運動中の腹痛に悩まされているケースは少なくない．痛みが生じる部位としては，肋骨下部の側腹部が最多であることが報告されている（図6-2-2）[18]．

腹痛のメカニズムが明らかとなっていないため，その予防法や治療法も確立されていないのが現状であるが，ETAPは食後に発症しやすいことから，ETAPの予防のためには，運動前に食べ過ぎないこと，少なくとも運動の2時間前には食事を終えること，また高浸透圧の飲料水も控えることが推奨されている．その他，腰回りにサポートベルトを装着し胴部の動きを制限すること，体幹トレーニングでコアマッスルを鍛えることなどもETAPの予防法として挙げられているが，いずれも効果のエビデンスは乏しい[19]．

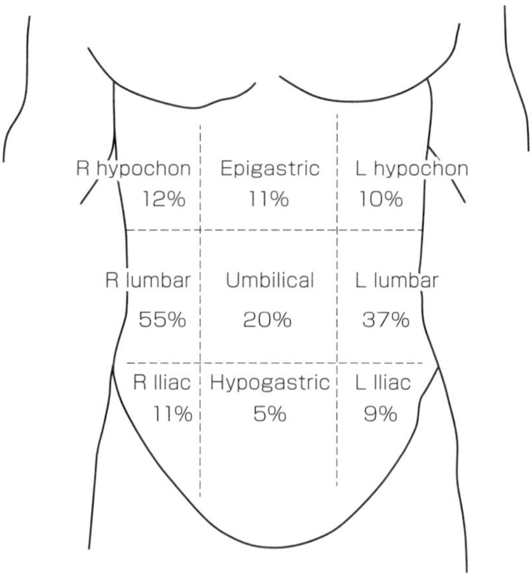

図6-2-2　ETAPにおける疼痛部位の頻度
(Morton D, Callister R: Exercise-related transient abdominal pain (ETAP). Sports Med, 45: 23-35, 2015)

4. 1型糖尿病

糖尿病とは，血糖降下ホルモンであるインスリンの分泌低下もしくは作用不足によって，糖代謝異常による高血糖をはじめとしたさまざまな代謝異常をきたす疾患である．糖尿病の中でもっとも多い2型糖尿病は，遺伝因子に加え，過食や運動不足，肥満などの環境因子が合わさって発症する生活習慣病であり，日本人の糖尿病患者の9割以上は2型糖尿病である．1型糖尿病とは，膵β細胞の破壊的病変によって，インスリンの絶対的欠乏から高血糖をきたす糖尿病であり，その原因はまだはっきりと解明されていないものの，自己免疫やウイルス感染，遺伝因子などの関与が示唆されている．1型糖尿病は，思春期前後の発症がもっとも多いため，若年のアスリートであっても発症しうる疾患であるが，合併症を伴わない1型糖尿病であれば，健常人と同様のスポーツパフォーマンスを発揮することができる．実際に，1型糖尿病を抱えながらもトップレベルで活躍しているアスリートが，国内外で増えてきている．1型糖尿病では内因性のインスリン分泌が枯渇しているため，インスリン補充が治療の中心となる．インスリン治療には，頻回インスリン注射療法（multiple daily injection: MDI）と持続皮下インスリン注入療法（continuous subcutaneous insulin infusion: CSII，インスリンポンプ療法）がある．インスリンは，代謝調節薬としてドーピング禁止物質に指定されているため，ドーピング検査を受ける可能性のある1型糖尿病アスリートがインスリンを使用するためには，TUE申請が必要となる．

(1) 1型糖尿病アスリートにおける栄養管理

アスリートの栄養管理においては，必要十分量のエネルギーを摂取し，各栄養素をバランス良く摂ることが重要であるが，1型糖尿病アスリートの場合には，血糖管理の観点から，とくに糖質の摂取量に留意しなければならない．また，頻回の血糖測定の実施と，血糖値の変化に応じたインスリン量の調整も求められる．

米国スポーツ医学会らのスポーツ栄養に関するposition statement[20]における，一般的なアスリートにおける糖質摂取量の目安を表6-2-1，表6-2-2に示す．1日あたりに必要な糖質量は，運動強度や運動時間によって，3～12 g/kgと大きな幅がある．短時間の運動の場合は，運動中の糖質補給は不要とされるが，持久系運動およびサッカーやテニスなどのインターバル要素の強い競技を1時間以上継続して行う場合には，運動中にも1時間あたり30～90 g以上の糖質を補給することが推奨されている．また，脱水予防のため，運動前，中，後に十分な水分摂取をすることも重要である．

(2) 運動に伴う血糖変動の把握とインスリン量の調整

健常者においては，運動時には，筋収縮のエネルギー源であるブドウ糖の骨格筋における利用が促進するが，インスリンの低下とグルカゴンの上昇によって，肝臓からの糖放出も亢進するため，運動をしても血糖値はほとんど変化しない．しかし，1型糖尿病では，内因性のインスリン分泌が

表6-2-1　アスリートにおける1日あたりの糖質必要量

運動強度	運動内容	1日あたりの糖質摂取量
Light	低強度運動もしくは技術系種目	3～5 g/kg
Moderate	中強度の運動プログラム （例：～1時間/日）	5～7 g/kg
High	持久系運動 （例：1―3時間/日～高強度運動）	6～10 g/kg
Very High	激しい運動への関与 （例：4―5時間/日以上の中～高強度運動）	8～12 g/kg

（Thomas DT, et al.: American College of Sports Medicine Joint Position Statement. Nutrition and Athletic Performance. Med Sci Sports Exerc, 48: 543-568, 2016）

表6-2-2　運動中の糖質補給の目安

	時間	糖質摂取量
短時間運動	45分未満	不要
長時間の高強度運動	45～75分	少量 （マウスリンス含む）
持久系運動 （インターバル系の種目も含む）	1～2.5時間	30～60 g/時間
超持久系運動	2.5～3時間以上	90 g/時間以上

（Thomas DT, et al.: American College of Sports Medicine Joint Position Statement. Nutrition and Athletic Performance. Med Sci Sports Exerc, 48: 543-568, 2016）

枯渇しており，外因性にインスリンが投与されるため，健常人で見られる恒常性を維持するシステムがなく，運動により急激な高血糖や低血糖をきたす恐れがある[21]．よって，1型糖尿病アスリートが運動を行う際には，血糖測定器や持続血糖モニター（continuous glucose monitor: CGM），Flash Glucose Monitoring（FGM）等を用いて，運動前から運動中，運動後に至るまでの血糖値を把握することが極めて重要である．一般的には，運動中の血糖値は120～180 mg/dLの範囲でコントロールすべきとされており，運動前の血糖値が250 mg/dL以上，もしくは100 mg/dL以下の場合には，運動の中止も検討すべきである[22]．運動中の血糖値が126 mg/dL以下となった場合には，低血糖予防のために15～30 gの糖質にて補食を行う．一方で，運動中の血糖値が180 mg/dL以上の場合には，糖質補給のタイミングを遅らせるなどの工夫も求められる[22]．また，運動に伴うインスリン感受性の亢進は，運動後数時間にわたり遷延するため，運動後も頻回に血糖測定を実施し，適宜インスリン量の減量を検討すべきである．

1型糖尿病アスリートがMDIによる治療を行っている場合には，運動前の食直前の超速効型インスリンを30～50％減量することが推奨される．インスリンポンプ療法の場合にも，運動内容に応じた基礎インスリン量およびボーラス量の減量が必要となる[22]．ただし，血糖変動は個人差も大きいため，1型糖尿病アスリートにおいては，上記の糖質摂取量やインスリン調整方法を参考に，各自で頻回に血糖測定を行い，個別化した糖質摂取，インスリン調整のレジメンを作成すべきである．

5．アレルギー

（1）食物依存性運動誘発アナフィラキシー

食物依存性運動誘発アナフィラキシー（food-

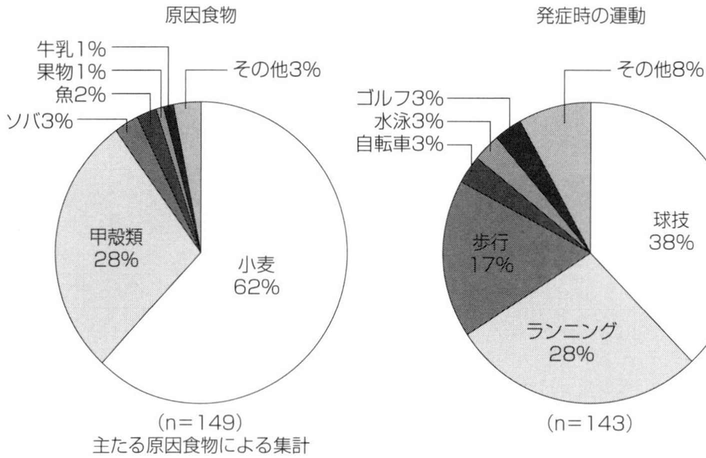

図6-2-3　原因食物と発症時の運動

dependent exercise-induced anaphylaxis：FDEIA）は，特定食物の摂取後に運動を行うことでアナフィラキシーが誘発される即時型アレルギーである．臨床症状として，蕁麻疹，掻痒感，喘鳴，呼吸困難などの全身症状がみられ，約半数は血圧低下や意識障害を伴うショック状態に至る恐れがある．食後から運動開始まで2時間程度以内，運動開始から発症までは1時間以内の場合が多いが，食物摂取単独もしくは運動負荷単独では発症しない．初発のピークは10～20歳で男性に多い．原因食物としては，小麦が最多で約6割を占め，次いで甲殻類となっている（図6-2-3）[23, 24]．発症時の種目としては，球技やランニングなどの比較的運動強度の高い種目で起こりやすい．

FDEIAが疑われる場合には，摂取した食物を対象に抗原特異的IgE抗体，皮膚プリックテストなどを実施する．成人の小麦依存性運動誘発アナフィラキシーでは，小麦タンパクの構成成分である“ω-5グリアジン”に対する特異的IgE抗体の検査は，特異度が高く有用である．次に食物摂取と運動による誘発試験を行い，陽性であった場合に確定診断に至る．誘発試験が陰性もしくは未実施であっても，食後の運動とアナフィラキシーの因果関係が明確であれば，臨床的に診断される場合もある[23]．

FDEIAの発症予防のためには，運動2時間前の原因食物の摂取を禁止する，原因食物を摂取した場合には，最低2時間は運動を避ける，といった食事・運動面の指導が重要である．非ステロイド性抗炎症薬，アルコール摂取，疲労，花粉なども発症に関与するとされており，体調管理を含めた生活指導，教育が必要である．また，緊急時に備えてエピペン®（アドレナリン自己注射薬）の処方，携帯も不可欠である[23, 24]．

おわりに

スポーツ栄養は，アスリートの体づくりなどフィジカル面のコンディショニングだけでなく，健康管理においても重要な役割を果たす．本稿では，アスリートに発症しうる一部の内科的障害において，栄養面のサポートが，その予防や治療に有効な可能性がある疾患について概説した．

[田畑　尚吾・真鍋　知宏]

[文　献]

1) Alaunyte I, et al.: Iron and the female athlete: a review of dietary treatment methods for improving iron status and exercise performance. J Int Soc Sports Nutr, 12: 38, 2015.
2) Hinton PS: Iron and the endurance athlete.

Appl Physiol Nutr Metab, 39: 1012–1018, 2014.
3) 日本鉄バイオサイエンス学会治療指針作成委員会編：鉄剤の適正使用による貧血治療指針．改訂第3版，響文社，2015.
4) Nieman DC: Exercise, upper respiratory tract infection, and the immune system. Med Sci Sports Exerc, 26: 128–139, 1994.
5) Nieman DC: Current perspective on exercise immunology. Curr Sports Med Rep, 2: 239–242, 2003.
6) Hellard P, et al.: Training-related risk of common illnesses in elite swimmers over a 4-yr period. Med Sci Sports Exerc, 47: 698–707, 2015.
7) Martensson S, et al.: High Training Volumes are Associated with a Low Number of Self-Reported Sick Days in Elite Endurance Athletes. J Sports Sci Med, 13: 929–933, 2014.
8) Walsh NP, Oliver SJ: Exercise, immune function and respiratory infection：An update on the influence of training and environmental stress. Immunol Cell Biol, 94: 132–139, 2016.
9) Mountjoy M, et al.: IOC consensus statement on relative energy deficiency in sport (RED-S): 2018 update. Br J Sports Med, 52: 687–697, 2018.
10) 土肥美智子ほか：バンクーバーオリンピック代表選手（候補選手を含む）における喘息について．日本臨床スポーツ医学会誌，18（4）：S113, 2010.
11) Garcia-Larsen V, et al.: Asthma and dietary intake: an overview of systematic reviews. Allergy, 71: 433–442, 2016.
12) 浅井貞宏：アルコール誘発喘息．アレルギー，57: 22–31, 2008.
13) Collings KL, et al.: Esophageal reflux in conditioned runners, cyclists, and weightlifters. Med Sci Sports Exerc, 35: 730–735, 2003.
14) Dagli U, Kalkan IH: The role of lifestyle changes in gastroesophageal reflux diseases treatment. Turk J Gastroenterol, 28 (Suppl 1): S33–S37, 2017.
15) Ness-Jensen E, et al.: Lifestyle Intervention in Gastroesophageal Reflux Disease. Clin Gastroenterol Hepatol, 14: 175–182, e1–3, 2016.
16) Patti MG: An Evidence-Based Approach to the Treatment of Gastroesophageal Reflux Disease. JAMA Surg, 151: 73–78, 2016.
17) Hongo M, et al.: Effect of rabeprazole treatment on health-related quality of life and symptoms in patients with reflux esophagitis: a prospective multicenter observational study in Japan. J Gastroenterol, 46: 297–304, 2011.
18) Morton D, Callister R: Exercise-related transient abdominal pain (ETAP). Sports Med, 45: 23–35, 2015.
19) Morton DP, Callister R: Characteristics and etiology of exercise-related transient abdominal pain. Med Sci Sports Exerc, 32: 432–438, 2000.
20) Thomas DT, et al.: American College of Sports Medicine Joint Position Statement. Nutrition and Athletic Performance. Med Sci Sports Exerc, 48: 543–568, 2016.
21) 田村好史：1型糖尿病を持つスポーツ選手の栄養管理．臨床栄養，114: 162–164, 2009.
22) Horton WB, Subauste JS: Care of the Athlete With Type 1 Diabetes Mellitus: A Clinical Review. Int J Endocrinol Metab, 14: e36091, 2016.
23) 福田啓伸：食物依存性運動誘発アナフィラキシー．消化器病学サイエンス，2: 194–197, 2018.
24) 海老澤元宏ほか監修：食物アレルギー診療ガイドライン2016．日本小児アレルギー学会，2016.

3　外科的疾患

1. スポーツ外傷とスポーツ障害[1,2]

脳振盪，肩関節脱臼，前十字靱帯損傷，足関節捻挫，骨折などは一度の外力で受傷するスポーツ外傷であり，疲労骨折，オスグッド･シュラッター病，ジャンパー膝などは使い過ぎによる負荷の蓄積で生じるスポーツ障害である．半月板損傷や腱板損傷，腰椎椎間板ヘルニアなどは，一度の外力で生じる場合と，経年的に組織が変性した結果生じる場合がある．競技復帰に関して，スポーツ外傷では患部の損傷が治癒した段階で復帰が可能と捉えられがちである．しかし，患部を安静にしたことで筋力低下や関節拘縮が生じるため，身体機能の改善および再発予防のアスレティックリハビリテーションを行った上で，段階的に競技復帰する必要がある．また，スポーツ障害は単に使い過ぎが原因ではなく，柔軟性低下・バランス不良・筋力不足などのコンディショニング不足が背景にあり，不良な競技動作が加わって生じていることが多い．そのため，患部の安静や運動量の調整だけではなく，身体機能の改善，競技動作の改善を目的としたアスレティックリハビリテーションを行った上で，痛みの改善に伴い段階的に競技復帰する必要がある．スポーツ外傷およびスポーツ障害からの競技復帰に共通して重要なことは，①的確な診断に基づく治療・競技動作の休止・運動量の調整，②アスレティックリハビリテーションによる身体の使い方や競技動作の改善，③段階的競技復帰，である．

2. 頭部・顔面のスポーツ外傷[3]

(1) 頭部外傷総論

頭部外傷はコンタクトスポーツで生じる頻度は高いものの，あらゆるスポーツで生じうる．スポーツ現場での判断が予後を左右することもあるため，意識障害の評価のほか，脳振盪を疑う症状を理解しておく必要がある．重症の頭部外傷の可能性があり，速やかに救急要請を行う症状として，持続する意識障害，意識状態の経時的悪化，呼吸障害，瞳孔不同，手足の麻痺，言語障害，けいれん，繰り返す嘔吐などが挙げられる．

(2) 脳振盪[4]

脳振盪は，「頭部打撲直後から出現する神経機能障害であり，かつそれが一過性で完全に受傷前の状態に回復するもの」と定義されており，一時的に脳の活動に障害が出現している状態である．一度受傷すると再発しやすく，また繰り返すことで重篤化・長期化する．頭部の回旋外力による受傷が原因であり，アスリート同士や設備との接触，転倒，ボクシングのパンチによる頭部の揺さぶりなどが原因となる．ボクシング，アメリカンフットボール，柔道，ラグビー，サッカー，バスケットボールなどのコンタクトスポーツに多い．脳振盪の症状は，頭痛，めまい，気分不快，意識消失，健忘，嘔気･嘔吐，バランスの障害，反応が鈍い，見当識障害など多彩である．意識消失がない脳振盪の方が多いことを認識しておく必要がある．また，CT検査で出血などの異常所見を認めない．脳振盪を起こした場合あるいは疑われた場合，プ

表6-3-1　脳振盪からの段階的競技復帰プロトコール

Step 1	活動なし
Step 2	軽い有酸素運動*1
Step 3	スポーツに関連した運動*2
Step 4	接触プレーのない運動・訓練
Step 5	接触プレーを含む訓練
Step 6	競技復帰

＊1　ウォーキング、自転車エルゴメーターなど
＊2　ランニングなど頭部への衝撃や回転がないもの
各Stepは24時間以上あけて次のStepに進む
Step4→5に進む際にはメディカルチェックを行う
(日本臨床スポーツ医学会学術委員会脳神経外科部会：頭部外傷10か条の提言．第2版，2015)

レーを継続させず，専門家の評価を受けさせることが勧められ，受傷後24時間は誰かがそばにつくか，家族に注意を促しておく必要がある．競技復帰は段階的競技復帰プロトコールに従って行う(表6-3-1)．近年，ボクシングやアメリカンフットボールの引退後に行動異常および精神症状（攻撃性やうつなど），認知障害（注意障害や記憶障害など），運動異常（歩行障害やパーキンソン症状など）などの症状が出現する慢性外傷性脳症が注目されており，脳内のリン酸化タウ蛋白の蓄積が原因と報告されている．しかし，脳振盪との直接的な因果関係は不明である．

(3) 急性硬膜下血腫

急性硬膜下血腫は，スポーツ外傷の中で死亡や重篤な後遺症を残す頻度がもっとも高い外傷である．頭部の回旋外力により，脳と硬膜をつなぐ架橋静脈が損傷して出血し，生じた血腫が脳を圧迫する．脳挫傷の有無にもよるが，数分～10分程度で意識障害が進行し，短時間で致命的な脳損傷を生じる．意識障害を認める場合，緊急開頭術を要し，早期に治療を開始できるかどうかが予後を左右する．軽症であっても一度受傷した場合，競技スポーツへの復帰は勧められない．

(4) 顔面・歯科口腔外傷[5)]

顔面の骨折はボールや用具を含めて直達外力により生じる．下顎骨骨折では食事摂取が難しくなるため，栄養支援が必要となる．顔面骨折後からの早期復帰には，競技規則で認められている場合はフェイスガードの着用が可能である．歯が完全に脱臼した場合，即時プレーから離脱させ，脱落歯を歯の保存液，ない場合は牛乳に浸して早急に歯科に持参する．状態が良ければ再植治療が可能である．また，格闘技やコンタクトスポーツにおける歯科外傷の予防や歯列矯正中の対応として，マウスガードの装着が推奨される．埋伏智歯（親知らず）は，下顎骨の骨折リスクが高くなるため，コンタクトスポーツや格闘技では予防的に抜歯しておくことが望ましい．また，う蝕歯は脆く破折しやすいため，治療を受けておきたい．

3．脊椎のスポーツ外傷・障害

(1) 頚椎・頚髄損傷

頚髄損傷の多くは頚椎の脱臼あるいは骨折である頚椎損傷に伴って発生する．頭部から地面に落下した場合やタックル動作などで，頚椎が急激に過伸展，過屈曲されることで生じる．浅いプールへの飛び込みも注意が必要である．頚髄損傷では四肢麻痺などの重大な後遺症を残し，日常生活への影響も非常に大きく，最大限の予防が行われなければならない．受傷時は，頚部痛や可動域制限，運動麻痺や知覚麻痺などを来す．受傷時に血圧低下，徐脈などの脊髄ショック症状を認めることもある．頭頚部の外傷が生じた現場では，不用意な搬送で麻痺の悪化を招かないよう，アスリートを動かさずに声をかけ，頭頚部を固定して担架を用いてフィールド外へ搬送する．頚髄損傷を伴う頚椎脱臼骨折では，受傷後早期に手術を行い，頚髄の圧迫を解除する．手術後は残存する機能に応じたリハビリテーションを行う．

(2) 腰椎分離症

腰椎分離症とは，成長期のアスリートに発生する腰椎椎弓の関節突起間部の疲労骨折のことである．腰椎後屈時や回旋時の腰痛が典型的な症状である．分離症の初期の場合，X線検査での診断は

困難である．分離症の病期の決定にはMRI検査やCT検査が必要であり，初期であれば約3カ月のスポーツ休止と体幹装具（コルセット）着用により，腰痛は緩和し，骨癒合が期待できる[6]．進行期であれば6カ月程度のコルセット装着期間が必要となる．終末期では偽関節部の骨癒合の可能性はないが，リハビリテーションと伸展防止のコルセットなどで痛みが無い状態に改善させることは可能である．若年であるほど分離すべり症に進行しやすく，痛みのある時期に無理させてはならない．体が硬いアスリートに多く発生するため，ハムストリングや大腿四頭筋のタイトネスを改善することが，再発予防に大切である．

（3）腰椎椎間板ヘルニア

線維輪と髄核からなる椎間板は加齢により変性しやすく，スポーツ動作などによる負荷により髄核が脱出して椎間板ヘルニアが発生する．脱出した椎間板組織が神経根や硬膜を圧迫すると，腰痛や下肢痛を引きおこす．圧迫の程度や期間によっては，下肢の麻痺症状や膀胱直腸障害を起こすこともある．通常，鎮痛剤内服，局所麻酔薬注射，コルセットなどの装具療法，リハビリテーションなどにより，症状は改善する．しかし，保存療法のみでスポーツ復帰ができない場合や麻痺症状が進行している場合，椎間板を摘出する手術が行われる．近年は顕微鏡や内視鏡を利用した低侵襲での手術が普及している．

4．上肢のスポーツ外傷・障害

（1）肩関節のスポーツ外傷・障害

1）反復性肩関節脱臼

肩関節の脱臼は，ラグビーのタックルや野球のヘッドスライディングなどでの受傷が多い．多くの場合，上腕骨頭が肩甲骨関節窩に対して前下方に脱臼し，関節唇靱帯複合体が損傷する．強い痛みのため肩を動かすことができず，専門家に整復を行ってもらう必要がある．亜脱臼の場合は自然に整復される．整復後は3週間の肩内旋位での外固定が行われるが，関節唇靱帯複合体の損傷は通常自然治癒せず，再脱臼の予防に効果はない．一方，肩外旋位での固定が予防に有用との報告もある．反復する脱臼により競技パフォーマンスが低下している場合，関節唇靱帯複合体を修復する手術や[7]，肩甲骨の烏口突起を上腕二頭筋と烏口腕筋の腱が付着した状態のまま関節窩に移行して金属スクリューで固定する手術が行われる[8]．術後復帰には約4～6カ月を要する．

2）腱板損傷

腱板とは，肩甲骨に起始する肩甲下筋，棘上筋，棘下筋，小円筋が上腕骨側に停止する腱性部の総称である．これら4つのインナーマッスルは肩の安定性に重要な役割を果たしている．腱板損傷は，投球動作や転倒による外傷，加齢による腱の変性などが原因で生じる．損傷した腱板の自然治癒は期待できないが，リハビリテーションやヒアルロン酸の注射などにより機械的刺激と炎症が改善すると症状も改善する．症状に改善がない場合や，筋力低下が著明な場合には，腱板修復術が行われる．通常，スポーツ復帰には4～6カ月を要する．

3）投球障害肩

投球動作は下肢から体幹・肩甲帯・肩・肘・手指へと連なる運動連鎖である．下肢や体幹の機能が低下すると，それを代償するため肩や肘に負荷が加わり，その蓄積により肩や肘に損傷が生じる．成長期では力学的に脆弱な上腕骨近位骨端線にストレスが加わり，単純X線検査で骨端線が離開を生じることもある（リトルリーグショルダー）．遠投や全力投球などの一球で痛みを生じる場合もある．基本的には1～2カ月の投球禁止により肩の痛みは消失することが多いが，故障につながる不良な投球フォームの修正だけでなく，下肢や体幹の機能改善を目的としたリハビリテーションが重要である．1995年に日本臨床スポーツ医学会は「青少年の野球障害に対する提言」として，全力投球数の目安を提唱している（表6-3-2）[9]．成人の場合，肩関節の後方拘縮や，肩関節内の腱板と関節唇の衝突であるインターナルインピンジメントなどを生じていることが多い．アスレティッ

表6-3-2　全力投球数の目安

	練習		全力投球数	
			1日	1週
小学生	週3日	2時間以内	50球	200球
中学生	週1日以上の休養日		70球	350球
高校生	週1日以上の休養日		100球	500球

（日本臨床スポーツ医学会整形外科部会：青少年の野球障害に対する提言．日本臨床スポーツ医学会誌，13(Suppl): 241-242, 2005）

クリハビリテーションにより下肢や体幹，肩甲帯の機能を改善することで，投球動作時の痛みも改善することが多いが，痛みに改善がなく，関節内注射なども有効でない場合，関節鏡によるクリーニングや修復術が行われる．

(2) 肘関節のスポーツ外傷・障害

1）野球肘（上腕骨内側上顆骨端核障害[10]，上腕骨小頭離断性骨軟骨炎[11]）

投球動作で生じる肘の痛みを野球肘と呼ぶが，これは病態を表した病名ではない．成長期には骨端の成長軟骨に障害が起こり，肘の内側では内側上顆障害（リトルリーグエルボー），外側では上腕骨小頭離断性骨軟骨炎が生じる．もっとも頻度が高い内側上顆障害では投球動作を中止とし，アスレティックリハビリテーションにより姿勢，下肢や肩甲胸郭の柔軟性，肩甲骨の支持性などの改善を行う[12]．痛みの改善により，投球を段階的に再開する．上腕骨小頭離断性骨軟骨炎は初期でも痛みを認めず，痛みが出現した時にはすでに進行していることが多い．可動域制限を伴うと日常生活にも悪影響を及ぼすため，早期発見が大切であり，超音波検査も有用である[13]．治療の中心は保存療法であり，画像所見を参考に投球中止期間が設定されるが通常内側上顆障害よりも長期間を要する．また，保存療法で改善がない場合は，病態に応じて関節鏡でのクリーニング手術や，自家骨軟骨柱移植術が行われる．成人の場合，投球動作の加速期に肘内側に加わる外反力のため，内側側副靭帯損傷が生じるほか，変形性肘関節症，肘頭疲労骨折，尺骨神経障害などさまざまな病態が生じる．治療は投球動作の中止とアスレティックリハビリテーションが中心だが，症状に改善がない場合，内側側副靱帯再建術や鏡視下クリーニングなどが行われる．

2）上腕骨外側上顆炎

テニスのバックハンドの際に痛みを訴えることが多いためテニス肘とも呼ばれるが，日常生活や仕事などで手関節背屈を要する作業を繰り返し行うことでも多発する．上腕骨外側上顆に付着する短橈側手根伸筋など手関節伸筋群起始部の炎症や微小断裂が病態である手関節背屈動作を避け，前腕伸筋群のストレッチやエルボーバンドを装着することで痛みは改善することが多いが，ステロイド局所注射が行われることもある．保存療法に抵抗する場合，関節鏡で短橈側手根伸筋腱起始部の切除が行われる．

(3) 手関節・手のスポーツ外傷・障害

1）三角線維軟骨複合体損傷

手関節尺側にある三角線維軟骨複合体（TFCCとも呼ばれる）は，テニスなどで繰り返し手関節をひねることにより損傷することがある．痛みの出るスポーツ動作を休止し，サポーターなどを用いて手関節の負担を減らすことで痛みは軽減する．また，TFCCの近くを走行する尺側手根屈筋や尺側手根伸筋のストレッチ，握力強化を行い，競技の再開にあたる．手術は関節鏡でのクリーニングのほか，尺骨骨切り術が行われることもある．

5．下肢のスポーツ外傷・障害

(1) 股関節のスポーツ外傷・障害

1）グロインペイン症候群

明らかな器質的疾患・損傷がなく，運動時に鼠径部痛周辺にさまざまな痛みを生じるものがグロインペイン症候群である．サッカー選手に多く，股関節の可動域改善や，股関節周囲・体幹筋力強化などのリハビリテーションが行われる．一方，股関節の軽度な骨変形により，寛骨臼と大腿骨の間で衝突（インピンジメント）をきたすことで鼠径部痛を生ずるものはFAI（femoroacetabular impingement）と呼ばれる．診断にはPincer変形（寛骨臼側）やCam変形（大腿骨側）などの画像検査が重要である．股関節の広い可動域を必要とする新体操やクラシックバレエ等でも発生頻度が高い．リハビリテーションで改善がない場合，関節鏡による手術治療が選択される．

2）骨盤裂離骨折

骨盤には下肢の筋肉の起始部が多く存在し，上前腸骨棘には縫工筋，下前腸骨棘には大腿直筋，坐骨結節にはハムストリングの起始部がある．骨が未成熟な成長期に過剰な負荷が加わり裂離骨折を生じる．キック動作や跳躍時，疾走中に突然痛みが生じて歩行不能になることもあれば，徐々に痛みが生じる場合もある．治療の基本は保存療法であり，リハビリテーションを行いながら，骨癒合の状況をみて競技復帰させる．

(2) 膝関節のスポーツ外傷・障害

1）前十字靭帯損傷（図6-3-1）

前十字靭帯は，脛骨の前方安定性および回旋安定性に寄与しており，バスケットボール，サッカー，バレーボール，バドミントンなど切り返し動作やジャンプ動作で非接触性に損傷することが多い．受傷直後は，痛みのためプレー続行が困難となる．また損傷靭帯からの出血により膝関節は腫れる．一度損傷すると自然治癒は期待できず，膝くずれを起こすことで半月板や軟骨の状態は悪化するため，切り返しやジャンプ動作があるスポーツを継続するには手術が勧められる．手術はハムストリング腱あるいは骨付き膝蓋腱を用いた再建術が行われる[14]．術後約3カ月からジョギングを開始し，術後8カ月から1年での競技復帰を目指す．筋力トレーニングやアジリティトレーニングなどのアスレティックリハビリテーションが重要となる[15]．

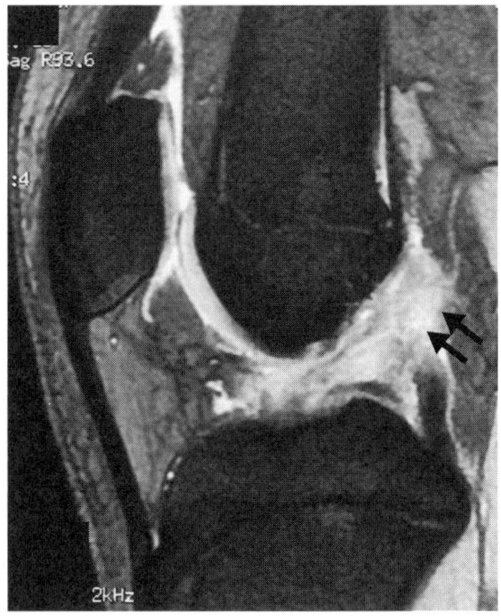

図6-3-1　前十字靭帯損傷のMRI所見（矢印：損傷部）

2）後十字靭帯損傷・内側側副靭帯損傷

後十字靭帯損傷は転倒して膝を地面でぶつけるなど，脛骨前面から直接衝撃が加わった際に受傷することが多い．後十字靭帯単独損傷の場合，通常保存療法が選択される．リハビリテーションとして，可動域の改善，大腿四頭筋の強化などが重要となる．保存療法で不安定感が残存する場合や複合靭帯損傷の場合には再建術が行われる．内側側副靭帯は膝関節の内側に位置し，浅層，深層，後斜走線維からなる幅の広い靭帯である．膝関節に外反の力が加わることで損傷する．保存療法が第一選択だが，不安定性が大きな場合は，修復術あるいは再建術が行われる．

3）半月板損傷[16]

半月板は膝関節の荷重分散や安定性などに寄与する線維軟骨であり，膝の内側と外側に存在する．一度の外力で損傷する場合と，加齢による変性を伴い損傷する場合がある．形態が先天的に外側円板状半月の場合，損傷しやすい．前十字靭帯損傷に合併して損傷することも多い．症状は膝の痛み，腫れ，引っかかり，ロッキングなどであり，半月板損傷は変形性膝関節症を引き起こす危険因子となる．診断はMRI検査で行われ，アスレティックリハビリテーションによる保存療法で症状が改善することも多い．症状に改善がない場合やロッキング症状がある場合は，関節鏡視下に半月板部分切除あるいは縫合術が行われる．半月板切除を行った場合，切除量にもよるが，将来的に変形性膝関節症が生じるリスクは上昇する．縫合した場合，縫合部の癒合に時間を要する．競技への復帰は，動作の改善や痛みを目安として段階的に行う．

4）ジャンパー膝・鵞足炎

ジャンパー膝（膝蓋腱症あるいは膝蓋腱炎）では，ジャンプやダッシュ動作で膝蓋腱に負荷が蓄積され，膝蓋骨付着部の痛みを生じる．バレーボールで多い．運動量の調整や大腿四頭筋の柔軟性改善，正しいスクワット姿勢の獲得などのアスレティックリハビリテーションが行われるが，何度も繰り返し難治性となることもある．炎症部へのヒアルロン酸注射も行われる[17]．鵞足炎は，半腱様筋，薄筋，縫工筋が脛骨内側に付着する部位である鵞足に炎症や痛みを生じるスポーツ障害で，ランナーに多くみられる．通常，運動量の調整とアスレティックリハビリテーションの保存療法が行われる．腸脛靭帯炎は，大殿筋，大腿筋膜張筋から連続して脛骨に付着する腸脛靭帯が膝の外側部で炎症を起こして痛みを生じるものであり，長距離ランナーに多くみられる．走行時に繰り返される膝の屈伸で，腸脛靭帯と大腿骨外側上顆が摩擦を生じると考えられ，腸脛靭帯の緊張が高い状態で発生しやすい．臀部から大腿外側部にかけてのタイトネス改善が必要である．

5）オスグッド・シュラッター病

大腿四頭筋は膝蓋骨，膝蓋腱と連続し，脛骨粗面に付着して膝関節の伸展に働く．成長期では脛骨粗面が骨端線から連続する軟骨のため力学的に弱く，膝の伸展動作の繰り返しにより軟骨の一部が剥離して痛みが発生する．とくに身長が急激に伸びている時は，大腿骨の伸びるスピードに大腿四頭筋や膝蓋腱の伸びるスピードが追い付かず，腱の緊張は強くなり発生しやすい．運動量の調整と大腿四頭筋ストレッチを含めたアスレティックリハビリテーションで改善することが多いが，痛みが長引き再発する場合もある．成長期が終了すると症状が軽減することが多い．

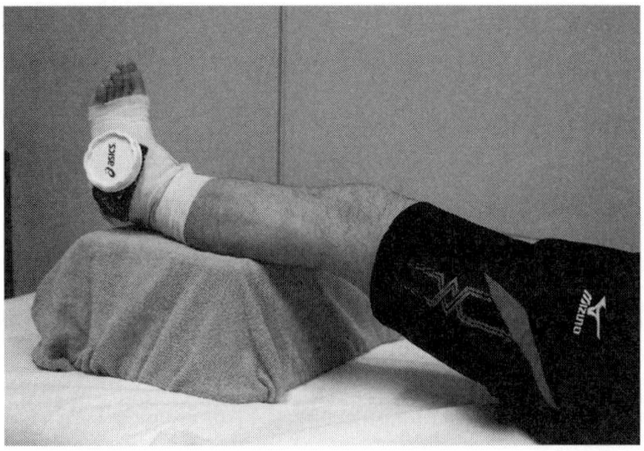

図6-3-2　RICE処置の例（安静，アイシング，圧迫，挙上）

（3）足関節・足部のスポーツ外傷・障害

1）足関節外側靭帯損傷

ジャンプの着地や切り返しなどで足部の内がえしが強制されて捻挫が生じた場合，足関節外側の前距腓靭帯を損傷する．もっとも頻度が高いスポーツ外傷のひとつである．重症例では踵腓靭帯も損傷する．足関節外側の痛みや腫れのため立位・歩行が困難な場合もあり，受傷時にはRICE処置が行われる（図6-3-2）．経過とともに足関節装具を装着し，段階的に可動域訓練や筋力強化，バランスを改善させるアスレティックリハビリテーションを行ったのち，競技に復帰する．捻挫を繰り返し足関節の不安定性が出現した慢性例では，ハムストリング腱を用いた靭帯再建術などが行われることもある．

2）シンスプリント

シンスプリントはランニング動作に伴い生じる下腿中央～遠位1/3の内側部の痛みを主訴とするスポーツ障害である．ランニング量，地面の状態，運動時のシューズ，足部の形態などが要因となり，足部の回内運動によるヒラメ筋などの牽引力が，筋膜や骨膜に炎症を引き起こすと考えられる．運動量の調整，足部回内を制御するインソール使用，アスレティックリハビリテーションにより多くは改善するが，長引く場合もある．

3）アキレス腱断裂

アキレス腱は腓腹筋とヒラメ筋の共同腱であり，加齢による変性などを背景に，前方へのステップや切り返し動作などの間接的な外力で損傷する．30～40代に頻度が高い．受傷時の衝撃を，後ろから蹴られた，ボールが当たったと表現することが多い．アキレス腱の断裂部位は陥凹し，荷重時の底屈運動はできなくなり，通常は歩行困難となる．保存療法と手術加療のいずれにおいても治癒が見込める．保存療法では，アキレス腱断端を接触させるように足関節を最大限底屈した状態にして，ギプスあるいは取り外し可能なアキレス腱用装具で固定し，約2カ月間かけて底屈の角度を減らしていく．手術では断裂した腱を強固な糸で縫合し，術後は同様に固定を行う．縫合した方が再断裂のリスクは少なく，復帰までの期間も短いが，感染のリスクを伴う．通常，スポーツ復帰までは6カ月以上かかることが多い．

6. 骨折・疲労骨折，肉離れ

(1) 骨折

骨折とは，直達外力や介達外力などにより骨の連続性が断たれた状態をいう．おもな症状は，疼痛，腫脹，変形，異常可動性，機能障害である．治療の基本は，解剖学的な整復位に戻す，整復位を保持して骨癒合を得る，リハビリテーションにより運動機能を回復させる，の3つである．骨折の治癒過程は，骨折部位に血腫が形成される炎症期，仮骨が形成される修復期，仮骨が骨組織に置換され，元の形に修復されるリモデリング期の3つの段階に分けられる．転位が少なく安定型の骨折では，ギプス，シーネ，装具で骨折部を固定し，下肢の骨折では免荷を行う．骨の癒合に必要な期間は骨折の部位や程度のほか，栄養状態や骨代謝に影響する骨粗鬆症や内分泌疾患，内服薬によって異なる．小児では骨癒合までの期間は短く，自家矯正能力も高い．転位が大きく不安定な場合や関節面でのギャップが大きい場合は，骨折部を整復して金属プレートやスクリュー，髄内釘などで固定する手術が必要となる．アスリートの場合，早期に骨折部を安定してリハビリテーションを開始する目的で，手術が選択されることもある．開放骨折では感染のリスクが高いため，できるだけ早期に洗浄・デブリドマンが必要であり，受傷後6～8時間がgolden timeと呼ばれる．

高エネルギー外力により生じる骨盤骨折では大血管損傷を合併した場合，生命の危険性もあるため，動脈塞栓術が行われる．不安定な骨折部に対しては内固定あるいは創外固定が行われる．肋骨骨折では通常，バンドを巻く保存療法が行われるが，転位が大きな場合，外傷性気胸や血胸が生じることもある．鎖骨骨折では鎖骨バンドによる保存療法が一般的だが，転位が大きな場合や遠位部での骨折では手術が行われる．上腕骨骨折は転倒以外に，投球動作や腕相撲などひねりによる介達外力で生じることもある．橈骨遠位部骨折は頻度の高い骨折で，手をついて転倒した際に受傷する．徒手整復後も不安定な場合には手術が行われる．大腿骨の骨幹部や顆上部，脛骨の近位部や骨幹部での骨折は，比較的大きな外力が加わった際に生じ，転位の程度によって手術が行われることも多い．足関節の骨折は転位が少なければギプスや装具による保存療法で選択されるが，転位の程度により手術が行われる．

(2) 疲労骨折[18)]

競技動作の繰り返しの外力が蓄積して生じる疲労骨折はスポーツ障害であり，不良な競技動作やコンディショニング不足が背景にあることも多い．女性アスリートの場合，利用可能エネルギー不足や無月経によりエストロゲンが減少し，骨密度が低下している場合もある．一定期間，原因となった競技動作を中止することで骨癒合が得られることが多いが，脛骨中央部・前方骨皮質に生じる脛骨跳躍型疲労骨折や，サッカー選手に多い第5中足骨近位部のジョーンズ骨折など難治性の疲労骨折では手術が行われることもある．マラソンランナーに多い第2・第3中足骨疲労骨折など，疲労骨折は下肢に多く発生するが，投球動作に関連する尺骨の肘頭疲労骨折や，剣道における尺骨骨幹部の疲労骨折など上肢の疲労骨折もある．腰椎分離症は，成長期に生じる腰椎の疲労骨折であり，腰痛の原因として頻度が高い．競技動作を中止している期間に，再発予防のアスレティックリハビリテーションを行うことが重要である．

(3) 肉離れ

筋肉が伸長している状態の時に急激な収縮が生じ，筋肉に損傷を来す外傷が肉離れである．筋肉と腱の移行部や，腱の部分での損傷も肉離れに含められ，発生頻度はハムストリングや腓腹筋で高く，通常は保存療法が行われる．MRI検査による分類が競技復帰の目安になり，筋線維部あるいは血管損傷のみのI型では2週，筋腱移行部損傷のII型では8週，腱性部（付着部）の断裂であるIII型は手術も考慮される[19, 20]．早期復帰だけを目指すのではなく，再受傷を予防するためのアスレティックリハビリテーションが重要である．

[大関　信武・柳下　和慶]

[文　献]

1) 中嶋寛之監修，福林　徹，史野根生編：新版スポーツ整形外科．南江堂，pp. 3–8, 2011.
2) 大関信武，相澤純也編：スポーツ医学検定1級公式テキスト．東洋館出版社，pp. 34–35, 2019.
3) 永廣信治，西良浩一：頭頚部・体幹のスポーツ外傷．メジカルビュー社，2017.
4) 日本臨床スポーツ医学会学術委員会脳神経外科部会：頭部外傷10か条の提言．第2版，2015.
5) 石上恵一ほか編：要説スポーツ歯科医学．医学情報社，2015.
6) Sakai T, et al.: Conservative treatment for bony healing in pediatric lumbar spondylolysis: a clinical update. Spine, 42: E716–720, 2017.
7) Sugaya H, et al.: Arthroscopic osseous Bankart repair for chronic recurrent traumatic anterior glenohumeral instability. J Bone Joint Surg Am, 87: 1752–1760, 2005.
8) 山崎哲也ほか：コンタクトアスリートにおける外傷性肩関節前方不安定症　Bristow変法について．臨床スポーツ医学，25: 719–724, 2008.
9) 日本臨床スポーツ医学会整形外科部会：青少年の野球障害に対する提言．日本臨床スポーツ医学会誌，13（Suppl）: 241–242, 2005.
10) 山崎哲也ほか：肘実践講座　よくわかる野球肘　肘の内側部障害．全日本病院出版会，2016.
11) 岩瀬毅信ほか：肘実践講座　よくわかる野球肘　離断性骨軟骨炎．全日本病院出版会，2013.
12) Sakata J, et al.: Efficacy of a prevention program for medial elbow injuries in youth baseball players. Am J Sports Med, 46: 460–469, 2018.
13) Matsuura T, et al.: Cumulative incidence of osteochondritis dissecans of the capitellum in preadolescent baseball players. Arthroscopy, 35: 60–66, 2019.
14) Muneta T, et al.: A prospective randomized study of 4-strand semitendinosus tendon anterior cruciate ligament reconstruction comparing single-bundle and double-bundle techniques. Arthroscopy, 23: 356–361, 2006.
15) 臨床スポーツ医学編集委員会：スポーツ外傷・障害の理学診断・理学療法ガイド．第2版，文光堂，2015.
16) 宗田　大ほか編：半月版のすべて．メジカルビュー社，2019.
17) 古賀英之ほか編：予防に導くスポーツ整形外科．文光堂，2019.
18) 石橋恭之編：パーフェクト疲労骨折．金芳堂，2017.
19) Ekstrand J, et al.: Hamstring muscle injuries in professional football; the correlation of MRI findings with return to play. Br J Sports Med, 46: 112–117, 2012.
20) 奥脇　透ほか：大腿二等筋肉ばなれのMRI分類．日本臨床スポーツ医学会誌，27: 250–257, 2019.

◆コラム◆スポーツ障害の栄養管理

アスリートが怪我や障害をおこすと，通常，競技中止または減少をもたらし，身体活動が極端に減少する．したがって，治癒率を高め，競技に復帰するまでの期間を短縮できる介入が必要となり，栄養サポートは回復を促進するのに重要である．

四肢を固定するほどの重篤な障害は，筋肉量の損失をもたらし，筋肉の強度と機能を低下させる．筋肉の喪失は，体たんぱく質合成の低下と，同化に対する筋肉の抵抗から生ずる[1]．そのため，Tipton[1]は，怪我からの回復中にエネルギーバランスを保つことは重要と述べている．エネルギー摂取制限が厳しすぎると，エネルギーバランスが負となるため，回復が遅くなり，創傷治癒を妨げ，筋肉損失を悪化させる．怪我からの回復時には，トレーニングの中止や活動量の低下のためにエネルギー消費量が低下するが，十分なエネルギー摂取を維持することは重要である．エネルギー消費の減少に関与するもうひとつの要因は，たんぱく質代謝の減少である．体脂肪と体重の増加を避けるために，ほとんどの負傷したアスリートは，当然のことながら，最初にエネルギー摂取量の減少を始める．筋肉の固定化による損傷後のエネルギー消費の減少は，当初，予測するほど大きくない可能性があり，とくに怪我がひどい場合は，治癒過程でエネルギー消費が増加する[1]．エネルギー消費は，傷害の種類と重症度に応じて，15%から最大50%増加する場合がある．そのため，身体活動とトレーニングの減少はエネルギー消費量の減少に繋がる可能性があるが，総エネルギー消費量の減少は明らかではない．さらに，歩行のエネルギーコストを考慮する必要がある．アスリートが松葉杖を使用する場合，歩行のエネルギー消費量は2～3倍に増加する[1]．とくにアスリートが回復中に運動を制限しない場合，エネルギー消費量は推測するほど減少しない可能性がある．また，エネルギー摂取量不足は明らかに避けるべきだが，エネルギー摂取量の過剰も最適な治癒と回復には望ましくない．エネルギー摂取量の過剰は，脂肪量や体重の増加につながるため[1]，怪我からの回復中にエネルギーバランスを保つことは重要である．

トレーニングの中断等を伴う障害に対する栄養サポートにもっとも重要な栄養素はたんぱく質である．全体的にエネルギー摂取量が減少することで，たんぱく質の摂取エネルギー比率が維持される場合，たんぱく質摂取量の絶対的な減少が見込まれる．たんぱく質摂取量が不足すると，創傷治癒を妨げ，炎症を増加させる恐れがある[1]．筋肉の損失は体たんぱく質合成の減少から生じ，治癒の進行状況はコラーゲンおよび他のたんぱく質の合成の程度に大きく依存している[1,2]．たんぱく質摂取量が多いこと（2～2.5 g/kg / 日）は，筋肉の固定時に重要である[1]．たんぱく質を1回に20～25 g（0.25～0.30 g/kg BM）摂取することで，安静時と非安静時の両方で体たんぱく質合成反応を最大化する[1]．少なくともエネルギー摂取量が減少した時に，たんぱく質摂取量の絶対量を減らさないよう注意する必要がある．

入院中の食事は平均的な常食が提供されているところが多く，アスリートにとっては体重維持，体たんぱく質合成のために補食が必要になる場合がある．さらに退院後はとくに自己管理が重要となり，体重の変化と筋肉量の低下を確認するために体重，体脂肪量の測定が大切である．この時期，スポーツ栄養士の介入が少ないと体重コントロールがうまくいかず筋肉量の低下，体脂肪量の増加がみられることが多いため，できるだけスポーツ栄養士の介入を頻回に行い，リハビリテーションの内容も確認しながら管理していくことが重要である．

補足的ではあるが，ロイシン，ω—3脂肪酸，クルクミンなどは，ラットの研究で筋力低下を防ぎ，肥大を促進するという有効性が実証されている[1]．また，骨，筋肉，腱，靭帯の回復のために，とくにたんぱく質の不足またはビタミンC，D，銅，ω—3脂肪酸，カルシウムの不足がないようにすることも重要である[2]．骨折では，治癒中に十分なカルシウムとビタミンDを摂取することは，最適な骨形成にとって重要である．さらに，低ビタミンD状態では膝手術からの回復が妨げられる[1]．最適な回復には抗酸化物質を十分に摂取することが重要であるが，栄養状態が良好であれば，過度な栄養素の補給は不要であることが示唆される[1]．

もっとも控えてほしい栄養素にアルコールが挙げられている．アルコール摂取はラットの筋たんぱく質合成速度を損なうだけでなく，ヒトの運動に対する筋たんぱく質の反応も損なうとされている[1]．さらに，アルコールは炎症反応を低下させることにより創傷治癒を損ない，ラットの固定中の筋肉損失を増加させることが明らかである[1]．したがって，回復中はアルコール摂取の制限が重要である．一方で，アルコールを飲んで気分転換や，痛みを和らげるのにはよいかもしれないが，その場合は，量は少量にすべきである．

負傷したアスリートにとってもっとも重要なことは，必要エネルギーに基づいたバランスのとれた食事を摂取することである．食事の組成は慎重に評価し，怪我の治癒と活動量の変化に合わせた栄養摂取を考慮すべきである．

[大城ちか子]

[文　献]

1) Tipton KD: Nutritional Support for Exercise-Induced Injuries. Sports Med, 45: S93-104, 2015.
2) Close GL, et al.: Nutrition for the Prevention and Treatment of Injuries in Track and Field Athletes. Int J Sport Nutr Exerc Metab, 29: 189-197, 2019.

4 障がい者スポーツ

1. 障がい者にとってのスポーツ

障がい者にとってスポーツとは，以前は機能の維持・回復のためのリハビリテーションの意味合いが強かった．現在はそれだけではなく社会的なコミュニケーションツールとしても用いられ，国際大会で競技成績を競う側面も高まっている．スポーツ基本法には，「スポーツは，障害者が自主的かつ積極的にスポーツを行うことができるよう，障害の種類及び程度に応じ必要な配慮をしつつ推進されなければならない.」と記載されている．スポーツ庁が発表している第2期スポーツ基本計画では，スポーツ実施率を成人で19.2%から40%に向上させるといった障がい者のスポーツ振興等，スポーツを通じた共生社会等の実現が目標に挙げられている．このように障がい者スポーツは，障がい者個人だけでなくスポーツ界，社会にとっても意義があると考えられている[1]．

2. 法律における障がい者の定義

障がい者は「障害者基本法」と「障害者の日常生活及び社会生活を総合的に支援するための法律(障害者総合支援法)」でそれぞれ定義されており，法律では，「三障がい」として身体障がい，知的障がい，精神障がいに分けられる．

このうち身体障がいは，身体障害者福祉法で定められた分類から，①視覚障がい，②聴覚または平衡機能の障がい，③音声機能，言語機能また咀嚼機能の障がい，④肢体不自由，⑤内部障がいに分けられる（表6-4-1)．知的障がいは，法律に基づく明確な定義はなされていないが，厚生労働省が5年ごとに実施している「知的障害児（者）基礎調査」では「知的機能の障害が発達期（おおむね18歳まで）にあらわれ，日常生活に支障が生じているため，何らかの特別の援助を必要とする状態にあるもの」と定義されている．

精神障がいは，精神保健および精神障害者福祉に関する法律（精神保健福祉法）では「統合失調症，精神作用物質による急性中毒またはその依存症，知的障害，精神病質その他の精神疾患を有する者」とされている．この他障がい者に関連する法律として，「発達障害者支援法」，「難病の患者に対する医療等に関する法律（難病法)」，「児童福祉法」などがある．

3. 障がいの種別と概要

三障がいの分類に基づき，概略を示す．

(1) 身体障がい

1) 視覚障がい

視覚には視力（2つの点を2つの点として識別できる能力の限界），視野（眼球を動かさないで見える範囲)，色覚（色の違いの判別)，光覚（光を感じ明るさを判別）などがある．視覚障がいとは，視力や視野に障がいがあり，眼鏡やコンタクトレンズで矯正を行ってもうまく見えない状態をいう[1]．視覚障がい者のスポーツでは，アスリートは「見えにくい状態」により表6-4-2のように分類され，「ブラインド」（全盲)，「ロービジョン」(弱視)などと呼ばれる．目が見える者は「晴眼者」と呼ばれる．

表6-4-1　障がいの分類と原疾患（一部）

<table>
<tr><td rowspan="15">身体障がい</td><td colspan="3">①視覚障がい</td><td>緑内障，糖尿病網膜症，網膜色素変性症，網膜剥離など</td></tr>
<tr><td rowspan="2">②聴覚または平衡機能の障がい</td><td colspan="2">聴覚がい</td><td>先天性奇形，ウイルス感染，突発性疾患，頭部外傷など</td></tr>
<tr><td colspan="2">平衡機能障がい</td><td>内耳疾患，中枢神経系など</td></tr>
<tr><td colspan="3">③音声機能，言語機能またはそしゃく機能の障がい</td><td>麻痺，無喉頭，失語症など</td></tr>
<tr><td rowspan="5">④肢体不自由</td><td colspan="2">上肢</td><td rowspan="2">先天性欠損症，先天性奇形，切断，脊髄損傷，進行性筋萎縮症，骨形成不全など</td></tr>
<tr><td colspan="2">下肢</td></tr>
<tr><td colspan="2">体幹</td><td>先天性側弯症など</td></tr>
<tr><td rowspan="2">乳幼児期以前の非進行性の脳病変による運動機能障がい</td><td>上肢機能</td><td rowspan="2">脳性麻痺</td></tr>
<tr><td>移動機能</td></tr>
<tr><td rowspan="6">⑤心臓，じん臓若しくは呼吸器またはぼうこう若しくは直腸若しくは小腸若しくはヒト免疫不全ウイルスによる免疫の機能の障がい
（内部障がい）</td><td colspan="2">心臓機能障がい</td><td>虚血性心疾患，心臓弁膜症など</td></tr>
<tr><td colspan="2">じん臓機能障がい</td><td>慢性腎不全，慢性腎炎など</td></tr>
<tr><td colspan="2">呼吸器機能障がい</td><td>肺気腫，肺腫瘍切除など</td></tr>
<tr><td colspan="2">ぼうこうまたは直腸の機能障がい</td><td>ぼうこう腫瘍，クローン病など</td></tr>
<tr><td colspan="2">小腸機能障がい</td><td>小腸間膜血管閉塞症など</td></tr>
<tr><td colspan="2">ヒト免疫不全ウイルスによる免疫機能障がい</td><td>ヒト免疫不全ウイルス感染</td></tr>
<tr><td colspan="4">知的障がい</td><td>先天性風疹症候群など</td></tr>
<tr><td colspan="4">精神障がい</td><td>統合失調症など</td></tr>
</table>

表6-4-2　視覚障がいスポーツのクラス分け

	全盲（ブラインド）	弱視（ロービジョン）	
	視力0から光覚弁まで	矯正後視力0.03まで，または視野5度まで	矯正後視力0.1まで，または視野20度まで
陸上：トラック	T11	T12	T13
陸上：フィールド	F11	F12	F13
水泳：自由形・背泳ぎ・バタフライ	S11	S12	S13
水泳：平泳ぎ	SB11	SB12	SB13
水泳：個人メドレー	SM11	SM12	SM13
柔道・ゴールボール・ブラインドサッカーなど	B1	B2	B3

国内大会の一部の競技では，より軽度の「4」「14」のクラスがある．

2）聴覚障がい，平衡機能障がい

音の伝わり方は，耳の構造から，外耳から内耳まで振動として伝わる伝音器と，内耳から聴覚中枢まで神経刺激として伝わる感音器に分けられる[1]．伝音器の障がいによる難聴を伝音難聴，感音器の障がいによる難聴を感音難聴，両者を合併したものを混合難聴と呼ぶ[1]．伝音難聴は言葉の明瞭度がよく補聴器の効果も高く，治療により治る者も多い．一方感音難聴は言葉の明瞭度は悪く補聴器の効果は期待できないが，人工内耳治療を行うケースもある[1]．聴覚障がい者は平衡機能障がいを併発していることがあり，日常生活では視覚や体感覚で代償されるが，平均台や水泳では不自由な場合があり注意が必要である[1]．

3）音声言語機能障がい，そしゃく機能障がい

発語による会話では，声（voice）の要素と言葉（speech）の要素がある．声は言語の持つ情

表6-4-3　麻痺の種類

分類方法	詳　細					
神経系による分類	中枢神経麻痺	大脳，小脳，脳幹，脊髄由来の麻痺				
	末梢神経麻痺	脳神経および脊髄神経根以遠の末梢神経由来の麻痺				
麻痺分布による分類	単麻痺	片麻痺	対麻痺	三肢麻痺	両麻痺	四肢麻痺
	上・下肢の一肢のみ	同側の上・下肢	両側の下肢のみ	両側の上・下肢のうち三肢	両側下肢または両側上肢	両側の上・下肢
	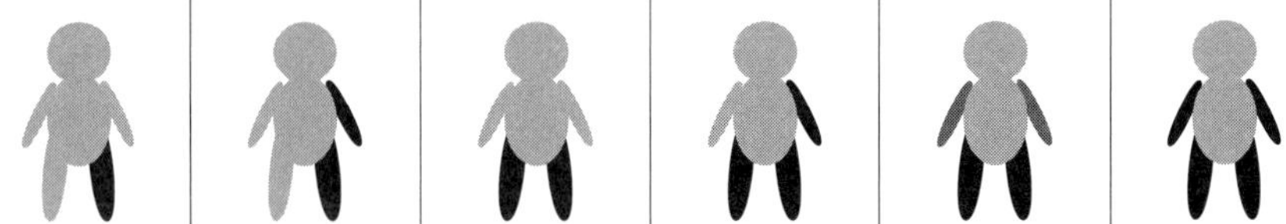					
程度による分類	完全麻痺	まったく動かせない，まったく感覚がない				
	不完全麻痺	十分な力が入らない，感覚が鈍く感じる状態				
麻痺に伴う筋緊張による分類	弛緩性麻痺	筋緊張の低下を伴う麻痺．				
	痙性麻痺	筋緊張が異常に高まり痙性を伴う麻痺．脳血管障害による片麻痺で出現．				
原因による分類	脳	脳梗塞，脳出血，脳腫瘍など				
	脊髄	脊髄損傷，二分脊椎，脊髄腫瘍など				
	末梢神経	橈骨神経麻痺，多発性神経炎，シャルコー・マリートゥース病など				
	筋	筋ジストロフィー，多発性筋炎など				

（日本障がい者スポーツ協会編：新版障がい者スポーツ指導教本．ぎょうせい，2016；住居広士編集委員代表：介護福祉用語辞典．ミネルヴァ書房，2009より作成）

報内容とは直接関係ない部分であり，この分野を音声という．一方言葉は伝達情報の内容や意味を示し，この分野を言語という[1]．3級は音声言語の喪失で，家族とも音声言語によるコミュニケーションは取れない．音声言語障がい者のうち，脳血管障がいによる失語症では片麻痺があり，筋神経疾患による構音障がい者は起立や歩行の障がいがあるため，スポーツを行う場合には注意が必要となる．言語発達遅滞では実施するスポーツに制限はないが，コミュニケーションの取り方には配慮する．

そしゃく機能障がい3級は，経口的に栄養摂取ができず経管栄養以外の方法がないとされる．原因として重症筋無力症等の神経・筋疾患によるものや外傷・腫瘍切除等による顎（顎関節を含む），口腔（舌，口唇，口蓋，頬，咀嚼筋等），咽頭，喉頭の欠損等があり，栄養補給には十分注意を要する[1]．

4）肢体不自由

肢体不自由は，骨・関節系，神経・筋系，血管系，中枢神経系などの運動器の機能障がいによって生じる身体運動能力の低下による障がいである[2]．ここでいう機能障がいとは，解剖学的な構造または機能の何らかの喪失または異常であり，欠損・切断，神経原性麻痺，骨関節疾患，その他に分けることができる．また麻痺には表6-4-3のような各分類があり，さまざまな原因により発生する．以下，代表的な疾患を挙げる．

①脊髄損傷

外傷や疾患により，脊髄が損傷を受けた状態を指す．胸腰髄損傷では対麻痺，頚髄損傷では四肢麻痺を生じる．脊髄損傷で起こりうる障がいとして運動機能障がい，感覚機能障がいや自律神経障がいがある．自律神経は内臓機能を調節する役割があり，起立性低血圧となったり，皮膚の血流や発汗機能の低下により体温の調節性が低下したり，膀胱直腸障がいを招いて排尿や排せつ障がいが起こることもある．その他褥瘡や尿路感染症，痙性に注意が必要である．

障がいの重症度の評価にはASIA impairment

表6-4-4 脊髄損傷の損傷高位と日常生活動作（ADL）

残存高位（髄節残存）	おもな筋肉	可能な運動機能	ADL，可能とされる生活	自助具・装具など
C2～C3	胸鎖乳突筋	頭部の前屈回転	全介助	人工呼吸器 電動車いす （下顎などの操作）
C4	横隔膜 僧帽筋 肩甲挙筋	頭頚部の運動 肩甲骨の挙上	全介助	電動車いす 環境制御装置 リフター，マウススティック
C5	三角筋 上腕二頭筋	肩関節運動 肘関節屈曲	BFO・装具と自助具による食事動作，身支度（歯磨きなど）は可．その他は要介助．	平地は車いす，その他は電動車いす
C6	大胸筋 橈側手根伸筋	手関節背屈	移乗動作（前後），車いす駆動，ベッドでの寝返り，上半身の更衣	テノデーシススプリント
C7	上腕三頭筋 橈側手根屈筋	肘関節伸展 手関節掌屈	床上・移乗動作，更衣動作， 自動車運転	
C8～T1	手内筋群	指の屈曲	車いす上のADLは自立	
T6	上部肋間筋 上部背筋	体幹バランス	実用的車いす移動	骨盤帯付き長下肢装具と杖で歩行可能
T12	腹筋	骨盤の引き上げ	実用的車いす移動	長下肢装具と杖で歩行可能
L4	大腿四頭筋	膝関節伸展	歩行可能	短下肢装具 杖

【参考】C：頚椎 Cervical vertebrae（1～7），T（Th）：胸椎 Thoracic vertebrae（1～12），L：腰椎 Lumbar vertebrae（1～5）
・BFO：上肢用装具（Balanced Forearm Orthosis）
・テノデーシス（tenodesis）：手関節を背屈すると指が屈曲し，掌屈すると指が伸展するといった腱固定作用
（田島博文ほか：脊髄損傷者に対するリハビリテーション．Spinal Surgery, 30: 58-67, 2016より引用改変）

scaleやFrankel分類などが用いられる[3,4]．またこの評価から，表6-4-4のような運動機能の予後が推定される．頚髄の7番残存では肘伸展力で車いすを駆動し，ひとつ上の頚髄の6番残存では肘屈曲力を利用して駆動するというように，損傷高位によって移乗や活動に違いがみられる[5]．

②脳性麻痺

脳性麻痺とは，受精から生後4週までの間に何らかの原因で受けた脳の損傷によって引き起こされる運動や姿勢の異常を示す病態で，ひとつの疾患ではない[1]．運動障がいの程度として軽度で健常者とほぼ変わらないものから，重度で痙縮で姿勢異常をきたし，補装具や車いすなどが必要なものまで幅広い．

種類としては表6-4-5に示すような痙直型，アテトーゼ型，運動失調型，混合型がみられる．注意すべき病態としてけいれんとてんかんがある．いずれも服薬を行っており，飲み忘れ，発作が起こりやすくなるような過労や過度の緊張などには注意する．

③脳血管疾患

脳血管障がいは，脳血管の病理学的変化，灌流圧の変化などにより，脳に一過性ないし持続性の虚血または出血が生じたもの，とされている[1]．脳血管障がいに伴う障がいとして，運動障がい，知覚障がい，情動障がい，高次脳機能障がいがあり，分類としては表6-4-6のように分けられる[1]．

④切断・欠損

身体障害者福祉法では「欠くもの」という表現が用いられているこの障がいに分類されるのは，おもに疾病または外傷によって四肢（少なくとも1つ以上）が物理的に切断されたか，先天性で四肢奇形のある者である[6]．車いすを利用する場合，義肢や補助具を使用する場合と，とくに何も装着しない場合がある．

⑤内部障がい

内部障がいは身体障害者福祉法では前述の表6-4-1に示すような障がいが挙げられている．この

表6-4-5　脳性麻痺の種類

型	症　状
痙直型 （約70%）	筋肉が硬くなり筋力低下． 四肢麻痺，対麻痺，片麻痺があり，麻痺を起こした四肢は発育不良で関節可動域制限や脱臼がみられることがある．
アテトーゼ型 （約20%）	筋肉が不随意的にゆっくり動くことが特徴．一般に知能は正常でけいれん発生はまれ．発語困難な例がよくみられる．
運動失調型 （約5%）	協調運動が困難で，動きが不安定．速い動きや細かい動きが難しく，不安定な歩行となる．
混合型	上記3タイプのうち2つが複合したもの．ほとんどが痙直型とアテトーゼ型の混合型で，重い知的障がいがみられることがある．

（日本障がい者スポーツ協会編：新版障がい者スポーツ指導教本．ぎょうせい，2016より作成）

表6-4-6　脳血管障がいの分類

<table>
<tr><th>分　類</th><th colspan="3">疾患名</th></tr>
<tr><td>無症候性</td><td colspan="3"></td></tr>
<tr><td rowspan="5">局所性脳機能障がい</td><td colspan="3">一過性脳虚血発作</td></tr>
<tr><td rowspan="4">脳卒中</td><td>脳梗塞</td><td>アテローム血栓性脳梗塞
心原性脳塞栓
ラクナ梗塞
その他</td></tr>
<tr><td>脳内出血</td><td>高血圧由来
血液疾患（白血病，血小板減少性紫斑病など）</td></tr>
<tr><td>クモ膜下出血</td><td>外傷性
脳動脈瘤の破裂</td></tr>
<tr><td colspan="2">脳動静脈奇形に伴う頭蓋内出血</td></tr>
<tr><td>血管性認知症</td><td colspan="3"></td></tr>
<tr><td>高血圧性脳症</td><td colspan="3"></td></tr>
</table>

NINDS-Ⅲ分類
（日本障がい者スポーツ協会編：新版障がい者スポーツ指導教本．ぎょうせい，2016より作成）

うち，全国障害者スポーツ大会に出場する区分の中で，内部障がいとして参加できるのは，2019年7月現在膀胱または直腸の機能障がいのみとなっている．事前に各障がいについて最低限の知識を持ち，状況により糖尿病などの内科的疾患でもリスクがあることを踏まえながら関わるようにする．

(2) 知的障がい

知的障がいの判断基準は，「知的機能の障害」と「日常生活能力」の2つの指標の評価をもとに障がいの程度が判定される．2013年の米国精神医学会の診断・統計マニュアル第5版（DSM-5）が，今日の精神科疾患の世界基準として用いられているが，そこでは知的障がいは「神経発達症/神経発達障がい」に含められている[1]．知的障がいと発達障がいの相互関係は，図6-4-1のように示されている[1,7]．

(3) 精神障がい

他の障がいとの違いとして，多くの人が治療中で服薬を続けている点が挙げられる[1]．また精神疾患の多くが再発・再燃の危険性を有するため，精神科領域では「現状では良好な状態だが，将来的には再び悪化する可能性がある」という意味の「寛解」という言葉が用いられ，症状や障がい固

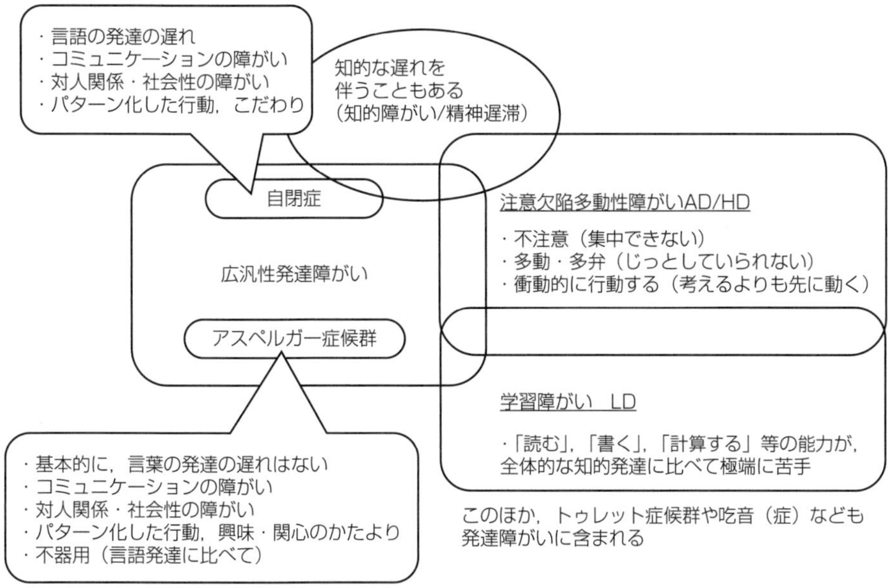

図6-4-1　知的障がいと各発達障がいの相互関係
（国立障害者リハビリテーションセンター「発達障害情報・支援センター」（文献7）に基づき作成）

定の判定も難しい[1]．

4．障がい者スポーツと国際大会

障がい者の行うスポーツとして，①基本的には健常者と同じであるが，一部その障がい特性に合わせたルールで実施されるもの，②障がい者オリジナルの競技，に分けられる．2020年東京パラリンピック大会で②にあたるのは，ボッチャ，ゴールボール，シッティングバレーなどがある．

前述のとおり，障がい者にとってスポーツはリハビリテーションだけでなく，競技としての側面もある．複数の障がい種別のアスリートがともに集う大会もあれば，障がい種別ごとに国際的な組織が構成されていることもある．代表的な国際競技大会には肢体不自由，視覚障がい，知的障がいが出場できるパラリンピック大会があり，聴覚障がい者が出場するデフリンピック大会は4年に1度，オリンピック・パラリンピック大会の翌年に開催されている．

パラリンピック大会では毎回実施競技が見直され，各障がい種別によって出場できる競技が異なっている．表6-4-7に，2020年の第16回東京パラリンピック大会までの実施競技を示した．また表6-4-8には，それぞれの競技で出場できる障がい種別について示した．

5．栄養サポートを行う際のアセスメント項目と留意点

栄養サポートを行う際のアセスメント指標として，身体計測（Anthropometrics），生理・生化学検査（Biochemical），臨床所見（Clinical），食事調査（Dietary assessment），食行動（Eating behavior）やエネルギー出納の推定（Energy expenditure/requirement），パフォーマンスやトレーニング内容評価などが挙げられる[8]．これらについて，障がい者では特性，症状やできることが個人それぞれで異なっており，栄養サポート計画を立案するには個人に応じた工夫が必要である．ここではとくに身体計測と食事調査について示す．

表6-4-7　夏季パラリンピック大会の実施競技と日本の参加状況

競技名	1960 第1回 ローマ	1964 第2回 東京	1968 第3回 テルアビブ	1972 第4回 ハイデルベルグ	1976 第5回 トロント	1980 第6回 アーヘン	1984 第7回 ニューヨーク/アイレスベリー	1988 第8回 ソウル	1992 第9回 バルセロナ	1996 第10回 アトランタ	2000 第11回 シドニー	2004 第12回 アテネ	2008 第13回 北京	2012 第14回 ロンドン	2016 第15回 リオ	2020 第16回 東京
アーチェリー	―	○	○	○	○	○	○	○	○	○	○	○	○	○	○	○
陸上競技	―	○	○	○	○	○	○	○	○	○	○	○	○	○	○	○
バドミントン																○
ボッチャ							―	―	―	―	―	―	○	○	○	○
カヌー															○	○
自転車							―	―	―	○	○	○	○	○	○	○
馬術							―			―	○	○	○	○	○	○
5人制サッカー												―	―	―	―	○
ゴールボール男子				◆	―	―	―	―	―	―	―	―	―	―	―	○
ゴールボール女子							―	―	―	―	―	○	○	○	○	○
柔道								○	○	○	○	○	○	○	○	○
パワーリフティング		―	○	○	―	―	―	―	―	○	○	○	○	○	○	○
ボート													○	○	○	○
シッティングバレーボール男子						―	―	―	―	―	○	○	○	―	―	○
シッティングバレーボール女子												―	○	○	―	○
射撃					―	―	―	―	―	○	○	○	○	○	○	○
水泳	―	○	○	○	○	○	○	○	○	○	○	○	○	○	○	○
卓球	―	○	―	○	○	○	○	○	○	○	○	○	○	○	○	○
テコンドー																○
トライアスロン															○	○
車いすバスケ男子	―	―	―	―	○	○	○	○	○	○	○	○	○	○	○	○
車いすバスケ女子			―	―	―	―	○	○	○	○	○	○	○	―	―	○
車いすフェンシング	―	○	―	―	○	―	―	―	―	○	○	○	○	―	―	○
車いすラグビー										◆	―	○	○	○	○	○
車いすテニス								◆	○	○	○	○	○	○	○	○
7人制サッカー							―	―	―	―	―	―	―	―	―	
セーリング										◆	○	○	―	○	―	
ローンボウルス			―	―	○	○	○	○	―	―						
スヌーカー	―	―	―	―	―		―	―								
ダーチェリー	―	○	○	○	○	○										
レスリング						―	―									
スタンディングバレーボール					―	―	―	―	―	―	―					
知的障がい者バスケットボール											○					

「◆」：公開競技，「―」：日本不参加，「○」：日本参加．2020年東京大会は全て「○」とした．
（日本パラリンピック委員会HPより引用改変）

(1) 体重測定

アスリートにとって体重は，期間中のエネルギーバランスや練習前後の水分補給の過不足を簡便にチェックすることのできるバロメータである．それは障がいのあるアスリートにおいても同様であるが，障がいによってはその計測に工夫が必要となる．表6-4-9に各種体重計による体重計測時の留意点を示した．日常的な体重計測が容易ではないアスリートでも，図6-4-2のような車いす用の体重計のある施設を利用する場合には必ず測定する習慣を身につけるよう声かけする．自宅で体重計測をできない場合には，代わりにリボンやひもで腹囲をモニタリングすることで，変化を確認する方法がとられることもある．なお身体障がいと知的障がいにおいては表6-4-10に示すようなBMI指標もある[9]．

肢体不自由者，とくに脊髄損傷者では，排便回数が毎日でなく3日～1週間に1回の者もいる[6]．この場合，排便前後で体重が大きく変化することもあるため，体重をモニタリングする際には排便コントロールについても確認しておくと良い．

(2) 体組成評価

体組成の評価について，肢体不自由者の場合はその値の取り扱いはとくに慎重に行うべきである．その理由として，例えば水中体重法や空気置

表6-4-8　パラリンピック競技種目と出場できる障がい区分（2019年現在）

夏季競技	障がい区分
アーチェリー	肢体不自由
陸上	肢体不自由，視覚障がい，知的障がい
バドミントン	肢体不自由
ボッチャ	重度脳性麻痺や同程度の四肢重度機能障がい
カヌー	肢体不自由
自転車	肢体不自由，視覚障がい
馬術	肢体不自由，視覚障がい
5人制サッカー	視覚障がい
ゴールボール	視覚障がい
柔道	視覚障がい
パワーリフティング	下肢に障がいのある肢体不自由
ボート	肢体不自由，視覚障がい
セーリング	肢体不自由
射撃	肢体不自由
シッティングバレー	肢体不自由
水泳	肢体不自由，視覚障がい，知的障がい
卓球	肢体不自由，知的障がい
テコンドー	上肢に障がいのある肢体不自由
トライアスロン	肢体不自由，視覚障がい
車いすバスケットボール	下肢に障がいのある肢体不自由
車いすフェンシング	下肢に障がいのある肢体不自由
車いすラグビー	四肢障がい（四肢麻痺，四肢欠損など）
車いすテニス	下肢に障がいのある肢体不自由，クァードクラスは上肢にも麻痺などの障がいがある
冬季種目	**障がい分類**
アルペンスキー	肢体不自由，視覚障がい
バイアスロン	肢体不自由，視覚障がい
クロスカントリースキー	肢体不自由，視覚障がい
アイスホッケー	下肢に障がいのある肢体不自由
スノーボード	肢体不自由
車いすカーリング	下肢に障がいのある肢体不自由

（日本パラリンピック委員会HPより引用改変）

換法，生体電気インピーダンス（BIA）法や皮脂厚法で用いられる体脂肪率推定式は健常者を元に作成されたものであり，肢体不自由者の身体特性を必ずしも反映できるとは言えないことが挙げられる[6]．しかし絶対値ではなく変化指標として扱い，定期的に測定を行うことによって，健常者と同様に，より競技に合ったからだ作りを行うこともできる．以下にそれぞれの測定法における留意点を示す．

1）二重エネルギーX線吸収法（DXA法）

Broadらによると，現在切断のあるアスリートの体組成を評価する場合，DXA法または体表面積計測がもっとも正確であるとしている[6]．しかし，障がい部位に骨の固定などの目的で体内に金属を有している場合，骨密度がそれを含んだ数字で示される．結果としてDXA法で示される除脂肪体重もその誤差が含まれていることに留意しなければならない．

2）空気置換法（ADP法）

現在日本でおもに用いられているBODPODは最初に体重計測を行い，それから体容積の測定を行う．この場合，とくに脊髄損傷者では，最初の体重計測時に車いすからの移乗が可能であるか，体重計測中に姿勢を保持できるか，チャンバー内の硬い座面に座れるか，座って姿勢を保持できるかなど確認が必要である．また健常者を元にした推定式で算出されるため，四肢欠損者ではその影響が加味されない結果が示されることを理解しておく[6]．

3）BIA法

BIA法による推定は，四肢の一部または全部がないことの影響を加味できず適切ではないとされる[6]．また立位で測定する場合，上肢欠損の場合は電極用のグリップが握られない可能性があり，下肢欠損では欠損側の足の電極の上に両足で乗ることができない．脊髄損傷完全麻痺では立位姿勢が保持できないため立位タイプの機器は使用が難しい．

現在では図6-4-3のように仰臥位姿勢で測定するタイプの機器も販売されるようになった．この機器を使用する際の注意事項として，①体重は別で測定する必要があること，②毎回測定する時の姿勢（手や足の広げ方）を統一させないと誤差が生じやすいこと，③仰臥位になってすぐの測定としばらく安静にしてからの測定とでは，体水分の

表6-4-9　障がい種別体重測定時の注意点

	家庭用体重計（小型）	家庭用体重計（大型）	車いす用体重計	留意事項
視覚障がい	○	○	○	結果は晴眼者に確認してもらうか，音声機能付きの体重計を用いると良い.
聴覚障がい	○	○	○	静止時にバランスを崩さないよう注意する.
切断・欠損（上肢）	○	○	○	上肢による操作が不要なものを選択するか，補助が必要．義手装着時はその分差し引く.
切断・欠損（下肢／立位）	○	○	○	体重計に乗る際，義足で滑るなどないよう周囲に支えがあると良い. 義足装着時はその分差し引く.
車いす利用（自走）	×	△	○	家庭用体重計については，本人の身体能力をみて可能な範囲で実施する．転倒や褥瘡予防に手すりやタオルを準備するなど十分注意する. 車いす用体重計では，車いすに余計なものは載せず，同じ条件で測定する．排便状況確認.
車いす利用（電動）	×	×	○	車いす用体重計では，車いすに余計なものは載せず，同じ条件で測定する．排便状況確認.
知的障がい	○	○	○	操作がシンプルなものを選択すると良い.

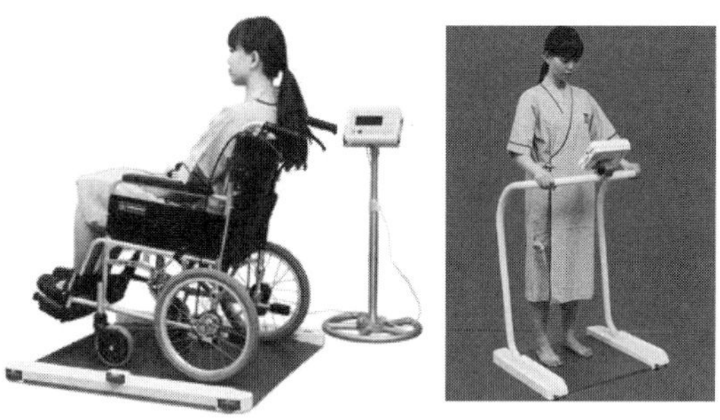

図6-4-2　車いす用体重計と手すり付き体重計（タニタ社製）
（参考：https://www.tanita.co.jp/product/c/c5010d0/）

移動が測定値に影響すること，が挙げられる．しかし健常者と同様に条件を統一して定期的に測定することで，体組成変化の指標として活用することはできる．

4）皮脂厚法

2点法，3点法，6点法，7点法などの各種回帰式を用いるか，単純に測定部位の皮脂厚の合計値から変化を追うことができる．3点法の代表的な式はⅡ部3を参照されたい．

ただし設楽らは，健常のアスリートを対象にこの式を用いて身体密度を推定したところ，肩甲骨下部の皮下脂肪および筋の厚みが大きいアスリートほど身体密度を過小評価したと報告しており[10]，使用時はその点に留意すべきである．

(3) 食事調査

食事摂取状況の調査法で，サポートの現場でよく用いられるものに食事記録法と食物摂取頻度調査が挙げられる．食事記録法では，最近スマートフォンなどを用い簡単に食事写真データを収集できることになったが，多くの視覚障がい者ではピントを合わせた写真撮影は困難であり，外食時では例えば野菜炒めの中に何の野菜が含まれているかの判別も難しい．晴眼者が同席する場合は食事の写真撮影や記録に協力いただくよう，事前に打ち合わせておく．

知的障がい者では食物摂取頻度調査や細かい食事記録が難しいことがある．そのため，詳細な記述を得ようとするよりも食事バランスガイドや「主食・主菜・副菜・果物・乳製品」のカテゴリを確認するだけのような記録法を用いる方がアスリートの負担も少なく実施しやすい．

表6-4-10　BMIによる栄養状態のリスクの判断（成人：18歳以上）

	リスク分類		
	低リスク	中リスク	高リスク
知的障害 IQ70以下， 原因疾患問わない	19～26未満	やせ：15～19未満	やせ：15未満
		肥満：26～30未満	肥満：30以上
身体障害 脳性麻痺，頚椎損傷， 脳血管疾患等	16～24.5未満	やせ：11.5～16未満	やせ：11.5未満
		肥満：24.5～28.5未満	肥満：28.5以上

（由田克士，石田裕美編著：食事摂取基準による栄養管理・給食管理．建帛社，2015）

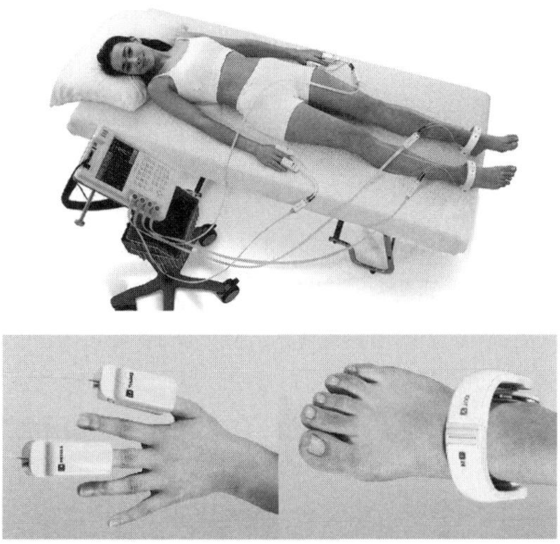

図6-4-3　仰臥位姿勢でも使用できる体組成計（InBody社製）
（参考：https://www.inbody.co.jp/inbody-s10/）

6．エネルギー必要量の設定

最近では，脊髄損傷アスリートには利用可能エネルギー不足やスポーツにおける相対的エネルギー不足（RED-S）のリスクがあるにも関わらず，それを評価した研究がないという報告も示された[11]．一般的にエネルギー必要量は基礎代謝量×身体活動レベル（PAL）で求められるが，とくに肢体不自由者において基礎代謝量推定式の選択や身体活動量の評価は容易ではない．各種算出式による推定だけでなく，食事記録による実際のエネルギー摂取量評価や体重および周囲長などのモニタリングを併用することが妥当である[16]．以下に現時点での考え方を示すが，将来的にはエビデンスの充実により手法が変化する可能性はある．

（1）基礎代謝量の推定

視覚障がい，聴覚障がい，知的障がいの人で肢体不自由との重複障がいがない場合は，基本的に健常者と同じ手法で体重や体組成を評価し，そこから基礎代謝量を推定して良いと考えられる[12-14]．しかし肢体不自由では，表6-4-11のように身体状況により基礎代謝量に与える因子が想定される．さらに肢体不自由者では体組成の評価も容易ではないため，除脂肪量を用いた式では推定誤差が大きくなると考えられる．現状，日本人の食事摂取基準2015年版にも記載されているGanpuleら[15]の式であれば，身長，体重，年齢，性別を反映しているため暫定的に基礎代謝量を推定するのに扱いやすい．なおGanpuleらの式は，一般人だけでなく大学生アスリート（レスリング）においてもよく相関するとの報告もある[16]．

1）脊髄損傷

リハビリテーション栄養では，慢性期で肥満の脊髄損傷患者の基礎代謝量を，四肢麻痺で体重1 kgあたり22 kcal/日，対麻痺で24 kcal/日とし，標準体重を乗じて求めている[3]．Broadらの報告では，頚髄損傷で四肢麻痺の車いすラグビー選手の安静時代謝量の実測値を各種推定式と比較し，DXA法で測定した除脂肪体重を用いるとCunninghamらの式が実測値にもっとも近かったとされる[17]が，ここでは体内の金属の有無については述べられていない．そこで脊髄損傷のある

表6-4-11　肢体不自由者のエネルギー基礎代謝量推定に影響する要因

項　目	考慮すべき点
欠損・切断部位が上肢か下肢か	下肢の方が筋肉量が多いため，上肢切断よりも基礎代謝量は少なくなると考えられる.
欠損・切断の程度がどのくらいか	軽度の切断・欠損であれば健常者と同程度とみなせるが，切断部位が大きいほど筋肉量の欠損が大きくなり，基礎代謝量は少なくなる.
脊髄の損傷部位が下位か上位か	脊髄損傷や脳性麻痺などは障がい部位が上位・重度になるほど動かせる部位が少なく筋肉量も少なくなるため，基礎代謝量が少なくなる.
日常生活が立位か車いすか	身体活動時に下肢を使用する方がエネルギー消費量は大きい．また日常的な移動手段が車いすである場合，下肢の筋肉量が少ない傾向にある.
競技時に立位か車いすか	
麻痺が完全か不完全か	不完全麻痺の場合，日常生活で立位姿勢の保持や歩行が可能ならば筋肉量が維持されることもある.
痙性があるかどうか	痙性がある場合，不随意運動に伴う筋肥大がみられ，基礎代謝量も高くなる.
自走車いすか電動車いすか	車いす自走であれば上肢の筋肥大が見込まれるが，電動であれば筋肉が使われず基礎代謝量は低下する.

(元永恵子：障がい者のエネルギー必要量の設定．体力科学，67: 365-371, 2018より引用改変)

アスリートでDXA法によるデータがある場合には，Cunninghamらの式とGanpuleらの式を併用して推定していくと良い.

2）脳性麻痺

脳性麻痺では，痙性や不随意運動によってエネルギー消費量が多く，摂食・嚥下障害などで栄養摂取量が少ないことが報告されている[3]．また，基礎代謝量は病型により差があり，痙直型よりアテトーゼ型で高いという報告がある[3].

3）下肢切断

リハビリテーション栄養の現場では，切断部位の重量を考慮して体重を補正する方法が用いられている[3].

実体重＝現体重 (kg) × (1＋体重補正 (%) ÷ 100)

[体重補正値：股関節離断18.5%，大腿切断11.8%，膝離断7.1%，下肢切断5.3%，足関節離断1.8%]

大腿・下腿切断の場合，それぞれ大腿骨・脛骨の中央を基準としている．そのため断端の長さにより，近位の補正値を用いて，切断後のBMIや基礎代謝量の算出に使用する．栄養指標には体重補正を要するBMIよりも上腕周囲長が用いられることもある[3].

(2) 身体活動量の推定

活動記録に用いられるメッツ値 (metabolic equivalent: METs) であるが，車いすのスポーツについては現在車いすバスケットボールのデータしかない．脊髄損傷を対象としたCollinsらのデータでは，事例として表6-4-12のように完全および不完全麻痺の脊髄損傷者のさまざまな運動時のMETs表が示されている[18].

下肢切断では，末梢血管障がいによる切断の方が，外傷による切断よりも歩行スピードが遅くても単位距離あたりのエネルギー消費量が大きいという報告がある[3]．正常歩行を3 METsとすると，下腿切断歩行では3.3～4.2 METs，大腿切断歩行では4.9～6 METsのエネルギーを消費するという報告もある[3].

実際にはこれら先行研究によるデータと，心拍数や活動量計を併用して身体活動強度を推定することが望ましいと言える.

7．エネルギー産生栄養素必要量の設定

ほとんどの場合スポーツ栄養の原則を用い，基本的には健常者と同様の考え方で設定するが，障

表6-4-12　脊髄損傷者のエネルギー消費量とMETs

		ウエイトトレーニング		車椅子駆動（タイル）		車椅子駆動（外）	
		kcal/min	METs	kcal/min	METs	kcal/min	METs
完全麻痺	上位 C5-C8	2.46±0.59	2.17	2.61±0.71	2.33	2.90±0.63	2.84
	中位 T1-T8	3.65±1.11	2.99	3.04±0.62	2.76	3.40±0.89	2.97
	下位 T9-L4	3.23±0.49	3.41	2.63±0.59	2.74	3.98±1.36	4.20
不完全麻痺	上位 C5-C8	3.28±1.17	3.05	2.96±0.62	2.80	3.33±0.49	3.57
	中位 T1-T8	3.33±1.72	3.03	2.41±1.02	2.33	4.25±0.82	4.24
	下位 T9-L4	3.54±1.50	2.68	3.37±1.74	3.31	5.10±0.61	4.20

注：上位・中位・下位という表現はこの集団内で扱われたものである.
C5-C8:四肢麻痺（tetraplegia），T1-L4:対麻痺（paraplegia）
(Collins EG, et al.: Energy cost of physical activities in persons with spinal cord injury. Med Sci Sports Exerc, 42: 691-700, 2010より一部抜粋)

がい者スポーツに特化した必要量の考えのエビデンスは十分ではない．個別サポートを行う場合のエネルギー産生栄養素の必要量設定を，体重当たりで考えるかエネルギー産生比率で考えるかは，全体のバランスもふまえて試行していく.

(1) たんぱく質

健常のアスリートではたんぱく質の摂取量は体重1 kgあたり1.2～2.0 g/日が推奨されている．しかし車いすアスリートでは，体重あたり2.0 gに設定した場合にたんぱく質エネルギー比が高くなることもあるため，調整しながら体重あたり1.5 g前後で暫定的な数値を設定し，体重や体組成をモニタリングして調整する．なかには腎臓等に疾患をもつ者もいるため，相談時に確認をしておく.

(2) 炭水化物

International Olympic Committee（IOC）のコンセンサスでは運動強度によって体重あたりの糖質摂取量が提案されているが，肢体不自由者では，たんぱく質と同様にエネルギー必要量の推定値が低い場合には，炭水化物のエネルギー産生栄養素バランスが高くなりすぎて献立構成に影響する．そのため，車いすアスリートを例とすると暫定値としてひとまず体重あたり5 g前後を設定し，エネルギー産生栄養素バランスを見ながら設定量を確定する.

(3) 脂質

脂質の必要量はたんぱく質，炭水化物の必要量が仮決定した後で，エネルギー産生栄養素バランスを参考にしながら調整する．脊髄損傷者では脂質代謝異常症の者が多いという報告もある．このため脂肪エネルギー比率は高くなりすぎないよう，20～25%程度に設定するとよい.

8. ビタミン・ミネラルの必要量の設定

障がいのあるアスリートのビタミンやミネラルのエビデンスはエネルギー産生栄養素以上に少ない．車いす利用者では血中ビタミンD濃度の低い者が多いことが報告されており，年1回は血液検査をすることが望ましいとされている[19]．この他脊髄損傷者ではビタミンB_2，葉酸，カルシウム，マグネシウム，亜鉛が不足しがちであるという報

表6-4-13 栄養サポート時の留意点（例）

障がい種別	留意点
視覚障がい	・相手に会う時は，まず自分の名前を名乗り，認知してもらう. ・先天性か中途障がいであるかで，情報の理解に差があるので注意する. ・PCやスマートフォンを利用できる場合は資料をテキストスタイルのものにすると音声読み上げ機能により内容を復習してもらうことができる. ・本人による食事記録や練習時のドリンクの準備，摂取量の把握は難しいこともある.
聴覚障がい	・情報のやりとりは，補聴器使用者であれば明瞭な発語を心がける. ・筆談では要点を簡潔に伝えられるようにし，読唇術による場合は正面で口をはっきり動かすようにする. ・セミナーで話す内容も一部スライドに文字で記載しておくと良い.
車いす利用者（対麻痺・四肢麻痺・切断・欠損）	・介護の現場では話をする場合，しゃがんだり椅子に座ったりして目線を同じ高さに合わせる方法が用いられており，状況が可能であればそのように行う. ・褥瘡，尿路感染症，傷害による感染のリスクが高く，また障がい要因に応じて他の医学的合併症がある可能性がある. ・アセスメント時に，食事や身支度，排便などの生活状況がどのくらい自立しているか，普段の食環境はどのようであるかを確認しておくと助言しやすい.
切断・欠損（上肢・立位）	・筆記の可否，PCやスマートフォン利用の状況によって食事調査の方法を検討する. ・ふたを開ける，食器を手で持つなどができないこともある.
切断・欠損（下肢・立位）	・体育館や屋外などの練習場で話をする場合，座った方が良いかを確認する. ・増量や減量により義肢が合わなくなると，接触部位周辺に創傷を発症するリスクがあることも考慮する.
知的障がい	・コーチやスタッフの中には成人のアスリートでも子どもを相手にするような接し方をする者もいるが，距離感を考え丁寧な対応を心がける.

告もあり[19]，献立作成時に十分摂取できるような配慮が必要である.

障がい者独自の血液生化学検査の評価基準はエビデンスとして十分ではなく，健常者の値を参考に，症状等を確認する．定期的に血中濃度をモニタリングできるような環境であれば，結果をもとにビタミン・ミネラルの目標量の設定を修正していく.

9．水分摂取について

脱水や熱中症予防のため，練習前後の体重の変化が2%を超えないようこまめな水分摂取を促すことは障がいのあるアスリートに対しても適用されている[12, 13]．しかしながら肢体不自由者，とくに脊髄損傷者がこまめに水分摂取を行うと，練習後に体重が増加する場合が少なくない．この理由として脊髄損傷は損傷高位以下の交感神経系調節機能不全のため麻痺し，発汗や皮膚血管拡張などの体温調節機能が欠落しているため[20]，発汗による水分の損失が行われないことが挙げられる．脱水の評価方法についてはⅢ部5のコラムを参照し，そのアスリートの障がいにあった方法を選択する.

なお発汗障がいのあるアスリートの体温調節対策（冷却）では冷たい飲料の摂取だけでなく体表面に霧吹きや送風をする，冷房の効いた部屋に移動するといった物理的な方法も用いられる.

肢体不自由者に水分摂取を勧めるにあたり，トイレに時間を要する，練習中は簡便にトイレにアクセスできない，周囲の人に介助をお願いしなければならないなどの理由からトイレに行く回数を減らしたいために水分摂取を控える者もいることも理解しなければならない．むやみに水分摂取を促すだけはなく，排泄にも配慮し，相手と話し合いながら個人に適した水分摂取を考えていく必要がある[12].

10．障がいのあるアスリートへの栄養サポート知見の蓄積

障がいの状況は同じ種別であっても十人十色で

あり，実際には個別の配慮や工夫が必要となる．表6-4-13に，各障がいにおける対応時の留意点を述べたが，実際のサポートでは栄養学的な介入においても，より多くの工夫が生まれると考えられる．これらの知見を集約し共有していくことが，障がいのあるアスリートの栄養サポートに必要である．

注）「しょうがい」の表記は，「障がい」「障害」「障碍」などがあるが，本章では法律や条文など固有名詞以外は，「障がい」を使用した．

［元永　恵子・緒方　　徹］

［文　　献］

1）日本障がい者スポーツ協会編：新版障がい者スポーツ指導教本．ぎょうせい，2016.
2）住居広士編集委員代表：介護福祉用語辞典．ミネルヴァ書房，2009.
3）若林秀隆編著：リハビリテーション栄養ハンドブック．医歯薬出版，2013.
4）田島博文ほか：脊髄損傷者に対するリハビリテーション．Spinal Surgery, 30：58–67, 2016.
5）緒方　徹，樋口幸治：I 肢体不自由　障がい者が車いすを駆動するのに必要な体力と移動能力：健康増進面から．MB Med Reha, 187：13–17, 2015.
6）Broad E, Crawshay S：Special needs：the Paralympic athlete. In：Burke L, Deakin V, Eds.：Clinical Sports Nutrition. 5th ed, McGraw Hill Education, pp.707–729, 2015.
7）厚生労働省　国立障害者リハビリテーションセンター「発達障害情報・支援センター」http://www.rehab.go.jp/ddis/%E7%99%BA%E9%81%94%E9%9A%9C%E5%AE%B3%E3%82%92%E7%90%86%E8%A7%A3%E3%81%99%E3%82%8B/%E7%99%BA%E9%81%94%E9%9A%9C%E5%AE%B3%E3%81%A8%E3%81%AF/
8）田口素子責任編集：アスリートの栄養アセスメント．第一出版，2017.
9）由田克士，石田裕美編著：食事摂取基準による栄養管理・給食管理．建帛社，2015.
10）設楽佳世ほか：身体組成の評価方法間にみられる身体密度および体脂肪率の差の検討．体力科学，66：369–382, 2017.
11）Figel K, et al.：Energy and Nutrient Issues in Athletes with Spinal Cord Injury：Are they at rsk or low energy availability? Nutrients, 10：E1078, 2018.
12）秦希久子，元永恵子：障がい者アスリートの栄養サポート．臨床スポーツ医学，35：1214–1217, 2018.
13）高木久見子：障がい者アスリートへの栄養学の貢献．トレーニング科学，30：21–26, 2018.
14）元永恵子：障がい者のエネルギー必要量の設定．体力科学，67：365–371, 2018.
15）Ganpule AA. et al.：Interindividual variability in sleeping metabolic rate in Japanese subjects. Eur J Clin Nutr, 61：1256–1261, 2007.
16）Sagayama H, et al.：Energy requirement assessment and water turnover in Japanese college wrestlers using the doubly labeled water method. J Nutr Sci Vitaminol, 63：141–147, 2017.
17）Broad E, et al.：Measured and predicted resting energy expenditure in wheelchair rugby athletes. The Journal of Spinal Cord Medicine, published online, 2019.
18）Collins EG, et al.：Energy cost of physical activities in persons with spinal cord injury. Med Sci Sports Exerc, 42：691–700, 2010.
19）Broad E：Sports Nutrition for Paralympic Athletes. 2nd ed, CRC Press, 2019.
20）内藤貴司，林聡太郎：脊髄損傷者の体温上昇抑制に有効な身体冷却法の検討．体育学研究，63：1–11, 2018.

5 ジェンダーを考慮したコンディショニング

1. スポーツ外傷・障害の性差に関わる身体形態の性差

(1) 身体形態の性差

骨格の形態には性差があり(図6-5-1),とくに下肢の骨格の形態に見られる性差は多くの外傷・障害の性差につながる.骨盤形態には,男性は幅が狭く,女性は幅が広いという性差があり,股関節の位置が女性で相対的に外方になる.大腿骨頚部と骨幹部の作る頚体角は女性で小さく,男性で大きくなる.大腿骨と脛骨のなす角度は女性の方が外反し,大腿四頭筋の中心軸と膝蓋腱の中心軸が作るQ-angleは女性の方が大きい.上肢でも上腕骨と前腕の作る角度(carrying angle)は女性の方が大きい.このような骨格の形態やアライメントの性差はスポーツ動作により生じる関節での力の差を生み,損傷の性差につながる.

関節の可動域や弛緩性にも性差が見られる.とくに関節弛緩性には性差があることが報告されており,中学生からトップアスリートまで一貫して女性の方が高い.関節制動に関与する靭帯の形状の性差に関する検討はほとんどなされていないが,前十字靭帯の体積は顆間窩の幅で相対化しても女性の方が少ないという報告があり,靭帯損傷発生率の性差に関与している可能性がある.

身体組成にも明らかな性差が見られる.男性は体重に占める筋量が多く脂肪量が少なくなっており,女性は男性に比して筋量が少なく脂肪量が多くなっている.したがって,体脂肪率は男性より女性選手の方が高く(図6-5-2),体重に占める四肢筋量の割合は男性アスリートの方が高くなる

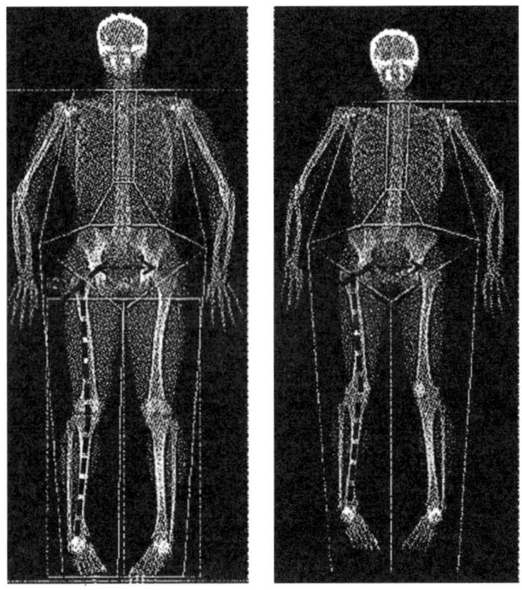

図6-5-1 DXA像における男子短距離選手の骨格と女子短距離選手の骨格

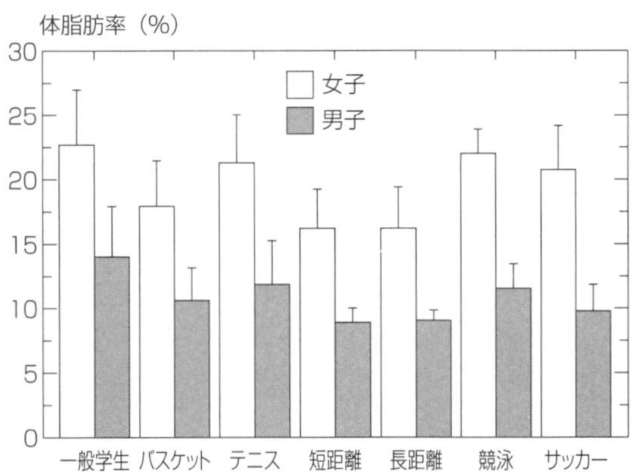

図6-5-2 大学運動部員の体脂肪率の性差

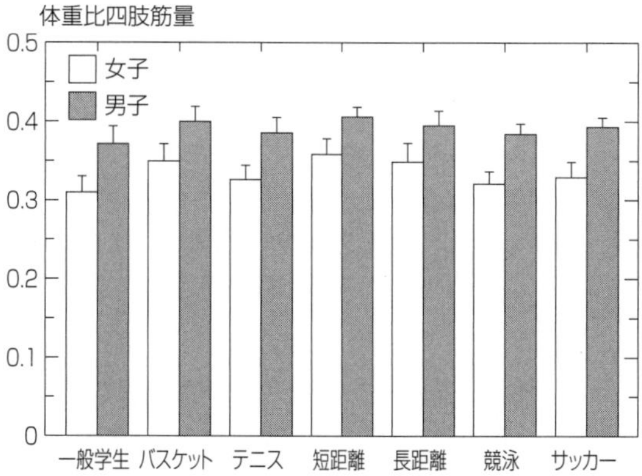

図6-5-3　大学運動部員の体重比四肢筋量の性差

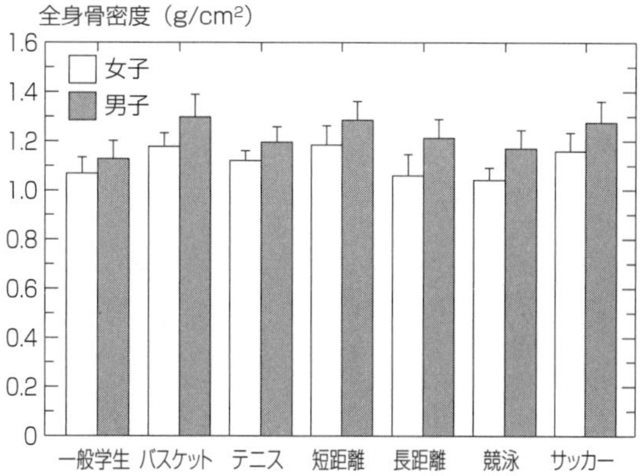

図6-5-4　大学運動部員の全身骨密度の性差

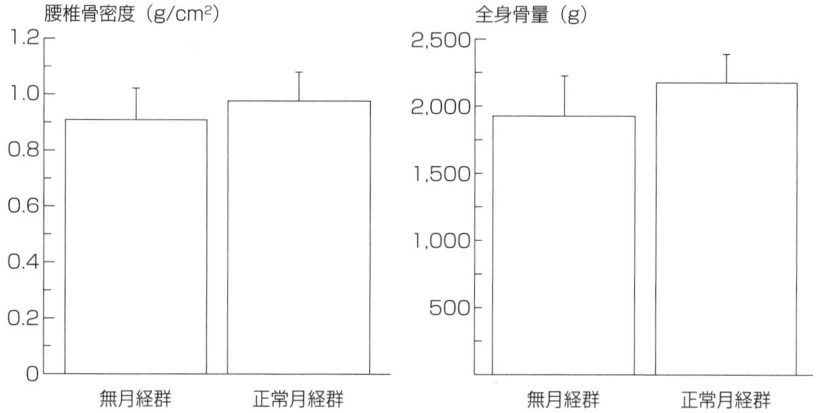

図6-5-5　成人女子長距離走選手における無月経と腰椎骨密度，全身骨量との関係

(図6-5-3).

骨密度にも性差が見られる．全身骨密度を比較すると，図6-5-4のようにいずれのアスリートでも男性アスリートの方が高い．

(2) 月経異常による身体形態への影響

持久系女性アスリートに見られる無月経は女性アスリートの三主徴（Female athlete Triad: FAT）の概念で説明されるように，視床下部—下垂体—性腺系という内分泌機構の抑制によって生じると考えられている．女性ホルモンの低下は骨吸収を亢進させ，骨量や骨密度を減少させることで疲労骨折のリスクを高くする．女性ホルモンが急減した閉経後女性では急速な骨量減少により骨粗鬆症に陥ることが多く，これと類似した状態を想定するとよい．骨粗鬆症とは「骨の量，質の低下により骨折を来した，あるいはそのリスクが高まった状態」と定義される．骨密度測定による骨粗鬆症の診断基準は若年成人値の70%未満とされ，無月経が長期間続いている持久系アスリートの中にはこの基準に該当する者もみられる．無月経のアスリートと正常周期のアスリートとで骨密度を比較した報告では，前者で骨密度が低く，疲労骨折既往も多くなっている(図6-5-5)．また，無月経期間が長期化するほど骨密度が低くなる（図6-5-6）ことも報告されている．

もし，このような状態が成長期の早い時期から生じると初経発来遅延となり本来であれば最大身

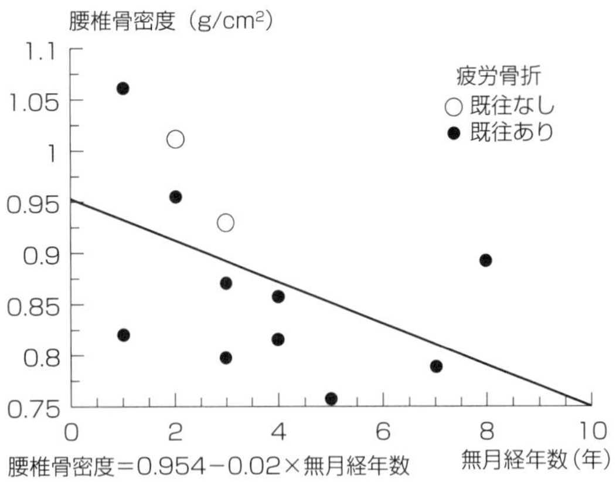

図6-5-6　無月経年数と腰椎骨密度との関係

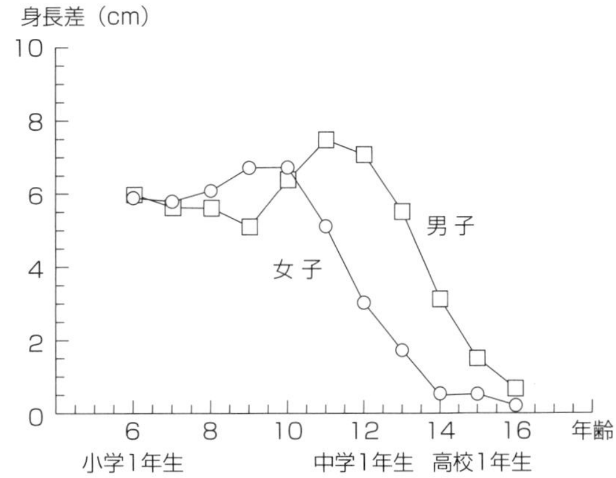

図6-5-7　学校保健統計調査における学年ごとの身長差

長増加時期の1年後までに訪れる最大骨量増加時期に十分な骨量獲得ができず，低骨量のままで成人の値（peak bone mass）になる危険性がある．

2. 発育・発達の性差

(1) 身体形態の発育・発達の性差

文部科学省の学校保健統計調査には高校生までの身長や体重の全国平均値が掲載されている．これを用いて男女の身長変化や学年間の身長差を算出すると，男子では中学1～2年生頃，女子では小学5～6年生頃に成長のピークがあると推測できる(図6-5-7)．身長増加が最大となる時期(peak height velocity age：PHV年齢）の数カ月後に除脂肪量増加が最大となる時期が訪れ，さらに数カ月後に骨量増加が最大となる時期となる（図6-5-8)．PHV年齢は図6-5-7からも推測できるように，女子の方が2年程度早く，同様に骨量増加が最大となる時期も女子の方が2年程度早いと考えられる．また，思春期以降男女間で脂肪量の差が大きくなる(図6-5-9)．身長に対する腸骨（骨盤）幅の割合はもともと女子の方が大きい値であるが，10歳以降でさらに差が増大する（図6-5-10)．このような身体組成や身体形態の性差が思春期から明確となる．

(2) 発育・発達に伴う障害の性差

発育期に特有のスポーツ障害には，成長軟骨層の存在に関係する骨端症や骨端核裂離骨折などがある．骨端症はスポーツ動作に起因する筋腱の張力が骨端核を繰り返し牽引し，成長軟骨層に微細損傷を生じさせることで骨端核が持ち上がり膨隆することで発生する．膝蓋腱停止部が膨隆するOsgood-Schlatter病がもっとも典型的な骨端症である（図6-5-11)．スポーツ参加者数の影響で男子選手に発生が多いように思われがちであるが，サッカーやバスケットボールなどに参加する女子選手にも多く発生している．男子では中学1～2年生ごろに多くみられるが，ちょうどその時期に成長軟骨層はapophyseal stageという脆弱な時期であることが多く，このstageの選手は暦年齢で13.6歳，最大身長増加年齢より0.6歳前との報告がある．男子では中学校入学から部活動に参加して運動が活発になることが重なって発生が多いと考えられる．発育が2年早い女子では，小学校高学年の時期にあたり，中学の部活動開始のような変化が少ないため発生が少ない可能性もある．

骨端核の裂離骨折は，より強い瞬間的な張力の結果発生し，全力疾走，ジャンプ，ボールのキック，野球の投球動作などが原因となる．いずれも男子で発生が多くみられるが，女子にも発生はみられる．

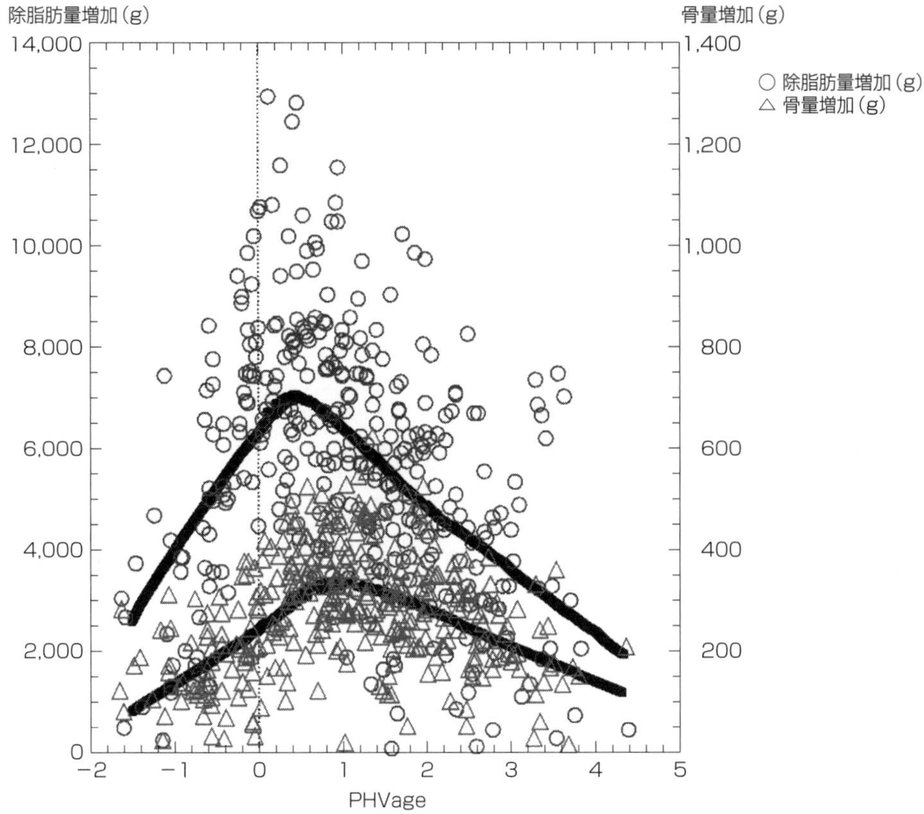

図6-5-8　日本人男子のPHV年齢と除脂肪量，骨量の最大増加時期

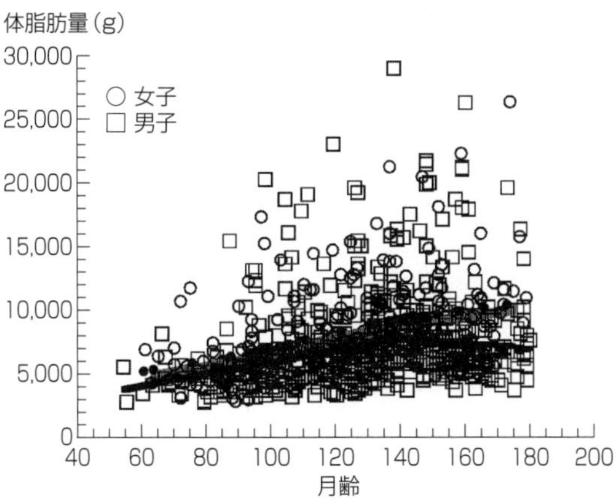

図6-5-9　発育に伴う体脂肪量の増加

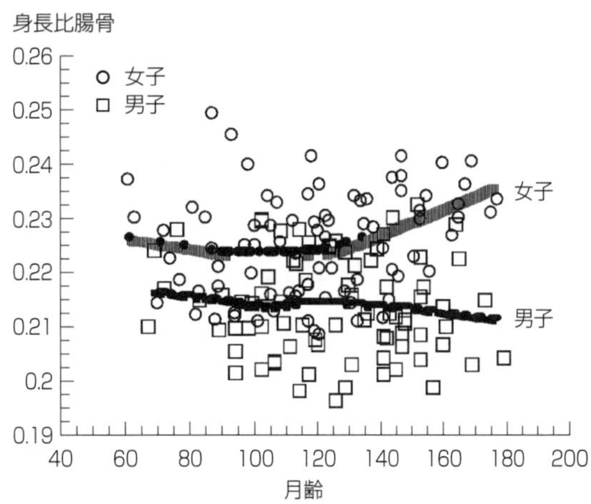

図6-5-10　発育に伴う身長比骨盤幅の変化

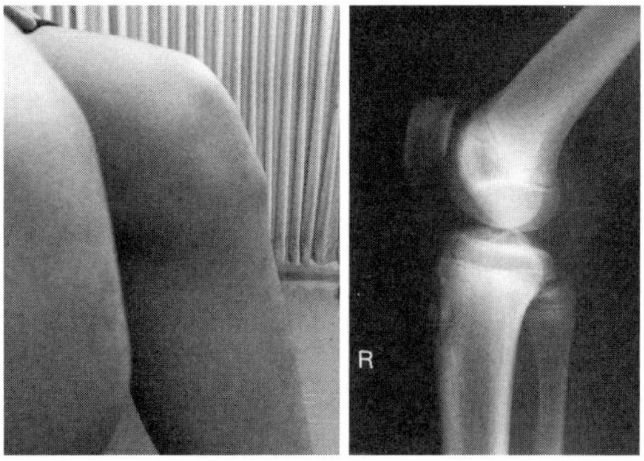

図6-5-11　Osgood-Schlatter病

3. スポーツ損傷の性差

(1) スポーツ損傷全体の性差

日本国内では全国規模の疫学調査報告がほとんどないため,海外の報告をもとに記すことにする.米国NCAAにおける調査では，3週間以上の競技中止を要した重症損傷の発生率を検討しているが，発生率が高い競技は第1位が男子レスリング(1.73/1000AEs)，次いで女子器械体操（1.40/1000AEs)，男子フットボール(0.97/1000AEs)とされている．男性のコンタクト，コリジョン競技に混じって女子の個人競技が高い順位にあることは重要である．男女で比較可能な競技での重症損傷発生率を図6-5-12に示す．性別で比較できる競技全体での重症損傷発生率は男子0.54，女子0.51で有意差はない．損傷部位別の割合の男女比較では（図6-5-13)，肘，手関節/手，骨盤帯/大腿は男性で，膝，下腿/足関節は女性で有意に高いとされている．

(2) 身体各部のスポーツ損傷の性差

1）頭部・頸部損傷

脳挫傷や頭蓋内出血など重大な頭部損傷の発生報告は男性アスリートで多い．しかし，男性アスリートが参加する競技で頭部への外力が大きいためと考えられる．一方，脳振盪では，米国の大学生アスリートにおける既往調査において女性で既往割合が高いことが報告されている（図6-5-14)．アイスホッケー選手の脳振盪発生率を比較した報告でも女性の方が高い発生率であることが記されている．また，脳振盪後の症状について女性は睡眠障害が，男性は記銘力障害が多いことも報告されている．症状軽減までの経過に性差があるという報告が多く，受傷メカニズムや詳細な病態，回復までの反応に性差があると考えられる．

頚部損傷については，頚椎捻挫は男性ではフットボール，自転車，ウェイトリフティングで多く，女性ではウェイトリフティング，トランポリン，チアリーディングで多いこと，頚椎骨折は男性で自転車，飛込み/水泳，フットボール，女性で乗馬，自転車，飛込み/水泳で多いことが米国のNEISSというデータベースの分析で報告されている．とくに，チアリーディングでは頭部・頚部とも重篤な損傷が多いことが米国やカナダの報告で多い．

2）上肢損傷

全身関節弛緩性の高さに起因する非外傷性の肩関節亜脱臼などは女性に多い傾向があるものの，その他の肩関節，肘関節部，手関節・手指の急性，慢性損傷ともに性差を示す報告は見られない．

3）体幹部，腰部損傷

急性外傷についてはとくに性差は報告されていない．腰椎椎間板変性に関しても性差は報告されていないが，腰椎分離症の両側分離発生例ではすべりの発生率に性差があり，女性の方が高いという報告がある．

4）骨盤・股関節部損傷

そけい部痛（グロインペイン）症候群には恥骨結合炎，恥骨疲労骨折，腸腰筋損傷など，そけい部に疼痛を生じる病態がすべて含まれる．サッカーなど急な方向転換が多い競技で発生しやすく，男性に発生しやすい解剖学的要因があるとの報告がある．恥骨疲労骨折は長距離走でもしばしば発生し，女性に多くみられる．骨盤形態の性差が関係していると考えられる．

股関節痛を生じる障害として関節唇損傷，FAI（大腿骨頭・臼蓋インピンジメント）はサッカーで多く，男性に多い印象があるが正確な性差に関する報告はない．

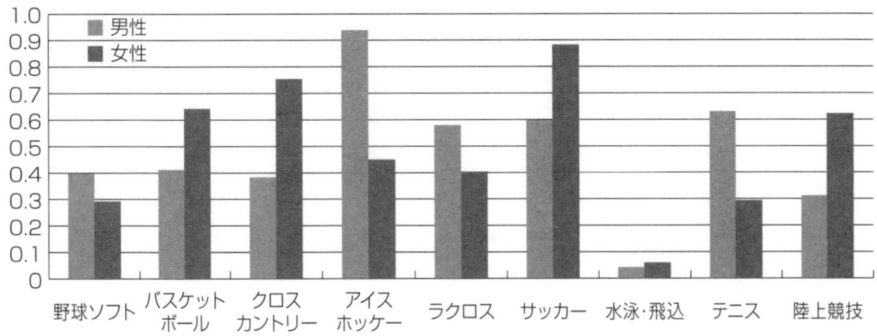

図6-5-12　NCAAの調査における男女比較可能な競技での重症損傷発生率

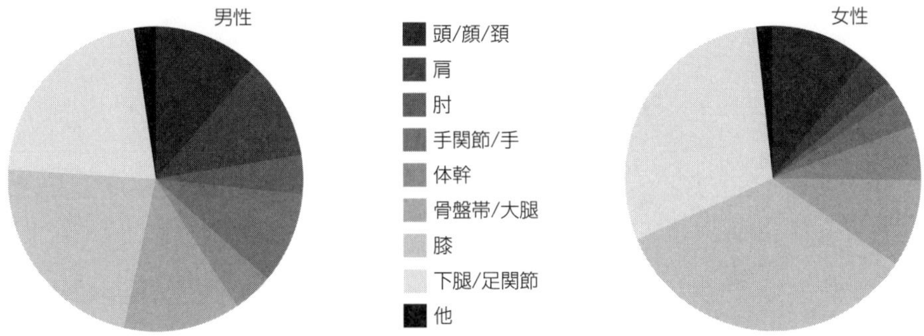

図6-5-13　NCAAの調査における重症損傷部位割合の性差

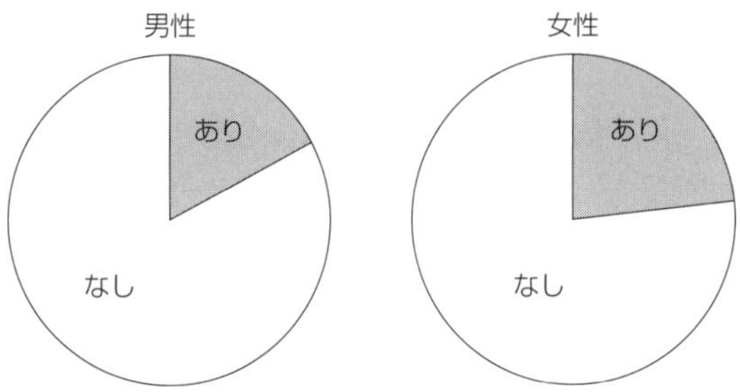

図6-5-14　NCAAの調査における脳振盪既往の性差

臼蓋形成不全に伴う股関節痛は，元来臼蓋形成不全の発生に性差があり，女性に多いため，女性アスリートの股関節痛では常に念頭に置く必要がある．軟骨変性が進んでしまうと，外科治療を要するため，的確な時期の判断が必要である．

5）大腿部肉離れ

肉離れは筋伸長時の強い筋収縮により筋線維と腱膜との接合部が断裂するスポーツ外傷である．大腿部の後面にあるハムストリングにもっとも発生が多く，なかでも大腿二頭筋に好発する．国内の陸上競技選手での調査では，肉離れの発生は男性の方が多い．ただし，大腿四頭筋の肉離れは女性アスリートに多い傾向がある．米国の大学サッカー選手での調査では，男性アスリートは女性アスリートに比べ明らかにハムストリングの肉離れの発生率が高くなっている．

6）膝損傷

前十字靱帯損傷は女性に多いことが知られている．サッカーやバスケットボールでは女性での発生率が男性の3倍程度と，野球やソフトボールでは約8倍と報告されている．国内でも学校での部活動で中学生，高校生に発生する損傷はバスケットボールやサッカーで女性に多いことが示されている（図6-5-15）．女性で多い原因として膝のアライメント，関節弛緩性，靱帯の太さなどの解剖学的性差のほか，着地や方向転換時の動作特性の

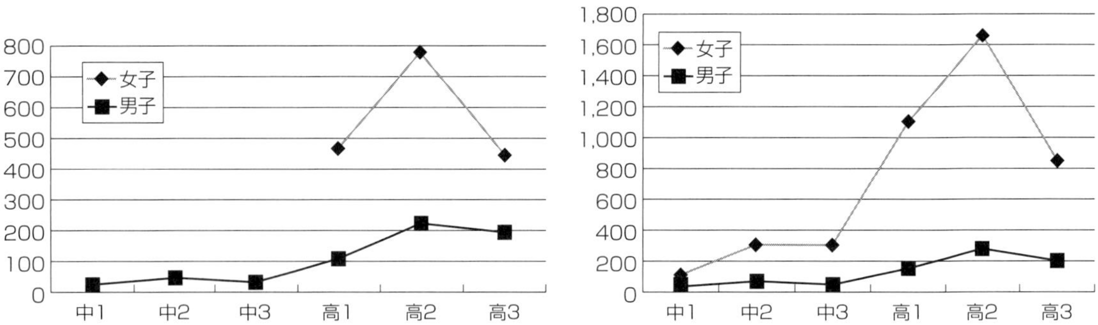

図6-5-15　サッカー，バスケットボールにおける前十字靱帯損傷発生頻度（10万人あたり）
（奥脇　透：特定種目，特定疾患に関する調査．2012年度日本体育協会スポーツ医・科学研究報告，日本におけるスポーツ外傷サーベイランスシステムの構築　第3報，pp.23-33, 2013）

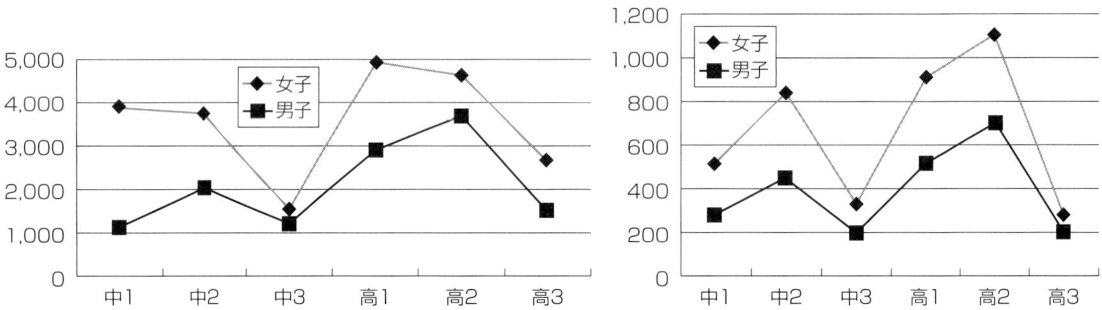

図6-5-16　サッカー，テニスにおける足関節捻挫発生頻度（10万人あたり）
（奥脇　透：特定種目，特定疾患に関する調査．2012年度日本体育協会スポーツ医・科学研究報告，日本におけるスポーツ外傷サーベイランスシステムの構築　第3報，pp.23-33, 2013）

性差も近年多く報告されている．

膝蓋骨亜脱臼など膝蓋大腿関節障害も女性で多いことが知られる．前十字靱帯損傷の原因であげたアライメント，関節弛緩性や動作特性が同じように関係していると考えられる．

膝蓋腱障害はバレーボール選手においては男性で女性の約2倍とされているが，体格やジャンプ高で補正すると膝蓋腱に加わる負荷は同等とのことである．

7）足関節・足部損傷

足関節内返し捻挫による靱帯損傷はもっとも多くみられるスポーツ外傷である．頻度が高い反面，軽視されがちであり，初期治療で適切な安静・固定が行われないと不安定性が残存しやすい．学校での部活動で発生した足関節捻挫の発生頻度を男女で比較した報告では，図6-5-16のようにサッカーやテニスでは女性で多い傾向が見られる．関節弛緩性や動作特性の性差が関与していると考えられる．

アキレス腱や足関節・足部の腱の障害は男女ともに多くの競技で発生がみられる．日本陸連で行ったインターハイ入賞選手に対する調査では，腱障害全体の既往は女性で多い結果であったが，アキレス腱障害も女性に多い傾向（$p = 0.07$）がみられた．

外反母趾は一般女性でもスポーツ選手でも明らかに女性に多くみられる．変形が進み痛みが強い場合はシューズ選びやインソール作成に留意する．

8）疲労骨折

NCAAにおけるさまざまな競技での比較から，女性アスリートは男性アスリートの2倍程度の発生率であることが報告されている．日本陸連で行ったインターハイ入賞選手に対する調査でも男性12.5%，女性21.6%と女性に多くみられた．女性アスリートで多い原因として，骨密度，衝撃緩衝に必要な筋量に性差があることが挙げられる．

4．オーバートレーニング症候群(OTS)

(1) OTSの原因と症状

トレーニングによる疲労と栄養摂取や睡眠などの休養による回復のバランスが崩れた状態が長期間続くと，強い疲労感とパフォーマンス低下を呈する状態に陥り，短期間の休養では回復しなくなる．このような状態をOTSと呼んでいる．トレーニングの時間が長時間にわたる持久系競技のアスリートに多くみられるが，球技系や瞬発系のアスリートでも発生する．また，身体的な疲労だけでなく，頻回の競技会や合宿，勤務や学校の行事等による精神的なストレスも引き金になることがある．これまで，OTSの発生は男性アスリートに多く，女性アスリートには少ない．先行研究においても大部分が男子選手を対象にして検討が行われている．しかし，以下に記す発症メカニズムを考えると，摂取エネルギー不足をきっかけに発生するとされるFATでも多くのアスリートでは過大な量のトレーニングによるエネルギー消費に対して摂取が追いつかない，と考えることができ，ほぼ同じような病態であると捉えることも可能である．

OTSもFATと同様に，視床下部—下垂体系を介して全身のさまざまな臓器に影響を与えるだけでなく，自律神経系の症状も引き起こす．そのため，全身の多彩な自覚症状を呈し，アスリートによって異なる症状を表す．共通するのは疲労感であり，起床時の身体の重さ（眠っても疲労から回復した感覚がない）が著明である．また，入眠障害や中途覚醒など睡眠障害も多くみられる．トレーニング中の動悸や息切れ，めまいや起立性低血圧症状なども比較的多い症状である．さらに，うつ症状に陥るアスリートが多く，逆にまれではあるが興奮性となり周囲と衝突してしまうアスリートもある．

OTSの診断には疲労感やパフォーマンス低下を引きおこす他の原因（貧血や感染症など）を鑑別し，他に原因が考えにくいこと，発症までの経過からオーバートレーニングに陥ったと考えられる状況であること，が必須である．したがって，通常の血液検査は必要であるが，貧血のように赤血球数やヘモグロビン値が下がっているから貧血である，というような明確な関連を示す検査所見は少ない．男性アスリートのOTSでは男性ホルモンであるテストステロンの低下が見られることが多く，視床下部—下垂体—性腺系の抑制を表していると考えている．精神・心理症状の評価にPOMS検査を行うことが多い．POMS検査は緊張，抑うつ，怒り，活力，疲労，混乱の各項目を点数化し，グラフ化することで視覚的にとらえやすい（図6-5-17）．

(2) OTSの予防と治療

OTSの治療の基本は休養である．一定期間トレーニング負荷をなくし，十分に睡眠をとるようにさせる．睡眠障害が著明であれば，入眠剤などによる薬物治療を行う．起床時の感覚が改善し，疲労回復感が明らかになってから徐々に軽いトレーニングを許可する．最初は快適に身体を動かすような範囲とする．疲労感の再発がないように，徐々にトレーニング量や頻度を増やしていき，その後強度を徐々に戻す．通常，元のレベルのトレーニングが可能になるまでには数カ月を要し，途中再発を繰り返すと年余に到ることも少なくない（図6-5-18）．

トレーニング休止期間中に体重の増加を恐れて極端に食事制限をするアスリートがみられるが，OTSとなったアスリートの多くはエネルギー摂取不足も原因になっていたと考え，食事や体重に関する考え方を修正する必要もある．

OTSの予防は，トレーニングによる疲労や消耗を回復させられるように栄養や休養，睡眠をとることである．できる限り，毎日の出納がマイナスにならないように計画をしていくのが望ましい．起床時の体調，脈拍を記録するなど，アスリー

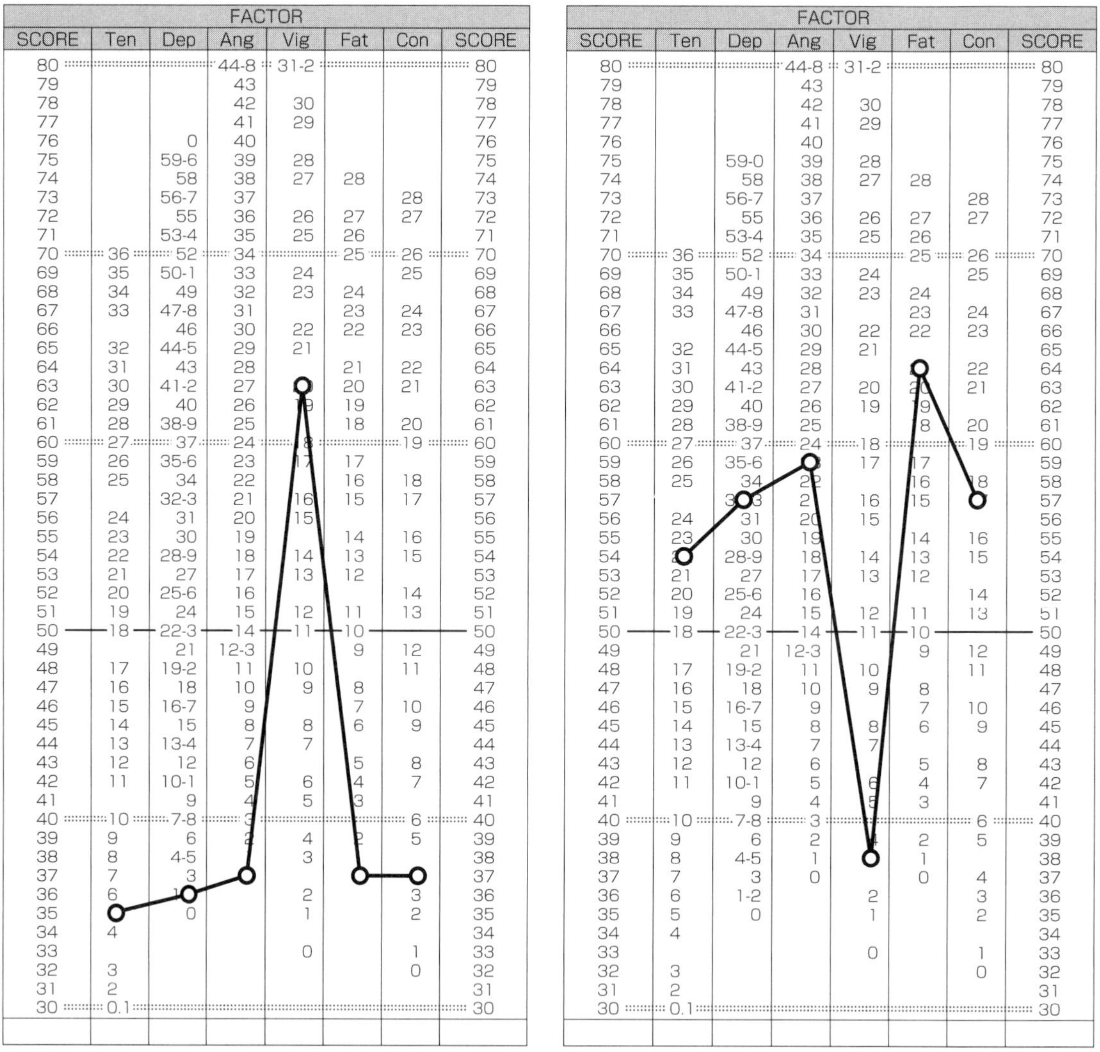

図6-5-17　コンディション良好なアスリートとオーバートレーニング型のアスリート

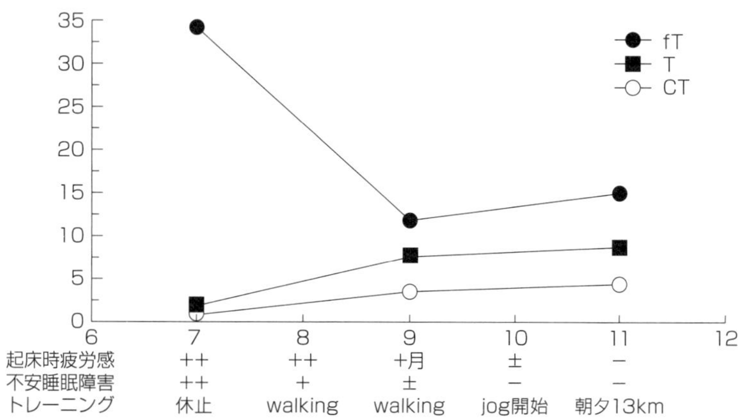

図6-5-18　OTS 選手の回復経過とホルモン値の変化

CT：コルチゾル，T：総テストステロン，fT：遊離テストステロン

ト自身ができるコンディションの評価を継続して行うことで，早期発見も可能である．

[鳥居　　俊]

[文　　献]

1) Kay MC, et al.: The epidemiology of severe injuries sustained by national collegiate athletic association student-athletes, 2009-2010 through 2014-2015. J Athl Train, 52: 117-128, 2017.
2) Davis-Hayes C, et al.: Sex-specific outcomes and predictors of concussion recovery. J Am Acad Orthop Surg, 25: 818-828, 2017.
3) DePasse JM, et al.: Sex- and sport-specific epidemiology of cervical spine injuries sustained during sporting activities. World Neursurg, 122: e540-545, 2019.
4) Janssen I, et al.: Variations in jump height explain the between sex difference in patellar tendon loading during landing. Scand J Med Sci Sports, 25: 265-272, 2015.
5) Cross KM, et al.: Comparison of hamstring strain injury rates between male and female intercollegiate soccer athletes. Am J Sports Med, 41: 742-748, 2013.
6) Sinclair J, et al.: Sex differences in ACL loading and strain during typical athletic movements: a musculoskeletal simulation analysis. Eur J Appl Physiol, 119: 713-721, 2019.
7) Pfeiffer TR, et al.: Female sex is associated with greater rotatory knee laxity in collegiate athletes. Knee Surg Sports Traumatol Arthrosc, 26: 1319-1325, 2018.
8) Gornitzky AL, et al.: Sport-specific yearly risk and incidence of anterior cruciate ligament tears in high school athletes. Am J Sports Med, 44: 2716-2723, 2015.
9) 奥脇　透：特定種目，特定疾患に関する調査. 2012年度日本体育協会スポーツ医・科学研究報告，日本におけるスポーツ外傷サーベイランスシステムの構築　第3報，pp.23-33, 2013.

1 エビデンスの活用と公表

1．エビデンスの種類と使い分け

Evidence-based Medicine（EBM）は，1991年にカナダのガヤットという研究者が提唱し，その後，世界中に広がった[1]．EBMは，科学的な根拠，中でも実際に多数の人間で有効性や安全性を確かめた研究の成果（最善の根拠）を基に，「臨床家の専門性（熟練，技能など）」，「患者の希望・価値観」，「個々の患者さんの状態や置かれている環境」を考え併せて，より良い医療を目指すものである．その後，さまざまな分野でエビデンスに基づいた介入を行うことの重要性が指摘され，栄養の分野でもエビデンスに基づいた栄養のサポート（エビデンス・ベースド・ニュートリション）がいわれるようになった．

では，そもそもエビデンスとは何か．エビデンス，そのものの意味合いは，真実を示すための証拠として，裁判などで使用される用語である．しかし，医学や栄養などの分野で使用される場合は，科学的な根拠を示している．では，科学的な根拠とは何か．より適切な根拠をもって実践にあたる必要がある．

エビデンスには，さまざまな種類のものがある．図7-1-1[2]はエビデンスの階層を示している．もっとも下にあるものが，個人の意見や体験談であり，たとえ専門家が書いた物であっても個人的な意見はこの層にはいる．それ以上の階層にあるものは，基本的に専門誌（学会誌等）に掲載される論文や資料である．学会誌や専門誌に掲載されている論

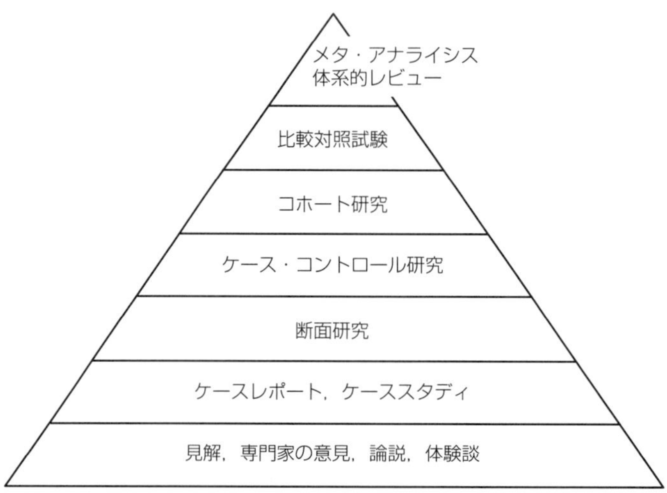

図7-1-1　実践のためのエビデンスの階層
（Maughan RJ, et al.: IOC consensus statement: dietary supplements and the high-performance athlete. Br J Sports Med, 52: 439-455, 2018より引用改変）

表7-1-1　治療・診断のガイドラインにおけるエビデンスレベルの分類の例

1＋	質の高いランダム化比較試験およびそれらのメタ解析／システマティック・レビュー
1	それ以外のランダム化比較試験およびそれらのメタ解析／システマティック・レビュー
2	前向きコホート研究およびそれらのメタ解析／システマティックレビュー （事前に定めた）ランダム化比較試験のサブ解析
3	非ランダム化比較試験，前後比較試験，後ろ向きコホート研究，ケースコントロール研究およびそれらのメタ解析，システマティックレビュー／ランダム化比較試験の後付けサブ解析
4	横断研究，症例集積

（日本動脈硬化学会編集：動脈硬化性疾患予防ガイドライン2017年版．日本動脈硬化学会，2017）

文は,研究のデザインによって,その階層が異なってくる．上の階層にある論文で使用されている研究デザインほど，明確な結果を見出しやすい．それらの研究デザインでは，その研究では測定されていない要因による影響を除くようにされている．また，原因と結果の関係が検討され，何を食べた結果，どのような状態になるかという関係を明確に検討する研究デザインとなる．一番下の階層とそれ以上，すなわち一般書籍，雑誌等に掲載される文章と専門誌に掲載される論文のもっとも大きな違いは，査読という段階を経ているかである．査読は，著者が書いた原稿を，誰が書いたかわからない状態で，その分野の専門家が通常2～3名で丁寧に読み込む．そして，研究デザイン上で間違いがないか，結果の解釈が正しいか，結果から得ている解釈が飛躍しすぎていないか，その結果がどのような場合まで適応が可能かなどを丁寧に検討し，必要に応じて，著者に修正を求める．それをさらに，専門誌の編集委員会や編集委員長が確認したうえで，掲載する．一方で，たとえ専門誌に論文が掲載されている著者と同じ著者が書いた物であっても，一般書籍や一般の雑誌に掲載される文章の場合は，そのような第三者による確認がない．そのため，誤った解釈や過剰な言い回しが含まれる場合もある．商業誌であれば，編集者から売りやすいようなタイトルや記述が求められる場合もある．

紛らわしい物としては，学会発表がある．学会発表の要旨は専門誌の一部として掲載される場合もある．一部の学会では，学会発表についても，内容の確認のうえ，発表の可否を判断しているところもある．しかし，多くの場合，学会発表については，専門誌に投稿されている論文のように査読を受けることはない．そのため，学会発表結果をエビデンスとして信用するかについては，注意が必要である．

2. エビデンスの探し方

食事の介入をしようとする場合に，必要なエビデンスをどのように探すのがよいだろうか．最初に思いつくものは，食事摂取基準や競技団体，学会が示している指針であろう．それらの基準や指針は，多数の研究結果などを専門家が精読し，専門家による議論のうえで作れられる場合が多い．医学的な診療ガイドラインでは，引用している文献のエビデンスのレベル（表7-1-1）[3] を示して文献を引用し，最終的な推奨値などを示していることも多い．スポーツ栄養については，まだ引用できるエビデンスが十分でないことが多い．また，性別，年齢，競技種目，ポジション，競技レベルなど考慮すべき項目が多数あり，それぞれに合致したエビデンスとなると十分とはいいがたい．表7-1-2には，スポーツ栄養の分野において参照できるガイドライン等を示した．いずれの場合も，最終的な結論とされている推奨値だけでなく，どのようにして，その値が決められたかの根拠を知っておくことが重要である．それぞれの指針は作成

表7-1-2　参考になるガイドライン等

発行者	名　称	引　用
厚生労働省	日本人の食事摂取基準	
the Academy of Nutrition and Dietetics, Dietitians of Canada, and the American College of Sports Medicine	Joint position stand, Nutrition and athletic performance	(Med Sci Sports Exerc, 48: 543, 2018) *1
International Olympic Commtee	IOC consensus statement: dietary supplements and the high-performance athlete	(Int J Sport Nutr Exerc Metab,28: 104, 2018)
	IOC consensus statement on relative energy deficiency in sport (RED-S): 2018 update	(Int J Sports Nutr Exerc Metab, 28: 316, 2018)
	IOC consensus statement on sports nutrition 2010	(J Sports Sci, 29 Suppl 1: S3, 2011)
International Society of Sports Nutrition	position stand: diets and body composition	(J Sports Sci, 14: 16, 2017)
	position stand: safety and efficacy of creatine supplementation in exercise, sport, and medicine	(J Sports Sci, 14: 18, 2017)
	Position Stand: protein and exercise	(J Sports Sci, 14: 20, 2017)
	position stand: nutrient timing	(J Sports Sci, 14: 33, 2017)
	ISSN exercise & sports nutrition review update: research & recommendations	(J Sports Sci, 15: 38, 2018)
International Association of Athletics Federations	International Association of Athletics Federations Consensus Statement 2019: Nutrition for Athletics	(Int J Sports Nutr Exerc Metab, 29: 73, 2019) *2
Fédération Internationale de Football Association	Nutrition for football	(https://www.jpnsport.go.jp/jiss/)

＊1　日本臨床協会 「New Diet Therapy」別冊（2017）に日本語訳がある

＊2　同じ号に，陸上競技種目において，以下の項目別の解説がある．トレーニングへの適応とパフォーマンスを最適にするための栄養，跳躍・投擲，中距離，長距離，ピリオダイゼーション，エナジーアベイラビリティ，たんぱく質，水分補給，運動に関連する疾病，けがの予防，サプリメント，特殊環境，特殊な対象，移動，特別な食事，ウルトラマラソン

の対象が限られているが，設定の根拠を知ることで，異なった対象への応用が可能な場合もある．

(1) 日本語文献の検索サイト

日本語の文献を探す場合には，無料で使用できるデータベースとして，J-STAGE（図7-1-2），CiNii（図7-1-3），Google Scholar（図7-1-4）が使いやすいだろう．J-STAGEは「科学技術情報発信・流通総合システム」の略称であり，国立研究開発法人科学技術振興機構が構築している．国内で発表される電子ジャーナルの迅速な流通を目的としたサイトである．現在（2019年6月25日），2,875誌の専門誌が登録されており，そのうち2,459誌は会員でなくても読むことが可能である．

CiNiiは国立情報学研究所学術情報ナビゲータの略称であり，3つの統合サイトにより，論文，図書館の本，博士論文の学術情報を検索できる．論文については，国立国会図書館の雑誌記事検索データベース，国立国会図書館のNDLデジタルコレクション，大学や研究機関が所属している研究者の論文を管理している機関リポジトリ，科学技術情報機構のJ-STAGEを統合したデータベースから日本の論文を探すことができる．全国約1,300の大学の図書館の蔵書の情報サービスもある．博士論文については，各大学の機関リポジトリ，国立国会図書館のデータベース（NDL-OPAC）とNDLデジタルコレクションからの検索が可能である．

Google Scholarは，一般的な検索サイトであるGoogleのサービスのひとつである．おもに学術用途での検索のサイトで，論文，学術誌，出版物について検索できる．全文やダウンロード可能な

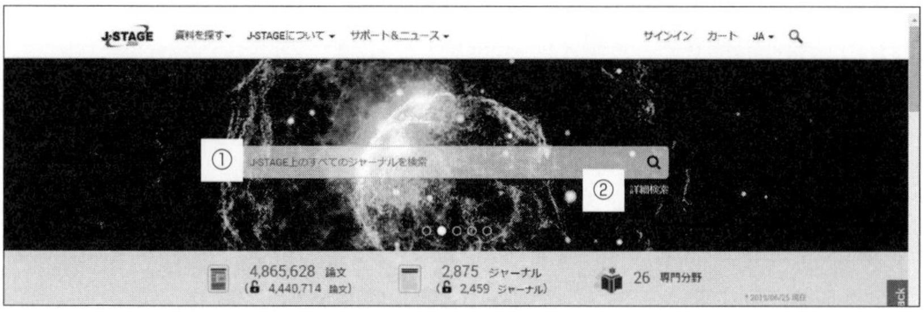

図7-1-2　J-STAGEのトップページ
(https://www.jstage.jst.go.jp/browse/-char/ja)

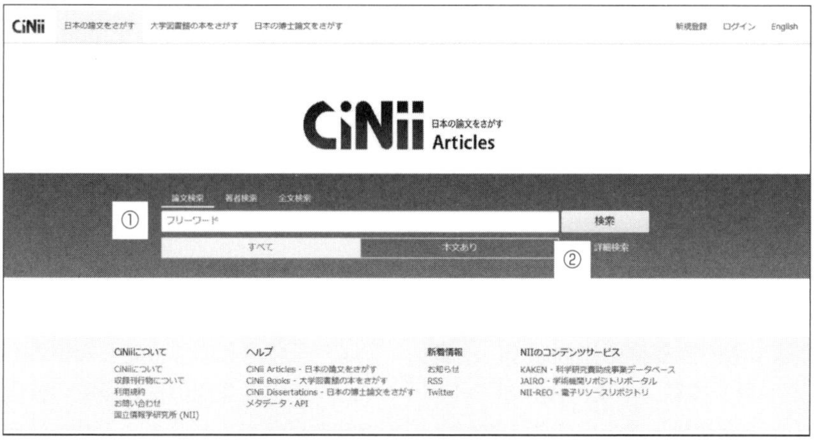

図7-1-3　CiNiiのトップページ
(https://ci.nii.ac.jp/)

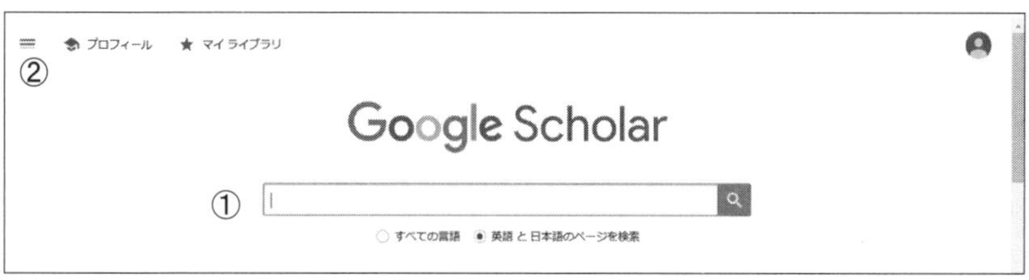

図7-1-4　Google Scholarのトップページ
(https://scholar.google.co.jp/)

データの状況などもあわせて表示されるので，インターネット上で原文を読める物については，その検索が容易にできる．

(2) 検索のコツ

いずれの検索サイトの利用であっても，使用方法は類似している．①に必要な情報に関連する用語（性別，年代，種目，ポジション，対象としたい栄養素あるいは栄養サポートの目的（減量，増量等））をスペースをはさんで複数の用語を入力することで，それらのすべてを含む資料の検索が可能である．例えば「女子　高校生　柔道　減量」

表7-1-3　高度な検索方法

検索の目的	検索式	例	J-stage	CiNii	Google Scholar#2
アルファベットの記載で複数の単語からなる用語で検索	“ ”（ダブルクォーテーションで囲む）	“whey protein” にするとwheyのみやproteinのみは検索されない	○#1	○#1	○
アルファベット，数字の場合，前方一致	用語＊（後ろにアスタリスク）	diet* で dietary, diet-restricted などが検索される	○	○#1	×
日本語の完全一致	/ /（スラッシュで囲む）	/食事摂取基準/にすると食事，食事摂取などは含まれない	×	○	×
複数の用語を含む	間にANDまたは＆またはスペース	柔道　減量または柔道 AND 減量とすると両方の用語を含む文献	○	○	○
どちらか一方の用語を含む	間にOR	柔道 OR 剣道だと柔道または剣道を含む文献	○	○	○
ある用語を含めない	間にNOT	柔道 NOT 技術だと柔道は含むが技術は含まない文献	○	○	○
優先的な組み合わせ	（ ）で囲んだ条件が優先される	栄養 NOT（減量 & 重量級）だと栄養を含むが減量と重量級の両方を含む文献は含まない	×	○	○

#1　日本語論文も検索される
#2　メニューから検索語の組み合わせも可能

などである．また，いずれのサイトも②のような詳細設定が可能である．

J-STAGEでは，②の詳細検索において，検索用語を論文タイトル，抄録，全文，キーワード，著者名，著者所属など複数，設定することができる．資料の種別では，ジャーナル，会議録・要旨集，研究報告・技術報告書，解説誌・一般情報誌，その他から選択できる．前述のエビデンスの階層から考えると，できれば検索対象はジャーナルに絞りたい．そのほかに詳細設定で便利なものは，「査読あり」の設定で，これは論文の掲載に当たり，前述した査読を要しない専門誌もあるため，それらは外す方が望ましい．最初の検索で多数の論文が選ばれた場合は，詳細設定で発行年を区切り，新しい資料のみを検索することも可能である．

CiNNiでは，②に論文名，著者名，著者所属，発行年を指定しての検索が可能である．Google Scholarの場合は，②のメニューに「検索オプション」があり，キーワードの設定を「すべてのキーワードを含む」，「フレーズを含む」，「いずれかのキーワードを含む」，「キーワードを含まない」のそれぞれにいれることで，キーワードの組み合わせが可能である．そのほか，検索対象を記事全体にするかタイトルのみにするか，著者や出典，日付の設定が可能である．

より条件を細かく設定した検索がしたい場合のキーワードの設定方法は多くの検索サイトで共通であるが，表7-1-3のような方法が可能である．

(3) うまく検索できない場合

最初は自分の興味にもっとも近く，そのまま合致する論文を検索したいと思うだろう．そこでまず，必要と考えるキーワード「女子　高校生　柔道　重量級　急速減量」などをすべて入力してみよう．すべてのキーワードをいれて，まったく文献が検索されてこない場合，いくつか検索されたが目的に合うものが見つからない場合は，キーワードを絞っていく必要がある．その場合，今回はどの条件が重要であるか，キーワードの優先順位や参照できる事例の広げられる範囲を考える必要がある．例えば，高校生でなくても大学生，成人であっても参考になりそうか，柔道以外の種目で階級制の種目であれば参考できるか，女性特有の減量に興味があるのか，男性でもよいので急速減量について知りたいのかなどである．

表7-1-4　活用したいウェブサイト

団体名		サイトのアドレス
日本スポーツ科学センター		https://www.jpnsport.go.jp/jiss/
Professionals in Nutrition for Exercise and Sport	各国のスポーツ栄養士の団体	https://pinesnutrition.org/
the Australian Sports Commission	オーストラリアスポーツ科学センター	https://www.sportaus.gov.au/ais/nutrition
Sports Dietitians Australia	オーストラリアのスポーツ栄養士の団体	https://www.sportsdietitians.com.au/
Sports, cardiovascular and wellness nutrition	アメリカの運動に関連する栄養士の団体	https://www.scandpg.org/home

(4) 英語論文の検索

Google Scholarでも英語の論文も検索されてくるが，第2段階としては，ぜひ英語の情報にもアクセスしてほしい．英語の検索サイトとしては，栄養関連の分野では，PubMedがもっとも広く使用されている．キーワードの設定方法は日本語のサイトとほぼ類似している．また，スポーツ栄養に関連する団体が情報をまとめた資料や栄養関連の団体の独自のデータベースなどの活用も有用である（表7-1-4）．

3. エビデンスをつくる

(1) どのようなエビデンスをつくるか

図7-1-1で示したように，エビデンスには階層がある．だからといって，下位の階層のエビデンスに意味がないのではない．そもそも最上位にあるメタ・アナライシスやシステマティックレビューは，ある課題に対して行われた数多くの研究の成果を，一定のルールで取りまとめるものである．それらをまとめたうえで，例えばあるサプリメントが有効であるかを判断する．そのため，これらの解析は，同じ課題を扱った論文が多数，存在しないとなりたたない．これらの解析で使用する論文の研究方法としては，無作為化比較試験（Randomized-controlled trial: RCT）が，もっとも正確な方法とされている．一方で，近年はRCTにも限界があることが指摘されている．限界のもっとも大きな理由として，研究デザインの制約が多く，とくに対象となる人は，どちらの群に入るかわからない状態で研究の参加を決めることになるため，特別な集団になりやすい．その結果，研究結果の一般化が困難とされている．

スポーツ栄養の現場で考えると，競技レベルの高いアスリートに実験的な研究のために長い時間，協力を得ることは難しい．また，食事の介入内容を変えて比較する場合に，他の条件（練習内容，競技レベル，競技歴など）をそろえることが，アスリート以外の人を対象とする研究よりも難しい．ある栄養素の働くメカニズムや必要量を短期的に評価することなどは，研究室内での研究で行える．しかし，現場で食事の摂取量とアスリートの状態をサポートし続けている時に見えてくる関係から，横断研究やケース・スタディー，ケース・レポートを報告することも，スポーツ栄養全体のエビデンスの構築やエビデンスレベルの向上に重要である．エビデンスをもとに実施した栄養サポートから，ある予定した量を摂取したにも関わらず欠乏の症状がみられた，過剰による何らかの反応がみられた，予期しない反応があったなどを報告していくことは重要であり，それらが，また研究室内での研究にもつながっていくことを期待したい（図7-1-5）．

(2) ケース・スタディー，ケース・レポートの勧め

専門誌へのケース・スタディー，ケース・レポートや横断研究の投稿というと，敷居が高いように感じるかもしれない．しかし，伝えるべきことは，一般的な業務報告等で伝えなければいけない，い

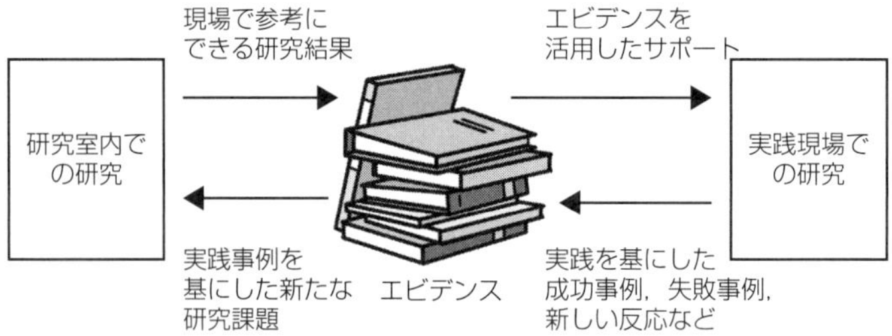

図7-1-5　研究室内での研究と現場での研究

表7-1-5　ケース・スタディー，ケース・レポートに記載すべき5W1H

5W1H	記載すべき項目		具体的な内容の例
Who	どんな対象か	読者が，どのような対象なのかイメージできるように，具体的に記述（個人が特定されるような記載はしない）	年齢，性別，種目，競技レベル，生活環境など対象はアスリート，指導者，家族，食事提供者など
		その対象にはどんな課題があるか	食事の内容が不適切，食事の内容に原因がありそうな健康問題やトレーニング上の課題がある，競技に求められる体型に近づけたい，試合時のコンディショニング
Where	設定場面は何か		高校の部活動，スポーツ少年団，実業団，プロ，寮における食事，家庭での食事
How	どのように行ったか	今回の栄養サポートにおいて，何をしたか	情報提供方法を変えた，教育ツールの開発，必要量の設定を変えた，これまでと異なる連携をした
Why	なぜ，それをしたか	これまでの方法や摂取量を変えた根拠	参考にした事例やエビデンス
When	実施期間	実施期間の長さ，その期間の特徴	どのくらいの期間実施したか，どのくらいの頻度（週に○回）実施したか，試合期，トレーニング期などどのような時期か，季節はいつか
What (was happned)	その結果どうなったか	評価する項目は何か	体重，身体組成，摂取量，知識，態度，血液指標，体力，競技成績などの変化

わゆる5W1H（Who, When, Where, What, Why, How）と変わりない（表7-1-5）．記載する順番や書式は投稿する雑誌の投稿規定をよく読んで，それに従う必要はある．しかしながら，基本となる5W1Hの内容が整理されていれば，恐れることはない．もっとも重要なのは，今回，何が特徴なのか，何を伝えたいか（新しい方法をとりいれた，推奨されている量を摂取したのに予測外の事態が生じた，少し変えてみたらとてもうまくいった，など）を明確にすることである．そのうえで，対象や行った内容など基本的な状況が，客観的に正確に伝わることはもちろん重要である．

今後，多くの実践活動からの事例が公表され，また研究分野でも実践に活用できるデータが作られ，図7-1-5で示した相互の関係が円滑にすすむように，それぞれの立場での活動を期待する．

［髙田　和子］

［文　献］

1) Guyatt GH：Evidence-based medicine. ACP Journal Club, 114：A16, 1991.
2) Maughan RJ, et al.: IOC consensus statement: dietary supplements and the high-performance athlete. Br J Sports Med, 52: 439-455, 2018.
3) 日本動脈硬化学会編集：動脈硬化性疾患予防ガイドライン2017年版．日本動脈硬化学会，2017.

2 プレゼンテーションスキル

1. 最初の準備

自分の持っている専門知識や経験を第三者に伝える手法としては，書籍や論文などの執筆物を介する場合と，口頭の場面がある．この章では，口頭でのプレゼンテーションについて，準備の手順を紹介する（表7-2-1）．スポーツ栄養に関わる人がプレゼンテーションをする場面は，さまざまである．大きく分けると以下の3種類があるだろう．

①アスリート，保護者，指導者等への知識や実践方法の普及のための講演
②学会等での研究成果や栄養サポート事例の発表
③公認スポーツ栄養士の試験におけるインターンシップの報告による審査

これらの発表には，それぞれ異なる点もあるが，共通する注意事項もある．最初の準備として必要なことは，まず，そのプレゼンテーションの目的をはっきりと意識することである．知識や実践方法の普及であれば，正しい知識を理解していただき，より実践しやすい方法を提案することである．学会発表は，自分の行ったことを正確に伝え，その分野の人たちとディスカッションする，助言を得る貴重な機会である．公認スポーツ栄養士の審査は，もちろん公認スポーツ栄養士の資格を有する人として適任かが審査される場面である．どのような計画で，どのように栄養サポートを実践したか，必要に応じてどのように調整したか，振り返ってみた時に内容はどうであったかなど，インターンシップの内容を正確に伝えることが大切である．

表7-2-1　全体の手順

最初の準備	
	□ プレゼンテーションの目的は何か
	□ 対象者はどのような人か（年代，知識の程度，興味の程度）
具体的な準備	
	□ 発表時間は何分か
	□ 全体のストーリーを考える
ストーリーにあわせた内容の準備	
	□ ストーリーにあわせたスライドの配分
	□ 見やすいスライドを作成する
もう一度内容を確認する	
	□ 目的と結論があっているか
	□ 余計な内容が含まれていないか
プレゼンテーションの練習	
	□ 原稿をつくる
	□ スライドを映して確認する
	□ 練習をする

次に考えるのは，対象者の特性を理解しておくことである．対象者の興味・関心や知識はどの程度かは重要な要因である．学会等での発表や公認スポーツ栄養士取得の際の審査の対象者は，専門家であり，その内容を理解したいという興味や関心が高い対象である．一方で，アスリート，保護者，指導者の場合には，栄養に興味を持っている場合もあるし，まったく興味はないが仕方なく参加している場合もある．栄養に関する知識もさまざまで，よく勉強している人から，ほとんど知識のない人までいる．逆に，不正確な知識を有している場合もある．それらの状況に合わせ，使う専門用語の種類，どこまで詳しく説明が必要かなどを考慮しなければならない．

2．具体的な準備

講演であろうと学会発表であろうと，プレゼンテーションを行う際には，まず全体のストーリーを明確にする必要がある．その際には，基本的ではあるが，発表時間がどの程度かを知る必要がある．10分のためのストーリーと90分のためのストーリーは異なってくる．10分であれば，余分なことは言わず，伝えるべきことを，できるだけ整理して話すことが必要である．一方で90分の話であれば，その対象が専門家か一般の方かにかかわらず，同じ集中力を保って聞いていただくことは難しい．話の緩急をつけ，余談や事例を挟みながらのストーリー展開が必要である．

(1) 講演におけるストーリー展開

講演におけるストーリー展開は，講師の個性が光る部分である．学会発表などのような基本的なルールはないともいえる．しかし，少なくとも整理しておく必要があることは，今回のプレゼンテーションのテイクアウトメッセージ（持ち帰ってもらいたい内容，あるいは相手に変わってほしいこと，考えてほしいこと）は何かを明確にし，それを多くても2～3個（場合によっては1つでもよい）に絞ることである．熱心な講師ほど，できるだけいろいろなことを伝えたいと考えてしまうが，人が初めて聞いて，留めて置ける内容は限られている．1回の講演で「これだけは伝えたい」というポイントを明確にし，それを伝えるための事例，体験談，実践方法，根拠など，様々な内容を組み合わせることで，テイクアウトメッセージを的確に伝えたい．

(2) 学会発表や審査におけるストーリー展開

学会発表や審査のプレゼンテーションの準備をする時点で，すべての研究や実践活動は終了している．下記に記載することは，本来は研究計画や実践の計画を立てる時点で明確になっていなければならない．しかし，プレゼンテーションの準備をする時点で，もう一度，整理してみよう（表7-2-2）．

学会発表や審査のストーリー展開を考える際に，まず発表する研究や事例の目的と結論（まとめ）が一致していることが重要である．目的は比較的，明確にしやすい．研究であれば，AとBの関係を明らかにする，Aという現象が生じるメカニズムを明らかにする，Aを摂取した時のBへの効果を明らかにする，Aという症状を持つ人たちの特徴を明らかにするなどがありうるだろう．この時，目的は何らかの関係，影響，原因などを明らかにすることである．まれに「AとBを比較することを目的とする」という発表があるが，本当の目的は単に比べたいだけではなく，比べることで何かを明らかにしたいはずである．比べることだけが目的ならば，結論は，「比べました」で終わってしまう．一方で実践報告であれば，○○を改善する，○○の知識を増やすなどが目的であろう．

目的が明確になった次に考えるのは，その目的が到達できたかを評価する評価指標を整理することである．評価指標には，プライマリーアウトカム（主要評価項目）とセカンダリーアウトカム（副次的評価項目）がある．プライマリーアウトカムは，目的に対して直接的な評価指標である．例えば，減量に対して体重の減少，貧血の改善なら貧血に関連する血液指標（Hb，血清鉄，フェリチ

表7-2-2　学会発表のストーリー

- □ 目的は何か
- □ プライマリーアウトカムは何か
- □ セカンダリーアウトカムは何か
- □ アウトカムの測定方法
- □ 介入の内容
- □ 結果の整理
- □ 結果の考察
- □ 結論

ンなど）の変化，筋量増加なら筋量，筋力向上なら筋力，知識の向上ならば知識が増えたかである．このような目的に合致した指標は当然，臨床的に明らかである，あるいは，関係が当たり前の内容（筋量の増加を目的とした時に筋量で評価）である．しかし，一般的に認められる指標を持たない目標もある．例えば，栄養サポートで多く見られる目標に「自己管理能力の向上」があるが，これについては，専門家が一致して認めている「自己管理能力スコア」のようなものがあるわけではない．そのような場合には，栄養サポートの対象者に持ってほしい具体的な自己管理能力は何かを熟考したうえで，「それの改善をもって自己管理能力を評価する」ということを発表の中で明確にする必要がある．例えば，間食をむやみに食べてしまうことをやめて，計画的な間食をとる能力を身につけてほしいのであれば，「間食の取り方をもって自己管理能力を評価する」という設定が事前に必要である．

何らかの評価をするときに，その評価の指標がひとつであることは少ない．目的に直結したプライマリーアウトカムのほかに，それに関連する評価項目がある．しかし，それらはプライマリー（主要な）項目とセカンダリー（副次的）な項目として明確に分ける必要がある．セカンダリーアウトカムは，目的に対して，直接的な評価項目ではないが，この指標が変化することが，その介入で変化が予測できる項目やプライマリーアウトカムの変化に伴って変化しうる項目である．例えば，増量が目的であれば，体重増加や除脂肪量の増加がプライマリーのアウトカムになる．増量を目的として，食事の介入を行い，エネルギーの摂取量が増えた，食事の内容が改善したという変化が見られれば，増量につながる可能性は高いので，これらもセカンダリーのアウトカムになりうる．体重の増加にともない，脚の太さが太くなることも予測でき，それもセカンダリーアウトカムになりうる．

プライマリーおよびセカンダリーのアウトカムを決めたら，それらの測定方法，評価方法を整理する．これが方法の部分である．また，何らかの介入をしているのであれば，どのような介入をしたか（摂取した食品などの量や摂取の頻度，その期間，栄養サポートの内容・頻度・期間など）を簡潔に整理する．測定方法，介入内容は，他の人が同じことをしたいと思った時に，同じことができるように客観的に示す必要がある．質問紙調査は調査方法として簡単なように思われやすいが，実際は難しい．すでに，今回知りたいことを評価しているということが確立された質問紙が存在すれば，できるだけそれを使う方がよい．その場合，少しでも質問文を変える，選択肢を変えるといったことをすると，元の質問紙で検討されている正確さは変わってしまうので，基本的にはそのまま使用する．確立された質問紙がない項目を調査したいのであれば，理想的には質問紙の開発から検討を始めるべきである．自分の評価したいことは何か，評価したいことがその質問できちんと評価できているかを検討する必要がある．少なくとも，同じようなことを調査した人はいないか，その時にはどのような質問が使われていたかなどを調べたうえで，質問項目は作成すべきである．方法では，どのようにその質問を選んだかも説明できないといけない．

あとは，結果的にアウトカムがどう変化したか，その変化をどう考えるか（考察，評価）を整理すればよい．

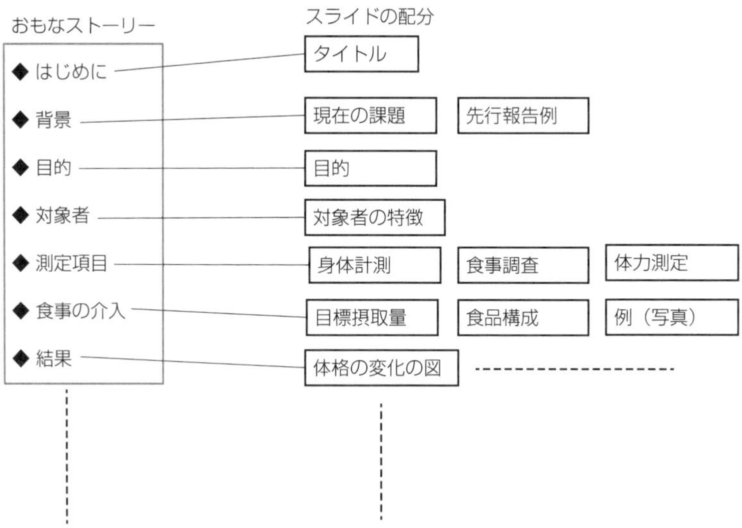

図7-2-1　ストーリーとスライドの配分

3. ストーリーにあわせた内容の準備

大まかなストーリーができたら，それにあわせた内容を決めていく．ここでは，スライドを使用して，プレゼンテーションをする場合を考えてみよう．全体のストーリーとプレゼンテーションの時間が決まったら，ストーリーのどの段階を，どのようなスライドで説明するかを考えよう（図7-2-1）．使用するスライドの枚数制限のある時期もあったが，近年，コンピュータを使用するようになってからは，スライド枚数の制限は減ってきた．そのため，1枚のスライドの内容はできるだけシンプルに，1スライドで1メッセージを伝えるくらい整理をする方がよい．聴衆は，スライドが提示されている間に，そこから情報を取り出す必要がある．多くの情報があるスライドを短時間見せられても，目から情報を得るというスライドの役割を果たせない．スライドの枚数として1分で1枚というようなことを言われていた時期もあるが，スライドによって，そのスライドを見せている間に伝える内容の量は異なるはずである．文字が小さくて読めない，色の組み合わせが悪くて見えない，読みにくいスライドは，相手に何かを伝えようとしているとは思えない．プレゼンテーションは，あくまでも相手に何かを伝えることが目的である．見やすいスライド作成の注意点は表7-2-3と図7-2-2にまとめたが，スライドのデザインの本が多数でているので，参考にされたい．

4. もう一度内容を確認する

ストーリー，内容，発表のための資料を準備したら，もう一度，全体の確認をしてみよう．その時に一番大切なのは，やはり目的と結論が一致しているかである．準備の後，少し時間をおいて，目的と結論だけを読んでみよう．

目的:減量を目的に介入した→結論:エネルギー摂取量が減った，不足していた栄養素の摂取量が増えた

といった報告が時々見られる．減量を目的としていたら，結論は減量ができたかどうかである．成功したかどうかに関わらず，第一の結論として，体重が減ったかを報告する必要がある．うまく減量ができていたのであれば，最後の結論は「3カ月で○kgの減量ができた」や「筋肉量を減少させずに，体脂肪量で○kgの減量ができた」など

表7-2-3　スライド作成の留意点

全体的な注意
- □　1スライド1メッセージ
- □　情報を整理する（必要なことのみ表示する）

文章
- □　文を書く時は，短くシンプルに（体言止め）
- □　読みやすい位置で改行する
- □　行間は0.5～1行分
- □　1行をあまり長くしない

文字
- □　読みやすいフォントを選ぶ
- □　大きさ（普通に読む文字で18～32pt，強調したければもっと大きく）

色
- □　色数を多くしすぎない
- □　背景と文字の色の組み合わせ（一方を明るく，もう一方を暗く）

強調
- □　数字を強調する時は単位を小さめに
- □　文字の太さや大きさの変化
- □　行間を空ける

その他
- □　フローチャートは目で追いやすい順に（左→右，時計回り，上→下など）
- □　枚数の多い時は，進行状況を示す（目次のスライドの仕様，ページ数の表示など）

〈日本語のフォント〉
メイリオ
遊ゴシック
MS　Pゴシック

〈英文フォント〉
Segoe
Arial
Calibri
Times New Roman

図7-2-2　windowsでよく使用されるフォント

である．あるいは，もう少し詳しく述べたいのであれば，「○○に着目した食事のサポートにより，3カ月で○kgの減量ができた」，「○○を工夫したことで筋肉量を減らさずに○kgの減量ができた」ということはできる．しかし，もし減量が目的であったら，たとえ減量ができなかったからといって「1日のエネルギー摂取量は平均で○kcal減少した」，「摂取量が不足していたビタミンB_1の摂取量が増えた」のような食事の内容の変化のみが結論になることはない．少なくとも「1日に○kcalのエネルギー摂取量の減少はできたが，体重は減少しなかった」が結論であり，体重が変化しなかった理由を考察する必要がある．

もう一点，確認したいのは，余計な内容が入っていないかである．実験にしても，実践活動にしても測定している項目は多数ある場合が多い．実践活動では，同時に複数の目的に対して栄養サポートを行っているかもしれない．しかし，1度のプレゼンテーションで発表する内容は1つに絞るべきである．大変な思いをして，多くのことをしたから全部伝えたくなる気持ちはわかるが，それは逆効果である．今回，伝えたいことに必要な内容のみが入っているかを，もう一度確認したい．

5. 肖像権と著作権への配慮

プレゼンテーションでは，より具体的に伝えたい場合などに，アスリートの写真を使用することがある．アスリートの写真を使用する際には，必ず本人やアスリートの所属機関への確認が必要である．たとえ，インターネット上や新聞等において公表されている写真の引用であっても，使用については確認をすべきである．アスリートによっては，競技団体等が肖像権を有している場合もある．無許可での使用は法的にも問題に発展する．

また各書籍や資料からのデータの引用に際しては，必ず出典を明記する．発表者が改変を加えている場合は，「発表者が一部改変」など改変についても記載する．イラストは，著作権フリーなものも出回っているが，使用範囲を規定している場合もあるので，使用規定を確認のうえ使用する．

写真，イラスト，各種の資料の適切な使用は，プレゼンテーションをより効果的にするが，それぞれに権利があることを心にとめて使用したい．

6. プレゼンテーションの練習

プレゼンテーションの練習は大切である（表7-2-4）．発表する内容については，すべての原稿を作成する人もいれば，話すべき内容のメモだけ作成する人もいる．発表の原稿をすべて作成するのであれば，原稿は話言葉で書く必要がある．読んでわかりやすい書き方でなく，聞いてわかりやすい文章にするために，一文は短めの方がよい．「○○で，○○だから，○○が…」のように接続詞が多くある長く続く文はわかりにくい．また，本番で，原稿を棒読みしている発表者を見かけるが，原稿の棒読みでは相手には伝わらない．ただ，発音しているだけで，相手に伝えようとしている話し方にはなりえない．もし，一言一句すべてを書いた原稿を作るのであれば，暗記するくらい練習すべきである．一方で，丸暗記をした時に，一言一句，原稿通りに話そうとすることにもリスクがある．原稿の通りに話すことにこだわりすぎると，度忘れをした，途中で質問がきた，時間をせかされたなどの予期しない事態が起きた時に対応ができなくなってしまう．

プレゼンテーションの練習の大切なことのもうひとつは，制限時間を守ることである．学会発表や審査では，厳しく制限時間が決まっているので，終わらなくても制限時間がくれば，途中で切られてしまう．その場で報告できなかったことは，やらなかったことと同じである．講演などでは，時間がきて切られてしまうことは少ないが，それでも当然のように予定の時間を大幅にオーバーするのは，マナー違反である．何度も練習をし，時間内に終わるように内容を吟味しよう．

表7-2-4　プレゼンテーションの練習

原稿を考える時の注意
□ 一文は短くする
□ 簡単な言葉を使う
プレゼンテーションをするときの注意
□ よく練習する
□ 原稿を棒読みしない
□ 時間を守る
□ はっきりと，ゆっくり話す
□ 聴衆やスライドにも目を配る

可能であれば，スライドは一度，プロジェクターを通してみてほしい．スライドは，コンピュータで近くで見ている時と印象が大きく変わり，強調したつもりが読みにくくなっていることがある．プロジェクターがない場合も，最低限，スライド作成用ソフトのスライドショーで全体を確認する．コンピュータ，ソフトのバージョンにより，文字がずれる，色合いが大きく変わることもある．会場に行ったら，可能であれば試写をする．

プレゼンテーションは目的が何であっても，当然ながら，相手に伝えるため行うものである．大きな声で，はっきり，ゆっくりと話をしよう．スライド，対象者に，どのように目を配るかも意識して練習しておきたい．

貴重なあなたの経験，知識がきちんと相手に伝わることが，プレゼンテーションであることを忘れずに，一つ一つ丁寧に手順を踏んでほしい．

［髙田　和子］

索　引

[さ　行]

エッセンシャル　スポーツ栄養学
定価（本体2,800円＋税）

2020年　3月 26日　初版１刷発行
2021年　4月 20日　　　２刷発行
2022年　9月　5日　　　３刷発行
2024年　8月 26日　　　４刷発行

編　者
髙田和子・海老久美子・木村典代

発行者
市村　近

発行所
有限会社　市村出版
〒114-0003　東京都北区豊島2-13-10
TEL03-5902-4151・FAX03-3919-4197
http://www.ichimura-pub.com・info@ichimura-pub.com

印刷・製本所
株式会社　杏林舎

ISBN978-4-902109-54-2　C3047
Printed in Japan